全国硕士研究生招生考试

临床医学综合能力（西医）
全真模拟及精解

北京大学医学部专家组　编

北京大学医学出版社

QUANGUO SHUOSHI YANJIUSHENG ZHAOSHENG KAOSHI
LINCHUANG YIXUE ZONGHE NENGLI (XIYI) QUANZHEN MONI JI JINGJIE

图书在版编目（CIP）数据

全国硕士研究生招生考试临床医学综合能力（西医）全真模拟及精解 / 北京大学医学部专家组编 .—北京：北京大学医学出版社，2017.3（2021.1 重印）

ISBN 978-7-5659-1580-2

Ⅰ.①全… Ⅱ.①北… Ⅲ.①临床医学-研究生-入学考试-题解Ⅳ.①R4-44

中国版本图书馆 CIP 数据核字（2017）第 051626 号

全国硕士研究生招生考试临床医学综合能力（西医）全真模拟及精解

编　　写： 北京大学医学部专家组
出版发行： 北京大学医学出版社
地　　址：（100083）北京市海淀区学院路 38 号　北京大学医学部院内
电　　话： 发行部 010－82802230；图书邮购 010－82802495
网　　址： http://www.pumpress.com.cn
E - mail： booksale@bjmu.edu.cn
印　　刷： 北京市荣盛彩色印刷有限公司
经　　销： 新华书店
责任编辑： 冯智勇　　**责任校对：** 金彤文　　**责任印制：** 李　啸
开　　本： 787mm×1092mm　1/16　　**印张：** 21.75　　**字数：** 571 千字
版　　次： 2017 年 3 月第 1 版　2021 年 1 月第 10 次印刷
书　　号： ISBN 978-7-5659-1580-2
定　　价： 59.00 元

前　言

临床医学综合能力（西医）是为医学高等院校招收临床医学类专业学位硕士研究生而设置的，具有选拔性质的全国统一入学考试科目。为了帮助考生更好地复习，在考试中取得优异成绩，我们组织北京大学医学部及附属医院有关学科的专家教授共同编写了这套考试辅导丛书。他们多年工作在本科教学和培养研究生一线，具有丰富的教学经验，并且对“临床医学综合能力（西医）”科目的命题有深入的研究。本套书共有以下五本：

《真题解析》　选择 1992－2017 年考试真题，按照学科进行分类，在将每一道考题给出答案的同时，指出所考的考点（知识点），并对题目进行分析。帮助考生熟悉命题思路，掌握考试重点，提高答题技巧。

《应试指南》　以教育部考试中心制定的“临床医学综合能力（西医）考试大纲”为依据，以规划教材和面向 21 世纪教材为基础，运用精练的语言，将“考试大纲”中规定要掌握的内容精简、扼要地展开，使考生在有限的时间内全面把握考试要点，重点突出。

《强化题集》　紧扣考试大纲，以题库形式涵盖大纲要求的考点，精选题目，实战性强，命中率高。

《全真模拟及精解》　精心组织十套全真模拟试卷，并对试题答案给予精解。供考生在全面复习后自我检测，并从中找出自己的不足，以指导考前的最后冲刺。

《高分必做 5000 题》　由富有经验的专家教授精选 5000 余道题目，直击考试最核心的知识和内容，专家解析突出重点，考前必做。

临床医学综合能力（西医）考试题型及答题技巧

A 型题（最佳选择题）

每道试题由一个题干和四个备选答案组成。在临床医学综合能力（西医）试卷中，一般有以下两种类型：

标准型：四个备选答案中，有一个是完全正确的，为正确的答案（最佳选择），其余三个均为干扰答案，干扰答案或部分正确或完全错误。四个备选答案中可以有相互排斥的（互相矛盾的）。在答题时，找出完全正确的或最佳的备选答案，排除错误的和部分正确的（提法不全面）。如果非常肯定某一选答项是正确答案，即使其他选答项中有不完全了解的，也可大胆地答题，因为最佳选择题只有一个正确答案。

否定型：试题的备选答案涉及与题干有关的多个方面并有多个正确答案时，可用否定型。题干中的否定词（例如：错误、不正确、不、不是、不能、除外、无关等）有特别标注，给考生以提醒。四个备选答案中有一个是错误的，要求考生把这一答案找出来。在答题时，应从肯定思维转变为否定思维，以免出现不该出现的错误。

B 型题（配伍题）

基本结构是先列出一套用 A、B、C、D 为序号的备选答案，备选答案后有两道试题。考生要从备选答案中为每一道试题选一个最合适的答案。与 A 型题不同，A 型题一道题配一套备选答案，B 型题则是一组题配一套备选答案。在答这一组题时，每一个备选答案可以选一次或两次，也可以一次也不选用。

X 型题（多项选择题）

每道试题由一个题干和四个备选答案组成。与 A 型题不同，各备选答案不能互相排斥，它们是与题干有关的不同方面。临床医学综合能力（西医）试卷中，每一道 X 型题的正确答案数量是两项或两项以上，即两项、三项或四项。正确与错误选项的排列有多种可能，猜测命中的可能极小。临床医学综合能力（西医）试卷对 X 型题的判分标准是：选出全部正确答案才给分，少选或多选均不给分。因此，考生在答每一道 X 型题时，甚至要比答四道独立题还要仔细推敲，才能完全选对并得到分数。

考试时，由于时间所限，而且前面的时间头脑比较清楚，需先做有把握的题，尽快将它们答完。可在无把握的题前做一个小记号，以便在剩余的时间中容易找到并将它们做完。交卷前，每道题都应做，因为错了并不倒扣分。

全国硕士研究生招生考试答题卡

填涂说明

1. 书写部分用蓝（黑）色字迹钢笔、圆珠笔或签字笔填写，信息点或选项用 2B 铅笔涂写，修改时用橡皮擦干净。
2. 此卡不准弄脏、弄皱或弄破，不准折叠。
3. 考试结束，将此卡和试题一并装入试题袋中交回。

正确涂写 ▬ 错误涂写

报考单位		考试科目
考生姓名		临床医学综合能力（中医）▭ 临床医学综合能力（西医）▭

考 生 编 号（左对齐）

[0]	[0]	[0]	[0]	[0]	[0]	[0]	[0]	[0]	[0]	[0]	[0]	[0]	[0]	[0]
[1]	[1]	[1]	[1]	[1]	[1]	[1]	[1]	[1]	[1]	[1]	[1]	[1]	[1]	[1]
[2]	[2]	[2]	[2]	[2]	[2]	[2]	[2]	[2]	[2]	[2]	[2]	[2]	[2]	[2]
[3]	[3]	[3]	[3]	[3]	[3]	[3]	[3]	[3]	[3]	[3]	[3]	[3]	[3]	[3]
[4]	[4]	[4]	[4]	[4]	[4]	[4]	[4]	[4]	[4]	[4]	[4]	[4]	[4]	[4]
[5]	[5]	[5]	[5]	[5]	[5]	[5]	[5]	[5]	[5]	[5]	[5]	[5]	[5]	[5]
[6]	[6]	[6]	[6]	[6]	[6]	[6]	[6]	[6]	[6]	[6]	[6]	[6]	[6]	[6]
[7]	[7]	[7]	[7]	[7]	[7]	[7]	[7]	[7]	[7]	[7]	[7]	[7]	[7]	[7]
[8]	[8]	[8]	[8]	[8]	[8]	[8]	[8]	[8]	[8]	[8]	[8]	[8]	[8]	[8]
[9]	[9]	[9]	[9]	[9]	[9]	[9]	[9]	[9]	[9]	[9]	[9]	[9]	[9]	[9]

1 [A] [B] [C] [D]
2 [A] [B] [C] [D]
3 [A] [B] [C] [D]
4 [A] [B] [C] [D]
5 [A] [B] [C] [D]
6 [A] [B] [C] [D]
7 [A] [B] [C] [D]
8 [A] [B] [C] [D]
9 [A] [B] [C] [D]
10 [A] [B] [C] [D]
11 [A] [B] [C] [D]
12 [A] [B] [C] [D]
13 [A] [B] [C] [D]
14 [A] [B] [C] [D]
15 [A] [B] [C] [D]
16 [A] [B] [C] [D]
17 [A] [B] [C] [D]
18 [A] [B] [C] [D]
19 [A] [B] [C] [D]
20 [A] [B] [C] [D]
21 [A] [B] [C] [D]
22 [A] [B] [C] [D]
23 [A] [B] [C] [D]
24 [A] [B] [C] [D]
25 [A] [B] [C] [D]
26 [A] [B] [C] [D]
27 [A] [B] [C] [D]
28 [A] [B] [C] [D]
29 [A] [B] [C] [D]
30 [A] [B] [C] [D]
31 [A] [B] [C] [D]
32 [A] [B] [C] [D]
33 [A] [B] [C] [D]
34 [A] [B] [C] [D]
35 [A] [B] [C] [D]
36 [A] [B] [C] [D]
37 [A] [B] [C] [D]
38 [A] [B] [C] [D]
39 [A] [B] [C] [D]
40 [A] [B] [C] [D]
41 [A] [B] [C] [D]
42 [A] [B] [C] [D]
43 [A] [B] [C] [D]
44 [A] [B] [C] [D]
45 [A] [B] [C] [D]
46 [A] [B] [C] [D]
47 [A] [B] [C] [D]
48 [A] [B] [C] [D]
49 [A] [B] [C] [D]
50 [A] [B] [C] [D]
51 [A] [B] [C] [D]
52 [A] [B] [C] [D]
53 [A] [B] [C] [D]
54 [A] [B] [C] [D]
55 [A] [B] [C] [D]
56 [A] [B] [C] [D]
57 [A] [B] [C] [D]
58 [A] [B] [C] [D]
59 [A] [B] [C] [D]
60 [A] [B] [C] [D]
61 [A] [B] [C] [D]
62 [A] [B] [C] [D]
63 [A] [B] [C] [D]
64 [A] [B] [C] [D]
65 [A] [B] [C] [D]
66 [A] [B] [C] [D]
67 [A] [B] [C] [D]
68 [A] [B] [C] [D]
69 [A] [B] [C] [D]
70 [A] [B] [C] [D]
71 [A] [B] [C] [D]
72 [A] [B] [C] [D]
73 [A] [B] [C] [D]
74 [A] [B] [C] [D]
75 [A] [B] [C] [D]
76 [A] [B] [C] [D]
77 [A] [B] [C] [D]
78 [A] [B] [C] [D]
79 [A] [B] [C] [D]
80 [A] [B] [C] [D]
81 [A] [B] [C] [D]
82 [A] [B] [C] [D]
83 [A] [B] [C] [D]
84 [A] [B] [C] [D]
85 [A] [B] [C] [D]
86 [A] [B] [C] [D]
87 [A] [B] [C] [D]
88 [A] [B] [C] [D]
89 [A] [B] [C] [D]
90 [A] [B] [C] [D]
91 [A] [B] [C] [D]
92 [A] [B] [C] [D]
93 [A] [B] [C] [D]
94 [A] [B] [C] [D]
95 [A] [B] [C] [D]
96 [A] [B] [C] [D]
97 [A] [B] [C] [D]
98 [A] [B] [C] [D]
99 [A] [B] [C] [D]
100 [A] [B] [C] [D]
101 [A] [B] [C] [D]
102 [A] [B] [C] [D]
103 [A] [B] [C] [D]
104 [A] [B] [C] [D]
105 [A] [B] [C] [D]
106 [A] [B] [C] [D]
107 [A] [B] [C] [D]
108 [A] [B] [C] [D]
109 [A] [B] [C] [D]
110 [A] [B] [C] [D]
111 [A] [B] [C] [D]
112 [A] [B] [C] [D]
113 [A] [B] [C] [D]
114 [A] [B] [C] [D]
115 [A] [B] [C] [D]
116 [A] [B] [C] [D]
117 [A] [B] [C] [D]
118 [A] [B] [C] [D]
119 [A] [B] [C] [D]
120 [A] [B] [C] [D]
121 [A] [B] [C] [D]
122 [A] [B] [C] [D]
123 [A] [B] [C] [D]
124 [A] [B] [C] [D]
125 [A] [B] [C] [D]
126 [A] [B] [C] [D]
127 [A] [B] [C] [D]
128 [A] [B] [C] [D]
129 [A] [B] [C] [D]
130 [A] [B] [C] [D]
131 [A] [B] [C] [D]
132 [A] [B] [C] [D]
133 [A] [B] [C] [D]
134 [A] [B] [C] [D]
135 [A] [B] [C] [D]
136 [A] [B] [C] [D]
137 [A] [B] [C] [D]
138 [A] [B] [C] [D]
139 [A] [B] [C] [D]
140 [A] [B] [C] [D]
141 [A] [B] [C] [D]
142 [A] [B] [C] [D]
143 [A] [B] [C] [D]
144 [A] [B] [C] [D]
145 [A] [B] [C] [D]
146 [A] [B] [C] [D]
147 [A] [B] [C] [D]
148 [A] [B] [C] [D]
149 [A] [B] [C] [D]
150 [A] [B] [C] [D]
151 [A] [B] [C] [D]
152 [A] [B] [C] [D]
153 [A] [B] [C] [D]
154 [A] [B] [C] [D]
155 [A] [B] [C] [D]
156 [A] [B] [C] [D]
157 [A] [B] [C] [D]
158 [A] [B] [C] [D]
159 [A] [B] [C] [D]
160 [A] [B] [C] [D]
161 [A] [B] [C] [D]
162 [A] [B] [C] [D]
163 [A] [B] [C] [D]
164 [A] [B] [C] [D]
165 [A] [B] [C] [D]

考生注意事项：

1. 答题前，考生须在试题册指定位置上填写考生编号和考生姓名；在答题卡指定位置上填写报考单位、考生姓名和考生编号，并涂写考生编号信息和考试科目信息点。
2. 考生须把试题册上的“试题条形码”粘贴条取下，粘贴在答题卡的“试卷条形码粘贴位置”框中。不按规定粘贴条形码而影响评卷结果的，责任由考生自负。
3. 选择题的答案必须涂写在答题卡相应题号的选项上，在草稿纸、试题册上答题无效。
4. 填（书）写部分必须使用黑色字迹签字笔书写，字迹工整、笔迹清楚；涂写部分必须使用 2B 铅笔填涂。
5. 考试结束，将答题卡和试卷册按规定交回。

（以下信息考生必须认真填写）

考生编号															
考生姓名															

目　录

全国硕士研究生招生考试
临床医学综合能力（西医）全真模拟试卷（一）

（本试卷满分为300分，考试时间为180分钟）

一、A型题：1～40小题，每小题1.5分；41～115小题，每小题2分；共210分。在每小题给出的A、B、C、D四个选项中，请选出一项最符合题目要求的。

1. 机体内环境的稳态是指

A. 细胞内液理化性质保持不变　　B. 细胞外液理化性质保持不变

C. 细胞外液化学成分相对恒定　　D. 细胞外液理化性质相对恒定

2. 兴奋通过神经-肌肉接头时，ACh与受体结合使终板膜

A. 对Na^+、K^+通透性增加，发生超极化

B. 对Na^+、K^+通透性增加，发生去极化

C. 仅对K^+通透性增加，发生超极化

D. 仅对Ca^{2+}通透性增加，发生去极化

3. 输血时主要考虑献血者的

A. 红细胞不被受血者红细胞所凝集　　B. 红细胞不被受血者血浆所凝集

C. 血浆不使受血者血浆发生凝固　　D. 血浆不使受血者红细胞凝集

4. 心肌快反应细胞与慢反应细胞的区别是哪一期的快慢

A. 0期除极　　B. 1期复极

C. 2期复极　　D. 4期自动除极

5. 在一般情况下，收缩压的高低主要反映下列哪一项的变化

A. 外周阻力　　B. 循环血量

C. 心脏每搏输出量　　D. 主动脉管壁弹性

6. 影响气道阻力最重要的因素是

A. 气流速度　　B. 气流形式

C. 呼吸时相　　D. 呼吸道口径

7. 血液中CO_2对呼吸的调节主要是通过

A. 刺激延髓腹外侧浅表部位　　B. 直接刺激呼吸中枢

C. 刺激脑桥调整中枢　　D. 刺激脊髓运动神经元

8. 下列关于胃液分泌调节的叙述，正确的是

A. 头期分泌主要是体液调节

B. 胃期分泌兼有神经和体液调节

C. 肠期分泌主要是神经调节

D. 头期、胃期和肠期分泌都有自身调节

9. 下列哪项不属于缩胆囊素的作用

A. 促进胰液分泌　　B. 促进食管-胃括约肌收缩

C. 促进胆汁分泌　　D. 使Oddi括约肌舒张

10. 肾近端小管对小管液中有用成分重吸收的特点是

A. 重吸收的物质种类少
B. 各种物质的重吸收量少
C. 受神经和体液因素调节
D. 小管液与上皮细胞内液保持等渗

11. 大量出汗时尿量减少是由于

A. 血浆晶体渗透压升高，ADH 释放增多
B. 血浆晶体渗透压降低，ADH 释放减少
C. 血浆胶体渗透压升高，ADH 释放增多
D. 血浆胶体渗透压升高，肾小球滤过率减少

12. 抑制性突触后电位

A. 是去极化局部电位
B. 有“全或无”性质
C. 是超极化局部电位
D. 由突触前膜递质释放量减少所致

13. 脊髓突然离断后，断面以下的脊髓所支配的骨骼肌紧张性

A. 暂时性增强
B. 不变
C. 暂时性减弱甚至消失
D. 永久性消失

14. 交感神经系统兴奋时，引起的生理效应是

A. 胃肠运动增强
B. 支气管平滑肌收缩
C. 瞳孔开大肌收缩
D. 促进胰岛素的分泌

15. 下列关于糖皮质激素作用的叙述，哪一项是错误的

A. 促进蛋白质分解、抑制其合成
B. 对保持血管对儿茶酚胺的正常反应有重要作用
C. 减弱机体对有害刺激的耐受
D. 抑制胰岛素与其受体结合，导致葡萄糖利用减少

16. 通过旁分泌的方式抑制胰岛素分泌的激素是

A. 抑胃肽
B. 肾上腺素
C. 生长抑素
D. 胰高血糖素

17. 氨基酸与蛋白质共有的性质是

A. 胶体性质
B. 沉淀反应
C. 变性性质
D. 两性解离

18. 酶原激活时，致使酶分子构象发生改变的原因是

A. 氢键断裂
B. 肽键断裂
C. 疏水键断裂
D. 二硫键断裂

19. 不能进入三羧酸循环被氧化的物质是

A. 亚油酸
B. 乳酸
C. 酮体
D. 胆固醇

20. 下列有关 HMG-CoA 还原酶的叙述中错误的是

A. 它是胆固醇合成过程中的限速酶
B. HMG-CoA 还原酶经磷酸化活性增强
C. 甲状腺素能诱导肝中该酶的合成
D. 肝中该酶可被胆固醇反馈抑制

21. 下列物质中能够在底物水平上生成 GTP 的是

A. 乙酰 CoA　　B. 琥珀酰 CoA
C. 脂肪酰 CoA　　D. 丙二酸单酰 CoA

22. 下列有关体内氨的去路，不正确的是
A. 在肝中经鸟氨酸循环合成尿素
B. 与 α-酮酸再合成非必需氨基酸
C. 间接参与合成嘌呤、嘧啶等含氮物
D. 经嘌呤核苷酸循环运至肾随尿排出

23. 在尿素生成过程中，直接提供氨基的氨基酸是
A. 天冬氨酸　　B. 谷氨酸
C. 精氨酸　　D. 鸟氨酸

24. 5-FU 的抗癌作用机制是因为抑制了下列哪种合成过程
A. 乳清酸合成　　B. 鸟苷酸的合成
C. 胞嘧啶的合成　　D. 胸苷酸的合成

25. 在乳糖操纵子中，RNA 聚合酶结合的是
A. 启动序列　　B. 操纵序列
C. 编码序列　　D. CAP 结合位点

26. 真核细胞感染病毒后产生的具有抗病毒作用的蛋白质是
A. 白喉毒素　　B. 干扰素
C. 转录因子　　D. 阻遏蛋白

27. 通过 G 蛋白耦联通路发挥作用的是
A. 表皮生长因子　　B. 糖皮质激素
C. 甲状腺激素　　D. 肾上腺素

28. 胆酸在肠道细菌作用下可转变为
A. 鹅脱氧胆酸　　B. 脱氧胆酸
C. 石胆酸　　D. 甘氨胆酸

29. 纤维素样坏死可见于
A. 良性高血压　　B. 甲状腺功能低下
C. 巨细胞性动脉炎　　D. 系统性红斑狼疮

30. 符合一期愈合的描述是
A. 创口边缘不整　　B. 坏死组织多
C. 愈合时间长　　D. 伤口愈合后瘢痕少

31. 关于脂肪栓塞的描述，正确的是
A. 脂肪栓子全部来源于损伤的脂肪组织
B. 直径小于 20μm 的脂滴可栓塞于肺毛细血管
C. 进入肺内脂肪量达 9～20g 时，肺内血液循环面积可丧失 3/4，导致窒息和右心衰竭
D. 脑脂肪栓塞，可引起脑点状出血和坏死，是死亡的主要原因

32. 关于炎症的阐述，错误的是
A. 炎症的特征性病变是渗出
B. 炎症是机体对损伤因子的反应
C. 炎症的全身反应包括发热、白细胞计数升高

D. 炎症的局部反应为红、肿、热、痛和功能障碍

33. 假膜性炎的特点是

A. 成纤维细胞、毛细血管、局部组织增生

B. 疏松组织内中性粒细胞弥漫性浸润

C. 淋巴细胞、浆细胞和巨噬细胞浸润

D. 黏膜表面大量纤维蛋白渗出

34. 风湿病时，炎症性增生的病变是

A. 动脉管壁黏液变性

B. 大关节积液、肿胀

C. 心肌间风湿小结形成

D. 心内膜炎疣状赘生物形成

35. 心内膜下心肌梗死的特点是

A. 多发生于左心室

B. 由冠状动脉血栓形成引起

C. 不波及肉柱和乳头肌

D. 多发性小灶状坏死

36. 小叶性肺炎的病变特点是

A. 属肉芽肿性炎

B. 属纤维素性炎

C. 属化脓性炎

D. 属浆液性炎

37. 下列有关早期食管癌的叙述，**错误**的是

A. 常无明显临床症状

B. 可以是黏膜内癌

C. 可以是黏膜下癌

D. 可以侵及浅肌层

38. 下列非霍奇金淋巴瘤中，属于 T 细胞淋巴瘤的是

A. 蕈样霉菌病

B. Burkitt 淋巴瘤

C. 滤泡性淋巴瘤

D. 套细胞淋巴瘤

39. 关于慢性肾盂肾炎，以下正确的是

A. 双肾弥漫受累

B. 间质化脓性炎

C. 肾周围组织不受累

D. 血源性感染占多数

40. 下列关于 Kaposi 肉瘤的描述，正确的是

A. 来源于纤维组织的恶性肿瘤

B. 仅累及皮肤

C. 肿瘤边界清楚

D. 是由梭形细胞和血管构成的恶性肿瘤

41. 风湿性心脏病二尖瓣狭窄致肺淤血，是由于

A. 右心室衰竭

B. 右心房衰竭

C. 左心室衰竭

D. 左心房衰竭

42. 男性，55 岁。因 2 小时胸痛来诊，心电图示 $V_{1\sim3}$ 导联 QRS 波呈 QrS 型，ST 段呈弓背向上抬高伴倒置 T 波，诊断心肌梗死的部位是

A. 下壁

B. 高侧壁

C. 前间隔

D. 前壁

43. 下列呼吸系统疾病容易出现胸膜摩擦音的是

A. 结核性干性胸膜炎

B. 支气管哮喘

C. 阻塞性肺气肿

D. 自发性气胸

44. 预激综合征患者频繁发作阵发性心房颤动，最佳的治疗方案是

A. 持续服用普罗帕酮（心律平） B. 持续服用胺碘酮
C. 反复电复律 D. 进行导管射频消融术治疗

45. 急性病毒性心肌炎最有效的治疗措施是
A. 应用激素泼尼松
B. 以针对左心功能不全的支持治疗为主
C. 静脉点滴心肌营养液
D. 用抗病毒药物治疗

46. 高血压合并肾功能不全高血钾时，降压药宜慎重选用的是
A. ACEI B. α_1受体阻滞剂
C. β受体阻滞剂 D. 钙通道阻滞剂

47. 慢性肺源性心脏病急性加重期，禁忌的药物是
A. 呼吸中枢兴奋剂 B. 利尿剂
C. 镇静和安眠药 D. 强心剂

48. 关于军团菌肺炎的说法，下列正确的是
A. 发病多见于青年人
B. 全身症状很轻
C. 痰量多，多呈脓性
D. 胸部X线片表现为外周性斑片状肺泡内浸润，继而可实变

49. 女性，52岁。肺结核患者，痰菌涂片阳性，胸部X线片示右上肺新鲜病灶，并出现薄壁空洞，正确的诊断是
A. 原发型肺结核，痰菌涂片（+）进展期
B. 早期纤维空洞性肺结核，痰菌涂片（+）进展期
C. 浸润性肺结核，痰菌涂片（+）进展期
D. 浸润性肺结核，痰菌涂片（+）稳定期

50. 男性，45岁。突然呕血400ml并伴黑便。血压100/70mmHg，心肺（—），可见腹壁静脉曲张，肝未触及，脾于肋下2cm。应首选的治疗是
A. 静脉注射止血药 B. 静脉推注奥美拉唑
C. 静脉滴注垂体后叶素 D. 静脉滴注代血浆

51. 女性，28岁。低热、腹胀5个月，消瘦伴停经。查体：见全腹膨隆，未触及包块，移动性浊音阳性，腹水检查比重1.019，蛋白38g/L，白细胞数560×10^6/L，淋巴细胞80%。最可能的诊断是
A. 结核性腹膜炎 B. 肝硬化失代偿期
C. 卵巢癌腹膜转移 D. 肝硬化并自发性腹膜炎

52. 男性，50岁。患慢性肾小球肾炎10年，近1周来尿少、嗜睡，血压170/110mmHg，血肌酐680μmol/L，CO_2CP 12mmol/L，血K^+ 7.8mmol/L，ECG示T波高尖，今日突然抽搐，意识丧失，心搏骤停死亡。死亡最可能的原因是
A. 脑出血 B. 尿毒症脑病
C. 高钾血症 D. 代谢性酸中毒

53. 下列疾病均可伴有Coombs试验阳性的自身免疫性溶血性贫血，除了
A. Evans综合征 B. 再生障碍性贫血

C. 系统性红斑狼疮　　D. 慢性淋巴细胞白血病

54. 糖尿病最常见的神经病变是

A. 周围神经病变　　B. 脑神经病变

C. 自主神经病变　　D. 脊髓病变

55. 下列有关库欣综合征（皮质醇增多症）的叙述，错误的是

A. 外观表现为向心性肥胖，多毛和皮肤紫纹

B. 病程长者可有肌肉萎缩和骨质疏松的表现

C. 外周血中淋巴细胞和嗜酸性粒细胞增多

D. 口服糖耐量试验异常，严重时可出现糖尿病

56. 狼疮性肾炎一般不表现为

A. 肾病综合征　　B. 肾盂肾炎

C. 急性肾炎　　D. 急进性肾炎

57. 以下手术的切口属于Ⅰ类切口的是

A. 甲状腺手术　　B. 慢性胆囊炎手术

C. 胃大部切除术　　D. 脓肿切开引流术

58. 降低输血过敏反应发生率的措施是

A. 严格清洗、消毒采血和输血用具　　B. 选用洗涤红细胞

C. 选用一次性输血器　　D. 减慢输血速度

59. 中指脓性指头炎如治疗不及时，最易发生的并发症是

A. 化脓性腱鞘炎　　B. 掌中间隙感染

C. 末节指骨缺血坏死　　D. 败血症

60. 下列关于各种局麻药的叙述中，正确的是

A. 普鲁卡因的脂溶性高　　B. 丁卡因行神经阻滞麻醉时起效快

C. 利多卡因弥散性能强　　D. 丁哌卡因作用时间为0.75～1小时

61. 关于判断进行性血胸的征象，错误的是

A. 持续性血压下降，脉搏加快

B. 血红蛋白量、红细胞计数和红细胞比容进行性降低

C. 引流胸腔积血迅速凝固

D. 置胸腔引流时，立即引出血性胸液500ml，观察3小时，又引流出200ml

62. 35岁女性，初步诊断右乳腺上方纤维腺瘤，应采取的治疗方法是

A. 中医中药治疗　　B. 择期手术

C. 限期手术　　D. 口服他莫昔芬（三苯氧胺）治疗

63. 腹股沟直疝和斜疝的共同点是

A. 都不易嵌顿　　B. 都应手术治疗

C. 疝环都位于腹壁下动脉的内侧　　D. 疝囊均通过腹股沟管

64. 男性，35岁，由5米高处跌下2小时，腹痛来院，BP 100/70mmHg，P 120次/分，腹膜刺激征（+），血红蛋白100g/L，X线片示右膈升高。初步诊断是

A. 肝破裂　　B. 脾破裂

C. 胃破裂　　D. 腹膜后血肿

65. 可以出现 Murphy 征阳性的疾病是

A. 急性化脓性胆囊炎　　B. 溃疡病穿孔

C. 急性出血坏死型胰腺炎　　D. 急性化脓性阑尾炎

66. 目前外科治疗肝硬化门静脉高压症的主要目的是

A. 解除脾功能亢进　　B. 改善肝功能

C. 预防和治疗曲张静脉出血　　D. 减少腹水形成

67. 男性，65 岁。股骨颈骨折内收型，平日体健，其治疗首选

A. 三刃钉内固定术　　B. 人工髋关节置换术

C. 转子间截骨术　　D. 皮牵引

68. 骨肉瘤的临床表现，下列哪项**不正确**

A. 局部疼痛，夜间尤甚

B. 肿瘤表面皮温高，有静脉怒张

C. X 线片示骨破坏或骨硬化，有骨膜反应，呈日光射线现象和葱皮状

D. 可发生病理性骨折

（69～70 题共用题干）

男性，40 岁。2 年多来活动后心悸，逐渐加重，5 年前体检时曾被告知有心脏病。查体：BP 140/50mmHg，心脏叩诊浊音界，向左下扩大呈靴形。

69. 该患者心脏增大是指

A. 左心室增大　　B. 左心房增大

C. 右心室增大　　D. 右心房增大

70. 对该患者听诊心脏时，最可能听到的杂音是

A. 胸骨左缘第 2 肋间舒张期杂音　　B. 胸骨左缘第 2 肋间收缩期杂音

C. 胸骨左缘第 3 肋间舒张期杂音　　D. 胸骨左缘第 3 肋间收缩期杂音

（71～73 题共用题干）

男性，45 岁。因 2 个月来发热、乏力、食欲不振，3 天来加重入院。既往有心脏杂音。查体：T 38.5℃，P 90 次/分，R 20 次/分，BP 120/80 mmHg，轻度贫血貌，巩膜无黄染，双肺未见异常，心界不大，心尖部可闻及 4/6 级收缩期吹风样杂音，肝肋下未及，脾肋下 1cm，手指可见 Osler 斑，关节未见异常，下肢无水肿。化验血 Hb 90g/L，WBC 13.6×10^9/L，Plt 236×10^9/L，网织红细胞 0.015，尿蛋白（±），尿沉渣镜检 RBC 6～9/HP。

71. 该患者为确诊，最重要的临床检查是

A. 抗链球菌溶血素“O”　　B. Coombs 试验

C. 血培养加药敏　　D. 肾活检

72. 该患者最可能的诊断是

A. 风湿热　　B. 自身免疫性溶血性贫血

C. 慢性肾小球肾炎　　D. 亚急性感染性心内膜炎

73. 该患者最主要的治疗是

A. 应用糖皮质激素　　B. 应用大剂量青霉素

C. 保肝治疗　　D. 对症治疗

（74～76 题共用题干）

女性，33 岁。反复发作性咳嗽、喘息 15 年，再发并加重 1 天入院。查体：T 36.8℃，P 108 次/分，BP 120/80mmHg，意识模糊，巩膜无黄染，口唇稍发绀，肺可闻及哮鸣音，呼气音明显延长，心率 108 次/分，律齐，可触及奇脉，腹平软，肝脾肋下未触及。

74. 该患者最可能的诊断是

A. 支气管哮喘　　B. 心源性哮喘

C. 慢性阻塞性肺疾病急性加重期　　D. 慢性喘息型支气管炎急性发作

75. 对明确诊断及判断病情程度最有意义的检查是

A. 胸部 X 线片　　B. 胸部 CT

C. 动脉血气分析　　D. 超声心动图检查

76. 该患者目前除给予氧疗外，最有效的治疗措施是

A. 强心、利尿治疗　　B. 镇咳、祛痰治疗

C. 静脉给抗生素　　D. 静脉给糖皮质激素

（77～79 题共用题干）

男性，24 岁。淋雨后突发高热、寒战、头痛 2 天后出现右侧胸痛、咳嗽。既往体健。胸部 X 线片示右上肺大片实变影。

77. 该患者体检时不会出现的体征是

A. 右上肺语颤增强　　B. 右上肺叩诊浊音

C. 右上肺肺泡呼吸音增强　　D. 右上肺闻及支气管呼吸音

78. 该患者最可能的诊断是

A. 肺炎链球菌肺炎（大叶性肺炎）　　B. 结核性胸膜炎

C. 肺脓肿　　D. 肺结核

79. 如果该患者青霉素皮试阳性，最主要的治疗是

A. 口服抗结核药物　　B. 静脉给红霉素

C. 静脉给甲硝唑　　D. 口服抗结核药物加胸穿放液

（80～82 题共用题干）

男性，30 岁。5 年来间断发作性上腹痛，常于进餐后 1 小时腹痛明显，伴反酸、嗳气，3 天来出现黑便，呈柏油样，上腹痛减轻。查体：BP 100/70mmHg，心率 92 次/分，律齐，上腹部轻压痛，肝脾肋下未触及。化验血 Hb 92g/L，WBC 10.6×10^9/L，Plt 214×10^9/L，粪隐血阳性。

80. 引起该患者上消化道出血的最可能病因是

A. 急性糜烂性胃炎　　B. 胃溃疡

C. 胃癌　　D. 十二指肠溃疡

81. 最具有确诊意义的检查是

A. 纤维胃镜　　B. 上消化道造影

C. 腹部 B 超　　D. 胃液分析

82. 下列治疗药物中，不属于制酸药物的是

A. 氢氧化铝　　B. 西咪替丁

C. 奥美拉唑　　D. 硫糖铝

（83～85 题共用题干）

男性，18 岁。半个月来全身水肿。查体：BP 120/80mmHg。化验尿蛋白（＋＋＋＋），尿蛋白定量 5.2g/d，尿沉渣镜检透明管型 1～3/HP，化验血 Hb 124g/L，血 BUN 6.2mmol/L，血肌酐 98μmol/L。

83. 该患者最可能的诊断是

A. 急性肾小球肾炎　　B. 急进性肾小球肾炎

C. 慢性肾小球肾炎　　D. 肾病综合征

84. 确定诊断还需要的必须检查是

A. 血浆白蛋白　　B. 血清 C3

C. 血脂　　D. 腹部 B 超

85. 该患者出现大量蛋白尿的最可能原因是

A. 肾小球滤过膜的屏障作用受损

B. 肾小管重吸收蛋白障碍

C. 血中低分子量的异常蛋白增多

D. 肝合成蛋白质过多

（86～88 题共用题干）

男性，38 岁。1 个月来头晕、乏力，既往体健，家族中无类似患者。化验血 Hb 75g/L，网织红细胞 18%，WBC 5.5×10^9/L，Plt 235×10^9/L，尿胆红素阴性，尿胆原强阳性，尿 Rous 试验阴性，血总胆红素 36μmol/L，直接胆红素 5.8μmol/L。

86. 该患者最可能的诊断是

A. 阵发性睡眠性血红蛋白尿　　B. 海洋性贫血

C. 温抗体型自身免疫性溶血性贫血　　D. G6PD 缺乏症

87. 下列最有助于进一步诊断的检查是

A. Coombs 试验　　B. Ham 试验

C. 高铁血红蛋白还原试验　　D. 血红蛋白电泳

88. 该患者的首选治疗是

A. 雄激素　　B. 糖皮质激素

C. 脾切除　　D. 输血

（89～91 题共用题干）

女性，20 岁。发作性头痛、心悸 1 年，体位改变时常有症状发作，测血压 200/130mmHg，今日就诊时血压正常，无高血压家族史。化验空腹血糖 6.7mmol/L，血电解质正常。

89. 该患者最可能的诊断是

A. 原发性醛固酮增多症　　B. 嗜铬细胞瘤

C. 原发性高血压　　D. 肾性高血压

90. 为查明病因（包括病变部位）常首选的简便易行的检查方法是

A. 腹部 B 超　　B. 腹部 CT

C. 腹部 MRI
D. 尿常规

91. 该病血压增高时不宜单独应用的降压药物是
A. 酚妥拉明
B. 硝普钠
C. β受体阻滞剂
D. 哌唑嗪

（92～94 题共用题干）

男性，45 岁。反复双手近端指间关节、双膝关节肿痛伴晨僵 2 年，肘部伸侧可触及皮下结节，质硬，无触痛。

92. 该患者诊断首先考虑是
A. 风湿性关节炎
B. 系统性红斑狼疮
C. 类风湿关节炎
D. 银屑病关节炎

93. 最有助于确定诊断的辅助检查是
A. 血清抗链球菌溶血素“O”
B. 血清抗核抗体
C. 血清 C 反应蛋白
D. 影像学检查

94. 确诊后，首选的治疗药物是
A. 泼尼松
B. 布洛芬
C. 青霉胺
D. 雷公藤

（95～97 题共用题干）

男性，65 岁，发热 4 天，37.5℃左右，伴左趾痛。检查：血压 114/70mmHg，左趾甲沟部红肿。血白细胞计数为 $10 \times 10^9/L$，中性粒细胞为 82%。

95. 初步诊断是
A. 左趾甲沟炎
B. 左趾坏疽
C. 左侧小腿丹毒
D. 左小腿蜂窝织炎

96. 左趾经切开引流处理后，患者应给予
A. 大剂量青霉素
B. 激素
C. 退热剂
D. 庆大霉素

97. 经处理 3 天后患者体温突然升高达 40℃，呈稽留热，并出现皮疹、呕吐、腹泻，血白细胞计数为 $20 \times 10^9/L$，中性粒细胞为 89%，此时患者可能合并有
A. 败血症
B. DIC
C. 过敏性皮疹（对青霉素过敏）
D. 菌血症

（98～99 题共用题干）

男性，30 岁。因“原发性甲亢”行甲状腺次全切除术后 6 小时，患者感呼吸困难。检查：患者烦躁不安，面发绀，颈部敷料有血染。

98. 该患者可能发生了
A. 喉返神经损伤
B. 喉头水肿
C. 切口内出血
D. 气管塌陷

99. 应采取的措施是
A. 气管切开
B. 吸氧

C. 立即床旁剪开缝线，清除血肿　　D. 气管插管，控制呼吸

（100～102 题共用题干）

男性，68 岁。进行性吞咽困难 2 月余。患者近期出现明显消瘦、贫血、乏力等。

100. 对该患者最可能的诊断是

A. 食管癌　　B. 食管平滑肌瘤

C. 贲门失弛缓症　　D. 食管憩室

101. 首选检查方法是

A. 胸部 CT　　B. 食管超声检查

C. 食管拉网　　D. 食管镜活检

102. 该患者食管钡剂 X 线片描述错误的是

A. 食管呈鸟嘴样改变　　B. 食管充盈缺损

C. 食管管壁僵硬　　D. 龛影

（103～105 题共用题干）

男性，60 岁。腹痛，为阵发性绞痛，频繁呕吐，停止排便、排气 8 小时。2 年前因十二指肠溃疡穿孔行胃大部切除术。查体：腹平软，全腹轻度压痛。

103. 最可能的诊断是

A. 粘连性肠梗阻　　B. 肠套叠

C. 肠系膜血管栓塞　　D. 肠扭转

104. 若进一步检查腹部，可有

A. 肠鸣音亢进，有气过水声　　B. 移动浊音（+）

C. 全腹肌紧张及反跳痛　　D. 肝浊音界消失

105. 此患者最应做的检查是

A. 腹部 B 超　　B. 腹部 X 线平片（立位或侧卧位）

C. 上消化道造影　　D. 纤维胃镜检查

（106～107 题共用题干）

男性，75 岁。进行性排尿困难 10 年，夜尿 3～4 次。从未药物治疗。直肠指检：前列腺体积增大，中央沟消失，表面尚光滑，质地中等。B 超：双肾无积水，输尿管未见扩张。最大尿流率 10ml/s。

106. 首先考虑的疾病是

A. 膀胱结石　　B. 膀胱颈部挛缩

C. 前列腺癌　　D. 前列腺增生

107. 首选的治疗方法是

A. 膀胱造瘘　　B. 根治性前列腺切除术

C. 经尿道前列腺切除术　　D. 膀胱切开取石

（108～110 题共用题干）

男性，65 岁，左手麻木半年，双下肢乏力，行走不稳 3 个月。查体：左上肢桡骨膜反射减弱，左手拇指针刺觉减退，双下肢腱反射亢进，双侧 Babinski 征（+）。初步诊断为脊

髓型颈椎病。

108. 该患者病变平面为

A. 颈4～5
B. 颈5～6
C. 颈6～7
D. 颈8～胸1

109. 对诊断最有意义的影像学检查是

A. X线
B. CT
C. 增强CT
D. MRI

110. 患者最终确诊颈椎单一节段椎间盘突出，相应节段颈椎管狭窄，颈脊髓变性，不宜采取的治疗是

A. 颈椎前路手术
B. 颈椎后路手术
C. 颈椎前后路联合手术
D. 按摩治疗

111. 关于医德情感，正确的说法是

A. 它与医德义务无关
B. 它以医务人员个人的需要为前提
C. 它应能满足患者的一切需要
D. 它是医务人员内心体验的自然流露

112. 从伦理学上分析，生物-心理-社会医学模式取代生物医学模式在本质上反映了

A. 重视人的躯体健康
B. 以疾病为中心的医学观念
C. 医学道德的进步
D. 医疗技术的进步

113. 女性，40岁。体检发现左侧卵巢有一包块，怀疑为巧克力囊肿，医生拟进行手术治疗，术中发现右侧卵巢也有一包块，在未征得患者及家属意见的情况下，将患者右侧卵巢也一并切除。对此案例分析中，正确的是

A. 医生有医疗决定权
B. 医生是为患者好，避免了第二次手术
C. 在手术中患者的权利服从于医生的权利
D. 医生是为患者考虑，但应征得患者或家属的同意

114. 在下列各项中，最能反映医患关系性质的是医务人员与患者之间的

A. 信托关系
B. 陌生人之间的关系
C. 主动-被动关系
D. 商品关系

115. 王某经执业医师资格考试合格并进行注册后，开办了一家牙科诊所，同时因为其对妇产科知识和操作较为熟悉，所以平时也会诊治一些妇科和产科疾病患者，其进行的妇产科诊疗活动属于

A. 法律允许的行为
B. 医师执业规定所允许的行为
C. 只要不发生差错，法律即允许
D. 超出执业范围的违法行为

二、B型题：116～135小题，每小题1.5分，共30分。A、B、C、D是其下两道小题的备选项，请从中选择一项最符合题目要求的，每个选项可以被选择一次或两次。

A. 肺活量　　B. 用力肺活量
C. 每分通气量　　D. 肺泡通气量
116. 实现有效气体交换的通气量为
117. 评价肺通气功能较好的指标是

A. 瞳孔开大　　B. 气道阻力增加
C. 血压降低　　D. 血糖降低
118. 在周围神经系统中，α_1肾上腺素受体被阻断后，可出现的生理功能改变是
119. 在周围神经系统中，β_1肾上腺素受体被阻断后，可出现的生理功能改变是

A. 磷酸甘油酸激酶　　B. 丙酮酸激酶
C. 丙酮酸羧化酶　　D. 异柠檬酸脱氢酶
120. 糖酵解的关键酶是
121. 三羧酸循环的关键酶是

A. 复合体Ⅱ　　B. 复合体Ⅲ
C. FAD　　D. Cyt c
122. 在呼吸链中氧化磷酸化耦联位点是
123. 呼吸链中仅作为递电子体的是

A. 胆色素　　B. 脂褐素
C. 黑色素　　D. 含铁血黄素
124. 萎缩心肌细胞内的色素为
125. 慢性肺淤血时心力衰竭细胞内的色素为

A. 绒毛水肿，滋养层细胞增生
B. 异型增生滋养层细胞浸润深肌层，但可见绒毛结构
C. 异型增生滋养层细胞浸润深肌层，无绒毛结构，出血、坏死明显
D. 在胎盘种植部位滋养层细胞浸润肌层，无出血、坏死
126. 葡萄胎的主要病理变化是
127. 绒毛膜癌的主要病理变化是

A. 超声心动图　　B. 心电图运动负荷试验
C. 冠状动脉造影　　D. 漂浮导管检查
128. 诊断冠心病最有价值的检查是
129. 诊断左心功能不全最有价值的检查是

A. 质子泵抑制剂　　B. 手术切除
C. 饮蛋清及稀释牛奶　　D. 洗胃

130. 萎缩性胃炎伴重度不典型增生应采用
131. 急性腐蚀性胃炎应采用

A. 急性肠梗阻　　B. 感染性休克
C. 肺炎高热　　D. 慢性十二指肠瘘

132. 低渗性缺水的常见病因是
133. 代谢性酸中毒可发生于

A. 便秘，排便时疼痛伴少量出血
B. 排便时或便后无痛便血，滴血
C. 无痛便鲜血，便后肛门脱出樱桃状肿物
D. 无痛便脓血，伴里急后重

134. 内痔表现为
135. 肛裂表现为

三、X 型题：136～165 小题，每小题 2 分，共 60 分。在每小题给出的 A、B、C、D 四个选项中，至少有两项是符合题目要求的。请选出所有符合题目要求的答案，多选或少选均不得分。

136. 离子的易化扩散具有下述哪些特点
A. 当电位梯度较大，且与浓度梯度方向相反时，可以逆浓度梯度进行
B. 温度降低时，扩散速率减慢
C. 不需要外加能量
D. 使用的通道为电压门控离子通道或化学门控离子通道

137. 肝素的主要作用有
A. 增强抗凝血酶与凝血酶的亲和力
B. 加快灭活凝血酶的速度
C. 刺激血管内皮细胞大量释放抗凝血物质
D. 可防止血栓形成

138. 下列哪些是迷走神经对心脏的作用
A. 末梢释放乙酰胆碱与心肌细胞膜上受体结合
B. 使心房肌不应期缩短
C. 两侧迷走神经对心脏的作用无差别
D. 心肌收缩力减弱

139. 淀粉彻底消化所需要的酶有
A. 唾液淀粉酶　　B. 胰淀粉酶
C. 麦芽糖酶　　D. 羧基肽酶

140. 下列关于发汗的叙述，错误的是

A. 大量出汗可引起低渗性脱水
B. 大量出汗可引起高渗性脱水
C. 支配小汗腺的神经是迷走神经
D. 主要发汗中枢位于延髓

141. 关于 Babinski 征，以下正确的是
A. 锥体系受损时为阳性
B. 属于原始屈肌反射
C. 正常成人不出现
D. 正常人深度睡眠状态时可以出现

142. 以乙酰 CoA 为原料可合成
A. 胆固醇
B. 亚油酸
C. 酮体
D. 葡萄糖

143. 下列属营养必需氨基酸的是
A. Val
B. Ile
C. Met
D. Tyr

144. 尿嘧啶分解代谢的终产物有
A. β-丙氨酸
B. β-氨基异丁酸
C. CO_2
D. NH_3

145. 导致框移突变（DNA 损伤）的原因是 DNA 上碱基的
A. 错配
B. 缺失
C. 插入
D. 重排

146. 下列关于原核生物转录过程的叙述正确的是
A. 转录起始过程需要核心酶和 σ 因子参与
B. 转录起始需先合成一小段 RNA 为引物
C. 延长过程是核心酶催化不断生成磷酸二酯键的过程
D. 原核生物转录终止均为依赖 ρ 因子的转录终止

147. PCR 及其衍生技术主要应用于
A. 基因的体外突变
B. 目的基因克隆
C. DNA 序列分析
D. 基因表达检测

148. 急性排斥反应的特点有
A. 移植器官间质纤维化
B. 移植器官间质内多量淋巴、单核细胞浸润
C. 移植器官坏死性血管炎
D. 可发生在移植后数天内

149. 有关原发性高血压的描述，正确的是
A. 引起左心肥大
B. 引起脑出血
C. 引起颗粒性肾固缩
D. 引起视盘水肿

150. 可引起大叶性肺炎的病原菌有
A. 军团菌
B. 金黄色葡萄球菌
C. 克雷伯杆菌
D. 溶血性链球菌

151. 胃癌的肉眼类型有
A. 蕈伞型
B. 溃疡型

C. 浸润型　　D. 胶样型

152. 肾细胞癌的扩散途径包括

A. 常蔓延至肾上腺、肝、结肠　　B. 常引起盆腔种植

C. 常转移到主动脉旁淋巴结　　D. 常转移到肺

153. 伤寒的肠道病变特点是

A. 主要累及回肠下段淋巴组织　　B. 骨髓不累及

C. 可引起肠穿孔　　D. 可引起肠狭窄

154. 不宜使用洋地黄制剂的情况包括

A. 预激综合征合并快速心房颤动　　B. 病态窦房结综合征

C. 三度房室传导阻滞　　D. 束支传导阻滞

155. 男性，65 岁。近 1 周来咳嗽、咳痰，1 天来咯血约 250ml 入院。既往有支气管扩张病史 40 年，高血压病史 20 年。入院后仍有间断咯血。查体：血压 165/100mmHg，双肺弥漫湿啰音，心率 105 次/分。下列治疗措施正确的是

A. 酚妥拉明缓慢静点　　B. 避免窒息

C. 垂体后叶素缓慢静点　　D. 支气管镜下止血

156. 关于急性胰腺炎的叙述，下列正确的是

A. 轻症急性胰腺炎血淀粉酶常升高持续 1 周

B. 轻症急性胰腺炎血钙浓度明显降低

C. 血清脂肪酶在发病 48～72 小时后上升

D. 重症急性胰腺炎血清正铁白蛋白阳性

157. 肾病性水肿的机制包括

A. 肾小球滤过率下降　　B. 激活肾素-血管紧张素-醛固酮系统

C. 血浆胶体渗透压降低　　D. 抗利尿激素分泌增加

158. 下列急性白血病的体征中，急性淋巴细胞白血病比急性粒细胞白血病更为常见和显著的是

A. 特异性皮肤浸润　　B. 肝脾大

C. 牙龈肿痛　　D. 骨关节痛

159. 关于甲状腺功能亢进症的说法，下列正确的是

A. 甲状腺功能亢进症患者多数有甲状腺肿大

B. 甲状腺肿大和甲状腺功能亢进症严重程度不成正比

C. 甲状腺肿大时也可能不是甲状腺功能亢进症

D. 颈部甲状腺不肿大，也可能是甲状腺功能亢进症

160. 以下关于腹腔脓肿的处理，正确的是

A. 膈下脓肿可采用经皮穿刺置管引流或切开引流

B. 肠间脓肿必须手术治疗

C. 盆腔脓肿可行直肠前壁穿刺治疗

D. 女性已婚患者盆腔脓肿可行经阴道后穹隆穿刺后切开引流

161. 单纯性下肢静脉曲张的临床表现是

A. 间歇性跛行　　B. 下肢水肿

C. 足趾发黑　　D. 足靴部色素沉着

162. 下列各种脾疾病中，存在手术指征的是
A. 脾肿瘤
B. 脾功能亢进
C. 外伤后脾被膜下血肿
D. 脾动脉瘤

163. 下列关于血尿的叙述，正确的有
A. 尿液呈红色即是血尿
B. 一般在 1000ml 尿中含 1ml 血液即呈肉眼血尿
C. 离心尿每个高倍镜视野中红细胞＞3 个即有病理意义
D. 血尿程度与疾病严重性成正比

164. 骨折的特有体征包括
A. 局部压痛
B. 成角畸形
C. 骨擦音
D. 局部肿胀

165. 关于急性血源性骨髓炎的治疗，正确的是
A. 卧床休息
B. 全身支持疗法
C. 联合应用足量广谱抗生素
D. 清除病灶及植骨

全国硕士研究生招生考试
临床医学综合能力（西医）全真模拟试卷（二）

（本试卷满分为300分，考试时间为180分钟）

一、A型题：1～40小题，每小题1.5分；41～115小题，每小题2分；共210分。在每小题给出的A、B、C、D四个选项中，请选出一项最符合题目要求的。

1. 维持机体稳态的重要调节过程是
   A. 神经调节　　B. 自身调节
   C. 正反馈　　D. 负反馈
2. 神经细胞膜上钠泵活动受抑制时，可导致的变化是
   A. 静息电位绝对值减小，动作电位幅度增大
   B. 静息电位绝对值增大，动作电位幅度减小
   C. 静息电位绝对值和动作电位幅度均增大
   D. 静息电位绝对值和动作电位幅度均减小
3. 下列情况下，能加大神经细胞动作电位幅度的是
   A. 增大刺激强度
   B. 延长刺激持续时间
   C. 降低细胞膜阈电位
   D. 增加细胞外液中 Na^+ 浓度
4. 关于血浆渗透压的叙述，下列哪一项是正确的
   A. 血浆渗透压主要来自血浆蛋白
   B. 血浆渗透压主要来自血浆中的电解质
   C. 血浆蛋白减少时血浆渗透压将明显降低
   D. 血浆渗透压决定了血管内、外水平衡
5. 心肌收缩呈“全或无”特点是因为
   A. 动作电位时程长　　B. 有自律性
   C. 细胞间有闰盘　　D. 兴奋传导快
6. 实验切断家兔双侧颈迷走神经后，呼吸运动的改变是
   A. 呼吸幅度减小，频率减慢　　B. 呼吸幅度增大，频率加快
   C. 呼吸幅度减小，频率加快　　D. 呼吸幅度增大，频率减慢
7. 迷走神经节后纤维兴奋引起胃幽门部胃泌素分泌的神经递质是
   A. 乙酰胆碱　　B. 三磷酸腺苷
   C. 蛙皮素　　D. 一氧化氮
8. 酸性食糜进入小肠引起大量胰液分泌的主要机制是
   A. 小肠黏膜释放胃泌素　　B. 小肠黏膜释放促胰液素
   C. 小肠黏膜释放胆囊收缩素　　D. 迷走神经兴奋
9. 下列物质中，主要在回肠被吸收的是

A. Fe^{2+}　　B. 胆固醇
C. 维生素 B_{12}　　D. Ca^{2+}

10. 肾血流量能适应于泌尿功能主要依靠
A. 神经调节　　B. 体液调节
C. 自身调节　　D. 体液调节和自身调节

11. 如果某物质在肾动脉中有一定浓度，而在肾静脉中为零，其血浆清除率
A. 等于零　　B. 等于肾小球滤过率
C. 等于每分钟肾血浆流量　　D. 等于每分钟肾血流量

12. 关于视网膜感光细胞的叙述，错误的是
A. 存在视锥和视杆两种感光细胞　　B. 中央凹处仅有视锥细胞
C. 视锥细胞光敏感度高　　D. 视杆细胞分辨能力差

13. 支配小汗腺的自主神经和其节后纤维末梢释放的递质分别是
A. 交感神经，乙酰胆碱　　B. 副交感神经，乙酰胆碱
C. 副交感神经，肽类递质　　D. 交感神经，去甲肾上腺素

14. 关于网状结构上行激动系统的叙述，哪一项是错误的
A. 是特异性投射系统的重要部位
B. 感觉上行传导束通过脑干时，有侧支进入这里
C. 具有多突触接替的特征
D. 是不同感觉的共同传导途径

15. 损伤下述哪一结构，动物食欲增加而逐渐肥胖
A. 下丘脑外侧区　　B. 下丘脑腹内侧核
C. 下丘脑乳头体核　　D. 下丘脑前区

16. 女性体温随月经周期发生变动，可能与下列哪种激素有关
A. 雌激素　　B. 卵泡刺激素
C. 黄体生成素　　D. 孕激素

17. 在 280nm 波长附近具有最大光吸收峰的氨基酸是
A. 苏氨酸　　B. 精氨酸
C. 色氨酸　　D. 谷氨酸

18. 下列有关核酸分子杂交的叙述，错误的是
A. 杂交可发生在碱基序列部分互补的核酸分子之间
B. 具有双螺旋结构的核酸分子之间才能杂交
C. 不同来源的 DNA 分子之间可以杂交
D. 不同来源的 DNA 与 RNA 之间可以杂交

19. 竞争性抑制时，酶促反应表现 K_m 值的变化是
A. 增大　　B. 不变
C. 减小　　D. 无规律

20. 丙酮酸脱氢酶复合体中不包括的物质是
A. FAD　　B. NAD^+
C. 生物素　　D. 辅酶 A

21. 苹果酸-天冬氨酸穿梭的生理意义是

A. 维持线粒体内外有机酸的平衡
B. 将天冬氨酸运出线粒体参加蛋白质合成
C. 为三羧酸循环提供足够的草酰乙酸
D. 将 $NADH+H^+$ 上的氢转运入线粒体

22. 可以作为一碳单位来源的氨基酸是
A. 丝氨酸　　B. 丙氨酸
C. 亮氨酸　　D. 蛋氨酸

23. 白化病患者是由于体内缺乏哪种酶而导致黑色素合成障碍
A. 酪氨酸酶　　B. 多巴脱羧酶
C. 苯丙氨酸羟化酶　　D. 酪氨酸羟化酶

24. 下列反应中不能被6-巯基嘌呤抑制的是
A. I→IMP　　B. AMP→ADP
C. IMP→AMP　　D. IMP→GMP

25. 真核生物中RNA聚合酶Ⅰ催化转录后可生成的是
A. tRNA　　B. mRNA
C. snRNA　　D. 18S-rRNA

26. 既抑制原核生物又抑制真核生物蛋白质生物合成的抗生素是
A. 放线菌酮　　B. 链霉素
C. 氯霉素　　D. 嘌呤霉素

27. 下列对成熟红细胞的叙述正确的是
A. 通过氧化磷酸化获取能量
B. 存在各种RNA和核蛋白体
C. 具有合成血红素的能力
D. 存在催化磷酸戊糖途径的全部酶

28. 主要应用于基因组DNA的定性和定量分析的印迹技术是
A. Southern blotting　　B. Northern blotting
C. Western blotting　　D. immunoblotting

29. 不符合变性的病变是
A. 浆细胞内出现玻璃样小滴　　B. 肝细胞内出现脂滴
C. 血管壁出现半透明、均匀红染的物质　　D. 脂肪细胞内出现空泡

30. 肝细胞可以达到完全性再生的病变是
A. 肝细胞桥接坏死　　B. 肝细胞点状坏死
C. 肝细胞重度碎片状坏死　　D. 肝细胞亚大片坏死

31. 下肢深静脉血栓形成，可引起
A. 下肢坏疽　　B. 门静脉栓塞
C. 肺动脉栓塞　　D. 肠系膜动脉栓塞

32. 男性，47岁。慢性腹泻，脓血便7年，临床诊断为慢性溃疡性结肠炎，符合患者肠道病变的描述是
A. 溃疡和炎性息肉形成　　B. 假膜性炎
C. 肉芽肿性炎　　D. 瘘管形成

33. 有关移行细胞癌的描述，错误的是
A. 癌细胞形成角化珠
B. 好发于膀胱和肾盂等处
C. 组织学上可有不同程度的移行上皮的特点
D. 呈浸润性生长

34. 不符合急性细菌性心内膜炎的是
A. 瓣膜赘生物体积大、污秽、易脱落
B. 常伴有败血症
C. 发生于已有病变的心瓣膜
D. 可引起心瓣膜穿孔，溃疡形成

35. 下述符合慢性支气管炎病变的是
A. 鳞状上皮化生　　B. 肉芽肿形成
C. 瘢痕形成　　D. 异物巨细胞形成

36. 假小叶的基本病变不包括
A. 肝细胞核大、双核
B. 肝细胞团内中央静脉偏位或多个
C. 肝细胞团内出现汇管区
D. 肝细胞团被增生的纤维组织分隔包绕

37. 不符合大肠癌的描述是
A. 多见于直肠、乙状结肠　　B. 多由腺瘤恶变而来
C. 多为低分化腺癌　　D. 多分泌癌胚抗原（CEA）

38. 膀胱最常见的恶性肿瘤是
A. 鳞状细胞癌　　B. 腺癌
C. 移行细胞癌　　D. 腺鳞癌

39. 子宫颈 CINⅢ是指异型增生的细胞占据子宫颈鳞状上皮的
A. 下 1/3　　B. 下 1/3 至下 2/3
C. 下 2/3 以上　　D. 下 2/3 以上及原位癌

40. 下列关于梅毒树胶肿的叙述，正确的是
A. 大片干酪样坏死　　B. 类上皮细胞丰富
C. 大量朗汉斯巨细胞　　D. 可见原有血管壁轮廓

41. 肝浊音界缩小见于
A. 肝癌　　B. 肝脓肿
C. 急性肝坏死　　D. 右侧肺不张

42. 慢性肺源性心脏病患者急性加重，严重Ⅱ型呼吸衰竭，应用气管插管及呼吸机辅助呼吸。3 小时后，氧分压由 50mmHg 升至 80mmHg，二氧化碳分压由 80mmHg 下降至 25mmHg，pH 7.55，BE －1。考虑为
A. 继发性呼吸性酸中毒，代偿期
B. 原发性呼吸性碱中毒合并继发性代谢性碱中毒
C. 原发性呼吸性酸中毒合并原发性代谢性碱中毒
D. 继发性呼吸性酸中毒合并原发性代谢性碱中毒

43. Austin-Flint 杂音见于

A. 二尖瓣狭窄　　B. 二尖瓣关闭不全

C. 二尖瓣脱垂　　D. 主动脉瓣关闭不全

44. 下列属于劳力性心绞痛典型心电图改变的是

A. 发作时某些导联 ST 段呈水平型或下垂型压低，可伴有 T 波低平或倒置

B. 发作时某些导联 ST 段呈上斜型压低

C. 发作时某些导联 ST 段呈抬高型升高，伴高尖 T 波

D. 全部导联（除 aVR 导联外）ST 段下移 0.05mV

45. 常发生亚急性感染性心内膜炎的心脏病变是

A. 风湿性心脏病二尖瓣狭窄

B. 二尖瓣关闭不全或主动脉瓣关闭不全

C. 房间隔缺损

D. 主动脉瓣狭窄

46. 结核性胸腔积液的治疗过程中，进行胸腔穿刺抽液，每次抽液量不宜超过 1000ml，是为了避免

A. 发生复张性肺水肿　　B. 发生胸膜反应

C. 发生胸痛　　D. 发生脱水

47. 血源性肺脓肿最常见的致病菌是

A. 大肠埃希菌　　B. 产气荚膜杆菌

C. 金黄色葡萄球菌　　D. 草绿色链球菌

48. 下列易并发中毒性巨结肠的疾病是

A. 克罗恩病　　B. 溃疡性结肠炎

C. 溃疡型肠结核　　D. 血吸虫病

49. 对疑为结核性腹膜炎的患者最有诊断价值的检查是

A. 腹水穿刺检查　　B. 结核菌素试验

C. 腹部 B 超检查　　D. X 线胃肠钡餐

50. 男性，40 岁。患肝硬化腹水 1 年余，1 周前呕血伴黑便，近 2 天烦躁不安，定向力差，晚间误将鞋当做尿盆，两手举起时腕部阵发颤抖。最可能是合并

A. 氮质血症　　B. 肝性脑病

C. 脑缺血　　D. 震颤性麻痹

51. 男性，22 岁。上呼吸道感染 2 周后出现尿少、水肿、头晕来诊。查体见 BP 140/100mmHg。化验血 Hb 126g/L，尿蛋白（++），沉渣镜检白细胞 3～4/HP，沉渣镜检红细胞 10～20/HP，血清白蛋白 40g/L，血尿素氮 8.5mmol/L，血肌酐 176μmol/L，最可能的诊断是

A. 急性肾盂肾炎　　B. 急进性肾小球肾炎

C. 急性肾小球肾炎　　D. 慢性肾小球肾炎

52. 下列检查对肾前性急性肾衰竭与急性肾小管坏死鉴别诊断最有意义的是

A. 尿钠含量　　B. 尿量

C. 尿 pH　　D. 血肌酐

53. 运用铁剂治疗缺铁性贫血，观察最早出现的疗效是

A. 骨髓血细胞形态恢复
B. 血红蛋白升高
C. 红细胞升高
D. 网织红细胞增加

54. 女性，22 岁。左颈部及腋下发现无痛性肿块 3 月余，体检发现左侧颈部、锁骨上和腋窝等处，有肿大的孤立的无痛性淋巴结。下列发现最有助于提示该患者是霍奇金淋巴瘤，而不是非霍奇金淋巴瘤的是
A. 发病早期全身剧烈瘙痒
B. 病变累及口咽和鼻咽部
C. 硬膜外肿瘤压迫脊髓
D. 伴发自身免疫性溶血性贫血

55. 正常人口服葡萄糖后血浆胰岛素水平变化，错误的是
A. 30～60 分钟上升至高峰
B. 高峰时为基础值的 5～10 倍
C. 峰值与血糖峰值重叠
D. 2 小时后恢复基础水平

56. 下列不属于治疗类风湿关节炎的药物是
A. 双氯芬酸钠
B. 青霉素
C. 泼尼松
D. 甲氨蝶呤

57. 关于丹毒的临床表现，错误的是
A. 皮肤局部鲜红、境界清楚
B. 有时可起水泡
C. 常形成脓肿
D. 有淋巴结肿大

58. 下列休克的临床表现中，错误的是
A. 神志淡漠或烦躁，四肢苍白湿冷
B. 血压低于 90mmHg
C. 尿量少于 30ml/h
D. 呼吸急促、发绀，呈三凹征

59. 按中国新九分法，成人的双上肢全部烧伤时，烧伤面积占体表面积的
A. 9%
B. 13%
C. 15%
D. 18%

60. 食管癌最多见的发病部位是
A. 颈段
B. 胸部上段
C. 胸部中段
D. 胸部下段

61. 女性，33 岁。因右侧甲状腺结节行手术治疗，术中见甲状腺右叶直径 1.5cm 囊实性结节，未触及肿大淋巴结，冰冻切片提示甲状腺乳头状癌。应采取的手术方式是
A. 右侧腺叶切除术
B. 右侧腺叶加峡部切除术
C. 甲状腺近全切除术
D. 甲状腺全切及颈淋巴结清扫术

62. 绞窄性腹股沟斜疝，因肠坏死而行肠切除、吻合术后，对于疝的治疗应采取
A. 单纯疝囊高位结扎术
B. Ferguson 法疝修补术
C. Bassini 法疝修补术
D. 无张力疝修补术

63. 胃大部切除术后（毕Ⅱ式）上腹饱胀，呕吐含胆汁的食物。最可能出现的并发症是
A. 输出袢梗阻
B. 急性完全性输入袢梗阻
C. 十二指肠残端破裂

D. 吻合口梗阻

64. 男性，70岁。肠梗阻5天急行手术探查，术中发现结肠脾曲癌致结肠梗阻，无转移征象，横结肠扩张、水肿。恰当的手术方式是

A. 肿瘤切除，横结肠造口术

B. 左半结肠切除，横结肠乙状结肠吻合术

C. 横结肠造口术，二期左半结肠切除

D. 横结肠、乙状结肠侧侧吻合术

65. 胆囊结石反复发作急性胆囊炎，B超胆总管直径6mm，口服胆囊造影检查胆囊不显影，此时的治疗应选择

A. 胆囊切除术

B. 胆囊切除及胆总管探查术

C. 体外碎石

D. 胆囊切开取石术

66. 男性，20岁。车祸后2小时，伤及右小腿，胫骨骨折端外露，出血不多，在搬运前，应该进行的处理是

A. 肌肉注射哌替啶

B. 复位骨折，包扎伤口

C. 包扎伤口和简单的外固定

D. 用气囊止血带止血

67. 2岁小儿，股骨干斜形骨折，采用垂直悬吊皮牵引治疗，其复位情况下列哪项不允许

A. 短缩4cm

B. 无侧方成角移位

C. 有轻度向前成角移位

D. 无旋转移位及分离移位

68. 关于良性骨肿瘤的叙述，下列哪项不正确

A. 多无疼痛（但有些也痛，如骨样骨瘤）

B. 一般生长缓慢，无压痛，局部皮温正常，无浅静脉怒张

C. 可压迫周围组织器官，出现相应症状

D. 无病理骨折

（69～70题共用题干）

男性，25岁。因3来发热、咳嗽、咳铁锈色痰伴右侧胸痛入院，诊断为肺炎球菌肺炎。

69. 该患者高热期（极期）的典型热型是

A. 稽留热

B. 弛张热

C. 间歇热

D. 不规则热

70. 该患者若发生肺实变时，最有意义的胸部体征是

A. 胸式呼吸减弱

B. 右胸部叩诊浊音

C. 闻及支气管呼吸音

D. 闻及湿啰音

（71～73题共用题干）

男性，52岁。低热、干咳4个月，活动后气促2个月。查体：双下肺可闻及爆裂音（Velcro啰音），胸部X线片见双下肺弥漫性网状结节影，肺功能显示限制性通气功能障碍。

71. 该患者最可能的诊断是

A. 真菌性支气管炎

B. 特发性肺纤维化

C. 血源性播散型肺结核　　D. 转移性肺癌

72. 该患者不应出现的肺功能异常是

A. 肺活量降低　　B. 肺总量降低

C. 残气量降低　　D. FEV_1/FVC 降低

73. 为进一步确诊，应做的检查是

A. 支气管镜肺活检　　B. 肺部 CT

C. 动脉血气分析　　D. 痰病原学检查

（74～76 题共用题干）

男性，60 岁。20 余年来间断咳嗽，咳痰伴喘息，3 个月来加重，1 天来嗜睡，查体：T 38℃，P 106 次/分，R 28 次/分，BP 130/80mmHg，球结膜水肿，口唇发绀，心率 106 次/分，律齐，双肺散在干、湿啰音，腹平软，肝肋下 3cm，脾未触及，下肢中度可凹性水肿。

74. 该患者嗜睡最可能的原因是

A. 感染中毒性脑病　　B. 慢性呼吸衰竭

C. 肝性脑病　　D. 尿毒症

75. 为明确诊断，应首选的检查是

A. 血气分析　　B. 肝功能

C. 肾功能　　D. 血常规

76. 该患者治疗时应禁忌用

A. 地西泮（安定）　　B. 抗生素

C. 利尿剂　　D. 保肝药

（77～79 题共用题干）

女性，35 岁。4 年多来患“心脏病”，近 1 个月来心悸。查体：P 73 次/分，心率 92 次/分，律不齐，第一心音强弱不等，心尖部可闻及舒张期隆隆样杂音。

77. 该患者最可能的心律失常类型是

A. 窦性心律不齐　　B. 房性期前收缩

C. 室性期前收缩　　D. 心房颤动

78. 为确定心律失常类型宜首选

A. 心电图　　B. 超声心动图

C. 胸部 X 线片　　D. 冠状动脉造影

79. 该患者发生心律失常的心脏病是

A. 肺源性心脏病　　B. 风湿性心脏病

C. 心肌病　　D. 冠心病

（80～82 题共用题干）

女性，25 岁。近半个月来发热伴恶心、呕吐、腹泻，自测体温 37.6～38.0℃，2 天来出现心悸、胸痛、气短，有数次晕厥发作。查体：T 37.8℃，P 38 次/分，R 21 次/分，BP 120/80mmHg，面色苍白，精神萎靡，心率 38 次/分，律齐，心尖部可闻及大炮音。

80. 该患者最可能的临床诊断是

A. 病毒性心肌炎　　B. 扩张型心肌病

C. 先天性心脏病　　D. 风湿性心脏瓣膜病

81. 该患者最可能的心电图表现是

A. 窦性心动过缓　　B. 一度房室传导阻滞

C. 二度房室传导阻滞　　D. 三度房室传导阻滞

82. 该患者目前最适宜的治疗是

A. 静脉注射阿托品　　B. 静脉滴注硝酸甘油

C. 皮下注射肾上腺素　　D. 临时植入心脏起搏器

（83～85 题共用题干）

男性，40 岁。暴饮暴食后 6 小时发生中上腹痛，放射至后腰部，呕吐一次不缓解。查体：上腹部有压痛，无肌紧张和反跳痛，肝脾肋下未触及，腹水征（一）。

83. 该患者最可能的诊断是

A. 急性胃炎　　B. 急性胰腺炎

C. 急性胆囊炎　　D. 急性肠梗阻

84. 为了辅助诊断，下列检查应首选

A. 血常规　　B. 尿淀粉酶测定

C. 血清淀粉酶测定　　D. 腹部 B 超

85. 在诊断尚未确定之前，不应采取的治疗是

A. 吗啡类止痛药　　B. 禁食

C. 胰酶抑制剂　　D. 营养支持

（86～88 题共用题干）

女性，40 岁。间断性水肿 10 余年，出现恶心、呕吐 10 天。无高血压家族史。查体：BP 150/100mmHg，轻度贫血貌，心肺未见异常，腹平软，肝脾未触及，下肢有可凹性水肿。化验血 Hb 95g/L，WBC 6.5×10^9/L，Plt 154×10^9/L，尿蛋白（＋＋），尿比重 1.010～1.012，镜检尿沉渣见 RBC 2～4/HP，WBC 0～3/HP，颗粒管型 0～1/HP。

86. 该患者最可能的诊断是

A. 肾病综合征　　B. 慢性肾小球肾炎

C. 慢性肾盂肾炎　　D. 原发性高血压

87. 该患者还需要立即做的检查项目是

A. 24 小时尿蛋白定量　　B. 中段尿培养

C. 血肌酐、尿素氮　　D. 血胆固醇

88. 为了解该患者肾的大小，首选的检查是

A. 腹部 B 超　　B. 腹部 CT

C. 同位素肾图　　D. 静脉肾盂造影

（89～91 题共用题干）

女性，30 岁。半个月来皮肤有出血点伴牙龈出血。化验血 Plt 25×10^9/L，临床诊断为特发性血小板减少性紫癜（ITP）。

89. 下列支持 ITP 诊断的体征是

A. 口腔溃疡
B. 关节腔出血
C. 肌肉血肿
D. 脾不大

90. 下列支持 ITP 诊断的检查是

A. 凝血时间延长
B. 抗核抗体阳性
C. 骨髓产板型巨核细胞减少
D. 骨髓幼稚、颗粒型巨核细胞减少

91. 该患者的首选治疗是

A. 糖皮质激素
B. 脾切除
C. 长春新碱
D. 血小板输注

（92～94 题共用题干）

女性，55 岁，近 1 个月来感口渴，易饥，饮水量增加，既往无糖尿病史。身高 156cm，体重 71kg，空腹血糖 9.0mmol/L，餐后血糖 13mmol/L。

92. 该患者的开始治疗是

A. 控制饮食及运动治疗
B. 双胍类降糖药
C. 磺脲类降糖药
D. α-葡萄糖苷酶抑制剂

93. 治疗 3 个月后空腹血糖 7.5mmol/L，餐后血糖 11.5mmol/L，进一步治疗是

A. 氯磺丙脲
B. 格列齐特
C. 二甲双胍
D. 阿卡波糖

94. 若该患者患浸润型肺结核，降血糖治疗宜

A. 增加剂量
B. 改用作用更强的口服降糖药
C. 增加一种口服降糖药
D. 胰岛素治疗

（95～97 题共用题干）

女性，20 岁。低热、四肢关节肿痛 3 个月，面部见蝶形红斑。血常规示 Hb 90g/L，WBC 3.2×10^9/L，Plt 85×10^9/L，化验尿蛋白（＋＋），沉渣镜检 RBC 10～20/HP。

95. 该患者最可能的诊断是

A. 类风湿关节炎
B. 系统性红斑狼疮
C. 再生障碍性贫血
D. 急性肾小球肾炎

96. 最可能出现的自身抗体是

A. 抗核抗体
B. 抗角蛋白抗体
C. 抗中性粒细胞胞浆抗体
D. 类风湿因子

97. 为控制病情，治疗的首选药物是

A. 抗生素
B. 非甾体抗炎药
C. 糖皮质激素
D. 镇痛药

（98～99 题共用题干）

男性，42 岁。骑自行车与汽车相撞后 1 小时来诊，查体：P 110 次/分，BP 60/45mmHg，面色苍白，左上腹压痛，肌紧张，移动性浊音阳性。

98. 该患者最可能的诊断是

A. 肝破裂　　B. 脾破裂

C. 小肠破裂　　D. 胰腺损伤

99. 为明确诊断，首选的辅助检查是

A. 腹部 X 线片　　B. 腹部 B 超

C. 腹部增强 CT　　D. 腹部 MRI

（100～102 题共用题干）

男性，50 岁。因头晕半天、黑便 3 次急诊入院。既往史无特殊。血压 80/50mmHg，心率 124 次/分，面色苍白，伴冷汗。

100. 该患者的诊断可能是

A. 急性肠炎　　B. 急性胃穿孔

C. 上消化道出血　　D. 下消化道出血

101. 急救措施首选

A. 开腹探查　　B. 输血补液纠正休克

C. 吸氧　　D. 给抗生素预防感染

102. 能最快明确诊断的检查是

A. X 线钡餐造影　　B. 鼻胃管或三腔管检查

C. 内镜检查　　D. 选择性腹腔动脉造影

（103～105 题共用题干）

女性，50 岁，反复发作上腹部疼痛 3 年。近 3 天上腹绞痛，伴发热寒战，皮肤巩膜黄染。

103. 该患者首选的检查方法是

A. B 超　　B. CT

C. ERCP　　D. PTC

104. 该疾病最可能的原因是

A. 肿瘤　　B. 结石

C. 蛔虫　　D. 炎性狭窄

105. 若患者出现神志淡漠，嗜睡，BP 90/50mmHg，最有效的治疗措施是

A. 纠正水、电解质和酸碱平衡紊乱

B. 给予有效足量抗生素

C. 使用多巴胺等药物维持血压

D. 紧急手术解除胆道梗阻并减压

（106～107 题共用题干）

女性，30 岁。右下腹痛已 4 日，恶心、厌食，发热，体温 38℃左右。查体：右下腹饱满，可及一压痛性包块，边界不清楚，固定。查血白细胞 12×10^9/L。

106. 该患者的诊断应考虑是

A. 急性输卵管炎

B. 阑尾周围脓肿

C. Crohn 病

D. 回盲部肠结核

107. 其治疗是

A. 立即手术切除阑尾

B. 立即手术切除肿块

C. 暂不手术，抗结核治疗

D. 暂不手术，广谱抗生素治疗

（108～110 题共用题干）

女孩，8 岁。8 天前突发左膝关节痛，不敢活动，畏寒、发热，查体：T 39.2℃，P 110 次/分，左膝关节明显肿胀，表面皮温高，发病前曾扭伤左膝。

108. 最可能的诊断是

A. 左膝急性风湿性关节炎

B. 左膝急性化脓性关节炎

C. 左胫骨上端急性血源性骨髓炎

D. 左膝外伤性滑膜炎

109. 最可能出现的 X 线片表现为

A. 关节边缘骨破坏

B. 关节间隙变窄

C. 关节间隙增宽，髌上囊肿胀

D. 膝关节未见异常

110. 为证实临床诊断，最有价值的检查手段是

A. ESR

B. ASO，RF，CRP

C. MRI

D. 关节腔穿刺液检查

111. 男性，55 岁。患胃癌晚期，处于极度痛苦之中，但患者自认为是胃炎，有望治疗。每当有痛苦和要求时，都按铃希望医护人员能解决，医护人员多次回避，使患者十分失望。一次患者再次疼痛发作，要求彻底治疗，但遭婉拒。面对此类患者，正确的做法是

A. 患者的要求都应给予满足

B. 实情交代，告知患者无法治疗

C. 继续隐瞒病情，被动治疗

D. 与家属协商，在征得同意后告诉患者病情，尽量满足患者要求，减轻痛苦

112. 在下列医务人员的行为中，**不符合**有利原则的是

A. 可能解除患者的疾苦

B. 与解除患者的疾苦有关

C. 使患者受益且产生的副作用很小

D. 使患者受益，但却给别人造成了较大的伤害

113. 在卫生资源分配上，形式公正是根据每个人

A. 都享有公平分配的权利

B. 实际的需要

C. 能力的大小　　　　D. 社会贡献的多少

114. 关于医德规范，下列提法中错误的是

A. 调节医务人员人际关系的出发点和根本准则

B. 医务人员行为的具体医德标准

C. 社会对医务人员行为的基本要求

D. 医德原则的具体体现和补充

115. 下列能体现人体试验知情同意的是

A. 以健康人或患者作为受试对象

B. 试验时使用对照和双盲法

C. 不选择弱势人群作为受试者

D. 弱势人群若参加试验，需要监护人的签字

二、B型题：116～135小题，每小题1.5分，共30分。A、B、C、D是其下两道小题的备选项，请从中选择一项最符合题目要求的，每个选项可以被选择一次或两次。

A. K^+外流　　　　B. K^+平衡电位

C. Na^+内流　　　　D. Na^+平衡电位

116. 神经和骨骼肌锋电位的上升支的形成是由于

117. 神经和骨骼肌锋电位的下降支的形成是由于

A. 集团运动　　　　B. 容受性舒张

C. 分节运动　　　　D. 蠕动

118. 胃特有的运动为

119. 使胃、小肠内容往下推进的运动为

A. NADH脱氢酶　　　　B. 丙酮酸脱氢酶

C. 苹果酸脱氢酶　　　　D. 葡萄糖-6-磷酸酶

120. 属糖异生的酶是

121. 呼吸链中的酶是

A. 腺苷酸　　　　B. 鸟苷酸

C. 胞苷酸　　　　D. 尿苷酸

122. tRNA搬运氨基酸时其与氨基酸相连接的核苷酸是

123. 真核生物mRNA帽子结构中被甲基化的核苷酸是

A. 肾小球系膜区免疫复合物沉积

B. 肾小球基膜内免疫复合物沉积

C. 肾小球基膜和上皮细胞间驼峰状免疫复合物沉积

D. 肾小球内无免疫复合物沉积

124. 系膜增生性肾小球肾炎

125. 微小病变性肾小球肾炎

A. 病变以脑底部最明显
B. 病变以脑顶部最明显
C. 病变以大脑灰质最明显
D. 病变以脊髓灰质前角最明显

126. 结核性脑膜炎
127. 流行性乙型脑炎

A. 左冠状动脉前降支
B. 左冠状动脉回旋支
C. 右冠状动脉
D. 左冠状动脉主干

128. 左室前壁、心尖部心肌梗死，其病变的冠状动脉是
129. 左室下壁、右室心肌梗死，其病变的冠状动脉是

A. 面罩给氧
B. 鼻导管低浓度给氧
C. 鼻导管高浓度给氧
D. 呼气末正压机械通气（PEEP）

130. 急性呼吸窘迫综合征（ARDS）时纠正缺氧的首选措施是
131. Ⅱ型呼吸衰竭时纠正缺氧的首选措施是

A. 腹会阴联合切口直肠癌根治术（Miles）
B. 经腹低位直肠癌根治术（Dixon）
C. 放射治疗
D. 化学治疗

132. 距肛门 12cm 处的直肠癌，治疗宜采用
133. 距肛门 4cm 处的直肠癌，治疗宜采用

A. 拇指不能内收
B. 拇指不能外展
C. 拇指不能对掌
D. 拇指不能伸直

134. 腕部尺神经损伤
135. 腕部正中神经损伤

三、X 型题：136～165 小题，每小题 2 分，共 60 分。在每小题给出的 A、B、C、D 四个选项中，至少有两项是符合题目要求的。请选出所有符合题目要求的答案，多选或少选均不得分。

136. 以通道为中介易化扩散的特点有
A. 转运速度较慢
B. 通道与转运底物之间有不严格的结构特异性
C. 通道的功能状态可以改变
D. 通道状态的改变常是突然的

137. 下列哪些情况可延缓或防止血液凝固
A. 将血液置于 37℃水浴
B. 将血液置于 0°C 水浴

C. 血液中加入枸橼酸钠　　D. 血液中加入 $CaCl_2$

138. 可使心输出量增多的因素有

A. 心室肌初长度增加　　B. 心室舒张末期容积增大

C. 动脉血压升高　　D. 心率加快

139. 下列关于通气/血流比值的描述，正确的是

A. 安静时正常值为 0.84

B. 比值减少，意味着肺泡无效腔增大

C. 肺尖部比值大，可达 2.5 以上

D. 肺下部的比值减小

140. 神经的营养性作用

A. 借助神经冲动发挥作用

B. 释放神经生长因子促进所支配组织的代谢与功能

C. 神经元通过其末梢释放某些物质持续地调整所支配组织的内在代谢活动

D. 运动神经元丧失功能时，其支配的肌肉发生萎缩

141. 对胰岛素分泌调节的叙述，正确的是

A. 血糖浓度升高时，胰岛素分泌增加

B. 血中氨基酸浓度增高时，胰岛素分泌增加

C. 胰高血糖素可抑制胰岛素分泌

D. 抑胃肽可刺激胰岛素分泌

142. 6 磷酸葡萄糖直接参与的代谢途径有

A. 糖酵解　　B. 糖异生

C. 三羧酸循环　　D. 糖原分解

143. 含奇数碳原子的脂肪酸经代谢可转变生成

A. 葡萄糖　　B. 胆固醇

C. 前列腺素　　D. 酮体

144. 天冬氨酸在体内可参与的代谢途径是

A. 嘌呤合成　　B. 嘧啶合成

C. 尿素生成　　D. 蛋白质合成

145. 下列对复制和转录异同点的比较中正确的是

A. 复制和转录过程的合成方向均为 $5'\rightarrow3'$

B. 复制的模板是 DNA，转录的模板为 RNA

C. 两过程均由聚合酶催化不断生成磷酸二酯键

D. 复制需要（合成的）RNA 为引物，而转录不需引物

146. 下列关于质粒载体的叙述，正确的是

A. 具有自我复制能力

B. 有些质粒常携带抗药性基因

C. 为小分子环状 DNA

D. 含有克隆位点

147. 下列基因中，属于原癌基因的有

A. c-jun　　B. c-fos

C. c-erbB
D. p16

148. 下列选项中符合肉芽组织特征的有
A. 较多的多核巨细胞
B. 较多的成纤维细胞
C. 较多的内皮细胞
D. 较多的类上皮细胞

149. 可表现为小叶性肺炎的有
A. 肺支原体性肺炎
B. 金黄色葡萄球菌性肺炎
C. 军团菌性肺炎
D. 吸入性肺炎

150. Burkitt 淋巴瘤的临床病理特点有
A. T 细胞来源
B. 与 EB 病毒感染有关
C. 镜下可见星天现象
D. 属高度侵袭性肿瘤

151. 慢性结核空洞壁的成分包括
A. 干酪样坏死物质
B. 结核性肉芽组织
C. 淋巴组织
D. 纤维组织

152. 血吸虫病可导致
A. 门静脉血栓形成
B. 肝细胞大片坏死
C. 肝纤维化
D. 汇管区虫卵沉积

153. 甲状腺未分化癌包括
A. 髓样癌
B. 巨细胞癌
C. 梭形细胞癌
D. 小细胞癌

154. 亚急性感染性心内膜炎应用抗生素的原则包括
A. 首选抑菌抗生素
B. 首选杀菌抗生素
C. 选用的抗生素量要大，静脉途径给药
D. 疗程要长，一般 6～8 周

155. 下列有关抗结核治疗的说法，正确的是
A. 抗结核的化疗原则是早期、联合、适量、规律、全程
B. 联合用药主要是要避免产生耐药菌
C. 应用一般剂量异烟肼抗结核时，应加服维生素 B_6
D. 利福平是杀菌剂

156. 肝硬化食管胃底静脉曲张破裂大出血的有效处理包括
A. 补充血容量纠正休克
B. 应用抗生素
C. 应用生长抑素
D. 静脉滴注垂体后叶素

157. 可有血清 C3 下降的肾疾病包括
A. 急性肾小球肾炎
B. 系统性红斑狼疮活动期
C. 系膜毛细血管性肾炎
D. 乙肝病毒相关性肾炎

158. 缺铁性贫血与慢性病性贫血的鉴别要点是慢性病性贫血
A. 血清铁增高
B. 总铁结合力降低
C. 骨髓红系增生
D. 骨髓细胞外铁增多

159. 下列变化可使糖尿病患者血糖升高的有
A. 感染
B. 服用糖皮质激素

C. 运动　　D. 应激

160. 代谢性酸中毒的临床表现，包括

A. 心率加速　　B. 血压偏低

C. 耳前叩击试验阳性　　D. 呼吸深快，呼气中有酮味

161. 胃溃疡的手术适应证包括

A. 严格内科治疗，溃疡不愈合或愈合 6～12 个月内又复发

B. 溃疡直径超过 2.5cm

C. 幽门螺杆菌阳性

D. 反复多次大出血

162. 肝内胆管结石的特征包括

A. 多发于右肝　　B. 常同时有肝外胆管结石

C. 单侧胆管阻塞可无黄疸　　D. 多表现为肝区和胸背部疼痛

163. 急性坏死型胰腺炎的临床表现有

A. 血氧分压低于 60mmHg　　B. 肠鸣音消失，高度腹胀

C. 血钙升高　　D. 血、尿淀粉酶升高

164. 前列腺增生可能出现的并发症有

A. 肾衰竭　　B. 癌变

C. 腹股沟疝　　D. 无痛性血尿

165. 腰椎间盘突出症手术治疗的适应证是

A. 初次发作，症状重，活动困难　　B. 经严格非手术治疗不缓解

C. 有马尾神经受压　　D. X 线检查有椎管狭窄

全国硕士研究生招生考试
临床医学综合能力（西医）全真模拟试卷（三）

（本试卷满分为 300 分，考试时间为 180 分钟）

一、A 型题：1～40 小题，每小题 1.5 分；41～115 小题，每小题 2 分；共 210 分。在每小题给出的 A、B、C、D 四个选项中，请选出一项最符合题目要求的。

1. 以下生理过程属于自身调节的是
   A. 体温维持相对恒定
   B. 动脉血压维持相对恒定
   C. 平均动脉压在一定范围内升降时，肾血流量维持相对恒定
   D. 血糖水平维持相对恒定
2. 大多数细胞产生静息电位的原因是
   A. 细胞内高 K^+ 浓度和安静时膜主要对 K^+ 有通透性
   B. 细胞内高 K^+ 浓度和安静时膜主要对 Na^+ 有通透性
   C. 细胞外高 Na^+ 浓度和安静时膜主要对 K^+ 有通透性
   D. 细胞外高 Na^+ 浓度和安静时膜主要对 Na^+ 有通透性
3. 在神经-肌肉接头的终板膜上，实现跨膜信号转导的方式是
   A. 受体 G 蛋白 AC 途径　　B. 受体 G 蛋白 PLC 途径
   C. 离子通道受体途径　　D. 酪氨酸激酶受体途径
4. 内源性血液凝固过程一般开始于
   A. 组织细胞释放因子Ⅲ　　B. 血小板聚集
   C. 磷脂胶粒反应　　D. 因子Ⅻ激活
5. 异长自身调节是指心脏的每搏输出量取决于
   A. 平均动脉压　　B. 心力贮备
   C. 心室舒张末期容积　　D. 心室收缩末期容积
6. 下列因素中，能引起氧解离曲线右移的是
   A. CO_2分压降低　　B. pH 降低
   C. 2,3-DPG 降低　　D. 温度降低
7. 关于 H^+ 对呼吸的调节，下列叙述中哪一项是错误的
   A. 动脉血 H^+ 浓度增加，呼吸加深加快
   B. 中枢化学感受器对 H^+ 的敏感性较外周感受器低
   C. 脑脊液中的 H^+ 才是中枢化学感受器的有效刺激
   D. H^+ 通过血脑屏障的速度很慢
8. 下列关于盐酸分泌的叙述，哪一项是错误的
   A. H^+ 的分泌依赖壁细胞膜上 H^+-K^+-ATP 酶的作用
   B. 合成盐酸所需的 Cl^- 来自血浆
   C. 盐酸分泌的过程中不需要碳酸酐酶参与

D. 胃酸分泌大量增加时，血浆 pH 升高

9. 胃的容受性舒张是通过下列哪一途径实现的
A. 交感神经末梢释放去甲肾上腺素
B. 迷走神经末梢释放乙酰胆碱
C. 迷走神经末梢释放肽类或其他递质
D. 壁内神经丛释放 5-HT

10. 下列关于呼吸商的描述，哪一项是错误的
A. 它是指一定时间内机体 CO_2 产生量与耗 O_2 量的关系
B. 混合食物的呼吸商随食物比例不同而变化
C. 糖的呼吸商为 1.0
D. 脂肪的呼吸商为 0.9

11. 下列关于肾近端小管重吸收 HCO_3^- 的描述，正确的是
A. 重吸收量约占超滤液总量的 1/3
B. 通过 Cl^--HCO_3^- 交换进入上皮细胞
C. 与管腔膜上 Na^+-H^+ 交换密切相关
D. 与小管上皮细胞分泌 NH_3 无关

12. 肾维持体内水平衡的功能，主要靠调节下列哪项活动来实现
A. 肾小球滤过量
B. 近曲小管对水的重吸收量
C. 髓袢对水的重吸收量
D. 远曲小管和集合管对水的重吸收量

13. 当睫状肌收缩时，可引起
A. 睫状小带紧张性增加　　B. 角膜曲度增加
C. 晶状体曲度增加　　D. 晶状体曲度减小

14. 关于骨骼肌牵张反射的叙述，错误的是
A. 牵张反射的感受器是肌梭
B. 牵张反射的基本中枢位于脊髓
C. 脊髓被横断后，牵张反射永远消失
D. α 和 γ 纤维是与牵张反射有关的传出纤维

15. 下列激素中，哪一个不是腺垂体合成和分泌的
A. 生长激素　　B. 催乳素
C. 缩宫素　　D. 黄体生成素

16. 支配肾上腺髓质的神经纤维是
A. 交感神经胆碱能节前纤维
B. 交感神经胆碱能节后纤维
C. 交感神经肾上腺素能节前纤维
D. 交感神经肾上腺素能节后纤维

17. 真核生物染色质 DNA 的三级结构是
A. 超螺旋　　B. 锌指结构
C. 核小体　　D. 无规卷曲

18. tRNA 在发挥其功能时的两个重要部位是
A. DHU 环和反密码子环
B. 氨基酸臂和反密码子环
C. 氨基酸臂和 T_Ψ 环
D. T_Ψ 环与反密码子环

19. 在糖原合成中活化葡萄糖的载体是
A. ADP　B. GDP
C. CDP　D. UDP

20. 脂肪酸氧化过程中不需要的化合物是
A. 肉碱　B. FAD
C. NAD^+　D. $NADP^+$

21. 磷脂酰肌醇 4,5 二磷酸经磷脂酶 C 作用后的产物是
A. 磷脂酸和二磷酸肌醇
B. 溶血磷脂酰肌醇和脂肪酸
C. 甘油二酯和三磷酸肌醇
D. 磷酸甘油、脂肪酸及二磷酸肌醇

22. 肌肉中氨基酸脱氨基的主要方式是
A. 嘌呤核苷酸循环　B. 联合脱氨基作用
C. L-谷氨酸氧化脱氨基作用　D. 转氨基作用

23. 下列酶中可受化学修饰方式调节的是
A. 己糖激酶　B. 葡萄糖激酶
C. 丙酮酸激酶　D. 丙酮酸羧化酶

24. 下列关于引物酶的叙述正确的是
A. 引物酶也称 DnaB 蛋白
B. 属依赖 RNA 的 RNA 聚合酶
C. 具有催化引发体形成的功能
D. 能催化 3′,5′磷酸二酯键生成

25. 在蛋白质翻译后加工中一般不包括的是
A. 糖蛋白的糖基化　B. 赖氨酸、脯氨酸的羟化
C. 丝氨酸、苏氨酸的磷酸化　D. 蛋氨酸的甲酰化

26. 在重组 DNA 技术中，不常用到的酶是
A. 限制性核酸内切酶　B. DNA 聚合酶
C. DNA 连接酶　D. 拓扑异构酶

27. 一般不作为第二信使的物质是
A. cAMP　B. DAG
C. IP_3　D. GMP

28. 血红素生物合成的限速酶是
A. ALA 合酶　B. ALA 脱水酶
C. 原卟啉原Ⅸ氧化酶　D. 亚铁螯合酶

29. 男性，55 岁。高血压病史已 20 余年。手术切除脾，切片可见脾中央小动脉管壁增厚，

管腔狭窄，管壁内可见均匀红染、半透明物质。这些半透明物质为

A. 淀粉样物质　　B. 血浆蛋白

C. 胶原纤维　　D. 免疫球蛋白

30. 以下属于不稳定细胞的是

A. 神经细胞和心肌细胞

B. 汗腺和皮脂腺的上皮细胞

C. 内分泌腺的腺上皮细胞

D. 表皮细胞、呼吸道及消化道黏膜上皮细胞

31. 透明血栓主要发生的组织部位是

A. 毛细血管　　B. 静脉瓣膜

C. 动脉管壁　　D. 心房内膜

32. 以下属于感染性肉芽肿的是

A. 风湿性肉芽肿　　B. Crohn 病上皮样肉芽肿

C. 结核性肉芽肿　　D. 异物肉芽肿

33. 早期动脉粥样硬化病变的主要细胞是

A. 内皮细胞　　B. 泡沫细胞

C. 成纤维细胞　　D. 平滑肌细胞

34. 病毒性肺炎的特征性病理变化是

A. 肺内增生细胞内病毒包涵体　　B. 肺间质炎症

C. 肺泡性炎　　D. 化脓性细支气管炎

35. 慢性消化性溃疡**不具备**的病理变化是

A. 炎性渗出物　　B. 肉芽组织

C. 瘢痕组织　　D. 神经纤维肿瘤性增生

36. 膜性肾小球病的主要病理特点是

A. 肾小球系膜细胞和内皮细胞增生

B. 肾小球基膜弥漫性增厚并有钉突形成

C. 肾小球系膜细胞增生、基膜增厚及分层

D. 肾小球局灶性硬化

37. 急性细菌性痢疾的典型肠道病变为

A. 化脓性炎　　B. 卡他性炎

C. 伪膜性炎　　D. 出血性炎

38. 不容易出现乳房内包块的乳腺癌是

A. 导管内癌　　B. 浸润性导管癌

C. 小叶原位癌　　D. 浸润小叶癌

39. 下述哪项关于梅毒的叙述是正确的

A. 均为性传播

B. 树胶肿内可见大量类上皮细胞

C. 树胶肿和血管炎是主要病变

D. 可导致主动脉狭窄

40. 甲状腺乳头状癌的病理特点是

A. 肿瘤形成乳头，被覆上皮细胞核呈空泡状

B. 肿瘤细胞形成滤泡

C. 肿瘤细胞呈条索或片状排列，分泌降钙素

D. 肿瘤细胞呈梭形

41. 关于阻塞性肺气肿的体征，下列不正确的是

A. 桶状胸　　B. 触觉语颤减弱

C. 叩诊过清音　　D. 语音传导增强

42. 下列情况中，心尖区听不到舒张期杂音的是

A. 风湿性心脏瓣膜病二尖瓣狭窄产生的舒张期杂音

B. 主动脉瓣严重关闭不全产生的 Austin-Flint 杂音

C. 肺动脉高压所致肺动脉瓣相对关闭不全产生的 Graham-Steell 杂音

D. 左房黏液瘤堵住部分二尖瓣口致二尖瓣相对狭窄产生的舒张期杂音

43. 支持结核性胸腔积液诊断的实验室检查结果是

A. 胸水白蛋白/血清白蛋白＜0.5

B. 黏蛋白定性试验阴性

C. 胸水细胞分类以中性粒细胞为主

D. 胸水 ADA＞45U/L

44. 下列冠心病的无创性检查方法中，对确诊冠心病心绞痛最有价值的是

A. 超声心动图

B. 动态心电图

C. 运动核素心肌显像

D. 踏车运动心电图负荷试验

45. 洋地黄中毒所致的室性心动过速，首选的治疗是

A. 体外同步电复律

B. 静注普罗帕酮（心律平）

C. 静注利多卡因

D. 静注胺碘酮

46. 浸润性肺结核和慢性纤维空洞性肺结核分型的最主要鉴别依据是

A. 结核中毒症状　　B. 胸部 X 线片表现

C. 痰菌情况　　D. 肺实变征

47. 对诊断肺炎球菌肺炎最有价值的是

A. 痰培养可见肺炎球菌　　B. 肺实变体征

C. 肺部湿啰音　　D. 外周血白细胞总数升高

48. 对支气管扩张最有诊断意义的检查是

A. 痰细菌学检查　　B. 痰涂片细胞学检查

C. HRCT 显示扩张的支气管　　D. X 线胸片示卷发征

49. 门脉性肝硬化并伴有上消化道出血时，可诱发肝性脑病的是

A. 静脉点滴支链氨基酸　　B. 肥皂水灌肠清除积血

C. 硫酸镁导泻　　D. 静脉输入氨甲苯酸

50. 克罗恩病与肠结核最重要的鉴别要点是

A. 有无发热、消瘦、乏力　　B. 有无肠外结核
C. 肉芽肿有无干酪样坏死　　D. 病程的长短

51. 男性，30 岁。反复检查尿蛋白阳性，尿液分析以白蛋白为主，此种蛋白尿属于
A. 肾小管性蛋白尿　　B. 肾小球性蛋白尿
C. 溢出性蛋白尿　　D. 体位性蛋白尿

52. 下列关于缺铁性贫血的叙述，正确的是
A. 血清铁降低，总铁结合力升高，转铁蛋白饱和度升高
B. 血清铁降低，总铁结合力升高，转铁蛋白饱和度降低
C. 血清铁降低，总铁结合力升高，转铁蛋白饱和度正常
D. 血清铁降低，总铁结合力降低，转铁蛋白饱和度降低

53. 男性，48 岁。乏力、腹胀、盗汗 2 月余，外周血白细胞计数 150×10^9/L，分叶核中性粒细胞占 85%，杆状核粒细胞占 5%。为有助于鉴别该患者是类白血病反应还是白血病，还应检查的项目是
A. 中性粒细胞碱性磷酸酶　　B. 血红蛋白
C. 血小板　　D. 胸部 X 线片

54. 女性，68 岁。糖尿病史 20 年，1 天前发热、腹泻后突然抽搐、昏迷，入院后查血糖 33.7mmol/L，血钠 155mmol/L，血浆渗透压 340mmol/L，尿酮体阴性，该患者最可能的诊断是
A. 感染中毒性休克　　B. 低血容量休克
C. 糖尿病酮症酸中毒　　D. 高渗高血糖综合征

55. 关于 SLE 的免疫抑制剂治疗，下列不正确的是
A. 重症狼疮辅以环磷酰胺冲击，效果佳
B. 环磷酰胺冲击治疗中如血白细胞$<4\times10^9$/L 则停用
C. 环磷酰胺冲击治疗时应予水化，以减少出血性膀胱炎
D. 糖皮质激素最常用

56. 下列导致关节痛的疾病中，休息后症状加重的是
A. 强直性脊柱炎　　B. 系统性红斑狼疮
C. 痛风　　D. 骨关节炎

57. 输血最严重的并发症是
A. 非溶血性发热　　B. 细菌污染反应
C. 病毒性肝炎　　D. 溶血反应

58. 关于休克的治疗，错误的是
A. 尽早去除休克病因　　B. 尽快恢复血容量
C. 尽早使用血管收缩药　　D. 纠正酸碱平衡失调

59. 近期发生过心肌梗死的患者，要施行择期手术的适宜时间至少应在病情稳定后
A. 2 个月　　B. 3 个月
C. 5 个月　　D. 6 个月或以上

60. 急性颜面或下肢感染伴发热，病变呈鲜红色，边缘稍隆起，与正常皮肤界限清楚，指压可使红色消退，压力除去后红色很快恢复。最可能的诊断是
A. 急性管状淋巴管炎　　B. 深部脓肿

C. 丹毒 D. 浅静脉炎

61. 开放性气胸紧急处理的要点是

A. 立即行清创缝合术、胸腔闭式引流

B. 用无菌敷料覆盖包扎伤口

C. 气管内插管辅助呼吸

D. 吸氧

62. 急性弥漫性腹膜炎应采取的体位是

A. 头低脚高位 B. 半卧位

C. 平卧位 D. 侧卧位

63. 男性，65 岁。诉“心口处”疼痛不适伴乏力 2 个月，一周前大便颜色发黑 1 次。曾服用解痉、抗酸类药物效果不肯定。既往无类似病史。除上腹剑突下深压痛外，无阳性所见。血常规示血红蛋白 95g/L。此患者应首先考虑下列哪种疾病

A. 慢性胃炎 B. 胃及十二指肠溃疡

C. 胃癌 D. 应激性溃疡

64. 细菌性肝脓肿的临床表现中，不包括

A. 弛张热和肝区疼痛 B. 腹膜炎

C. 腹泻 D. 胸腔积液

65. 肾绞痛伴镜下血尿，进一步检查首选

A. 膀胱镜检查 B. IVP

C. KUB D. CT 或 MRI

66. 下列哪项骨折是稳定骨折

A. 桡骨远端青枝骨折 B. 肱骨干斜骨折

C. 肱骨髁上骨折伸直型 D. 股骨颈骨折内收型

67. 急性血源性骨髓炎最常发生于

A. 成人长骨端 B. 儿童长骨干

C. 儿童长骨干骺端 D. 儿童长骨骨骺

68. 女性，35 岁。慢性腰痛半年余，逐渐加重，与劳累有关。近 2 个月来伴右臀及右下肢后外侧痛，无明显低热、盗汗等症状，但体重有减轻。检查见腰僵直，活动受限，下腰有压痛及叩痛。腰椎 X 线片显示腰 4～5 间隙变窄，相邻椎体有破坏。其诊断最可能是

A. 腰 4～5 椎间盘感染

B. 腰 4～5 椎间盘突出

C. 腰 4～5 椎间盘退行性变

D. 腰 4、5 椎体结核

（69～70 题共用题干）

男性，54 岁。患肝硬化 10 年，一直进行保肝和对症治疗，病情平稳，近 2 个月来明显腹胀，尿少，食欲下降，下肢水肿来诊。查体：一般情况差，心肺未见明显异常，腹膨隆，可见腹壁静脉曲张，移动性浊音阳性。

69. 该患者腹壁静脉曲张的血流方向应为

A. 脐上血流向上，脐下血流向上

B. 脐上血流向上，脐下血流向下
C. 脐上血流向下，脐下血流向上
D. 脐上血流向下，脐下血流向下

70. 该患者还可能出现的腹部体征是
A. 脾大　　B. 肝大
C. 振水音阳性　　D. 肝浊音界消失

（71～72 题共用题干）

男性，23 岁。5 天前受凉后出现咳嗽、低热及右侧胸部刺痛，后感活动后气促。查体：右下肺语颤减弱，叩诊呈浊音，浊音上方可闻及支气管呼吸音，其下方呼吸音减弱以至消失。

71. 该患者最可能的诊断是
A. 右下肺大叶性肺炎　　B. 肺炎支原体肺炎
C. 自发性气胸　　D. 渗出性胸膜炎

72. 为确定诊断，最重要的检查是
A. 胸部 X 线片　　B. 胸部 B 型超声
C. 胸腔诊断性穿刺　　D. 痰液病原学检查

（73～75 题共用题干）

女性，65 岁。20 余年来间断咳嗽、咳痰，1 年来心悸、气短伴下肢间断性水肿，1 周来加重伴发热来诊。查体：T 38℃，呼吸急促，口唇发绀，双肺叩诊过清音，双肺散在干、湿啰音，心率 108 次/分，律齐，无杂音，双下肢明显可凹性水肿。

73. 该患者最准确的诊断为
A. 慢性支气管炎（慢支）　　B. 慢支＋肺气肿
C. 慢支＋肺气肿＋肺心病　　D. 慢支＋肺气肿＋冠心病

74. 为确定诊断，首选的检查是
A. 胸部 X 线片　　B. 心电图
C. 血气分析　　D. 超声心动图

75. 该患者目前最重要的治疗措施是
A. 利尿加强心治疗　　B. 控制感染
C. 止咳、祛痰　　D. 解痉、平喘

（76～78 题共用题干）

男性，64 岁。1 年多来常于劳累或情绪激动时发作性左胸前区疼痛，多次心电图检查未见异常。

76. 对该患者采集病史时应特别注意询问
A. 胸痛特点　　B. 高血压病史
C. 吸烟、饮酒史　　D. 冠心病家族史

77. 最有价值的无创检查是
A. Holter（动态心电图）
B. 超声心动图

C. 心脏X线片

D. 运动放射性核素心肌灌注显像

78. 心电图负荷试验的适应证是

A. 变异型心绞痛　　B. 劳力性心绞痛

C. 梗死后心绞痛　　D. 心肌梗死急性期

（79～81题共用题干）

男性，62岁。活动后胸闷、心悸2年，近1周加重并出现夜间阵发性呼吸困难。既往有患陈旧性广泛前壁心肌梗死病史7年。查体：P 120次/分，BP 160/90mmHg，端坐呼吸，口唇轻度发绀，双肺散在哮鸣音，双肺底可闻及湿性啰音，心率120次/分，律齐，心脏各瓣膜区未闻及杂音，腹平软，肝脾肋下未触及，双下肢无水肿。心电图示 V_1～V_6 导联ST段压低0.05～0.1mV，血清肌钙蛋白正常。

79. 该患者目前的心力衰竭类型是

A. 左心衰竭　　B. 右心衰竭

C. 全心衰竭　　D. 无法确定

80. 该患者心功能分级为

A. Killip分级Ⅲ级　　B. Killip分级Ⅳ级

C. NYHA分级Ⅲ级　　D. NYHA分级Ⅳ级

81. 该患者血压控制目标至少是低于

A. 150/90mmHg　　B. 140/90mmHg

C. 130/90mmHg　　D. 130/80mmHg

（82～84题共用题干）

女性，38岁。2年多来反复出现黏液脓血便，同时伴有腹痛-便意-便后缓解的规律。1周来再犯，有低热、乏力和双膝关节痛。查体：轻度贫血貌，双下肢可见结节性红斑，腹平软，左下腹有压痛，未触及包块，肝脾肋下未触及，肠鸣音活跃，化验粪常规有大量WBC和RBC。

82. 该患者最可能的诊断是

A. 溃疡性结肠炎　　B. 克罗恩病

C. 细菌性痢疾　　D. 阿米巴痢疾

83. 为确定诊断，最有价值的检查是

A. 腹部B超　　B. 钡剂灌肠

C. 下消化道造影　　D. 纤维结肠镜

84. 该患者的肠外表现是

A. 消瘦　　B. 贫血

C. 结节性红斑　　D. 低蛋白血症

（85～87题共用题干）

男性，45岁。1年多来头晕、头痛，1周来加重伴恶心、纳差、乏力、鼻出血及牙龈出血，既往无高血压病史。查体：BP 170/100mmHg，贫血貌，心、肺、腹未见明显异常。化验血Hb 85g/L，WBC 6.5×10^9/L，Plt 126×10^9/L，尿蛋白（++），尿RBC 3～5/HP，肾小球滤过率（GFR）9ml/（min·1.73m²），肾 B 超示左肾 8.9cm×4.6cm×4.1cm，右肾 8.7cm×4.4cm×4.1cm。

85. 该患者最可能的诊断是

A. 慢性肾脏病 3a 期　　B. 慢性肾脏病 3b 期

C. 慢性肾脏病 4 期　　D. 慢性肾脏病 5 期

86. 该患者不会发生的电解质紊乱是

A. 低钙血症　　B. 低镁血症

C. 低钠血症　　D. 高磷血症

87. 该患者首选的最佳治疗是

A. 控制高血压　　B. 纠正贫血

C. 血液透析　　D. 积极止血

（88～90 题共用题干）

女性，35 岁。8 年前因胃出血行胃大部切除术，近 1 年来乏力、头晕、面色渐苍白，平时月经量稍多。化验血 Hb 69g/L，MCV 68fl，MCHC 28%，WBC 5.5×10^9/L，Plt 265×10^9/L，网织红细胞 1.5%。

88. 该患者在进行血液学检查时，最可能出现的异常是

A. 血清铁减低，总铁结合力增加

B. 血清铁蛋白增加，总铁结合力降低

C. 血清叶酸减低

D. 血清维生素 B_{12} 减低

89. 该患者贫血最可能的诊断是

A. 巨幼细胞贫血　　B. 缺铁性贫血

C. 海洋性贫血　　D. 自身免疫性溶血性贫血

90. 该患者首选的治疗是

A. 输血　　B. 糖皮质激素

C. 补充铁剂　　D. 补充叶酸和维生素 B_{12}

（91～93 题共用题干）

男性，19 岁。神志不清 1 小时来急诊，既往有 1 型糖尿病史 5 年，长期应用胰岛素治疗，近 2 天因腹泻而停用。查体：BP 90/60mmHg，呼吸深大，有烂苹果味，皮肤有脱水征，心率 110 次/分，律齐。

91. 该患者最可能的诊断是

A. 高渗高血糖综合征

B. 糖尿病酮症酸中毒

C. 糖尿病乳酸性酸中毒

D. 低血糖昏迷

92. 下列检查与诊断最无关的是

A. 血气分析　　B. 血电解质

C. 尿糖、尿酮体　　D. 血培养

93. 需立即进行的治疗是
A. 静脉滴注5%碳酸氢钠　　B. 纠正电解质紊乱
C. 补液加有效抗生素　　D. 补液同时静脉滴注胰岛素

（94～95题共用题干）
男性，55岁。田间劳动时右足底被割破，伤口长2cm，深达肌腱，自行包扎。10天后感乏力、畏光、咀嚼无力、下肢痛，无神经系统疾病史。查体：满面大汗，苦笑脸，张口困难，角弓反张，阵发性四肢痉挛，心肺查体无异常，腹肌强直，无压痛。

94. 该患者早期典型的症状是
A. 四肢抽搐　　B. 畏光
C. 咀嚼无力　　D. 张口困难

95. 下列治疗中最重要的是
A. 控制肌肉痉挛　　B. 中和血中毒素
C. 应用大剂量青霉素　　D. 纠正水、电解质失衡

（96～98题共用题干）
女性，27岁。发现心悸、盗汗、易怒1年，伴有饮食量增加、消瘦。查体：BP 110/80mmHg，重度突眼，甲状腺弥漫性肿大，深入胸骨后上纵隔内，心率116次/分。测血T_3、T_4值高于参考值上限1倍。

96. 该患者的诊断是
A. Graves病　　B. 高功能腺瘤
C. 结节性甲状腺肿　　D. 亚急性甲状腺炎

97. 对患者应尽早手术治疗，其适应证是
A. TSH增高　　B. T_3、T_4值显著升高
C. 甲状腺弥漫性肿大　　D. 甲状腺位于胸骨后

98. 该患者术前最适合的药物准备是
A. 丙硫氧嘧啶　　B. 碘剂
C. 抗甲状腺药＋碘剂　　D. 抗甲状腺药＋普萘洛尔

（99～100题共用题干）
女性，25岁，左乳外上象限可及2cm×2cm大小肿块，质如硬橡皮球，光滑活动，无自觉不适。

99. 该患者的诊断是
A. 乳房皮下脂肪瘤　　B. 乳房纤维腺瘤
C. 乳房神经纤维瘤　　D. 乳腺囊性增生病

100. 该患者应采取的治疗是
A. 无需治疗　　B. 手术切除肿瘤
C. 左乳单纯乳房切除术　　D. 服用雌激素治疗

（101～103 题共用题干）

男性，18 岁。因转移性右下腹痛 12 小时入院，诊断为急性阑尾炎。当晚行阑尾切除术，病理检查系坏疽性阑尾炎。次晨起患者诉腹痛，烦躁不安。检查：面色较苍白，皮肤湿冷，血压 80/60mmHg，脉搏 110 次/分；全腹压痛，轻度肌紧张，肠鸣音弱。

101. 该患者目前应考虑可能是

A. 术后疼痛所致　　B. 术后肠麻痹

C. 术后腹腔内出血　　D. 粘连性肠梗阻

102. 为明确诊断，最好选择下列哪项措施

A. 腹部 X 线透视　　B. 腹部 B 超

C. 诊断性腹腔穿刺　　D. 继续观察病情变化

103. 诊断明确后，应采取何种治疗

A. 镇静止痛　　B. 持续胃肠减压

C. 输血输液　　D. 剖腹探查

（104～105 题共用题干）

男性，46 岁。右上腹阵发性绞痛 1 天。查体：体温 39.5℃，血压 90/50mmHg，脉搏 130 次/分，全身皮肤黄染，神情淡漠，右上腹深压痛，轻度肌紧张。查血白细胞 20×10^9/L，中性粒细胞升高，胞浆内有中毒颗粒，B 超示肝内、外胆管和胆囊无结石影，胆总管轻度扩张。

104. 该患者初步诊断是

A. 急性胆囊炎　　B. 急性胰腺炎

C. 急性梗阻性化脓性胆管炎　　D. 胆石症

105. 首选的治疗方法是

A. 纠正水、电解质和酸碱平衡紊乱，抗炎抗休克治疗

B. 急诊胆总管切开减压、T 管引流

C. 胆囊切除术

D. 胆囊造口术

（106～107 题共用题干）

男性，78 岁。腰骶部疼痛 1 个月。直肠指检前列腺增大，有结节，质地坚硬且侵犯直肠，血清 PSA 80.6ng/ml。前列腺穿刺活检诊断前列腺癌。放射性核素骨显像见腰椎转移病灶。

106. 该患者临床分期为

A. T2a 期　　B. T2b 期

C. T3 期　　D. T4 期

107. 应选择的最佳治疗方法是

A. 药物去势＋抗雄激素制剂

B. 根治性前列腺切除＋内分泌治疗

C. 根治性前列腺切除术

D. 双侧睾丸切除术

（108～110 题共用题干）

女性，35 岁。步行中后仰滑倒，右手掌撑地。现右肩痛，不敢活动。检查见右肩方肩畸形，Dugas 征（＋）。

108. 该患者的诊断应考虑是

A. 右肩软组织损伤
B. 右肩关节前脱位
C. 右肱骨外科颈骨折
D. 右肩锁关节脱位

109. 为诊断首先采用的辅助检查是

A. B 超
B. X 线片
C. CT
D. MRI

110. 最常见的合并损伤是

A. 肱骨大结节撕脱骨折
B. 关节盂骨折
C. 肱骨干骨折
D. 腋神经损伤

111. “医乃仁术”指的医学道德是

A. 医学的本质特征
B. 医学活动中的一般现象
C. 医学的非本质要求
D. 医学的个别性质

112. 在医疗实践中分配医疗收益与平衡时，类似的个案适用相同的准则，不同的个案适用不同的准则，这所体现的医学伦理基本原则是

A. 尊重原则
B. 公正原则
C. 有利原则
D. 不伤害原则

113. 在下列各项中，医师可以行使特殊的干涉权的是

A. 对需要隔离的传染病患者拒绝隔离的
B. 在教学医院内住院的患者拒绝接受医学生实习
C. 门诊就医的患者拒绝向医师吐露与疾病有关的隐私
D. 门诊就医的患者拒绝按医师开出的特殊检查项目进行检查

114. 男性，70 岁。因患肺炎高热、继发感染中毒性脑病昏迷入医院急诊室抢救，1 周后患者体温恢复正常，由深昏迷转为浅昏迷，但因患者的两个女儿均已退休，在已花费较多的基础上，继续治疗费用难以承受，故向医生提出放弃治疗。此时医生如何做才合乎道德准则

A. 尊重家属决定，停止一切治疗
B. 不考虑患者家属意愿，继续一切治疗
C. 为节约卫生资源，针对生命质量如此低的患者，可以不再抢救
D. 根据病情发展，可劝说家属采用费用相对较低、疗效相对较好的药物再抢救几天再定

115. 产妇郑某住院分娩，分娩过程中由于医护人员操作错误，造成郑某大出血死亡。此后其家属进行的下列哪项行为是**不恰当**的

A. 要求医院方就患者死亡给出合理解释
B. 要求死者家属在场的情况下封存病历
C. 要求将死者尸体冻存在医院停尸房，待 5 天后进行尸检
D. 要求死者生前的主治医生先行赔付

二、B型题：116～135小题，每小题1.5分，共30分。A、B、C、D是其下两道小题的备选项，请从中选择一项最符合题目要求的，每个选项可以被选择一次或两次。

A. 一次单收缩
B. 一连串单收缩
C. 不完全强直收缩
D. 完全强直收缩

116. 当连续刺激的时距短于单收缩的收缩期时，肌肉出现
117. 当连续刺激的时距大于单收缩时程时，肌肉出现

A. 对α受体作用强，对β_1受体作用较弱，对β_2受体作用弱
B. 对α受体作用弱，对β_1受体作用较强，对β_2受体作用强
C. 对α、β_1和β_2受体作用都很弱
D. 对α、β_1和β_2受体作用都很强

118. 去甲肾上腺素作用于肾上腺受体的特点是
119. 肾上腺素作用于肾上腺素受体的特点是

A. K_m增大，V_{max}不变
B. K_m增大，V_{max}降低
C. K_m不变，V_{max}降低
D. K_m减小，V_{max}降低

120. 非竞争性抑制作用的动力学变化特点是
121. 反竞争性抑制作用的动力学变化特点是

A. 6-巯基嘌呤
B. 氮杂丝氨酸
C. 别嘌呤醇
D. 甲氨蝶呤

122. 干扰dUMP→dTMP的核苷酸抗代谢物是
123. 干扰IMP→AMP的核苷酸抗代谢物是

A. 梗死灶呈节段状
B. 贫血性梗死灶呈锥体状
C. 出血性梗死灶呈锥体状
D. 梗死灶呈地图状

124. 肺梗死
125. 肾梗死

A. 混合性炎症细胞增生，典型R-S细胞多见
B. 纤维分割为结节状，陷窝细胞多见，典型R-S细胞多见
C. 淋巴细胞弥漫增生，少量典型R-S细胞
D. 淋巴细胞结节状增生，伴多量爆米花样肿瘤细胞

126. 混合细胞型霍奇金淋巴瘤的特点是
127. 结节硬化型霍奇金淋巴瘤的特点是

A. 冠心病
B. 原发性梗阻性肥厚型心肌病
C. 扩张型心肌病

D. 高血压性心脏病

128. 收缩性心力衰竭常见于

129. 严重舒张性心力衰竭常见于

A. 铁锈色痰　　B. 砖红色痰

C. 蓝绿色痰　　D. 白色泡沫痰

130. 肺炎克雷伯杆菌肺炎痰可呈

131. 肺炎球菌肺炎痰可呈

A. 可复性疝　　B. 难复性疝

C. 嵌顿性疝　　D. 绞窄性疝

132. 腹股沟疝数月，反复脱出，平卧即消失，诊断为

133. 腹股沟疝数年，近几月不能还纳，且逐渐增大，无痛，饮食如常，诊断为

A. 骨瘤　　B. 骨软骨瘤

C. 骨巨细胞瘤　　D. 内生软骨瘤

134. 好发于长骨骨端的骨肿瘤是

135. 好发于长骨干骺端的骨肿瘤是

三、X型题：136～165小题，每小题2分，共60分。在每小题给出的A、B、C、D四个选项中，至少有两项是符合题目要求的。请选出所有符合题目要求的答案，多选或少选均不得分。

136. 局部电位的特点包括

A. 没有不应期　　B. 有“全或无”现象

C. 可以总和　　D. 传导较慢

137. 血小板在生理性止血中的作用有

A. 黏附于内皮下成分

B. 释放ADP和TXA_2，引起血小板聚集

C. 释放TXA_2促进血管收缩

D. 释放PF_3促进凝血

138. 心脏传导系统各部位自动节律性增高的因素主要有

A. 最大舒张电位绝对值减小

B. 阈电位水平上移

C. 4期自动去极速度增快

D. 动作电位复极3期K^+外流增加

139. 以下关于时间肺活量的叙述，正确的是

A. 是指尽力最大吸气后，尽力尽快呼气所能呼出的最大气量

B. 也称为用力肺活量

C. 是评价肺通气功能的较好指标

D. 正常人在1、2、3秒内应分别呼出肺活量的80%、90%、95%

140. 关于兴奋性突触后电位

A. 是突触前神经冲动引起的“全或无”反应

B. 总是会引起动作电位的发生

C. 重复刺激作用下可发生时间总和

D. 是突触后膜对Na^+通透性增高引起的

141. 对下丘脑促性腺激素释放激素的正确叙述是

A. 属于肽类激素

B. 神经冲动到达时释放

C. 通过垂体可激发排卵和促进孕激素生成

D. 对性腺也有直接的刺激作用

142. 蛋白质变性时

A. 空间结构破坏，一级结构无改变　　B. 280nm处光吸收增加

C. 溶解度降低　　D. 生物学功能改变

143. 甘氨酸参与的代谢过程有

A. 肌酸的合成　　B. 嘌呤核苷酸的合成

C. 嘧啶核苷酸的合成　　D. 血红素的合成

144. 下列对拓扑异构酶的叙述正确的是

A. 能催化磷酸二酯键的生成

B. 能催化磷酸二酯键的水解

C. 拓扑异构酶Ⅰ催化反应需要ATP

D. 在复制的全过程中都有作用

145. 参与原核生物DNA切除修复的酶或蛋白有

A. UvrA、UvrB、UvrC蛋白　　B. 拓扑异构酶

C. DNA聚合酶Ⅲ　　D. 连接酶

146. 肽链从核蛋白体释放后，在细胞内需进行的修饰处理有

A. 具四级结构的蛋白质各亚基的聚合

B. 某些脯氨酸、赖氨酸的羟化

C. 某些丝氨酸、苏氨酸等的磷酸化

D. 分泌蛋白合成后的靶向输送

147. 细胞癌基因的产物有

A. 生长因子受体　　B. 转录因子

C. p53蛋白　　D. 酪氨酸蛋白激酶

148. 下列哪些疾病与化生有关

A. 心肌病　　B. 骨化性肌炎

C. 平滑肌瘤　　D. 膀胱鳞状细胞癌

149. 心肌脂肪变性（虎斑心）最明显表现在心脏的

A. 室间隔　　B. 左心室乳头肌

C. 左心室前壁　　D. 右心室后壁

150. 溃疡性结肠炎的病变

A. 轻症者仅见于直肠、乙状结肠
B. 重症者可见于全结肠
C. 重症者回肠末段亦可受累
D. 病变深度常累及结肠全层

151. 卵巢浆液性囊腺癌的病理特点有
A. 肉眼可见囊内实性结节
B. 乳头被覆异型性明显的细胞
C. 无间质浸润
D. 砂粒体形成

152. 慢性纤维空洞型肺结核的病变特点是
A. 一个或多个厚壁空洞
B. 病变局限于同侧肺组织
C. 可导致肺组织的广泛纤维化
D. 可形成干酪样肺炎

153. 伤寒的并发症包括
A. 中毒性心肌炎
B. 肠穿孔
C. 支气管肺炎
D. 化脓性胆囊炎

154. 缩窄性心包炎的体征包括
A. 脉压小
B. 心尖搏动明显
C. 心浊音界不大
D. 心包叩击音

155. 下列关于急性粟粒型肺结核的叙述，正确的是
A. 多由肺或肺外干酪样病灶破溃到血管引起
B. 起病急，有全身中毒症状
C. 肺内病灶细小如粟粒，均匀分布于两肺野
D. 常可并发结核性脑膜炎

156. AFP 检测的临床意义，下列正确的是
A. AFP≥500μg/L 持续 4 周，对肝细胞癌有诊断意义
B. 原发性胆管细胞癌或转移性肝癌可明显升高
C. 病毒性肝炎时偶可升高
D. AFP 阳性即可诊断原发性肝癌

157. 肾病综合征的并发症包括
A. 感染
B. 血栓栓塞
C. 急性肾衰竭
D. 蛋白质及脂肪代谢紊乱

158. 按贫血的发病机制分类，下列正确的是
A. 红细胞生成减少即造血不良性贫血
B. 失血性贫血
C. 红细胞破坏增多即溶血性贫血
D. 小细胞低色素性贫血

159. 下列属于 1 型糖尿病特点的有
A. 起病早，起病急，易出现酮症酸中毒
B. 遗传倾向大
C. 主要病变是胰岛 β 细胞受到破坏

D. 胰岛素释放曲线表现为高峰后移

160. 急性乳腺炎脓肿形成切开引流时应注意

A. 一般做放射状切口

B. 将脓肿间隔打开

C. 切口在脓腔的最低位

D. 做对口引流使引流通畅

161. 胆管癌患者可以出现的临床表现有

A. 黄疸

B. 白陶土便

C. 胆总管增粗

D. 胆囊肿大

162. 肠梗阻的临床表现中不应有

A. 阵发性腹痛

B. 腹胀

C. 反酸

D. 呕吐宿食

163. 脾切除的适应证是

A. 脾功能亢进

B. 粉碎性脾破裂

C. 脾肿瘤

D. 血小板减少性紫癜

164. 右拇指甲根部截断伤清创后，闭合伤口采取的措施错误的是

A. 凡士林纱布敷盖创面，包扎伤口

B. 中厚皮片移植

C. 邻指皮瓣移植

D. 去除部分指骨，缝合伤口

165. 骨折后，因血运不良影响骨折愈合常见的部位有

A. 股骨颈骨折内收型

B. 胫骨中下 1/3 骨折

C. 桡骨远端骨折

D. 胫骨髁骨折

全国硕士研究生招生考试
临床医学综合能力（西医）全真模拟试卷（四）

（本试卷满分为300分，考试时间为180分钟）

一、A型题：1～40小题，每小题1.5分；41～115小题，每小题2分；共210分。在每小题给出的A、B、C、D四个选项中，请选出一项最符合题目要求的。

1. 外加刺激引起细胞兴奋的必要条件是
   A. 刺激达到一定的强度
   B. 刺激达到一定的持续时间
   C. 膜去极化达到阈电位
   D. 局部兴奋必须发生总和
2. 与粗肌丝横桥头部结合，引起肌小节缩短的蛋白质是
   A. 肌球蛋白　　B. 肌动蛋白
   C. 原肌球蛋白　　D. 肌钙蛋白
3. 关于ABO血型系统的叙述，下列哪项是错误的
   A. AB型血的血清中含有抗A和抗B抗体
   B. AB型血的红细胞上含有A抗原和B抗原
   C. A型血的血清中含有抗B抗体
   D. O型血的红细胞上不含抗原
4. 心室肌有效不应期的长短主要取决于
   A. 动作电位0期去极的速度　　B. 动作电位2期的长短
   C. 阈电位水平的高低　　D. 动作电位3期的长短
5. 老年人的动脉管壁组织发生变性可引起
   A. 大动脉弹性回缩作用增强
   B. 收缩压和舒张压变化都不大
   C. 收缩压降低，舒张压增高
   D. 脉压增大
6. 有关肺通气阻力的叙述，下列哪项是错误的
   A. 肺通气阻力可分为弹性阻力和非弹性阻力
   B. 弹性阻力包括肺的和胸廓的弹性阻力
   C. 非弹性阻力有气道阻力、惯性阻力和黏滞阻力
   D. 平静呼吸时非弹性阻力是主要因素，约占总阻力的70％
7. 关于气体在血液中运输的叙述，下列哪项是错误的
   A. O_2和CO_2都是以物理溶解和化学结合两种形式存在于血液中
   B. O_2的结合形式是氧合血红蛋白
   C. O_2与Hb的结合反应快、可逆、需要酶的催化
   D. CO_2和Hb的氨基结合无需酶的催化

8. 关于胃蠕动的叙述，下列哪项是错误的
   A. 从胃的中部开始，向幽门方向传播
   B. 人胃蠕动的频率约为每分钟 3 次
   C. 蠕动波接近幽门时，收缩强度加大
   D. 受胃慢波节律的控制，不受神经和体液因素的影响
9. 下列因素中，哪种不刺激胆汁分泌
   A. 迷走神经兴奋　B. 促胃液素释放
   C. 胆盐的肠肝循环　D. 交感神经兴奋
10. 血液流经肾小球时，促进原尿生成的直接动力是
   A. 全身平均动脉压　B. 血浆胶体渗透压
   C. 肾小球毛细血管压　D. 肾动脉压
11. 关于肾重吸收和分泌 K^+ 的叙述正确的是
   A. 远曲小管分泌 K^+ 受醛固酮调节
   B. 近端肾小管重吸收 25％～30％的 K^+
   C. 髓袢重吸收 65％～70％的 K^+
   D. 远端肾小管分泌 K^+，但不重吸收 K^+
12. 下述关于血管升压素的叙述中，正确的是
   A. 由神经垂体合成和分泌
   B. 循环血量增加时，释放量增多
   C. 血浆晶体渗透压升高时，释放量减少
   D. 第二信使是 cAMP
13. 关于电突触，下列叙述中错误的是
   A. 与化学性突触比较，突触间隙狭窄　B. 也称为缝隙连接
   C. 突触延搁较短　D. 通常为单向传递
14. 肌梭感受器的适宜刺激是
   A. 梭外肌收缩　B. 梭内肌紧张性降低
   C. γ 纤维传出冲动减少　D. 梭外肌受到牵拉
15. 下列关于生长激素生理作用的叙述，错误的是
   A. 促进长骨生长　B. 增大内脏器官
   C. 促进脑的发育　D. 促进肌肉的生长
16. 肾上腺皮质功能低下时可出现
   A. 血容量减少　B. 血浆 Na^+ 浓度升高
   C. 血浆 K^+ 浓度降低　D. 血压升高
17. 在 pH 7.0 的溶液中，下列氨基酸在电场中移向正极速度最快者是
   A. 赖氨酸　B. 天冬氨酸
   C. 谷氨酰胺　D. 异亮氨酸
18. 蛋白质变性的本质是
   A. 肽键断裂　B. 亚基解聚
   C. 空间结构破坏　D. 一级结构破坏
19. 下列关于核酸结构的叙述中不正确的是

A. 双螺旋多为右手螺旋，但也有左手螺旋
B. 每 10 对碱基对可使螺旋上升一圈
C. 双螺旋中碱基间靠非共价键相连
D. G 和 C 碱基之间以两个氢键相连

20. 肌糖原分解不能直接补充血糖的原因是肌肉组织
A. 是贮存葡萄糖的器官
B. 缺乏葡萄糖激酶
C. 缺乏葡萄糖-6-磷酸酶
D. 缺乏肌糖原磷酸化酶

21. 下列化合物中，不能直接由草酰乙酸转变生成的是
A. 柠檬酸
B. 苹果酸
C. 天冬氨酸
D. 乙酰乙酸

22. 参与调节氧化磷酸化作用的重要激素是
A. 肾上腺素
B. 甲状腺激素
C. 糖皮质激素
D. 胰岛素

23. CO、H_2S 能抑制的细胞色素（Cyt）是
A. Cyt a
B. Cyt aa_3
C. Cyt b
D. Cyt c

24. 嘌呤环中第四位和第五位碳原子来自
A. 甘氨酸
B. 一碳单位
C. 天冬氨酸
D. 谷氨酰胺

25. 在通用密码子中属终止密码子的是
A. UGA
B. UAU
C. AUG
D. AAU

26. 原核生物中具有 GTP 酶活性的翻译起始因子是
A. IF_1
B. IF_2
C. IF_3
D. eIF_2

27. 多种醇、酚或芳香胺类与硫酸进行结合转化时，其硫酸基供体是
A. Cys
B. Met
C. SAM
D. PAPS

28. 表达产物具有 G 蛋白功能的癌基因是
A. sis 基因
B. src 基因
C. ras 基因
D. myc 基因

29. 纤维素样坏死不见于
A. 风湿病
B. 恶性高血压
C. 结节性多动脉炎
D. 动脉粥样硬化

30. 以下不属于内分泌性增生的是
A. 地方性甲状腺肿
B. 乳腺增生症
C. 肝细胞结节状增生
D. 前列腺增生症

31. 关于梗死的描述，不正确的是
A. 动脉痉挛促进梗死形成
B. 梗死多由动脉阻塞引起

C. 有效的侧支循环的建立可防止梗死发生

D. 左肝动脉阻塞可引起肝左叶梗死

32. 假膜性炎是发生于

A. 黏膜的化脓性炎症　　B. 黏膜的纤维素性炎症

C. 黏膜的出血性炎症　　D. 黏膜的浆液性炎症

33. 风湿病变质渗出期的主要病变是

A. 纤维素样坏死形成　　B. 阿少夫小体形成

C. 梭形瘢痕形成　　D. 小化脓灶形成

34. 男性，60 岁，1 年来进行性吞咽困难，日渐加重。胃镜检查，食管中段可见一溃疡型肿物，质地较硬，溃疡周边隆起，底部凹凸不平。活检的病理诊断最可能是

A. 食管小细胞癌　　B. 食管淋巴瘤

C. 食管鳞状细胞癌　　D. Barrett 食管

35. 不符合结外 NK/T 细胞淋巴瘤特点的是

A. 与 EB 病毒感染有关　　B. 表达 CD3 或 CD56

C. 颈部淋巴结肿大显著　　D. 多见于 40 岁左右的成人

36. 微小病变性肾小球病的特征性病变是

A. 系膜细胞增生

B. 系膜细胞及内皮细胞增生

C. 脏层上皮细胞足突消失

D. 壁层上皮细胞及巨噬细胞增生

37. 有关畸胎瘤的描述，错误的是

A. 好发于卵巢、睾丸

B. 由两个胚层以上的组织构成

C. 肿瘤起源于生发上皮

D. 多呈囊性，囊内充满油脂、毛发

38. 增生腺体周围的一种细胞缺失是病理确认前列腺癌的重要依据，这种细胞是

A. 基底细胞　　B. 肌上皮细胞

C. 腺上皮细胞　　D. 成纤维细胞

39. 女性，10 岁。1 天来发热、腹痛，有不洁饮食史，临床诊断为中毒性痢疾。其肠道病变为

A. 化脓性肠炎　　B. 滤泡性肠炎

C. 浆液性肠炎　　D. 纤维素性肠炎

40. 下列甲状腺癌中，出现砂粒体结构的是

A. 乳头状癌　　B. 髓样癌

C. 滤泡癌　　D. 梭形细胞癌

41. 下列符合主动脉瓣狭窄的体征是

A. 心界正常或轻度向左下扩大

B. 第一心音减弱

C. 主动脉瓣区第二心音顺分裂

D. 主动脉瓣听诊区可闻及舒张期杂音

42. 肺部固定性湿啰音见于的疾病是

A. 支气管哮喘　　B. 支气管扩张
C. 慢性支气管炎、肺气肿　　D. 支气管肺癌

43. 下列症状临床上可诊断为劳力性心绞痛的是
A. 经常在心尖部刺痛，瞬间消失，诱因不详
B. 晚间胸骨后压榨性疼痛，每次持续半小时，含速效救心丸有效
C. 在情绪激动时胸骨后压榨性痛，经休息 3～10 分钟缓解，或含硝酸甘油 5 分钟内缓解
D. 情绪激动后胸痛，部位不固定，范围呈点状或条状分布，含硝酸甘油 15 分钟缓解

44. 感染性心内膜炎不具有的临床表现是
A. 皮肤黏膜瘀点　　B. 环形红斑
C. 脾大　　D. 杵状指

45. 持续性心房颤动用洋地黄治疗的主要目的是
A. 加强心肌收缩力　　B. 抑制迷走神经
C. 恢复窦性心律　　D. 减慢心室率

46. 男性，45 岁。患支气管哮喘 10 余年，1 小时前患者剧烈咳嗽后突然出现气急、胸闷、大汗、呼吸困难、烦躁不安等症状，应考虑的诊断是
A. 哮喘大发作　　B. 急性左心衰竭
C. 自发性气胸　　D. 胸膜炎

47. 女性，25 岁。午后低热 5 天，体温 37.5℃。伴干咳、右胸不适、盗汗、乏力。化验血白细胞 $4.1\times10^9/L$，中性粒细胞 60%。胸部 X 线片提示右胸腔中等量积液。对该患者诊断和鉴别诊断最有价值的检查是
A. 胸部 CT　　B. 红细胞沉降率及 PPD 试验
C. 胸腔穿刺　　D. 痰找结核菌

48. 男性，25 岁。腹痛、腹泻伴低热 1 年半，结肠镜检查发现回肠末端黏膜呈鹅卵石样表现，活检病理示非干酪性肉芽肿，最可能的诊断是
A. 肠结核　　B. 肠伤寒
C. 溃疡性结肠炎　　D. 克罗恩病

49. 某人因有机磷农药中毒，致使神经纤维末梢释放的乙酰胆碱不能失活而作用加强。患者不会出现的症状是
A. 消化道运动增强，腹痛、腹泻　　B. 瞳孔缩小，视物模糊
C. 肌肉震颤　　D. 皮肤干燥，无汗

50. 尿中 β_2 微球蛋白增多而血中不增高，这种蛋白尿属于
A. 功能性蛋白尿　　B. 肾小球性蛋白尿
C. 肾小管性蛋白尿　　D. 组织性蛋白尿

51. 下列支持溶血性贫血的实验室检查结果是
A. 尿胆红素阳性　　B. 尿 Rous 试验阳性
C. 尿胆原弱阳性　　D. 血结合胆红素增高

52. 1 型糖尿病与 2 型糖尿病的主要区别在于
A. 发病年龄不同
B. 对胰岛素的敏感性不同
C. 胰岛素基础水平与释放曲线不同

D. 发生酮症酸中毒的倾向不同

53. 妊娠 T1 期甲状腺功能亢进症的首选治疗措施是

A. 放射性碘治疗　　B. 丙硫氧嘧啶

C. 普萘洛尔　　D. 甲巯咪唑

54. 下列风湿性疾病中，抗 dsDNA 抗体阳性率最高的是

A. 类风湿关节炎　　B. 硬皮病

C. 骨关节炎　　D. 系统性红斑狼疮

55. 下列关于类风湿关节炎表现的叙述，错误的是

A. 可有明显而持久的晨僵

B. 关节结构破坏有一定的可逆性

C. 受累关节多呈对称性、持续性

D. 凡受累关节均可肿胀

56. 患者急性呕血 800ml，血压 80/54mmHg，脉搏 128 次/分，呼吸 32 次/分，首先应采取的处理是

A. 给予强心药和升压药　　B. 止血、抗休克治疗

C. 胃镜检查　　D. 血管造影检查

57. 破伤风患者注射大量破伤风抗毒素的目的是

A. 控制破伤风杆菌生长　　B. 减少毒素产生

C. 中和游离毒素　　D. 中和游离及结合的毒素

58. 下列常见体表良性肿瘤中，易发生恶变的是

A. 皮肤乳头状疣　　B. 交界痣

C. 皮内痣　　D. 神经鞘瘤

59. 麻醉前用药的目的，下列哪项是错误的

A. 消除患者紧张心情

B. 抑制呼吸道腺体的分泌和提高痛阈

C. 消除因手术及麻醉引起的不良反射

D. 缩短手术时间

60. 甲状腺术后出现声音嘶哑是由于损伤了

A. 甲状旁腺　　B. 喉返神经

C. 喉上神经内支　　D. 喉上神经外支

61. 乳腺癌侵犯乳房悬韧带（Cooper 韧带），引起的相应体征是

A. 橘皮样变　　B. 乳头内陷

C. 肿瘤表面皮肤凹陷（酒窝征）　　D. 铠甲状胸壁

62. 下列有关急性小肠扭转临床表现的描述中，错误的是

A. 多见于老年人　　B. 多发生于饱餐后剧烈活动时

C. 起病急剧，腹痛剧烈　　D. 可出现休克

63. 大便时排出鲜血，肉眼见血与便不混，大便成形。应首选的检查是

A. 大便常规镜检　　B. 肛门直肠指检及直肠镜检查

C. 乙状结肠镜　　D. 纤维结肠镜

64. 女性，21 岁。因急性阑尾炎阑尾穿孔行急诊阑尾切除术。术后第 5 天，体温重又升高至

38.7℃，伴下腹部坠胀、里急后重，排黏液样稀便3～4次。肛门指诊在直肠前壁触痛明显、局部饱满。此患者应诊断为

A. 急性菌痢　　B. 盆腔脓肿
C. 阑尾残端炎　　D. 肠系膜淋巴结炎

65. 急性胆管炎的Charcot三联征是指
A. 腹痛、畏寒发热、胆囊肿大
B. 腹痛、黄疸、低血压
C. 腹痛、寒战高热、黄疸
D. 肝区胀痛、寒战高热、低血压

66. 儿童肱骨髁上骨折伸直型，远折端移向后上和桡侧。桡侧移位复位不满意，可能出现的晚期并发症是
A. 肱动脉损伤　　B. 正中神经损伤
C. 肘外翻　　D. 肘内翻

67. 早期急性血源性骨髓炎与软组织炎症的鉴别，无意义的是
A. 全身中毒症状重
B. 病灶位于长骨干骺端
C. 疼痛剧烈，压痛深在，表面红肿不明显
D. X线片可见骨破坏和硬化

（68～69题共用题干）

男性，16岁。低热、咳嗽伴食欲减退、消瘦2个月，胸部X线片示右中肺片状阴影，右肺门淋巴结肿大。

68. 该患者查体最不可能出现的体征是
A. 气管左侧移位
B. 右中肺野叩诊稍浊
C. 右肺闻及少许湿啰音
D. 右肺可闻及支气管肺泡呼吸音

69. 确诊的检查是
A. 红细胞沉降率　　B. 胸部CT
C. PPD试验　　D. 痰抗酸杆菌检查

（70～72题共用题干）

男性，31岁。1个半月来低热、盗汗、消瘦，1周来劳累后心悸、气短。既往有肺结核病史已愈。查体：T 37.8℃，P 92次/分，BP 120/80mmHg，右下肺触觉语颤减弱，叩诊呈浊音，呼吸音消失，心尖搏动向左移位，心率92次/分，律齐，心音正常，未闻及杂音。超声示右侧胸腔中等量积液。

70. 该患者的初步诊断是
A. 结核性胸腔积液　　B. 化脓性胸腔积液
C. 病毒性胸腔积液　　D. 肿瘤性胸腔积液

71. 对诊断最有意义的检查是

A. PPD 试验
B. 血培养
C. 胸腔穿刺抽液检查
D. 胸部 CT 检查

72. 该患者最主要的治疗是
A. 抗结核治疗
B. 大量广谱抗生素
C. 化疗和放射治疗
D. 对症治疗

（73～75 题共用题干）

女性，35 岁。1 个多月来胸闷、气短来诊，既往体健。查体见心浊音界向两侧扩大，心音减弱。

73. 最有效的诊断方法是
A. 心电图
B. 超声心动图
C. 胸部 X 线片
D. 血气分析

74. 进一步确诊应做的检查是
A. 心包穿刺
B. 血常规＋红细胞沉降率
C. PPD 试验
D. 病毒抗体筛查

75. ［假设信息］患者 2 天来加重，不能平卧，查体心浊音界明显扩大，心音遥远，下肢有水肿，有奇脉。最可能的原因是
A. 肺栓塞
B. 气胸
C. 心脏压塞
D. 急性左心衰竭

（76～77 题共用题干）

男性，31 岁。黑便 2 天，呕血 1 天伴头晕、心悸来急诊。既往有慢性间断发作的节律性上腹痛病史 5 年，1 周前又犯，无肝病史。查体：T 36.8℃，P 98 次/分，BP 110/70mmHg，意识清楚，巩膜无黄染，心肺检查未见异常，腹软，未见腹壁静脉曲张，肝脾肋下未触及，移动性浊音阴性，肠鸣音活跃。化验 Hb 82g/L，WBC 4.8×10^9/L，Plt 162×10^9/L。

76. 该患者出血最可能的病因是
A. 肝硬化食管胃底静脉曲张
B. 胃癌
C. 消化性溃疡
D. 急性胃黏膜病变

77. 此时最重要的处理原则是
A. 补充血容量
B. 急诊内镜
C. 肌注止血药
D. 急症手术治疗

（78～80 题共用题干）

男性，60 岁。肝区胀痛、低热伴消瘦 2 个月，发现巩膜黄染、尿黄 2 周。既往 HBsAg（＋）及确诊为肝硬化。

78. 该患者首选的影像学检查是
A. 腹部 B 超
B. 腹部 CT
C. 腹部 MRI
D. 放射性核素肝扫描

79. ［假设信息］如果查体时发现肝肿大，质硬，表面不光滑。最可能的诊断是

A. Budd-Chiari 综合征　　B. 原发性肝癌
C. 肝脓肿　　D. 肝血管瘤

80. 下列化验中，对诊断最有意义的是
A. 血常规　　B. 红细胞沉降率
C. 血清免疫球蛋白　　D. AFP

（81～83 题共用题干）

男性，20 岁。全身水肿、尿少 10 天。化验血血红蛋白 122g/L，尿蛋白（＋＋＋＋），24 小时尿蛋白定量 5.5g，尿沉渣镜检见红细胞 3～5/HP，有透明管型，偶见颗粒管型，血肌酐 96μmol/L，血尿素氮 7mmol/L，血浆白蛋白 25g/L。

81. 该患者最可能的诊断是
A. 急性肾小球肾炎　　B. 急进性肾小球肾炎
C. 慢性肾小球肾炎急性发作　　D. 肾病综合征

82. 诊断该病的主要依据是
A. 全身水肿、尿少
B. 尿蛋白＞3.5g/d，血浆白蛋白＜30g/L
C. 尿沉渣见 RBC
D. 血肌酐和尿素氮正常

83. 对该病的诊断和治疗最有意义的检查是
A. 肾活检　　B. 腹部 B 超
C. 腹部 CT　　D. 肾图

（84～86 题共用题干）

男性，32 岁。乏力伴皮肤反复出现紫癜 3 个月。既往体健。查体：巩膜无黄染，胸骨无压痛，肝脾肋下未触及。化验血 Hb 80g/L，RBC 2.7×10^{12}/L，WBC 3.1×10^{9}/L，分类中性粒细胞 38%，淋巴细胞 60%，单核细胞 2%，Plt 28×10^{9}/L，骨髓增生活跃，淋巴系占 60%，成熟浆细胞占 8%，组织嗜碱细胞占 4%，全片见巨核细胞 1 个，血 Ham 试验（－）。

84. 该患者最可能的诊断是
A. 巨幼细胞贫血　　B. 再生障碍性贫血
C. 阵发性睡眠性血红蛋白尿　　D. 多发性骨髓瘤

85. 应首选的治疗是
A. 应用叶酸和维生素 B_{12}　　B. MP 方案化疗
C. 应用雄性激素　　D. 应用碳酸氢钠

86. 治疗中最难恢复的是
A. 血红蛋白　　B. 网织红细胞
C. 白细胞　　D. 血小板

（87～89 题共用题干）

男性，28 岁。因发现肥胖、血压增高 3 个月来诊。查体：BP 150/90mmHg，面如满月，四肢相对瘦小，腹部及大腿内侧皮肤可见紫色条纹。头颅 CT 发现垂体有微腺瘤。

87. 该患者最可能的临床诊断是
A. Cushing 病
B. 肾上腺皮质腺瘤
C. 肾上腺皮质癌
D. 异位 ACTH 综合征

88. 下列化验结果中，该患者一般不会出现的是
A. 血皮质醇升高
B. 血皮质醇昼夜节律消失
C. 尿皮质醇升高
D. 尿儿茶酚胺升高

89. 对该患者最佳的治疗方法是
A. 双侧肾上腺切除
B. 一侧肾上腺全切除＋垂体外照射
C. 垂体外照射
D. 经蝶窦切除垂体微腺瘤

（90～92 题共用题干）

女性，48 岁。近 3 年口干、乏力，加重 3 个月而就诊。查体：口腔多发龋齿，多个残留黑色牙根，全身多个淋巴结肿大。化验：ESR 89mm/h，血清 γ 球蛋白 24.5%，ANA 1∶160 阳性，抗 SSA 抗体阳性。

90. 该患者最可能的诊断是
A. 系统性红斑狼疮
B. 干燥综合征
C. 病毒性肝炎
D. 多发性肌炎

91. 下列检查对诊断最有意义的是
A. 唇腺病理检查
B. 抗 dsDNA 抗体
C. 肝炎病毒相关检查
D. 血清肌酶谱

92. 该病最常出现的内脏损伤是
A. 肾小球肾炎
B. 肾小管酸中毒
C. 致残性关节炎
D. 肾盂肾炎

（93～95 题共用题干）

女性，30 岁，深Ⅱ度烧伤面积 10%，Ⅲ度烧伤面积 30%，伤后注射止痛针后转院治疗，途中 1 小时。入院查体：血压 70/40mmHg，脉率 130 次/分。

93. 该患者发生的休克是
A. 神经性休克
B. 低血容量性休克
C. 感染中毒性休克
D. 过敏性休克

94. 患者体重 60kg，第一个 24 小时补液总量是
A. 4000ml
B. 4800ml
C. 5200ml
D. 5600ml

95. 经 3 天治疗后，患者情况稳定，下一步治疗是
A. 加大抗生素剂量，预防创面感染
B. 创面湿敷，使焦痂脱落
C. 有计划分期切除焦痂及削痂，植异体皮嵌入自体皮
D. 一次切除全部焦痂及削去所有深Ⅱ度坏死组织，植自体皮

（96～98 题共用题干）

男性，30 岁，半小时前从 4 米高处摔下，左胸疼痛、呼吸困难。患者既往体健。查体：神清合作、轻度发绀，左前胸壁 8cm×10cm 皮肤瘀斑，胸壁浮动，可触及骨摩擦，两肺未闻湿啰音，胸片见 4、5、6 肋各有两处骨折，肋膈角稍钝。

96. 此时患者的呼吸困难主要不是因为

A. 胸壁软化　　B. 纵隔扑动

C. 精神过度紧张　　D. 静脉血回心障碍

97. 此时应该采取的急诊处理是

A. 气管切开　　B. 气管插管

C. 吸痰　　D. 胸壁包扎固定、止痛

98. 2 小时后患者呼吸困难加重，咳嗽，颈、胸部出现皮下气肿，左侧呼吸音消失，胸片显示左肺被压缩约 85%，未见液平面，此时应

A. 气管切开　　B. 行胸腔闭式引流

C. 立即开胸探查　　D. 呼吸机辅助呼吸

（99～100 题共用题干）

男性，65 岁，3 年来右腹股沟部可复性肿物，站位即突出，平卧消失，突出时有下坠不适感，肿物有增大趋势。既往有前列腺增生 5 年，半年前已手术治疗。

99. 该患者查体及手术中所见，哪项是错误的

A. 肿物外观呈半球形，不进入阴囊

B. 肿物还纳后，压住内环，肿物仍可出现

C. 疝囊在精索内后方

D. 腹壁下动脉在疝囊颈内侧

100. 下列手术方法，哪项最适宜

A. 无张力疝修补术　　B. Ferguson 法修补术

C. Bassini 法修补术　　D. 疝囊高位结扎术

（101～103 题共用题干）

女性，45 岁。近半年数次发作性右上腹疼痛，伴恶心、呕吐，多为夜间睡眠后发作，并向右肩部放射。查体：肥胖体质，BP 110/90mmHg，P 90 次/分，右上腹轻度压痛，无腹肌紧张。

101. 此患者最可能的诊断是

A. 急性胆囊炎　　B. 急性胰腺炎

C. 十二指肠溃疡穿孔　　D. 高位急性阑尾炎

102. 虽经治疗未缓解，反而持续性疼痛加重，右上腹压痛、反跳痛、肌紧张，T 38℃。可能的诊断是

A. 急性坏死性胰腺炎

B. 十二指肠溃疡穿孔并弥漫性腹膜炎

C. 结石性急性坏疽性胆囊炎

D. 急性化脓性胆管炎

103. 若患者病情进一步加重，出现黄疸，应首先考虑

A. 急性坏死性胰腺炎

B. 胆囊穿孔性腹膜炎

C. 亚急性重型肝炎

D. 胆囊结石进入肝总管并堵塞远端

（104～106 题共用题干）

男性，25 岁，膀胱刺激征 2 年，一般抗炎治疗无效，且逐渐加重，有米汤样尿和终末血尿。

104. 该患者的诊断最可能是

A. 肾盂肾炎　　B. 膀胱炎

C. 前列腺炎　　D. 肾结核

105. 为进一步确诊，下列哪项检查不适用

A. B 超　　B. KUB 和 IVU

C. 尿细胞学检查　　D. 尿细菌学检查

106. 现排尿 30 余次/日，考虑其原因是

A. 尿道结核　　B. 膀胱挛缩

C. 前列腺增生　　D. 前列腺结核

（107～108 题共用题干）

男性，25 岁。外伤致胫腓骨骨折，小腿持续性剧烈疼痛。查体：左小腿淤血，肿胀严重，压痛明显，足背动脉搏动微弱，足背屈曲时疼痛剧烈。

107. 可能出现的严重并发症是

A. 静脉血栓　　B. 脂肪栓塞

C. 神经损伤　　D. 骨筋膜室综合征

108. 最有效的治疗方法是

A. 制动休息

B. 早期切开减压

C. 立即骨折复位

D. 继续观察患肢血液循环

（109～110 题共用题干）

男性，45 岁。腰痛多年，时轻时重，伴双下肢后外侧痛。10 天前搬重物后疼痛加重，并出现麻木与排尿困难。检查：腰活动受限，直腿抬高试验与加强试验阳性，鞍区痛觉减退。

109. 出现排尿困难、鞍区麻木的原因是

A. 腰 4 神经根受压

B. 腰 5 神经根受压

C. 马尾神经受压

D. 疼痛较重，反射性抑制排尿

110. 该患者主要的治疗措施是
A. 卧硬床休息
B. 骨盆牵引及腰部理疗
C. 硬脊膜外腰椎封闭
D. 手术治疗

111. 女性，45 岁。服用大量巴比妥严重中毒，送来医院时呼吸已经停止。经医务人员洗胃等治疗无好转，在没有其他对抗措施的条件下，采用了当时还没有推广的血透治疗，收到了很好的疗效。为了抢救患者，采用了实验性治疗。对此做法，下列说法错误的是
A. 是符合医学道德的医学行为
B. 动机是好的，但结果也很好
C. 即使是抢救成功，也不合乎道德规范
D. 本案例医生的选择是正确的

112. 医患关系的本质特征是
A. 具有契约性质的信托关系
B. 具有买卖性质的依附关系
C. 具有互利性质的经济关系
D. 具有协作性质的买卖关系

113. 下列属于医生行使道德权利特点的是
A. 强制性
B. 自主性
C. 冲动性
D. 组织性

114. 下列选项中符合手术治疗伦理要求的是
A. 手术方案应当经患方知情同意
B. 患者坚决要求而无指征的手术也可实施
C. 手术对患者确实有益时，可无需患者知情同意
D. 患者充分信任时，医生可自行决定手术方案

115. 某患者检测发现其 HIV 抗体（+），患者要求医生为其保守秘密。医生正确的做法是
A. 为患者保密，不告知任何人
B. 不公开患者该信息，只告知其直系家属
C. 不公开患者该信息，但报告疾控中心
D. 征得患者同意后报告疾控中心

二、B 型题：116～135 小题，每小题 1.5 分，共 30 分。A、B、C、D 是其下两道小题的备选项，请从中选择一项最符合题目要求的，每个选项可以被选择一次或两次。

A. 锋电位
B. 阈电位
C. 负后电位
D. 局部电位

116. 可兴奋细胞受到刺激后，首先可出现
117. 刺激引起兴奋的基本条件是使跨膜电位达到

A. 等容收缩期
B. 等容舒张期
C. 射血期
D. 充盈期

118. 在一次心动周期中，冠状动脉血流量急剧降低的时相是
119. 在一次心动周期中，冠状动脉血流量显著增加的时相是

A. Tyr　　B. His
C. Cys　　D. Glu

120. 经代谢转变可生成 γ-氨基丁酸的氨基酸是
121. 在体内经代谢转变可生成牛磺酸的氨基酸是

A. 胆汁　　B. 胆素
C. 血红素　　D. 胆固醇

122. 体内可转变成为胆色素的原料是
123. 体内可转变成为胆汁酸的原料是

A. 小肠黏膜被覆上皮细胞　　B. 肝细胞
C. 神经细胞　　D. 心肌细胞

124. 属于不稳定细胞的是
125. 属于稳定细胞的是

A. 胃黏膜内多量中性粒细胞浸润
B. 胃黏膜内多量淋巴细胞浸润
C. 胃黏膜腺体减少伴肠上皮化生
D. 被覆上皮增生导致胃黏膜增厚

126. 慢性萎缩性胃炎的病变特点是
127. 慢性浅表性胃炎的病变特点是

A. 劳力性呼吸困难　　B. 双肺弥漫湿啰音
C. 心界扩大　　D. 肝颈静脉回流征阳性

128. 左心衰竭的体征是
129. 右心衰竭的体征是

A. 血清脂肪酶　　B. 血尿素氮
C. 血清淀粉酶　　D. 血清正铁白蛋白

130. 对发病较晚的急性胰腺炎诊断有帮助的是
131. 在轻症急性胰腺炎时为阴性，在重症急性胰腺炎时为阳性的是

A. 丙硫氧嘧啶　　B. ^{131}I 治疗
C. 甲状腺次全切除　　D. 碘盐治疗

132. 结节性甲状腺肿伴甲状腺功能亢进适合的治疗是
133. 老年甲状腺功能亢进，药物治疗后多次复发适合的治疗是

A. 腕管综合征　　B. 旋后肌综合征
C. 肘管综合征　　D. 梨状肌综合征

134. 出现正中神经受压的临床表现是
135. 出现尺神经受压的临床表现是

三、X 型题：136～165 小题，每小题 2 分，共 60 分。在每小题给出的 A、B、C、D 四个选项中，至少有两项是符合题目要求的。请选出所有符合题目要求的答案，多选或少选均不得分。

136. 下述情况中，属于自身调节的是
A. 平均动脉压在一定范围内升降时，肾血流量相对稳定
B. 全身动脉压升高时，减压反射引起血压下降至原初不平
C. 在一定范围内，心肌纤维初长度越长，收缩强度越大
D. 血糖升高时，胰岛素分泌增加反过来降低血糖

137. 下列关于神经-肌肉接头传递的叙述中，哪些是正确的
A. 接头前膜量子式释放的递质是 ACh
B. 终板膜上的 N 型受体有化学门控离子通道
C. 终板电位是“全或无”性质的
D. 接头传递是 1 对 1 的

138. 小血管损伤后，生理性止血过程包括
A. 受损小血管收缩　　B. 血小板聚集形成血栓
C. 受损局部血液凝固形成血凝块　　D. 血管壁修复、伤口愈合

139. 对中心静脉压的叙述，正确的是
A. 中心静脉压是指胸腔内大静脉和右心房的血压
B. 可反映心脏的射血功能
C. 右心衰竭时，中心静脉压较低
D. 其正常值为 4～12cmH_2O

140. 尿的浓缩与稀释机制取决于
A. 肾小球滤过率　　B. 血浆胶体渗透压
C. 肾髓质渗透压梯度　　D. 抗利尿激素的分泌

141. 以下关于情绪反应的叙述，正确的是
A. 是指人和动物心理活动伴有的生理反应
B. 可以表现为交感神经系统相对亢进
C. 可以表现为副交感神经系统相对亢进
D. 情绪反应是大脑皮质活动的结果

142. 下列辅酶或辅基中，含腺嘌呤的有
A. FMN　　B. FAD
C. $NADP^+$　　D. CoA

143. 糖酵解的关键酶有
A. 6 磷酸果糖激酶 1　　B. 丙酮酸脱氢酶复合体

C. 丙酮酸激酶
D. 己糖激酶

144. 酮体是脂肪酸在肝脏氧化分解时的正常中间代谢产物，它包括
A. 乙酰乙酸
B. β羟丁酸
C. 丙酮酸
D. 乙酰CoA

145. 参与复制起始的酶和因子是
A. DnaA蛋白
B. DnaB蛋白
C. DnaC蛋白
D. 拓扑异构酶

146. 通过与原核生物的核蛋白体结合而干扰蛋白质生物合成的抗生素是
A. 四环素
B. 氯霉素
C. 链霉素
D. 土霉素

147. 成熟红细胞糖酵解的生物学意义有
A. 是红细胞获得能量的唯一途径
B. 代替磷酸戊糖途径提供NADPH
C. 为三羧酸循环提供更多的产能物质
D. 糖酵解支路产物可调节血红蛋白运氧功能

148. 足干性坏疽的特点有
A. 变干、表面皱缩
B. 局部呈黑褐色
C. 与周围组织分界不清
D. 可发生于冻伤时

149. 与遗传因素关系密切的肿瘤有
A. 肾母细胞瘤
B. 视网膜母细胞瘤
C. 骨母细胞瘤
D. 神经母细胞瘤

150. 类风湿关节炎的关节病变包括
A. 滑膜增生
B. 滑膜淋巴细胞、浆细胞和单核细胞浸润
C. 关节腔内纤维素渗出、纤维化
D. 关节软骨破坏

151. 肥厚性心肌病的肉眼病理变化有
A. 左心室壁肥厚
B. 室间隔不均匀肥厚
C. 二尖瓣肥厚
D. 左心房壁肥厚

152. IgA肾病的组织学改变可为
A. 内皮细胞增生
B. 局灶性节段性增生
C. 弥漫性系膜增生
D. 可有新月体形成

153. HIV病毒可以感染的人体细胞有
A. T淋巴细胞
B. B淋巴细胞
C. 巨噬细胞
D. 树突状细胞

154. 风湿性心脏病单纯二尖瓣狭窄，窦性心律伴急性肺水肿，宜选用
A. 硝酸甘油静脉点滴
B. 硝普钠静脉点滴
C. 呋塞米静脉注射
D. 毛花苷C（西地兰）静脉注射

155. 关于肺炎克雷伯杆菌肺炎的叙述，下列正确的是
A. 起病急，胸痛，畏寒
B. 咳嗽，咳红棕色胶冻样痰
C. 外周血白细胞正常或增加
D. 青壮年多见，预后良好

156. 肝性脑病的常见诱因包括
A. 上消化道出血
B. 大量排钾利尿
C. 感染
D. 高蛋白饮食

157. 形成蛋白尿的原因包括
A. 肾小管分泌蛋白增加
B. 肾小管重吸收功能增加
C. 肾小球滤过膜通透性增加
D. 血液中异常的小分子蛋白增加、滤过增加

158. 下列符合慢性粒细胞白血病急粒变的有
A. 原因不明的发热和骨痛
B. 血涂片及骨髓的原（早）幼粒细胞分别大于 20％和 30％
C. 进行性贫血和脾突然肿大
D. 单一 Ph 染色体异常无变化

159. 糖尿病酮症酸中毒的临床表现包括
A. 多见于 2 型糖尿病患者
B. 恶心、呕吐、烦躁不安，原有的多饮、多尿症状加重
C. 有严重的高血糖、高血钠、高血浆渗透压，但二氧化碳结合力无明显改变
D. 尿糖和尿酮体均为阳性

160. 可以导致多器官功能不全综合征（MODS）的疾病有
A. 急性出血坏死型胰腺炎
B. 慢性胆囊炎
C. 烧伤
D. 休克

161. 腹股沟区的解剖中，联合肌腱的构成包括
A. 腹横筋膜
B. 腹横肌
C. 腹内斜肌
D. 腹外斜肌腱膜

162. 溃疡病穿孔非手术治疗的适应证是
A. 饱食后穿孔
B. 症状轻，一般情况好
C. 有溃疡病出血史
D. 穿孔小，腹膜炎较局限

163. 下列胃大部切除术后并发症中，需考虑再次手术治疗的是
A. 吻合口溃疡
B. 严重的碱性反流性胃炎
C. 吻合口机械性梗阻
D. 胃排空延迟

164. 急性动脉栓塞可以出现以下哪些临床表现

A. 皮肤呈苍白色，皮肤温度下降

B. 动脉搏动减弱，以至消失

C. 皮温下降及触觉障碍的平面与动脉栓塞平面均一致

D. 患肢远端感觉异常，甚至丧失，并可出现运动受损

165. 骨折手法复位的步骤是

A. 必要时使用不同的麻醉，解除疼痛和肌痉挛

B. 患肢各关节置于肌松弛位

C. 沿肢体纵轴方向进行牵引

D. 以骨折近段对准骨折远段进行复位

全国硕士研究生招生考试
临床医学综合能力（西医）全真模拟试卷（五）

（本试卷满分为 300 分，考试时间为 180 分钟）

一、A 型题：1～40 小题，每小题 1.5 分；41～115 小题，每小题 2 分；共 210 分。在每小题给出的 A、B、C、D 四个选项中，请选出一项最符合题目要求的。

1. 人体内 NH_3 通过细胞膜的方式是
   A. 单纯扩散　　B. 易化扩散
   C. 原发性主动转运　　D. 继发性主动转运
2. 神经细胞在产生动作电位时，去极化的方向是朝向下列哪种电位的
   A. K^+ 的平衡电位
   B. Na^+ 与 Cl^- 的平衡电位
   C. Na^+ 的平衡电位
   D. K^+ 与 Cl^- 的平衡电位
3. 下列哪种凝血因子的合成不需维生素 K 参与
   A. 因子Ⅱ　　B. 因子Ⅶ
   C. 因子Ⅸ　　D. 因子Ⅲ
4. 心肌的等长调节是通过改变下列哪个因素来调节心脏泵血功能的
   A. 心肌收缩能力　　B. 心肌初长度
   C. 肌小节的初长度　　D. 横桥联结的数目
5. 下列关于各类血管功能特点的叙述，哪一项是正确的
   A. 毛细血管前括约肌属于毛细血管前阻力，交感缩血管纤维的分布极少
   B. 主动脉与大动脉有弹性贮器的作用，使血液能在血管中匀速流动
   C. 微静脉口径不变时，微动脉舒张有利于组织液进入血液
   D. 静脉的舒缩活动是促使静脉血回流入心脏的主要动力
6. 下列关于使呼吸道管腔变小的因素的叙述，哪一项是错误的
   A. 跨壁压减小　　B. 呼气时
   C. 吸入气中 CO_2 含量增加　　D. 交感神经兴奋
7. 低氧对呼吸的刺激作用是通过
   A. 直接兴奋延髓吸气中枢
   B. 直接刺激呼吸中枢
   C. 外周化学感受器所实现的反射性效应
   D. 刺激中枢化学感受器而兴奋呼吸中枢
8. 下列哪种物质不刺激胃液分泌
   A. 生长抑素　　B. 促胃液素
   C. 组胺　　D. 糖皮质激素
9. 胆汁在小肠内促进脂肪消化与吸收的主要作用机制是

A. 胆盐对脂肪的乳化作用
B. 所含脂肪酶的脂肪分解作用
C. 碳酸氢盐对胃酸的中和作用
D. 直接刺激肠上皮细胞吸收作用

10. 当环境温度低于皮肤温度时，人体散热的主要方式是
A. 辐射　　B. 传导
C. 对流　　D. 不感蒸发

11. 关于水的重吸收，下列哪项是错误的
A. 肾小管和集合管对水的总重吸收率约为99%
B. 近球小管对水的重吸收与体内是否缺水无关
C. 近球小管对水的重吸收受ADH的影响
D. 远曲小管和集合管对水的重吸收量直接受ADH的影响

12. 剧烈运动使尿量减少的主要原因是
A. 肾小球毛细血管血压增高
B. 血管升压素分泌增多
C. 肾小动脉收缩，肾血流量减少
D. 醛固酮分泌增多

13. 下列关于化学性突触传递的叙述，正确的是
A. 双向传播　　B. 不衰减传递
C. 兴奋节律不变　　D. 对内环境变化敏感

14. 特异投射系统的主要功能是
A. 引起特定感觉并激发大脑皮质发出神经冲动
B. 维持和改变大脑皮质的兴奋状态
C. 协调肌紧张
D. 调节内脏功能

15. 生长激素分泌过多的患者可出现
A. 尿氮含量增加　　B. 血糖升高甚至出现尿糖
C. 血中脂肪酸含量降低　　D. 血中氨基酸含量降低

16. 妊娠时维持黄体功能的主要激素是
A. 雌激素　　B. 孕激素
C. LH　　D. 绒毛膜促性腺激素

17. 下列关于蛋白质α-螺旋结构的描述正确的是
A. 多为左手双螺旋　　B. 肽链充分伸展
C. 氢键方向基本与长轴平行　　D. 侧链伸向螺旋内侧

18. 下列选项中，可以转变为糖的化合物是
A. 硬脂酸　　B. 油酸
C. β羟丁酸　　D. α磷酸甘油

19. 磷酸戊糖途径的重要生理功能是生成
A. 3-磷酸甘油醛　　B. $NADH + H^+$
C. $NADPH + H^+$　　D. $FADH_2$

20. 胆固醇在体内不能转变生成的物质是

A. 雌二醇　　B. 胆素

C. 胆酸　　D. 1,25 $(OH)_2D_3$

21. 下列属于呼吸链中递氢体的是

A. 尼克酰胺　　B. 黄素蛋白

C. 铁硫蛋白　　D. 细胞色素 aa_3

22. 尿素合成过程的限速酶是

A. 氨基甲酰磷酸合成酶

B. 精氨酸代琥珀酸合成酶

C. 精氨酸代琥珀酸裂解酶

D. 精氨酸酶

23. 嘧啶环中的两个氮原子来自

A. 谷氨酰胺和天冬酰胺

B. 天冬酰胺和谷氨酸

C. 谷氨酸和氨基甲酰磷酸

D. 天冬氨酸和氨基甲酰磷酸

24. 复制中由冈崎片段连接而成的完整新链称为

A. 编码链　　B. 有意义链

C. 随从链　　D. 领头链

25. 在乳糖操纵子中，阻遏蛋白识别操纵子的是

A. I基因　　B. O序列

C. P序列　　D. Y基因

26. 氮杂丝氨酸干扰核苷酸合成，是因为它的结构相似于

A. 丝氨酸　　B. 天冬氨酸

C. 谷氨酰胺　　D. 天冬酰胺

27. 下列涉及G蛋白耦联受体信号的主要途径是

A. cAMP-PKA信号途径

B. 酪氨酸激酶受体信号途径

C. 雌激素核受体信号途径

D. 丝/苏氨酸激酶受体信号途径

28. 下列关于胆色素的叙述中错误的是

A. 它是铁卟啉化合物在体内主要分解代谢产物的总称

B. 胆色素包括胆红素、胆绿素、胆素原、胆素等

C. 胆红素经一系列的加氢还原过程最终生成胆素

D. 胆色素是体内无生理活性的代谢废物

29. 以下符合细胞水肿的描述是

A. 细胞质内出现大小不等的圆形空泡

B. 线粒体、内质网无明显改变

C. 细胞膜上的钠泵受损

D. 原因消除，不能恢复正常

30. 不符合湿性坏疽的描述是
A. 合并腐败菌感染
B. 常有全身中毒症状
C. 坏疽组织呈污秽黑褐色
D. 坏死组织与健康组织之间界限清楚

31. 有关炎症介质的描述，错误的是
A. 可引起组织增生
B. 可引起血管扩张
C. 可引起血管通透性增加
D. 可具有趋化作用

32. 肉芽肿中的多核巨细胞主要来源于
A. 成纤维细胞
B. 单核细胞
C. 肥大细胞
D. 中性粒细胞

33. 诊断恶性肿瘤的主要的形态学依据是
A. 组织结构紊乱
B. 胞浆嗜碱性
C. 浸润周围组织
D. 细胞核多形性

34. 系统性红斑狼疮浆膜炎不包括
A. 心包炎
B. 腹膜炎
C. 关节炎
D. 胸膜炎

35. 风湿性心内膜炎时，心瓣膜疣状赘生物的主要成分是
A. 细菌菌落与炎症细胞
B. 血小板与纤维素
C. 肉芽组织与瘢痕
D. 小血管与风湿肉芽肿

36. 以下符合硅结节的描述是
A. 早期是纤维结节
B. 属肉芽肿病变
C. 不发生坏死
D. 具有病理诊断意义

37. 门脉性肝硬化的特点是
A. 结节大小不等，纤维间隔厚薄不均
B. 结节大小相仿，纤维间隔薄而均匀
C. 肝呈深绿色
D. 纤维组织沿门静脉分支大量增生

38. 不符合 Burkitt 淋巴瘤特点的是
A. 与 EB 病毒感染有关
B. 颈部淋巴结肿大明显
C. B 细胞来源
D. 非洲儿童多见

39. 不符合系膜增生性肾小球肾炎的描述是
A. 系膜细胞增生
B. 肾小球系膜区有团块状 IgG 和 C3 荧光
C. 肾小球系膜区电子致密物
D. 肾小球局灶性硬化

40. 甲状腺髓样癌
A. 肿瘤形成乳头，被覆上皮细胞核呈空泡状
B. 肿瘤细胞形成滤泡
C. 肿瘤细胞呈条索或片状排列，分泌降钙素
D. 肿瘤细胞呈梭形

41. 下列能听到病理性管状呼吸音的疾病是

A. 支气管哮喘　　B. 慢性支气管炎
C. 阻塞性肺气肿　　D. 大叶性肺炎实变期

42. 提示右心功能不全的体征是
A. 肺动脉瓣区第二音（P_2）亢进　　B. 剑突下示心脏搏动
C. 心浊音界缩小或叩不出　　D. 颈静脉充盈

43. 不宜用血管扩张剂治疗的心力衰竭是
A. 心力衰竭伴低血压或血容量不足　　B. 心力衰竭伴高血压
C. 心力衰竭伴低血钾　　D. 心力衰竭伴心房颤动

44. 病态窦房结综合征患者，经常发作快速心房颤动，平日心动过缓，宜采用的治疗方案是
A. 服用美西律　　B. 服用胺碘酮
C. 用β受体阻滞剂　　D. 安装永久人工起搏器

45. 下列关于链霉素抗结核治疗的叙述，错误的是
A. 对结核杆菌有杀菌作用
B. 对第 8 对脑神经有损害
C. 肾功能不全者慎用
D. 出现眩晕、耳鸣等症状无需停药

46. 下列胸部 X 线片所见不支持肺源性心脏病的是
A. 主要表现为肺动脉高压和右心增大的征象
B. 右下肺动脉干增粗，横径≥15mm
C. 右下肺动脉干横径与气管横径比≥1.07
D. 心脏向左下扩大

47. 肝性脑病患者昏迷期禁用的治疗是
A. 口服肠道抗生素
B. 静脉滴注高渗葡萄糖
C. 生理盐水清洁灌肠
D. 高蛋白、高维生素饮食

48. 男性，45 岁。患克罗恩病 10 年，发现有杵状指（趾）、关节炎等许多表现，其中有些是克罗恩病的肠外表现，有些是并发症。下列属于并发症的是
A. 口腔黏膜溃疡　　B. 皮肤结节性红斑
C. 关节炎　　D. 肠梗阻

49. 下列不属于结核性腹膜炎主要特点的是
A. 多见于青壮年　　B. 腹水常为漏出液
C. 常为慢性腹膜炎表现　　D. 常有腹泻与便秘交替

50. 急进性肾炎与急性肾炎临床表现的主要不同点是
A. 对糖皮质激素疗效不好
B. 急速发展为肾功能不全
C. 链球菌感染后 3 天内发病
D. 有明显的高血压和心脏并发症

51. 应用糖皮质激素治疗特发性血小板减少性紫癜，不正确的是
A. 减少血小板抗体的生成　　B. 降低毛细血管脆性

C. 能使血小板数迅速上升
D. 控制出血的作用明显

52. 下列属于血管内溶血的疾病是
A. 地中海贫血
B. 温抗体性自身免疫性溶血性贫血
C. 遗传性球型细胞增多症
D. 阵发性睡眠性血红蛋白尿

53. 女性，15 岁。1 型糖尿病患者，近期开始普通胰岛素治疗，血糖控制良好。但近来胰岛素注射部位出现肿胀、发红、发痒，下列关于这些皮肤病变的叙述，不正确的是
A. 在 1 周后多半会自行消退
B. 代表了一种变态反应，常伴有胰岛素耐药性
C. 反映了人体对胰岛素的变态反应
D. 换用人胰岛素可能有效

54. 关于甲状腺功能亢进症的药物治疗，错误的是
A. 用药减至维持量时应维持 12～18 个月
B. 适用于病情轻、中度患者
C. 用摄碘率来判断甲亢是否得到控制
D. TSAb（或 TRAb）转为阴性可以停药

55. 在美国风湿病学会（ACR）1997 年推荐的 SLE 分类标准中，不包括的是
A. 盘状红斑
B. 脱发
C. 口腔溃疡
D. 光过敏

56. 下列关于长期肠外营养的并发症，不正确的是
A. 胆石形成
B. 肠道黏膜萎缩，细菌移位
C. 可出现高血糖，甚至高渗性昏迷
D. 高渗溶液刺激，易致中心静脉炎

57. 感染灶近侧肢体出现“红线”是由于发生了
A. 网状淋巴管炎
B. 浅部静脉炎
C. 浅部淋巴管炎
D. 脉管炎

58. 下列情况属于浅Ⅱ度烧伤的是
A. 伤及表皮浅层，生发层健在
B. 伤及表皮生发层、真皮乳头层
C. 伤及皮肤全层
D. 伤及皮下组织

59. 纵隔扑动可见于
A. 张力性气胸
B. 闭合性气胸
C. 进行性血胸
D. 多根多处肋骨骨折

60. 鉴别腹股沟斜疝或直疝最有意义的体征是
A. 疝块的形状
B. 疝块是否进入阴囊
C. 还纳疝内容后，压住内环，增加腹压时，疝内容物是否脱出

D. 疝内容的质地

61. 肠系膜动脉栓塞引起的肠梗阻属于

A. 机械性肠梗阻
B. 血运性肠梗阻
C. 痉挛性肠梗阻
D. 粘连性肠梗阻

62. 波动性无痛性黄疸伴肝及胆囊肿大者，B超显示肝内外胆管扩张。最可能的诊断为

A. 肝癌
B. 黄疸性肝炎
C. 壶腹周围肿瘤
D. 胆总管囊肿

63. 男性，40岁。诉突然于午餐进食干硬食物后出现大口呕血约1000ml，伴心慌、眩晕、冷汗。既往于2年前体检发现脾大，平时常感乏力，无其他病史。查体：BP 96/60mmHg、脉率108次/分，急性失血外貌，心肺（一），腹部稍饱满，肝、脾未及，移动性浊音（+）。此患者首先应考虑的诊断是

A. 胃十二指肠溃疡出血
B. 食管静脉曲张破裂出血
C. 胃癌继发出血
D. 胆道出血

64. 对诊断腹主动脉瘤有意义的临床表现是

A. 腹部搏动性肿块
B. 腹痛
C. 腹部游走性肿块
D. 肠梗阻

65. 6岁男孩，向前跌倒，右手着地。右肘部疼痛肿胀，肘后三角关系改变，最可能的诊断是

A. 肘部软组织挫伤
B. 肱骨髁上骨折伸直型
C. 肘关节脱位
D. 桡骨头半脱位

66. 女性，42岁，右拇指活动时疼痛伴弹响3个月。第1掌骨头处可触及黄豆大小结节，有压痛，随屈伸动。诊断是

A. 狭窄性腱鞘炎
B. 腱鞘囊肿
C. 腱鞘黄色瘤（腱鞘巨细胞瘤）
D. 风湿结节

67. 最常见的原发性恶性骨肿瘤是

A. 骨纤维肉瘤
B. 尤文肉瘤
C. 软骨肉瘤
D. 骨肉瘤

（68～70题共用题干）

男性，45岁。消瘦、吞咽困难伴心悸、气短、双下肢水肿3个月。查体：口唇发绀，心尖部可闻及舒张中晚期、低调、隆隆样、递增型杂音。

68. 该患者最可能的诊断是

A. 风湿性心脏瓣膜病
B. 肺源性心脏病
C. 心包积液
D. 慢性肾小球肾炎

69. 对该患者诊断有决定意义的检查是

A. 胸部X线片
B. 心脏超声心动图
C. 心电图
D. 尿常规

70. 该患者双下肢水肿的原因是

A. 合并营养不良
B. 血浆胶体渗透压降低
C. 右心功能衰竭
D. 左心功能衰竭

（71～73 题共用题干）

男性，28 岁。5 年来患风湿性心脏病（风心病）主动脉瓣关闭不全，近 3 周来发热、乏力。查体：T 38.2℃，胸腹部皮肤有少量出血点，双肺未闻及啰音，心率 82 次/分，律齐，主动脉瓣区闻及舒张期和收缩期杂音，腹平软，肝肋下 1cm，脾侧位肋下可及，双下肢无水肿。化验血 Hb 92g/L，WBC 11.9×10^9/L，Plt 245×10^9/L。

71. 该患者除患风心病外，近 3 周又发生了

A. 风湿活动
B. 亚急性感染性心内膜炎
C. 心力衰竭
D. 呼吸道感染

72. 下列有助于诊断的实验室检查是

A. 白细胞分类
B. 红细胞沉降率
C. 血培养
D. C 反应蛋白

73. 下列有助于诊断的其他检查是

A. 胸部 X 线片
B. 超声心动图
C. 心电图
D. 腹部 B 超

（74～75 题共用题干）

男性，40 岁。2 个月来低热、消瘦、盗汗，半个月来劳累后气短。既往有肺结核病史已愈。查体：T 37.5℃，右下肺触觉语颤减弱，叩诊呈浊音，呼吸音消失，心尖搏动向左移位，心率 92 次/分，律齐，心音正常，未闻及杂音。超声示右侧胸腔中等量以下积液。

74. 对该患者诊断最有意义的检查是

A. PPD 试验
B. 血培养
C. 胸腔穿刺抽液检查
D. 胸部 CT 检查

75. 该患者还可能出现的体征是

A. 双侧胸廓肋间隙变窄
B. 气管向左侧移位
C. 右上肺可闻及支气管呼吸音
D. 右肺底下移

（76～78 题共用题干）

女性，25 岁。4 天前淋雨后高热、畏寒伴右侧胸痛、咳嗽、咳铁锈色痰，既往有结核病史。查体：T 39℃，BP 120/80mmHg，右下肺叩浊，可闻及支气管呼吸音和少量湿啰音。化验血 WBC 21.1×10^9/L，中性粒细胞占 85%。

76. 该患者最可能的诊断是

A. 肺炎球菌肺炎
B. 右侧胸膜炎
C. 浸润型肺结核
D. 肺脓肿

77. 对诊断最有意义的首选检查是

A. 痰培养
B. 红细胞沉降率
C. PPD 试验
D. 胸部 X 线片

78. 该患者首选的抗生素是

A. 红霉素
B. 青霉素
C. 链霉素加雷米封
D. 头孢唑啉

（79～81 题共用题干）

男性，48 岁。胸骨后烧灼感不适 3 个月，常有反酸、食物反流，反流物呈酸性，夜间入睡时易发生。未诊治。既往体健。

79. 该患者最可能的诊断是

A. 胃食管反流病　　B. 食管癌

C. 冠心病心绞痛　　D. 食管贲门失迟缓症

80. 为确定诊断，最佳的辅助检查是

A. 心电图　　B. 胃镜

C. 食管 X 线钡餐　　D. 24 小时食管 pH 监测

81. 建议该患者睡眠时应采取的体位是

A. 平卧位　　B. 仰卧位

C. 床头抬高位　　D. 右侧卧位

（82～84 题共用题干）

女性，26 岁。因吵架生气后自服有机磷农药（对硫磷）1 小时后被送医院急诊室抢救。查体呈昏迷状态，呼吸困难，皮肤湿冷，双瞳缩小如针尖大小。

82. 下列属于有机磷中毒烟碱样表现的是

A. 多汗　　B. 流涎

C. 瞳孔缩小　　D. 肌肉颤动

83. 给予该患者洗胃时，应禁用的洗胃液是

A. 1∶5000 高锰酸钾溶液　　B. 2%碳酸氢钠溶液

C. 清水　　D. 生理盐水

84. 该患者在应用阿托品治疗时，下列不符合阿托品治疗反应的是

A. 皮肤干燥　　B. 心率减慢

C. 颜面潮红　　D. 瞳孔扩大

（85～87 题共用题干）

男性，40 岁。1 年多来乏力、腰部不适、易疲倦，有时下肢水肿，未诊治。2 个多月来加重，伴食欲减退，血压增高为 155/100mmHg，下肢有轻度可凹性水肿。尿蛋白（+），沉渣 RBC 6～10/HP，颗粒管型偶见，化验血 Hb 92g/L，血肌酐 485μmol/L。

85. 该患者肾功能不全最可能的病因是

A. 慢性肾小球肾炎　　B. 慢性肾盂肾炎

C. 肾病综合征　　D. 急进性肾小球肾炎

86. 若要确定患者肾的大小，最简便易行的检查方法是

A. 腹部 CT　　B. 腹部 B 超

C. 静脉肾盂造影　　D. 腹部平片

87. 进行降压治疗时，下列药物不宜选用的是

A. 贝那普利　　B. 普萘洛尔

C. 氢氯噻嗪　　D. 氨氯地平

（88～90 题共用题干）

女性，26 岁。未婚，半年来面色苍白、乏力，1 周来加重，既往有十二指肠溃疡病史 5 年，无贫血家族史。化验血 Hb 76g/L，RBC 3.6×10^{12}/L，MCV 76fl，MCHC 30%，WBC 7.4×10^{9}/L，Plt 272×10^{9}/L，骨髓增生活跃，骨髓细胞外铁（—），细胞内铁为 5%（Ⅰ型 5 个）。

88. 该患者最可能的诊断是
A. 缺铁性贫血
B. 巨幼细胞贫血
C. 慢性病性贫血
D. 铁粒幼细胞性贫血

89. 下列致病原因中，该患者最不可能的是
A. 月经过多
B. 消化道失血
C. 偏食
D. 需要量增加

90. 该患者最不适宜的治疗是
A. 口服琥珀酸亚铁
B. 肌内注射右旋糖酐铁
C. 口服稀盐酸
D. 浓缩红细胞输注

（91～93 题共用题干）

女性，32 岁。高血压伴间断肌无力半年。母无高血压病史，曾化验血钾 2.8mmol/L。

91. 该患者最可能的诊断是
A. 原发性高血压
B. 原发性醛固酮增多症
C. 嗜铬细胞瘤
D. 慢性肾炎

92. 对诊断最有价值的检查是
A. 尿常规
B. 血肾素、醛固酮测定
C. 尿 VMA 测定
D. 肾功能检查

93. 诊断性治疗最佳选择
A. 氢氯噻嗪
B. α-受体阻滞剂
C. 钙通道阻滞剂
D. 螺内酯

（94～96 题共用题干）

女性，40 岁。被鱼刺扎伤右手示指半天，右手示指针刺样痛半天就诊。查体：T 36.8℃，右手示指末节轻度肿胀、压痛，但张力不高，皮肤不红。

94. 该病的诊断是
A. 指头炎
B. 甲沟炎
C. 滑囊炎
D. 腱鞘炎

95. 下列处理错误的是
A. 应用抗生素控制感染
B. 右手示指理疗
C. 鱼石脂软膏外敷右手示指
D. 保持右手下垂，以利于血液循环

96. 患者右手示指肿胀加重，伴有剧烈搏动性跳痛。此时行切开引流，正确的操作是
A. 右手示指末端做鱼口形切口

B. 末节指侧面纵切口，远侧应超过甲沟的1/2
C. 右手两侧面纵切口，远侧应超过指节横纹
D. 脓腔较大时，宜做对口引流

（97～99题共用题干）

女性，45岁，诊断为原发性甲亢，曾用抗甲状腺药物治疗后复发，现拟行甲状腺次全切除术。

97. 若用丙硫氧嘧啶＋碘剂作术前准备，未达手术要求的表现是
A. 心率在90～100次/分
B. 血T_3、T_4值正常
C. 甲状腺缩小变硬，甲亢症状缓解
D. 基础代谢率低于＋20％

98. 该患者手术后最危急的并发症是
A. 呼吸困难和窒息
B. 双侧喉上神经损伤
C. 一侧喉返神经损伤
D. 甲状腺危象

99. 若术后出现手足抽搐，发作时最便捷有效的治疗是
A. 静注10％葡萄糖酸钙或氯化钙10～20ml
B. 口服葡萄糖酸钙或乳酸钙2～4g
C. 口服维生素D 5万～10万U
D. 口服双氢速度固醇油剂

（100～101题共用题干）

男性，40岁，左上腹钝器伤，当时感左上腹痛，后迅速出现全腹痛。检查血压75/50mmHg，脉搏120次/分，全腹有压痛、反跳痛和肌紧张，移动性浊音阳性。

100. 该患者诊断考虑是
A. 腹壁挫伤
B. 脾破裂
C. 结肠破裂
D. 胃破裂

101. 当前的处理是
A. 立即输血治疗
B. 立即手术治疗
C. 积极治疗休克，血压正常后立即手术治疗
D. 边纠正休克，边手术治疗

（102～103题共用题干）

男性，35岁。饮酒后突发右上腹剧痛5小时。查体：急性痛苦面容，被迫体位，全腹压痛及反跳痛，板状腹，临床诊断为消化性溃疡穿孔。在全身麻醉下施行胃大部切除（毕Ⅱ式）、腹腔引流术。

102. 该术式最严重的近期并发症是
A. 吻合口出血
B. 吻合口梗阻
C. 输出空肠袢梗阻
D. 十二指肠残端破裂

103. 患者术后2个月，每餐后3小时左右出现心悸、出汗、眩晕。最可能的术后并发症是
A. 倾倒综合征
B. 低血糖综合征
C. 反流性食管炎
D. 营养不良

（104～105 题共用题干）

男性，65 岁。突发右下肢疼痛、麻木、无力 12 小时。既往有冠心病、房颤史。查体：心律绝对不齐。右大腿中段以下发凉，右足皮肤苍白，右股动脉可触及，右腘动脉及足背动脉搏动消失。

104. 诊断首先应考虑

A. 动脉栓塞

B. 动脉硬化闭塞

C. 急性动脉血栓形成

D. 下肢深静脉血栓形成

105. 目前应采取的治疗措施是

A. 卧床，抬高患肢

B. 溶栓治疗

C. 高压氧治疗

D. 股动脉切开取栓术

（106～107 题共用题干）

男性，50 岁。间歇性无痛性肉眼血尿 2 个月，有血块，B 超见膀胱内有 1.5cm×2.0cm 新生物，有蒂。

106. 为明确诊断，最重要的检查是

A. 尿常规

B. 尿脱落细胞检查

C. 膀胱镜＋活检

D. IVP

107. 该患者的治疗方法是

A. 膀胱灌注化疗

B. 经尿道电切

C. 开放手术

D. 放射治疗

（108～110 题共用题干）

男性，50 岁，矿工，作业时塌方砸伤背部，腰背痛，双下肢无力，活动困难。

108. 准备送医院诊治，正确的搬运方法是

A. 一人一手在颈后另一手在腿后将患者搂抱起，放于担架上

B. 一人抬头，另一人抬下肢将患者抬起，放于担架上

C. 使伤者双下肢伸直，数人用手将伤者手托起，放于担架上

D. 两人将伤者扶起，架伤者上肢，帮助伤者走上担架车，并协助平卧于担架上

109. 来院后检查，见胸腰脊后突畸形，有压痛及叩痛，双下肢不全瘫，感觉异常平面在双侧腹股沟部，一般状况尚可，此时首选的检查方法是

A. X 线片

B. CT 或 MRI

C. B 超

D. 肌电图

110. 如患者出现腹胀、腹痛、肠鸣音减少，可能是

A. 伴有肠道损伤

B. 伴有胰腺损伤

C. 伴有肾损伤

D. 腹膜后血肿

111. 下述各项中属于医生违背尊重原则的是

A. 医生检查患者时，由于消毒观念不强，造成交叉感染

B. 医生满足患者的一切保密要求

C. 妊娠危及母亲的生命时，医生给予引产

D. 医生对患者的呼叫或提问给予应答

112. 女性，35 岁。因双侧扁桃体反复化脓感染伴高热到医院就诊。医生考虑病情给她开了价格昂贵的新型抗生素，患者根据经济状况要求改用平时常用的较便宜而有效的清凉解毒的中药和青霉素。对此案例，下列说法正确的是

A. 应由医生决定如何用药，患者的要求无道理

B. 医生有用药自主权，患者必须接受新型抗生素

C. 在医疗过程中，患者有拒绝治疗权，医生应当给患者换药

D. 医生应向患者解释如何使用新型抗生素，若患者不同意应考虑患者的要求

113. 医务人员在诊疗活动中，既要重视患者的躯体性疾病，也要理解和关注患者的心理状态及社会环境，以整体的观点对待疾病和患者。这遵循临床诊疗的道德原则是

A. 患者第一原则　　B. 最优化原则

C. 身心统一原则　　D. 协同一致原则

114. 维护受试者利益，可通过以下方式予以保障，除外

A. 以动物实验为基础

B. 试验中有专家参与或指导

C. 对受试者做到知情同意

D. 实验中若出现严重的可能危害受试者利益的情况发生，在不影响试验继续的前提下，要立即采取措施以减轻对受试者的伤害

115.《医疗事故处理条例》规定患者在发生医疗纠纷的时候可以封存和复印病历，下列资料中哪项属于可以封存但不能复印的病历资料

A. 会诊记录　　B. 门诊病历

C. 手术及麻醉记录单　　D. 病理报告单

二、B 型题：116～135 小题，每小题 1.5 分，共 30 分。A、B、C、D 是其下两道小题的备选项，请从中选择一项最符合题目要求的，每个选项可以被选择一次或两次。

A. 肌球蛋白　　B. 肌动蛋白

C. 肌钙蛋白　　D. 原肌球蛋白

116. 肌丝滑行时，与横桥结合的蛋白是

117. 骨骼肌收缩过程中作为钙受体的蛋白是

A. 等容收缩期初　　B. 等容收缩期末

C. 等容舒张期初　　D. 等容舒张期末

118. 房室瓣关闭见于

119. 动脉瓣关闭见于

A. mRNA　　B. rRNA

C. tRNA　　D. hnRNA

120. 含有稀有碱基最多的 RNA 是

121. 含有内含子和外显子的 RNA 是

A. DNA-polβ　　B. DNA-polγ
C. DNA-polδ　　D. DNA-polε

122. 在真核生物复制过程中起校读、修复和填补缺口的 DNA 聚合酶是
123. 存在于真核生物线粒体中的 DNA 聚合酶是

A. 未成熟型畸胎瘤　　B. 浆液性囊腺瘤
C. 颗粒细胞瘤　　D. 无性细胞瘤

124. 卵巢表面上皮肿瘤是
125. 卵巢性索间质肿瘤是

A. 溃疡呈环形与肠的长轴垂直
B. 溃疡呈长椭圆形与肠的长轴平行
C. 溃疡呈烧瓶状口小底大
D. 溃疡表浅呈地图状

126. 肠伤寒的肠溃疡特征为
127. 细菌性痢疾的肠溃疡特征为

A. 肺炎球菌肺炎　　B. 肺炎支原体肺炎
C. 支气管扩张　　D. 肺脓肿

128. 男性，34 岁。醉酒后出现发热、咳嗽，1 周后咳出大量黏液脓性痰伴胸痛，胸部 X 线片提示下叶背段大片浓密阴影，内有圆形透亮区和气液平面，该患者最可能的诊断是
129. 女性，25 岁。受凉后出现发热、咳嗽、痰少 3 天，查体：T 39.6℃，急性热病容，口周疱疹，右下肺叩浊，可闻及支气管呼吸音，该患者最可能的诊断是

A. 结肠呈铅管征　　B. 回盲部钡影跳跃
C. 盲肠充盈缺损、肠腔狭窄　　D. 回肠末端线样征

130. 溃疡性结肠炎的 X 线钡剂灌肠检查结果是
131. 克罗恩病的 X 线钡剂灌肠检查结果是

A. 乳头血性溢液　　B. 乳房肿块伴周期性胀痛
C. 乳房内无痛肿块　　D. 乳房急性红肿伴肿块

132. 乳腺囊性增生病的临床表现是
133. 乳管内乳头状瘤的临床表现是

A. 长骨骨骺　　B. 长骨干骺端
C. 长骨骨干　　D. 扁骨

134. 骨肉瘤好发于
135. 骨瘤好发于

三、X型题：136～165小题，每小题2分，共60分。在每小题给出的A、B、C、D四个选项中，至少有两项是符合题目要求的。请选出所有符合题目要求的答案，多选或少选均不得分。

136. 下列哪些现象中存在正反馈
A. 排尿反射
B. 肺牵张反射
C. 血液凝固过程
D. 神经纤维膜上达到阈电位时 Na^+ 通道的开放

137. 以下不具有“全或无”现象的是
A. 锋电位　B. 感受器电位
C. 终板电位　D. 突触后电位

138. 关于颈动脉窦和主动脉弓压力感受性反射
A. 压力感受器的适宜刺激是动脉血压对动脉管壁的机械牵拉
B. 切除压力感受器传入神经的动物，一天中的平均动脉血压显著高于正常动物
C. 它的生理意义在于使动脉血压保持相对稳定
D. 在平时安静状态下，动脉血压低于压力感受器的阈值，因此在平时不起作用

139. 肺的顺应性增加可由于
A. 肺泡表面活性物质减少所致
B. 肺泡表面张力减小所致
C. 肺泡表面张力增大所致
D. 肺弹性阻力减小所致

140. 下列哪些物质在小肠的吸收需钠泵参加
A. 葡萄糖　B. 氨基酸
C. 水　D. 脂溶性维生素

141. 在应激反应中，血浆浓度升高的激素有
A. ACTH　B. 生长素
C. 催乳素　D. 肾上腺素

142. 下列氨基酸中，属于疏水性氨基酸的是
A. 缬氨酸　B. 精氨酸
C. 亮氨酸　D. 脯氨酸

143. 参与脂肪酸β-氧化过程的维生素有
A. 维生素 B_1　B. 维生素 B_2
C. 维生素 PP　D. 生物素

144. 甘氨酸在体内可参与合成的物质是
A. 嘌呤　B. 嘧啶
C. 肌酸　D. 血红素

145. 真核生物 RNA 聚合酶Ⅲ催化的转录产物是
A. 28S-rRNA　B. 18S-rRNA
C. tRNA　D. 5S-rRNA

146. 蛋白质生物合成过程中所消耗的能量直接来自
A. ATP
B. CTP
C. GTP
D. UTP

147. 下列选项中属基因诊断常用技术方法的是
A. 核酸分子杂交技术
B. 聚合酶链反应
C. 基因测序
D. 基因芯片

148. 下列选项中不伴有细胞增生的肥大有
A. 高血压病性心肌病理性肥大
B. 运动员骨骼肌生理性肥大
C. 妊娠子宫生理性肥大
D. 哺乳期乳腺生理性肥大

149. 以纤维素样坏死为基本病变的动脉炎有
A. 梅毒性主动脉炎
B. 巨细胞性动脉炎
C. 狼疮性动脉炎
D. 结节性多动脉炎

150. 间质性肺炎包括
A. 肺支原体性肺炎
B. 衣原体性肺炎
C. 军团菌性肺炎
D. 病毒性肺炎

151. 酒精性肝炎常见的肝细胞病变有
A. 肝细胞气球样变
B. 肝细胞胞浆内出现透明小体
C. 肝细胞胞浆出现大脂肪滴
D. 肝细胞嗜酸性小体形成

152. 以下符合肾结核的描述是
A. 可引起输尿管和膀胱结核
B. 常双侧受累
C. 可形成空洞
D. 可蔓延到男性生殖器官

153. 以下属于梅毒的病变有
A. 硬性下疳
B. 梅毒疹
C. 脊髓痨
D. 黏液性水肿

154. 动脉粥样硬化的危险因素包括
A. 高血压
B. 糖尿病
C. 高血脂
D. 吸烟

155. 可用于治疗铜绿假单胞菌肺部感染的抗生素包括
A. 妥布霉素
B. 哌拉西林
C. 阿奇霉素
D. 头孢拉定

156. 肝硬化食管静脉曲张破裂大出血后发生的变化，正确的是
A. 脾缩小
B. BUN 升高
C. 腹水减少
D. 诱发肝性脑病

157. 关于血尿的描述，正确的是
A. 肉眼血尿指尿中含血量＞1ml/L
B. 正常人 1 小时尿沉渣 Addis 计数红细胞＜10 万个

C. 正常人尿每高倍视野下红细胞<3 个

D. 正常人 12 小时尿沉渣 Addis 计数<100 万个

158. 属于重型再生障碍性贫血诊断标准的包括

A. 血红蛋白<100g/L

B. 网织红细胞绝对值< 15×10^9/L

C. 中性粒细胞< 0.5×10^9/L

D. 血小板< 20×10^9/L

159. 尿糖阳性，除糖尿病外还可能包括

A. 严重肝病，胰腺病变

B. 非葡萄糖尿如妊娠后期的乳糖、果糖、半乳糖尿等

C. 肾小管病变如肾性糖尿

D. 内分泌疾病如皮质醇增多症、肢端肥大症等

160. 关于各种局麻方式的应用，正确的是

A. 表面麻醉常用于咽喉、气管等处的浅表手术

B. 局部浸润麻醉可用于体表肿瘤的切除

C. 内镜检查常选择区域阻滞麻醉

D. 上肢手术可选择臂丛神经阻滞麻醉

161. 下列应该优先抢救的急症包括

A. 心脏骤停　　B. 大出血

C. 休克　　D. 骨折

162. 急性脓胸常用的排脓方法正确的有

A. 开放引流　　B. 反复胸腔穿刺

C. 经胸腔镜脓液清除　　D. 胸腔闭式引流

163. 急性弥漫性腹膜炎的临床表现有

A. 腹痛　　B. 发热

C. 腹肌紧张　　D. 肠鸣音增强

164. 门静脉高压症食管-胃底静脉曲张破裂大出血患者的治疗包括

A. 三腔管压迫止血　　B. 胃镜下止血

C. 服用制酸药物　　D. 手术治疗

165. 男性，30 岁，3 天前搬家时扭伤腰，腰痛伴右下肢放射痛，活动困难。检查：平腰侧弯，直腿抬高试验 50°阳性。目前可采取的治疗包括

A. 卧床休息　　B. 牵引理疗

C. 按摩推拿　　D. 手术治疗

全国硕士研究生招生考试
临床医学综合能力（西医）全真模拟试卷（六）

（本试卷满分为 300 分，考试时间为 180 分钟）

一、A 型题：1～40 小题，每小题 1.5 分；41～115 小题，每小题 2 分；共 210 分。在每小题给出的 A、B、C、D 四个选项中，请选出一项最符合题目要求的。

1. 机体处于寒冷环境时，甲状腺激素分泌增多是由于
   A. 神经调节　　B. 体液调节
   C. 神经-体液调节　　D. 自动调节
2. 与低常期相对应的动作电位时相是
   A. 正后电位　　B. 负后电位
   C. 锋电位升支　　D. 锋电位降支
3. 能使骨骼肌发生完全强直收缩的刺激条件是
   A. 足够强度的单个阈刺激
   B. 足够持续时间的单个阈刺激
   C. 间隔小于收缩期的一串阈刺激
   D. 间隔大于收缩期的一串阈刺激
4. 肝硬化患者容易发生血液凝固障碍，主要是由于
   A. 某些凝血因子合成减少　　B. 血小板减少
   C. 血中抗凝物质增加　　D. 凝血因子Ⅲ不足
5. 衡量心肌自动节律性高低的主要指标是
   A. 动作电位的幅值　　B. 最大复极电位水平
   C. 4 期膜电位自动去极化速率　　D. 阈电位水平
6. 心肌收缩力加强导致静脉回心血量增加的机制是
   A. 动脉血压升高　　B. 血流速度快
   C. 收缩期室内压较低　　D. 舒张期室内压较低
7. 下列关于通气/血流比值的描述，错误的是
   A. 安静时正常值为 0.84
   B. 比值减小意味着肺泡无效腔增大
   C. 肺尖部增大，可达 2.5 以上
   D. 肺下部减小
8. 如果某人潮气量为 500ml，无效腔气量为 150ml，功能余气量为 2500ml，那么此人每次平静呼吸能使肺泡气体更新约为
   A. 1/10　　B. 1/7
   C. 1/5　　D. 1/3
9. 下列关于胃液分泌抑制性调节的叙述中，哪一项是错误的
   A. 胃窦的 pH≤2.0 时，对胃酸分泌有抑制作用

B. 十二指肠内 pH≤2.5 时，对胃酸分泌有抑制作用

C. 脂肪在胃内对胃酸分泌有抑制作用

D. 小肠内高渗溶液对胃酸分泌有抑制作用

10. 当小肠被食糜充盈时，小肠反复进行分节运动，其主要作用是

A. 充分混合食糜和消化液　　B. 将食糜不断向前推进

C. 刺激胃肠激素的释放　　D. 促进消化液继续分泌

11. 下列关于肾近端小管分泌 H^+ 的描述，正确的是

A. 主要依靠管腔膜上的质子泵转运

B. 与上皮细胞重吸收 Na^+ 无关

C. 碳酸酐酶在泌 H^+ 中起重要作用

D. 与上皮细胞分泌 NH_3 相互抑制

12. 下列因素中，哪种不引起醛固酮分泌增加

A. 循环血量减少

B. 血钠浓度升高，血钾浓度降低

C. 肾交感神经兴奋

D. 血管紧张素Ⅱ增多

13. γ 运动神经元在牵张反射中的作用是

A. 直接诱发梭外肌的收缩

B. 直接发动牵张反射

C. 引起腱器官兴奋

D. 使肌梭感受器处于敏感状态

14. 副交感神经系统兴奋时，引起

A. 心率加快　　B. 支气管平滑肌收缩

C. 瞳孔开大肌收缩　　D. 胃肠运动减弱

15. 通过允许作用保持血管平滑肌对儿茶酚胺敏感性的激素是

A. 生长激素　　B. 血管升压素

C. 皮质醇　　D. ACTH

16. 下列关于甲状腺激素生理作用的叙述，错误的是

A. 加强心肌收缩力　　B. 提高神经系统的兴奋性

C. 促进骨骼和脑的生长发育　　D. 减少蛋白质合成

17. 下列对蛋白质变性后主要表现的叙述中错误的是

A. 溶解度降低

B. 黏度减小

C. 易被蛋白酶水解

D. 对 280nm 波长紫外光吸收增强

18. 具有左手螺旋的 DNA 结构是

A. G 四链体 DNA　　B. A 型 DNA

C. B 型 DNA　　D. Z 型 DNA

19. 下列关于酶活性中心的叙述，正确的是

A. 所有酶的活性中心都含有辅酶（或辅基）

B. 酶活性中心多隐藏在酶分子的内部

C. 酶的必需基团都位于活性中心之内

D. 底物可引起酶活性中心构象发生改变

20. 下列酶中以 $NADP^+$ 为辅酶的是

A. 苹果酸脱氢酶　　B. 琥珀酸脱氢酶

C. α-酮戊二酸脱氢酶　　D. 6-磷酸葡萄糖脱氢酶

21. 胆固醇在体内不能转变生成的是

A. 维生素 D_3　　B. 胆汁酸

C. 胆色素　　D. 雌二醇

22. 肌肉中氨基酸脱氨基作用的主要方式是

A. 嘌呤核苷酸循环

B. 谷氨酸氧化脱氨基作用

C. 转氨基作用

D. 谷氨酰胺酶参与的脱氨基作用

23. 体内转运一碳单位的载体是

A. 生物素　　B. 维生素 B_{12}

C. 二氢叶酸　　D. 四氢叶酸

24. 下列物质属于体内嘧啶碱分解代谢终产物的是

A. 尿酸　　B. 尿素

C. CO_2 和 NH_3　　D. CO_2 和 H_2O

25. 下列情况可引起框移突变的是 DNA 链中

A. A 转换为 G　　B. A 的缺失

C. U 转换为 C　　D. C 转换为 T

26. 真核生物蛋白质生物合成时不需要的物质是

A. mRNA　　B. 转肽酶

C. GTP　　D. EFTu、EFTs

27. 肾上腺素结合受体活化 G 蛋白后将产生的作用是

A. 激活腺苷酸环化酶　　B. 抑制腺苷酸环化酶

C. 激活鸟苷酸环化酶　　D. 激活磷脂酶 C（PLC）

28. 正常生理情况下，在肝外仍可进行的代谢是

A. 糖异生作用　　B. 酮体生成

C. 尿素合成　　D. 胆固醇合成

29. 关于血管壁玻璃样变，错误的描述是

A. 常见于高血压病

B. 常见于肾、脑、脾和视网膜的细动脉

C. 血管壁变硬、管腔狭窄

D. 玻璃样物质由免疫球蛋白和基底膜样物构成

30. 不属于液化性坏死的是

A. 脾梗死　　B. 脑梗死

C. 坏死性胰腺炎　　D. 脂肪坏死

31. 属于完全性再生的是
A. 胃溃疡的修复
B. 脑梗死的修复
C. 肺空洞的修复
D. 肝细胞灶状坏死的修复

32. 以下不会引起空气栓塞的是
A. 胎盘早期剥离
B. 胸部外伤并损伤深静脉
C. 静脉穿刺输液
D. 锁骨下静脉插管输液

33. 在恶性肿瘤异型性中，最主要的表现是
A. 肿瘤细胞胞浆的变化
B. 肿瘤细胞体积的变化
C. 肿瘤细胞核的变化
D. 肿瘤组织结构的变化

34. 粥瘤所不具备的成分是
A. 纤维瘢痕
B. 无定形的坏死物质
C. B淋巴细胞
D. 泡沫状细胞

35. 以下不符合肺腺癌的描述是
A. 多为周围型
B. 常有吸烟史
C. 可伴有黏液分泌
D. 常有肺门淋巴结转移

36. 女性，30岁，10年来，反酸、嗳气、上腹部饱胀，伴有规律性上腹痛，进食后加重。胃镜检查，胃窦小弯侧可见溃疡。不支持消化性溃疡诊断的胃镜所见是
A. 溃疡直径小于2cm
B. 溃疡边缘整齐
C. 溃疡底部平坦
D. 溃疡周围黏膜皱襞中断、结节状肥厚

37. 急性弥漫性增生性肾小球肾炎增生的细胞是
A. 肾小球球囊壁层上皮细胞
B. 肾小球球囊脏层上皮细胞
C. 肾小球系膜细胞和内皮细胞
D. 肾小球内皮细胞

38. 乳腺导管内癌的特点是
A. 癌细胞位于导管基底膜内
B. 癌细胞与间质细胞混杂
C. 易发生淋巴道转移
D. 多发生坏死

39. 肠伤寒溃疡的形态特征取决于
A. 肠黏膜的皱襞形态
B. 肠黏膜淋巴小结的形态
C. 肠黏膜淋巴管的走向
D. 肠黏膜血管的走向

40. 甲状腺癌中，一般只从血行转移的是
A. 滤泡状癌
B. 乳头状癌
C. 髓样癌
D. 未分化癌

41. 左心衰竭的早期症状是
A. 下肢水肿
B. 心悸
C. 食欲不振
D. 劳力性呼吸困难

42. 最常见的慢性支气管炎的胸部X线片表现是
A. 双肺纹理增粗、紊乱，成网状或条索状
B. 双肺透亮度增加
C. 肺局部透亮度增加
D. 双肺蜂窝状改变

43. 洋地黄中毒最具特异性的心律失常是

A. 心电图呈鱼钩形 ST-T 改变
B. 频发房性期前收缩
C. 心房颤动或扑动
D. 心房颤动伴三度房室传导阻滞

44. 风湿性心脏病二尖瓣狭窄患者最常见的心律失常是
A. 房室传导阻滞
B. 室性期前收缩
C. 心房颤动
D. 室性心动过速

45. 急进性高血压病程进展快，靶器官损害显著，受累最严重的靶器官与最常见的死因是
A. 脑血管意外
B. 心力衰竭
C. 主动脉夹层破裂
D. 肾衰竭

46. 慢性阻塞性肺疾病失代偿期，Ⅱ型呼吸衰竭，给氧的原则是
A. 氧浓度 25%～30%，氧流量 1～2L/min，间断给氧
B. 氧浓度 25%～30%，氧流量 1～2L/min，持续给氧
C. 氧浓度 35%～40%，氧流量 2～3L/min，持续给氧
D. 氧浓度 40%～55%，氧流量 3～4L/min，持续给氧

47. 男性，28 岁。平素体健。受凉劳累后高热 3 天来诊，伴咳嗽、咳铁锈色痰。胸部 X 线片示右上叶大片实变阴影。下列经验性抗生素治疗欠妥的是
A. 青霉素
B. 红霉素
C. 头孢唑啉
D. 头孢哌酮

48. 下列检查可排除结核杆菌感染的是
A. PPD 试验阴性的儿童
B. 红细胞沉降率正常
C. 痰找结核菌阴性
D. 胸部 X 线片未见浸润性病灶

49. 女性，30 岁。间断上腹痛 3 年，疼痛多在餐前，进食后缓解。查体：腹平软，剑下偏右压痛。钡餐造影示十二指肠球变形。最可能的诊断是
A. 十二指肠球炎
B. 十二指肠球后溃疡
C. 十二指肠溃疡
D. 慢性胃炎

50. 急性胰腺炎最基本的治疗方法是
A. 肾上腺皮质激素
B. 禁食、补液
C. 抗生素
D. 生长抑素

51. 慢性肾衰竭时最常见的电解质紊乱是
A. 代谢性酸中毒、高血磷、低血钙
B. 代谢性碱中毒、低血磷、低血钙
C. 代谢性酸中毒、高血钾、高血钙
D. 代谢性酸中毒、高血磷、高血钙

52. 临床上鉴别肾小球源性血尿与非肾小球源性血尿最简单的方法是
A. 新鲜尿离心沉渣高倍镜检查
B. 新鲜尿离心沉渣油镜检查
C. 新鲜尿离心沉渣相差显微镜检查
D. 新鲜尿离心沉渣显微镜检查

53. 可能有助于鉴别缺铁与维生素 B_{12} 缺乏的实验室检查结果是

A. 血小板减少　　B. 血红蛋白减少
C. 血网织红细胞减少　　D. 红细胞减少

54. 女性，25 岁。发热、乏力及皮下出血点 2 月余，实验室检查诊断为急性白血病。下列检查有助于诊断该患者是急性粒细胞白血病而非急性淋巴细胞白血病的是
A. 严重贫血和血小板减少　　B. 形态学上无 Auer 小体
C. 未成熟细胞过氧化物酶和苏丹黑染色阳性　　D. 非特异性酯酶阴性

55. 对于糖尿病的饮食和运动疗法，下列说法正确的是
A. 应按患者实际体重计算总热量
B. 糖类产生热量应占总热量的 50%～60%
C. 脂肪产生热量占总热量应少于 30%
D. 运动应在餐前进行

56. 类风湿关节炎的特点不包括
A. 主要累及小关节的对称性多关节炎
B. 基本病理改变是滑膜炎
C. 四肢大关节游走性肿痛
D. 可累及颞颌关节、肩关节、髋关节

57. 革兰氏阴性杆菌败血症的临床特点是
A. 易并发心肌炎
B. 感染性休克发生早，持续时间长
C. 热型为稽留热或弛张热
D. 常见可转移性脓肿

58. 以下属于肠内营养并发症的是
A. 腹泻　　B. 肝功能损害
C. 胆囊结石　　D. 必需脂肪酸缺乏

59. 椎管内阻滞麻醉时，最先受到阻滞的神经是
A. 交感神经　　B. 副交感神经
C. 感觉神经　　D. 运动神经

60. 甲状腺功能亢进手术后第 2 天患者突然出现面部及四肢抽搐，应使用的药物是
A. 肾上腺皮质激素　　B. 镇静剂
C. 甲状腺素　　D. 钙制剂

61. 女性，26 岁，双侧乳房胀痛 1 年，月经前明显，月经后症状好转，乳房内可触及不规则肿块，伴有触痛，诊断为
A. 乳腺癌　　B. 乳腺纤维腺瘤
C. 乳腺导管内乳头状瘤　　D. 乳腺囊性增生症

62. 男性，36 岁。因胃穿孔行急诊手术。术后第 6 天出现发热、寒战、右上腹痛及呃逆。查体：右肺呼吸音低，呼吸移动减弱，胸片示右膈活动受限，肋膈角不清。白细胞 $18.1\times 10^9/L$。此患者应诊断为
A. 右下肺炎　　B. 右侧胸膜炎
C. 右膈下脓肿　　D. 右肝脓肿

63. 以下关于阿米巴肝脓肿的治疗中，不正确的是

A. 首选手术治疗
B. 药物（氯喹、甲硝唑、依米丁）治疗和反复穿刺吸脓
C. 脓肿较大有穿破危险者可经皮肝穿刺脓肿置管引流
D. 继发细菌感染时可行手术切开引流

64. 下列关于胰腺假性囊肿的叙述，正确的是
A. 多继发于腹部外伤
B. 囊壁上皮可分泌黏液
C. 主要体征是上腹包块
D. 诊断后尽早手术切除

65. 下列哪项不是前列腺增生的排尿症状
A. 排尿迟缓
B. 尿流细、无力、断续
C. 尿频、尿急
D. 尿痛

66. 断肢在行再植手术前，应保存在
A. 乳酸林格液中
B. 无菌冰水中
C. 无菌干燥容器中冷藏
D. 无菌干燥容器中冷冻

67. 急性血源性骨髓炎早期与急性软组织蜂窝织炎鉴别的主要根据，下列哪项不对
A. 全身症状
B. 病灶部位
C. 局部体征
D. X 线片所见

（68～69 题共用题干）

男性，46 岁。3 天来腹泻，无脓血，半天来烦躁不安、意识不清来急诊。查体：BP 120/80mmHg，浅昏迷，上胸部可见数个蜘蛛痣，巩膜黄染，心肺未见异常，腹软，肝未触及，脾肋下 2cm。化验尿蛋白（—）、糖（—），镜检未见异常，血 Hb 102g/L，WBC $3.5\times10^9/L$，Plt $85\times10^9/L$。

68. 该患者昏迷最可能的病因是
A. 肝性脑病
B. 糖尿病酮症酸中毒
C. 尿毒症
D. 脑血管病

69. 对诊断最有意义的检查是
A. 头颅 CT
B. 肾功能
C. 血氨
D. 血气分析

（70～72 题共用题干）

男性，25 岁。8 年来反复咳嗽、咳脓痰，抗感染治疗后症状会好转，近 3 天来再犯，发热 38.2℃，咳脓痰，无臭味，查体于左下肺可闻及湿性啰音。

70. 该患者最可能的诊断是
A. 慢性支气管炎
B. 支气管扩张
C. 肺脓肿
D. 支气管内膜结核

71. 该患者采集病史时，还应特别注意询问的是
A. 麻疹、百日咳病史
B. 过敏性鼻炎病史
C. 吸烟史
D. 个人职业

72. 需要首先进行的检查是
A. 心电图
B. 肺功能

C. 胸部X线片　　D. 纤维支气管镜检查

（73～75题共用题干）

女性，55岁。5年来患慢性阻塞性肺疾病（COPD）、慢性肺源性心脏病，2天来受凉后病情加重，发热、咳嗽、咳黄痰，呼吸困难不能平卧。查体：T 38.5℃，P 115次/分，R 30次/分，BP 130/85mmHg，口唇发绀，颈静脉怒张，双肺散在干、湿性啰音，心率115次/分，律齐，腹平软，肝肋下3cm，脾肋下未触及，下肢有中度凹陷性水肿。化验血Hb 155g/L，WBC 12.2×10^9/L，N 0.85，Plt 233×10^9/L。

73. 该患者病情加重的主要原因是

A. 肺部感染　　B. 心动过速

C. 严重缺氧　　D. 肺功能进行性下降

74. 该患者最可能发生的酸碱平衡失调是

A. 呼吸性碱中毒

B. 呼吸性酸中毒

C. 呼吸性碱中毒合并代谢性酸中毒

D. 呼吸性酸中毒合并代谢性碱中毒

75. 该患者最重要的治疗药物是

A. 有效抗生素　　B. 强心药

C. 呼吸兴奋药　　D. 利尿药

（76～78题共用题干）

男性，70岁。10余年来患高血压，2小时前因遇烦心事，血压突然明显升高达200/120mmHg，呼吸困难不能平卧，发生急性左心衰竭来诊。

76. 该患者首选的降压药是

A. 硝酸甘油　　B. 硝普钠

C. 卡托普利　　D. 哌唑嗪

77. 禁用的药物是

A. 吗啡　　B. 利尿剂

C. β受体阻滞剂　　D. 多巴酚丁胺

78. 引起该患者急性左心衰竭最可能的原因是

A. 感染　　B. 心律失常

C. 血压骤升　　D. 电解质紊乱

（79～81题共用题干）

男性，35岁。3个月来间断上腹痛，有时夜间痛醒，反酸。1天前黑便1次，无呕血，但腹痛减轻，化验粪隐血强阳性。

79. 该患者上腹痛、黑便最可能的病因是

A. 慢性胃炎　　B. 胃溃疡

C. 十二指肠溃疡　　D. 胃癌

80. 为了确定诊断，首选的检查是

A. 胃镜检查
B. 钡餐透视
C. 腹部 CT
D. 腹部 B 超

81. 若患者出现黑便，每日出血量最少应超过
A. 30ml
B. 50ml
C. 150ml
D. 300ml

（82～84 题共用题干）

男性，22 岁。10 天来发热伴咽痛，2 天来双眼睑水肿。查体：BP 150/95mmHg，双眼睑水肿，咽红，扁桃体Ⅱ度肿大，双下肢轻度可凹性水肿。化验尿蛋白（++），红细胞 30～50/HP，血肌酐 96μmol/L，血尿素氮 7mmol/L。

82. 该患者最可能的诊断是
A. 急性肾小球肾炎
B. 急进性肾小球肾炎
C. 肾病综合征
D. 隐匿型肾小球肾炎

83. 肾病理检查的病变类型是
A. 系膜毛细血管性肾小球肾炎
B. 系膜增生性肾小球肾炎
C. 毛细血管内增生性肾小球肾炎
D. 新月体肾小球肾炎

84. 血清 C3 水平有鉴别诊断意义，该患者的血清 C3 水平是
A. 血清 C3 正常
B. 血清 C3 下降，8 周内恢复正常
C. 血清 C3 下降，8 周内不恢复正常
D. 血清 C3 正常，8 周后下降

（85～87 题共用题干）

男性，25 岁。1 周来牙龈及鼻出血伴皮肤紫癜，化验血 Hb 95g/L，WBC 12×10^9/L，Plt 20×10^9/L，骨髓增生明显活跃，胞浆内有大小不等颗粒和成堆 Auer 小体的细胞占 85%，POX 染色呈强阳性，红系明显受抑制，未见巨核细胞。

85. 该患者的诊断为
A. 急性早幼粒细胞白血病
B. 急性淋巴细胞白血病
C. 急性单核细胞白血病
D. 急性巨核细胞白血病

86. 该患者临床容易发生
A. 中枢神经系统白血病
B. 睾丸白血病
C. DIC
D. 严重感染

87. 该患者的治疗宜首选
A. DA 方案
B. VP 方案
C. 羟基脲
D. 全反式维 A 酸

（88～90 题共用题干）

女性，19 岁。半个月来出汗多，心悸，易饥，体重降低 6kg。查体：BP 120/60mmHg，无突眼，甲状腺弥漫性肿大，无压痛，可闻及血管杂音，晨起心率 108 次/分，律齐，肺和腹部检查未见异常。

88. 该患者最可能的诊断是

A. Graves 病　　B. 桥本甲状腺炎

C. 结节性甲状腺肿伴甲亢　　D. 单纯性甲状腺肿

89. 最有助于诊断的检查是

A. TPOAb 和 TgAb 滴液　　B. 血 T_3、T_4测定

C. 甲状腺扫描　　D. 甲状腺 B 超

90. 首选的治疗是

A. 手术治疗　　B. 复方碘溶液

C. 抗甲状腺药物　　D. 放射碘治疗

（91～93 题共用题干）

女性，18 岁。因高热、口腔溃疡、多关节痛伴劳累后胸闷气短半个月来诊。查体见面部蝶形红斑，双颈部和右腋窝可触及数个肿大淋巴结，最大者 1.5cm×1.2cm 大小，肺（－），心率 75 次/分，律齐，肺动脉瓣区第二心音亢进，无杂音，双下肢无水肿。化验血 ANA（＋），抗 dsDNA 抗体（＋）。

91. 该患者最可能的诊断是

A. 风湿性关节炎　　B. 类风湿关节炎

C. 系统性红斑狼疮　　D. 贝赫切特病

92. 该患者气短可能合并的病变是

A. 狼疮肺炎　　B. 肺动脉高压

C. 肺内感染　　D. 心功能不全

93. 进一步应该做的检查**不包括**

A. 唾液腺流率　　B. 肺动脉压力测定

C. 尿蛋白定量　　D. 超声心动图

（94～96 题共用题干）

男性，30 岁，双下肢挤压伤，神志尚清楚，表情淡漠，明显口渴，面色苍白，皮肤湿冷，脉搏 115 次/分，血压 95/70mmHg，中心静脉压 $4cmH_2O$，毛细血管充盈迟缓，血 pH 7.32。

94. 该患者目前的情况属于

A. 虚脱　　B. 休克代偿期

C. 中度休克　　D. 重度休克

95. 其循环系统的病理生理改变是

A. 心功能不全　　B. 血容量严重不足

C. 容量血管过度收缩　　D. 肾功能急性衰竭

96. 应采取的最有效措施是

A. 补充血容量　　B. 给予强心药物

C. 纠正酸中毒　　D. 应用收缩血管药物

（97～98 题共用题干）

男性，30 岁。因交通事故，胸部闭合性损伤，患者极度呼吸困难，烦躁不安。查体：患者血压低，脉搏快，口唇发绀，右胸饱满，叩之鼓音，呼吸音几乎听不到。

97. 该患者的诊断最可能是

A. 闭合性气胸　　B. 血气胸

C. 张力性气胸　　D. 心脏压塞

98. 该患者的急救措施首先是

A. 开放静脉输液输血　　B. 吸氧

C. 开胸探查闭式胸腔引流　　D. 穿刺胸膜腔排气减压

（99～100 题共用题干）

女性，33 岁。右乳红肿 3 个月。查体：右乳皮肤红肿，呈橘皮样改变，未触及肿块，右腋窝可触及多个肿大、质硬、融合淋巴结。皮肤活检在真皮淋巴管内查见癌栓，ER、PR 阳性，C-erbB2（HER2）阴性。

99. 最可能的诊断是

A. 髓样癌　　B. 黏液腺癌

C. 炎性乳腺癌　　D. 乳头湿疹样乳腺癌

100. 最佳综合治疗顺序是

A. 放疗、手术、化疗、内分泌治疗

B. 化疗、手术、放疗、内分泌治疗

C. 手术、化疗、放疗、内分泌治疗

D. 手术、放疗、化疗、内分泌治疗

（101～103 题共用题干）

男性，40 岁。上腹饥饿性隐痛反复发作 10 年，伴反酸、嗳气，进食和服用抗酸药物后可缓解。

101. 该患者最可能患

A. 胃十二指肠溃疡　　B. 慢性胆囊炎

C. 慢性胰腺炎　　D. 胃癌

102. 患者于晚餐后 4 小时，突然上腹剧痛，迅速波及全腹，持续性。该患者可能发生

A. 急性胆囊炎，胆囊穿孔　　B. 急性出血性坏死性胰腺炎

C. 溃疡病穿孔　　D. 急性胃扩张

103. 为明确诊断，首选的检查手段是

A. 血清淀粉酶测定　　B. 腹部 B 超

C. 内镜检查　　D. 腹部 X 线检查（立位）

（104～106 题共用题干）

男性，35 岁。突发畏寒、发热及右上腹痛。查体：体温 39.5℃，无黄疸，右上腹压痛，肝肋下 4cm，肝区叩痛（+）。化验：白细胞 $16\times10^9/L$，胸腹透视右膈抬高，活动受限。B 超肝右后叶有直径 8cm 的液性暗区。既往有胆道感染史。

104. 该患者的诊断首先考虑是

A. 肝癌坏死液化　　B. 细菌性肝脓肿
C. 阿米巴性肝脓肿　　D. 肝包虫囊肿合并感染

105. 下列哪项检查对确诊最有价值
A. 血培养　　B. 腹部 CT
C. 肝穿刺　　D. 肝动脉造影

106. 下列哪项不是该疾病的并发症
A. 右膈下脓肿　　B. 右胸腔脓肿
C. 胆道出血　　D. 幽门梗阻

（107～108 题共用题干）

男性，35 岁。10 天前抬重物扭伤腰部，腰痛伴右下肢后外侧放射痛，无大小便功能障碍。查体：腰椎骨侧突，活动受限，右直腿抬高试验阳性，右外踝及足外侧感觉迟钝，肌力良好。右踝腱反射较对侧低。

107. 该患者的诊断最可能是
A. 急性腰扭伤　　B. 腰椎间盘突出症
C. 梨状肌综合征　　D. 第三腰椎横突综合征

108. 下列的治疗措施，目前哪项不宜采用
A. 卧床休息　　B. 骨盆牵引
C. 腰部理疗　　D. 髓核摘除术

（109～110 题共用题干）

男性，16 岁。3 周前扭伤右膝，初隐痛，间歇性，后很快转为持续性痛，夜间重。查体：右膝上内侧肿，皮肤发亮，有静脉怒张，皮温高，有压痛。X 线片示股骨干骺端破坏及“日光射线”样成骨。

109. 该患者最可能的诊断是
A. 化脓性血源性骨髓炎　　B. 骨结核
C. 骨肉瘤　　D. 骨巨细胞瘤

110. 目前最适合的治疗是
A. 联合应用大剂量广谱抗生素静脉点滴　　B. 抗结核治疗
C. 根治性肿瘤切除加术前后化疗　　D. 肿瘤刮除植骨术

111. 医务工作者崇高的职业道德境界是
A. 只体现在认识疾病的活动中
B. 只体现在治疗疾病的活动中
C. 只体现在认识疾病、治疗疾病的活动中
D. 只体现在家庭生活中

112. 公正不仅指形式上的类似，更强调公正的
A. 本质　　B. 内容
C. 基础　　D. 意义

113. 女性，32 岁。间断头痛 3 个月，于感冒和月经来潮时加重，于是出于彻底检查的目的

来医院神经科坚决要求作 PET-CT 检查，被医师拒绝。医师说先行全面的体格检查和脑电图检查后再定。患者大为不满，为形成正常医患关系，该医师正确的做法是

A. 完全按患者要求办，开单作 PET-CT 检查

B. 坚决按自己的意见办，脑电图检查后再定

C. 说服患者先行体格检查和脑电图检查的意义

D. 维护信托关系，对不信赖患者拒绝接诊

114. 一位医生在为其患者进行角膜移植手术的前一夜，发现备用的眼球已经失效，于是到太平间看是否有尸体能供角膜移植之用，恰巧有一尸体。考虑到征求死者家属意见很可能会遭到拒绝，而且时间也紧迫，于是便取出了死者的一侧眼球，然后用义眼代替，尸体火化前，死者家属发现此事，便把医生告上法庭。经调查，医生完全是为了患者的利益，并没有任何与治疗无关的动机。下列对此案例的分析中，最恰当的是

A. 说明我国器官来源的缺乏

B. 说明医院对尸体的管理有问题

C. 说明医生为了患者的利益而摘取眼球在伦理学上是可以得到辩护的

D. 说明首先征得家属的知情同意是一个最基本的伦理原则

115. 下列各项中，哪项**不属于**医师在执业活动中应当履行的法定义务

A. 尊重患者，保护患者的隐私

B. 遵守技术操作规范

C. 参与所在机构的民主管理

D. 宣传卫生保健知识

二、B 型题：116～135 小题，每小题 1.5 分，共 30 分。A、B、C、D 是其下两道小题的备选项，请从中选择一项最符合题目要求的，每个选项可以被选择一次或两次。

A. 单纯扩散

B. 载体中介的易化扩散

C. 通道中介的易化扩散

D. 主动转运

116. 钠泵转运 Na^+、K^+ 属于

117. 静息状态下 K^+ 由细胞内向膜外扩散属于

A. 刺激外周化学感受器

B. 刺激中枢化学感受器

C. 直接抑制呼吸中枢

D. 直接刺激呼吸中枢

118. 动脉血中 CO_2 升高时引起呼吸加强的主要机制是

119. 低 O_2 对呼吸中枢的主要作用是

A. HMG-CoA 合酶

B. HMG-CoA 还原酶

C. 乙酰乙酸硫激酶

D. 乙酰 CoA 羧化酶

120. 参与酮体分解的酶

121. 胆固醇合成的关键酶是

A. 引物酶

B. DNA-pol

C. 核酸酶　　D. 端粒酶

122. 催化以 RNA 为模板合成 DNA 的酶是
123. 催化以 DNA 为模板合成 RNA 的酶是

A. 急性细菌性痢疾　　B. 肠伤寒
C. 急性蜂窝织炎　　D. 急性重症肝炎

124. 属于化脓性炎的是
125. 属于肉芽肿性炎的是

A. 点状坏死　　B. 桥接坏死
C. 碎片状坏死伴桥接坏死　　D. 大片坏死

126. 急性重型肝炎的特征性病变是
127. 中度慢性肝炎的特征性病变是

A. 三度房室传导阻滞　　B. 室性心动过速
C. 心房颤动　　D. 二度房室传导阻滞

128. 心电图可见房室分离，即 P 波与 QRS 波无关，P 波频率＞QRS 波频率，见于
129. 心电图可见房室分离，即 P 波与 QRS 波无关，P 波频率＜QRS 波频率，见于

A. 分泌功能亢进为主的慢性腹泻
B. 消化功能障碍为主的慢性腹泻
C. 吸收功能障碍为主的慢性腹泻
D. 运动功能紊乱为主的慢性腹泻

130. Zollinger-Ellison 综合征时的腹泻机制是
131. 慢性胰腺炎时的腹泻机制是

A. 高位结扎及剥脱术　　B. 旁路转流术
C. 切开取栓术　　D. 大网膜移植术

132. 大隐静脉曲张的治疗
133. 血栓闭塞性脉管炎的治疗

A. 带蹬吊带法　　B. 手法复位，石膏固定
C. 骨盆截骨（Salter）术　　D. 骨盆内移截骨（Chiari）术

134. 1 岁以内小儿先天性髋脱位的治疗可用
135. 4 岁以上小儿先天性髋脱位的治疗可用

三、X 型题：136～165 小题，每小题 2 分，共 60 分。在每小题给出的 A、B、C、D 四个选项中，至少有两项是符合题目要求的。请选出所有符合题目要求的答案，多选或少选均不得分。

136. 下述哪些过程需要细胞本身耗能
A. 维持正常的膜静息电位
B. 膜去极化达阈电位时的大量 Na^+ 内流
C. 动作电位复极化时的 K^+ 外流
D. 递质释放时的胞裂外排

137. 下列关于心血管活动的神经调节，正确的是
A. 心脏受双重神经支配
B. 血管受双重神经支配
C. 安静时心迷走神经活动占优势
D. 冠状循环血流量主要受局部代谢的调节

138. 胃的蠕动
A. 使胃容纳和接受食物
B. 使食物和消化液混合
C. 研磨食物
D. 促进胃排空

139. 能促使机体产热活动明显增强的体液因子有
A. 生长激素
B. 肾上腺素
C. 甲状腺激素
D. 糖皮质激素

140. 神经胶质细胞的作用有
A. 支持作用
B. 修复和再生作用
C. 物质代谢和营养性作用
D. 绝缘和屏障作用

141. 糖皮质激素对血细胞的作用有
A. 红细胞数目增加
B. 中性粒细胞数目增加
C. 淋巴细胞数目减少
D. 血小板数目减少

142. 下列属生糖兼生酮氨基酸的是
A. Trp
B. Tyr
C. Thr
D. Lys

143. 琥珀酰 CoA 的代谢去路有
A. 氧化生成 CO_2、H_2O
B. 转变成亚油酸
C. 参与酮体氧化
D. 合成血红素

144. 干扰 IMP 转变为 GMP 的核苷酸抗代谢物是
A. 6-巯基嘌呤
B. 6-重氮-5-氧正亮氨酸
C. 氮杂丝氨酸
D. 甲氨蝶呤

145. 下列对真核生物和原核生物复制的比较中正确的是
A. 二者的合成方向均为 $5'\rightarrow3'$
B. 真核生物的冈崎片段短于原核生物
C. 真核生物的复制起始点少于原核生物
D. 真核生物复制延长速度快于原核生物

146. 氨基酰-tRNA 合成酶催化反应的特点是
A. 氨基酰-tRNA 合成酶具有绝对特异性
B. 催化氨基酸的-COOH 与 tRNA 的 $3'$-OH 生成酯键
C. 此酶还有校正活性，即催化酯键水解的活性

D. 该酶在活化氨基酸的同时需要消耗 ATP

147. 编码产物中，属于转录因子的癌基因有

A. c-jun　　B. c-fos

C. c-sis　　D. c-myc

148. 易发生化生的组织有

A. 上皮组织　　B. 神经组织

C. 肌肉组织　　D. 纤维组织

149. Ⅱ型超敏反应的病理特点有

A. 可导致交叉免疫反应　　B. 可导致靶细胞溶解

C. 可导致靶细胞功能异常　　D. 可介导对肿瘤细胞的杀伤

150. 累及肺泡的肺气肿类型有

A. 腺泡中央型　　B. 全腺泡型

C. 腺泡周围型　　D. 不规则型

151. 结节硬化型霍奇金淋巴瘤的病理特点有

A. 可见多量陷窝细胞　　B. 可见典型 R-S 细胞

C. 可见混合性炎症细胞反应　　D. 纤维组织系带状增生

152. 新月体性肾小球肾炎类型有

A. 抗肾小球基膜抗体型　　B. 免疫复合物型

C. 免疫反应缺乏型　　D. 致密沉积物型

153. 流行性乙型脑炎的基本病变有

A. 神经细胞变性坏死　　B. 蛛网膜下腔大量中性粒细胞渗出

C. 胶质细胞增生　　D. 主要累及大脑灰质及神经核团

154. 高血压导致的靶器官损害包括

A. 心脏　　B. 脑

C. 肾　　D. 大血管

155. 可引起大叶性肺炎的病原菌有

A. 军团菌　　B. 金黄色葡萄球菌

C. 肺炎克雷伯杆菌　　D. 溶血性链球菌

156. 下列符合有机磷中毒特点的是

A. 呕吐物有蒜味　　B. 胆碱酯酶活力下降

C. 肌纤维颤动　　D. 瞳孔散大

157. 下列符合肾病综合征诊断的是

A. 尿蛋白大于 3.5g/d　　B. 血浆白蛋白低于 35g/L

C. 水肿　　D. 血脂升高

158. 雄激素治疗慢性再生障碍性贫血的机制包括

A. 刺激肾产生红细胞生成素　　B. 改善骨髓微环境

C. 直接刺激造血干细胞　　D. 减少骨髓原位溶血

159. 关于糖尿病母亲及婴儿情况，下列说法正确的是

A. 生产前后的死亡率比非糖尿病母亲的婴儿要高

B. 婴儿发生先天性畸形的危险性要高

C. 比非糖尿病母亲的婴儿患新生儿呼吸窘迫综合征的危险要高
D. 常常在产后不久表现为明显的高血糖

160. 下列良性肿瘤的特点中，正确的是
A. 细胞分化程度高
B. 多呈膨胀性生长
C. 单发
D. 有包膜，与周围有明显界限

161. 下列关于腹股沟斜疝和直疝的鉴别，正确的是
A. 斜疝自内环经腹股沟管突出
B. 直疝由腹壁下动脉、腹直肌外缘和腹股沟韧带构成的三角处突出
C. 斜疝疝囊在精索前方，直疝疝囊在精索后方
D. 直疝的疝囊颈在腹壁下动脉的外侧

162. 胆道出血的临床表现有
A. 胆绞痛　　B. 黄疸
C. 肝肿大　　D. 消化道出血

163. 以下关于痔的描述，正确的是
A. 混合痔是指伴有肛周感染的内痔
B. 痔导致的便血特点是血与便不混，位于便表面
C. 内痔的临床表现常常是无痛性便后出血
D. 外痔的最佳治疗是注射硬化剂治疗

164. 腹膜炎的临床体征包括
A. 腹肌紧张　　B. 压痛
C. 反跳痛　　D. 腹式呼吸消失

165. 骨折临床愈合的标准是
A. 局部无压痛及叩击痛
B. 局部无反常活动
C. 局部无畸形
D. X线片示骨折线模糊，并有连续性骨痂通过

全国硕士研究生招生考试
临床医学综合能力（西医）全真模拟试卷（七）

（本试卷满分为 300 分，考试时间为 180 分钟）

一、A 型题：1～40 小题，每小题 1.5 分；41～115 小题，每小题 2 分；共 210 分。在每小题给出的 A、B、C、D 四个选项中，请选出一项最符合题目要求的。

1. 人体内交感肾上腺髓质系统兴奋引起血压升高，属于
   A. 自身调节　　B. 神经调节
   C. 体液调节　　D. 神经-体液调节
2. 与低常期相对应的动作电位时相是
   A. 正后电位　　B. 负后电位
   C. 锋电位升支　　D. 锋电位降支
3. 肝素抗凝血的主要作用机制是
   A. 增强抗凝血酶Ⅲ的活性　　B. 抑制 X 因子激活
   C. 促进纤维蛋白溶解　　D. 抑制血小板的作用
4. 每搏输出量和外周阻力不变时，心率降低可引起下列哪一项增加
   A. 动脉收缩压　　B. 动脉舒张压
   C. 动脉平均压　　D. 动脉脉搏压
5. 心交感神经心肌效应的主要机制是
   A. 明显增加 Ca^{2+} 通透性
   B. 减弱自律细胞 4 期的内向电流 I_f
   C. 使复极相 K^+ 外流减慢
   D. 增加肌钙蛋白的 Ca^{2+} 亲和力
6. 下列哪种情况可使肺的静态顺应性增加
   A. 肺泡表面张力增加　　B. 肺弹性阻力增加
   C. 肺弹性阻力降低　　D. 表面活性物质减少
7. 关于 CO_2 在血液中的运输，正确的是
   A. 化学结合的 CO_2 主要是碳酸氢盐和氨基甲酸血红蛋白
   B. CO_2 与 Hb 的氨基结合生成氨基甲酸血红蛋白的反应需酶的催化，速度较慢
   C. 从组织扩散进入血液的大部分 CO_2，在血浆内与水反应生成 H_2CO_3
   D. 血浆内含有较高浓度的碳酸苷酶
8. 关于食管下段括约肌的叙述，下列哪项是**错误**的
   A. 该部位平滑肌增厚
   B. 其内压力比胃高 5～10mmHg
   C. 促胃液素可刺激其收缩
   D. 可防止胃内容物逆流入食管
9. 体温调节的基本中枢位于

A. 脊髓　　B. 延髓
C. 中脑　　D. 下丘脑

10. 在下列哪种情况下肾小球滤过率基本保持不变
A. 血浆胶体渗透压降低
B. 囊内压升高
C. 滤过膜的通透性增大
D. 动脉血压由 80mmHg 升高到 180mmHg

11. 下列关于视杆细胞的叙述，错误的是
A. 外段是视紫红质集中的部位
B. 与视锥细胞形态上的区别是内段
C. 不能产生动作电位
D. 在强光下几乎无感受光刺激的能力

12. 声波由鼓膜经听骨链到达卵圆窗膜时，振动变化的特征是
A. 压强增大，振幅不变　　B. 压强增大，振幅减小
C. 压强增大，振幅增大　　D. 压强减小，振幅减小

13. 下列哪项生理活动是由 α 受体介导的
A. 瞳孔扩大　　B. 心率加快
C. 支气管扩张　　D. 糖酵解加速

14. 切断中脑头端网状结构，动物将
A. 出现脊休克现象　　B. 出现去大脑僵直现象
C. 处于昏睡状态　　D. 出现站立不稳现象

15. 与睡眠有关的主要神经递质是
A. 去甲肾上腺素和多巴胺　　B. 去甲肾上腺素和 5-羟色胺
C. 乙酰胆碱和多巴胺　　D. 乙酰胆碱、多巴胺和 5-羟色胺

16. 血中哪一种激素出现高峰可作为排卵的标志
A. 催乳素　　B. 孕激素
C. LH　　D. FSH

17. 蛋白质 α 螺旋结构的特点是
A. 多为左手螺旋　　B. 肽键平面充分伸展
C. 靠氢键维系稳定性　　D. 氨基酸侧链伸向螺旋内侧

18. 对真核生物 mRNA 结构特点的叙述，错误的是
A. 5′-末端为 ^{m7}GpppN　　B. 3′-端接多聚 A 尾
C. 含有遗传密码　　D. 含有 dTMP

19. 下列辅酶中含有维生素泛酸的是
A. NAD^+　　B. FAD
C. CoA　　D. TPP

20. 在糖酵解和糖异生中都起催化作用的酶是
A. 己糖激酶　　B. 丙酮酸激酶
C. 丙酮酸羧化酶　　D. 3-磷酸甘油醛脱氢酶

21. 与酮体生成无关的酶是

A. HMG-CoA 合成酶
B. HMG-CoA 裂解酶
C. HMG-CoA 还原酶
D. β-羟丁酸脱氢酶

22. 尿素合成时其分子中的 1 个氮来自游离氨，另 1 个直接来自
A. 精氨酸
B. 瓜氨酸
C. 鸟氨酸
D. 天冬氨酸

23. 叶酸类似物甲氨蝶呤（MTX）能抑制的反应是
A. IMP→GMP
B. UTP→CTP
C. CDP→dCDP
D. dUMP→dTMP

24. 下列有关逆转录过程的叙述中不正确的是
A. 以 RNA 为模板合成 DNA 的过程
B. RNA-DNA 杂化双链为其中间产物
C. 以 cDNA 单链为模板合成 DNA 第二链
D. 分别由逆转录酶、RNA 酶、DNA 聚合酶催化

25. 原核生物转录起始点上游－10 区的一致性序列是
A. Pribnow 盒
B. GC 盒
C. UAA
D. TTATTT

26. 下列关于基因表达概念的叙述中不正确的是
A. 基因表达具有阶段和组织特异性
B. 基因表达均经历基因转录和翻译过程
C. 有些基因表达水平受环境变化影响
D. 某些基因表达产物是蛋白质分子

27. 心钠素发挥调节作用通过的信是号传导途径是
A. AC-cAMP-PKA 通路
B. GC-cGMP-PKG 通路
C. PLC-IP/DAG-PKC 通路
D. PTK-Ras-MAPK 通路

28. 成熟红细胞内经磷酸戊糖途径生成的 NADPH 的作用是
A. 调节血红蛋白运氧功能
B. 促进 2,3-BPG 支路的运行
C. 维持红细胞内 GSH 的含量
D. 促进红细胞膜脂类的合成

29. 细胞坏死的主要形态学特征是
A. 核分裂
B. 细胞核异型
C. 线粒体肿胀
D. 细胞核碎裂

30. 下列哪一种不属于营养不良性钙化
A. 干酪样坏死钙化
B. 血吸虫虫卵钙化
C. 血栓钙化
D. 肾小管的钙化

31. 肺淤血时，心力衰竭细胞来源于
A. 红细胞
B. 巨噬细胞
C. 淋巴细胞
D. 肺泡上皮细胞

32. 诊断羊水栓塞的证据是在下列何处发现羊水成分
A. 肺小静脉和毛细血管
B. 肺小动脉和毛细血管
C. 细支气管腔内
D. 支气管动脉内

33. 假膜性炎特征性的渗出物是

A. 浆液
B. 纤维素
C. 中性粒细胞
D. 淋巴细胞

34. 动脉粥样硬化症时可见
A. 阿少夫细胞
B. 陷窝细胞
C. 类上皮细胞
D. 泡沫细胞

35. 革囊胃是指
A. 胃癌伴扩张
B. 胃癌弥漫浸润型
C. 胃黏液腺癌
D. 胃溃疡广泛瘢痕形成

36. 慢性肝炎时出现的毛玻璃细胞，在电镜下的主要变化是
A. 光面内质网大量增生
B. 粗面内质网大量增生
C. 线粒体大量增生
D. 高尔基复合体肥大增生

37. 关于膜增生性肾小球肾炎，以下正确的是
A. 起病急骤
B. 常表现为急性肾炎综合征
C. 部分患者补体升高
D. 银染色显示毛细血管壁呈双轨状

38. 子宫体癌最常见的组织学类型是
A. 腺鳞癌
B. 腺棘癌
C. 高分化腺癌
D. 低分化腺癌

39. 以下符合粉刺性导管内癌的描述是
A. 多发生在乳晕区
B. 属浸润性乳腺癌
C. 肿瘤细胞异型性小
D. 易发生腋窝淋巴结转移

40. 冷脓肿发生于
A. 结核
B. 阿米巴病
C. 梅毒
D. 血吸虫病

41. 触觉语颤增强见于
A. 严重胸膜肥厚
B. 肺泡含气量减少
C. 肺泡含气量增加
D. 肺气肿

42. 男性，45 岁。2 年多来活动后心悸，逐渐加重，5 年前体检时曾被告知有心脏病。查体：BP 140/50mmHg，心叩诊浊音界向左下扩大呈靴形，胸骨左缘第 3 肋间可闻及舒张期杂音。该患者最可能的心脏病变是
A. 主动脉瓣关闭不全
B. 主动脉瓣狭窄
C. 动脉导管未闭
D. 二尖瓣关闭不全

43. 下列不符合心房颤动心脏听诊特点的是
A. 心音强弱不一
B. 心律绝对不齐
C. 容易听到第四心音
D. 心率＞脉率

44. 应用利尿剂治疗慢性心力衰竭时，临床上应特别注意的事项是
A. 肝功能
B. 肾功能
C. 血尿酸情况
D. 血电解质与酸碱平衡

45. 临床上诊断劳力性心绞痛最重要的依据是

A. 心电图有无心肌缺血改变　　B. 典型的劳力性心绞痛症状
C. 运动心电图负荷试验　　D. 超声心动图检查

46. 典型支气管哮喘发作时最主要的临床表现是
A. 伴有哮鸣音的吸气性呼吸困难和双肺哮鸣音
B. 伴有哮鸣音的呼气性呼吸困难和双肺哮鸣音
C. 伴有哮鸣音的混合性呼吸困难和双肺哮鸣音
D. 伴有哮鸣音的混合性呼吸困难和粉红色泡沫痰

47. 男性，40 岁。慢性咳嗽、咳痰病史近 20 年，早晚咳痰重，痰量多，近 1 周来发热，咳黄色脓痰，时有痰中带血，每日痰量约 300ml。无吸烟史。查体：左肺底可闻及固定性大水泡音，见杵状指。最可能的诊断是
A. 慢性支气管炎　　B. 肺脓肿
C. 支气管肺炎　　D. 支气管扩张感染

48. 男性，65 岁。持续性上腹部疼痛 3 个月，消瘦、贫血、乏力，偶有恶心、呕吐。查体呈贫血貌，上腹部剑突下轻压痛。为确定诊断应采用的辅助检查是
A. X 线上消化道造影　　B. 血清促胃液素测定
C. B 超检查　　D. 纤维胃镜检查

49. 肝性脑病患者给予肠道抗生素治疗的目的是
A. 消除细菌毒素　　B. 抑制大肠埃希菌
C. 抑制肠道细菌　　D. 减少真菌感染

50. 溃疡性结肠炎患者的主要症状是
A. 腹泻　　B. 腹胀
C. 食欲不振　　D. 便秘

51. 男性，15 岁。因肾病综合征住院，肾组织活检示免疫病理阴性，电镜下有广泛的肾小球脏层上皮细胞足突融合，最可能的病理类型是
A. 系膜增生性肾小球肾炎　　B. 局灶性节段性肾小球硬化
C. 微小病变型肾病　　D. 系膜毛细血管性肾小球肾炎

52. 外周血涂片中，不会出现原始和幼稚细胞的疾病是
A. 巨幼细胞贫血　　B. 自身免疫性溶血性贫血
C. 骨髓增生异常综合征　　D. 再生障碍性贫血

53. 关于缺铁性贫血铁剂治疗的说法，正确的是
A. 首选注射铁剂
B. 口服铁剂与维生素 C 同服效果较好
C. 一旦红细胞计数恢复正常，铁治疗就可终止
D. 有效的铁剂治疗开始后 48 小时就可见到症状好转

54. 判断 Graves 病患者能否停用抗甲状腺药物，下列最适合的实验室检查项目是
A. 血清总甲状腺激素水平测定
B. 促甲状腺激素释放激素兴奋试验和 TRAb 是否恢复正常
C. 促甲状腺激素释放激素兴奋试验
D. 三碘甲状腺原氨酸抑制试验

55. 类风湿关节炎最先受累的关节是

A. 远端指间关节
B. 近端指间关节
C. 肘关节
D. 肩关节

56. 下列关于 SLE 的说法，不正确的是
A. 青年女性多见
B. 多有光过敏
C. 先累及一个系统以后扩展至各系统
D. 过敏性疾病

57. 男性，20 岁。右足和右小腿被开水烫伤，有水疱伴剧痛。创面基底部肿胀发红，该患者烧伤面积和深度的诊断为
A. 5%，浅Ⅱ度
B. 10%，浅Ⅱ度
C. 10%，深Ⅱ度
D. 15%，浅Ⅱ度

58. 全身麻醉发生急性下呼吸道梗阻时，禁止使用的药物是
A. 氨茶碱
B. 异丙肾上腺素
C. 氢化可的松
D. β受体阻断药

59. 革兰氏阳性细菌败血症很少表现为
A. 稽留热
B. 转移性脓肿
C. 寒战
D. 昏迷

60. 挤压综合征的严重并发症是
A. 呼吸窘迫综合征
B. 感染性休克
C. 急性心力衰竭
D. 急性肾衰竭

61. 女性，30 岁。左乳外上象限肿块 2cm×2cm 大小，质如硬橡皮球，肿块表面光滑，活动，其诊断可能是
A. 乳腺皮下脂肪瘤
B. 乳房纤维腺瘤
C. 皮脂腺囊肿
D. 叶状囊肉瘤

62. 继发性腹膜炎最主要的治疗方法是
A. 静脉注射抗生素
B. 胃肠减压
C. 手术治疗
D. 腹腔灌洗

63. 女，30 岁。肛门周围胀痛，伴畏寒、发热 3 天。检查：肛门周围皮肤发红、压痛明显。最可能的诊断是
A. 肛门旁皮下脓肿
B. 肛窦炎
C. 混合痔
D. 肛瘘

64. 男性，32 岁。上夜班时突发上腹部剧烈疼痛，20 分钟后疼痛波及至右下腹。检查肝浊音界消失，上腹部腹肌紧张，右下腹有明显压痛及反跳痛。该患者最可能的诊断是
A. 胃溃疡急性穿孔
B. 急性阑尾炎
C. 急性胆囊炎
D. 急性小肠梗阻

65. 男性，45 岁。外伤致骨盆骨折、会阴部撕裂伤，术后尿潴留，烦躁不安，最佳处理方法是
A. 肌注哌替啶 10mg
B. 口服止痛药
C. 静注氨甲酰甲胆碱
D. 留置导尿管

66. 股骨颈骨折与股骨转子间骨折在临床表现中的主要鉴别依据是
A. 大转子上移的程度不同
B. 外旋畸形的程度不同
C. 患髋活动受限的程度不同
D. 骨折移位的程度不同

67. 某羽毛球运动员，22 岁。近半年来右肘部外侧疼痛，运动后加剧，检查时右肘外侧压

痛，但肘关节功能正常。最可能的诊断为

A. 桡神经损伤
B. 肱骨髁上陈旧性骨折
C. 肱骨外上髁炎
D. 肱骨慢性化脓性骨髓炎

68. 小儿急性血源性化脓性骨髓炎，脓液进入关节腔继发化脓性关节炎，可能发生在

A. 肩关节
B. 肘关节
C. 膝关节
D. 髋关节

（69～70 题共用题干）

女性，51 岁。上腹饥饿性隐痛反复发作伴嗳气、反酸 15 年，进食和服用抗酸药物后可缓解。今日午餐后 3 小时，突然上腹剧痛，呈持续性进行性加重，迅速波及全腹。

69. 该患者最可能的诊断是

A. 胃溃疡穿孔
B. 十二指肠溃疡穿孔
C. 重症急性胰腺炎
D. 急性胆囊炎

70. 对该患者诊断最有意义的腹部体征是

A. 腹式呼吸增强
B. Murphy 征阳性
C. Cullen 征阳性
D. 肝浊音界消失

（71～73 题共用题干）

男性，24 岁。淋雨后突发高热、寒战、头痛 2 天后出现右侧胸痛、咳嗽。既往体健。胸部 X 线片示右上肺大片实变影。

71. 该患者体检时**不会**出现的体征是

A. 右上肺语颤增强
B. 右上肺叩诊浊音
C. 右上肺肺泡呼吸音增强
D. 右上肺闻及支气管呼吸音

72. 该患者最可能诊断是

A. 肺炎链球菌肺炎（大叶性肺炎）
B. 结核性胸膜炎
C. 肺脓肿
D. 肺结核

73. [假设信息] 该患者青霉素皮试阳性，最主要的治疗是

A. 口服抗结核药物
B. 静脉给红霉素
C. 静脉给甲硝唑
D. 口服抗结核药物加胸穿放液

（74～76 题共用题干）

女性，50 岁。3 年来患 COPD、慢性肺源性心脏病，3 天来受凉后发热，咳嗽、咳痰加重，咳黄痰，呼吸困难不能平卧。查体：T 38.5℃，R 28 次/分，BP 130/80mmHg，口唇发绀，颈静脉怒张，双肺散在干、湿啰音，心率 110 次/分，律齐，腹平软，肝肋下 3cm，脾肋下未触及，下肢有可凹性水肿。化验血 WBC 11.5×10^9/L，中性分叶核粒细胞占 82%。

74. 该患者病情加重的主要原因是

A. 呼吸道感染
B. 心动过速
C. 严重缺氧
D. 肺功能进行性下降

75. 该患者最可能发生的酸碱平衡失调是

A. 呼吸性碱中毒
B. 呼吸性酸中毒

C. 呼吸性酸中毒合并代谢性酸中毒
D. 呼吸性酸中毒合并代谢性碱中毒

76. 该患者最重要的治疗是应用
A. 利尿药
B. 强心药
C. 呼吸兴奋药
D. 有效抗生素

（77～79 题共用题干）

男性，65 岁。2 个月来反复发作胸骨后疼痛，发作与劳累关系不大，常在半夜或凌晨 5 时发作。

77. 该患者最可能的诊断是
A. 稳定型心绞痛
B. 变异型心绞痛
C. 初发劳力性心绞痛
D. 急性心肌梗死早期

78. 该患者发作时的心电图表现特征是
A. ST 段抬高
B. ST 段下移≤1mm
C. ST 段下移＞1mm
D. ST 段无变化

79. 该患者首选的治疗是
A. 硝酸酯类
B. β 受体阻滞剂
C. 钙通道阻滞剂
D. 抗血小板治疗

（80～82 题共用题干）

男性，51 岁。因 3 个月来发热、食欲不振、乏力，2 天来加重入院。既往有心脏杂音。查体：T 38.8℃，P 95 次/分，R 20 次/分，BP 120/80 mmHg，轻度贫血貌，巩膜无黄染，双肺未见异常，心界不大，心尖部可闻及 4/6 级收缩期吹风样杂音，肝肋下未触及，脾肋下 1cm，手指可见 Osler 斑，关节未见异常，下肢无水肿。化验血 Hb 95g/L，WBC 12.5×10^9/L，Plt 261×10^9/L，网织红细胞 0.015，尿蛋白（±），沉渣镜检 RBC 8～10/HP。

80. 该患者最可能的诊断是
A. 风湿热
B. 自身免疫性溶血性贫血
C. 慢性肾小球肾炎
D. 亚急性感染性心内膜炎

81. 对该患者确诊最有价值的实验室检查是
A. 抗链球菌溶血素“O”
B. Coombs 试验
C. 血培养加药敏
D. 肾活检

82. 该患者最主要的治疗是
A. 应用糖皮质激素
B. 应用大剂量青霉素
C. 抗风湿治疗
D. 对症治疗

（83～85 题共用题干）

男性，24 岁。半年多来低热、右下腹痛、腹泻伴糊样变，1 个月来加重，既往有肺结核史。查体：T 37.6℃，腹部发现右下腹有一 5cm×4cm 大小肿块，质中等，比较固定，轻压痛。

83. 下列最具确诊意义的检查是
A. 血常规
B. 红细胞沉降率
C. 结肠镜检查
D. X 线检查

84. 该患者最可能的诊断是

A. 右侧结肠癌　　B. 肠结核

C. 克罗恩病　　D. 肠阿米巴病

85. 该病最常见的病变部位是

A. 降结肠　　B. 横结肠

C. 小肠　　D. 回盲部

（86～88 题共用题干）

男性，21 岁。2 天前受凉后出现发热、咽痛，1 天来出现腰痛、持续肉眼血尿入院。既往体健。查体：T 38.2℃，BP 110/70mmHg，扁桃体Ⅲ度肿大，有脓点，面部及双下肢无水肿。化验血 WBC $11.6\times10^9/L$，中性分叶核粒细胞占 85%，尿蛋白微量，沉渣红细胞满视野。

86. 该患者除有急性化脓性扁桃体炎外，最可能的诊断是

A. 急性肾小球肾炎　　B. 急进性肾小球肾炎

C. IgA 肾病　　D. 无症状性血尿

87. 对确诊最有意义的检查是

A. 双肾、输尿管及膀胱超声检查　　B. 尿红细胞相差显微镜检查

C. 膀胱镜　　D. 肾穿刺活检

88. 该患者目前的首选治疗是

A. 休息、低盐饮食　　B. 抗感染治疗

C. 扁桃体切除　　D. 糖皮质激素

（89～91 题共用题干）

男性，24 岁。发热 10 天，体温波动于 38～38.5℃。查体：皮肤散在紫癜，颈部及腋下可触及多个肿大的淋巴结，最大的 1.5cm×2.0cm 大小，脾肋下 1cm。化验血 Hb 78g/L，WBC $3.2\times10^9/L$，Plt $32\times10^9/L$。

89. 该患者最可能的诊断是

A. 再生障碍性贫血　　B. 急性淋巴细胞白血病

C. 急性粒细胞白血病　　D. 肝硬化伴脾功能亢进

90. 该患者诊断最有意义的检查是

A. 腹部 B 超　　B. 白细胞分类

C. 骨髓检查　　D. 骨髓干细胞培养

91. ［假设信息］该患者在治疗 3 周后，出现高热、头痛、呕吐、Kernig 征（+），最可能的诊断是

A. 弥散性血管内凝血（DIC）　　B. 中枢神经系统白血病

C. 颅内感染　　D. 颅内出血

（92～94 题共用题干）

女性，50 岁。5 个月来口渴、多饮、易饥，体型一直肥胖。化验尿糖（+），空腹血糖 7.9mmol/L，餐后 2 小时血糖 12.1mmol/L。

92. 该患者最可能的诊断是

A. 1 型糖尿病
B. 2 型糖尿病
C. 肾性糖尿
D. 食后糖尿

93. 该患者目前应首选的治疗是
A. 双胍类降糖药
B. 磺脲类降糖药
C. α-葡萄糖苷酶抑制剂
D. 饮食治疗

94. 该患者今后可能会发生的急性并发症是
A. 糖尿病酮症酸中毒
B. 糖尿病肾病
C. 糖尿病性视网膜病变
D. 糖尿病足

（95～97 题共用题干）

男性，72 岁，咳嗽、痰中带血、消瘦 8 个月，发热 7 天。患者有 40 年吸烟史。X 线胸片检查：右肺上叶片状阴影。

95. 为明确诊断，首先要做的检查是
A. 痰细胞学检查
B. CT 检查
C. 纵隔镜检查
D. 支气管造影

96. 患者拒绝住院，1 个月后出现右侧颜面无汗、上睑下垂、瞳孔缩小、眼球内陷。复查 X 线胸片：右肺顶部致密块影。最可能的诊断是
A. 原发性肺结核
B. 中央型肺癌
C. 周围型肺癌
D. 转移性肺癌

97. 患者出现上述症状，是由于病变侵犯了
A. 膈神经
B. 颈交感神经
C. 臂丛神经
D. 喉返神经

（98～100 题共用题干）

男性，50 岁。上腹隐痛 1 年，进食后呕吐 1 个月，呕吐物中含有宿食。查体：贫血貌，消瘦，上腹部可见胃型，可闻及振水音。

98. 患者最可能的诊断是
A. 胃癌
B. 胃溃疡
C. 胃癌合并幽门梗阻
D. 十二指肠合并幽门梗阻

99. 最有价值的辅助检查是
A. 胃镜
B. 腹部彩超
C. 腹部 X 线片
D. 全消化道钡餐

100. 患者最可能出现的酸碱失衡和水、电解质紊乱类型是
A. 低钾血症，代谢性酸中毒
B. 低钾血症，代谢性碱中毒
C. 高钾血症，代谢性酸中毒
D. 高钾血症，代谢性碱中毒

（101～102 题共用题干）

男性，75 岁。右侧腹股沟区可复性肿块 8 年。查体：患者直立时，在腹股沟内侧端、

耻骨结节上外方有一 4cm×4cm 半球形肿物，未进入阴囊，平卧后自行消失。

101. 该患者最可能的诊断是

A. 腹股沟斜疝　　B. 腹股沟直疝

C. 股疝　　D. 交通性鞘膜积液

102. 该患者最有效的治疗方法是

A. 用棉线束带或绷带压迫内环口　　B. 注射硬化剂

C. 疝修补术　　D. 疝囊高位结扎术

（103～104 题共用题干）

男性，55 岁。因急性阑尾炎行阑尾切除术后 5 天。体温升高，最高达 39.5℃。大便稀，每日 10 余次，伴有里急后重感。查体：下腹部深压痛，无反跳痛，未触及肿块。直肠指诊：直肠前壁有肿块突出，压痛，有波动感。血常规示白细胞计数升高。

103. 该患者最可能的诊断是

A. 直肠癌　　B. 阑尾残株炎

C. 腹腔脓肿　　D. 盆腔脓肿

104. 对本病治疗，错误的是

A. 早期采用非手术治疗　　B. 抗生素治疗

C. 经直肠切开引流　　D. 经腹切开引流

（105～107 题共用题干）

女性，60 岁。右上腹痛阵发性加重，伴寒战，皮肤、巩膜黄染 2 天。查体：T 39.5℃，P 120 次/分，R 25 次/分，BP 78/50mmHg。患者神志淡漠，嗜睡，右上腹肌紧张，有压痛及反跳痛，胆囊可触及并有触痛，肝区叩痛。实验室检查：白细胞 28×10^9/L，血小板 20×10^9/L。

105. 该患者最可能的诊断是

A. 胆囊结石并急性胆囊炎　　B. 急性胆囊炎并穿孔

C. 急性梗阻性化脓性胆管炎　　D. 肝外胆管结石并急性胆管炎

106. 该患者影像学检查首选

A. PTC　　B. ERCP

C. MRCP　　D. 床旁 B 超

107. 该患者的治疗原则为

A. 急诊行胆囊造口术

B. 急诊行胆囊切除术

C. 急诊剖腹探查，行胆管空肠吻合术

D. 急诊行胆总管切开减压、T 管引流术

（108～110 题共用题干）

男性，45 岁。坐位乘车时，因急刹车，右膝前方受到撞击，出现右髋剧痛，髋关节运动障碍，处于屈曲、内收、内旋畸形状态。

108. 应诊断为

A. 股骨颈骨折　　B. 股骨转子间骨折

C. 髋关节后脱位　　D. 髋关节前脱位

109. 可能出现哪些合并损伤

A. 坐骨神经损伤　　B. 股神经损伤

C. 闭孔神经损伤　　D. 腓总神经损伤

110. 应选择哪种治疗方法

A. Hippocrates 法　　B. Kocher 法

C. Allis 法　　D. 骨牵引

111. 关于医务人员的同情感，错误的是

A. 它是医务人员发自内心的情感

B. 它是促使医务人员为患者服务的原始动力

C. 它是医德情感内容中低层次的情感

D. 它比责任感具有较大的稳定性

112. 男性，40 岁。工作中不慎从高处坠落，不省人事送入医院抢救，医院虽进行了积极抢救，而 1 周后病情不但未好转，反而又发生了严重的感染中毒性休克，继而全身各脏器功能衰竭，极难再恢复，当家属和单位得知患者预后消息后，出现了两种态度：家属要求放弃抢救，而单位要求不惜一切代价再继续维持抢救。面对家属和单位的意见冲突，医生应该做何种选择最符合伦理原则

A. 尊重家属的意见，停止抢救

B. 尊重单位要求，不惜一切代价再继续维持抢救

C. 在家属和单位意见不统一情况下，应继续维持抢救

D. 从公益论原则出发，可在取得家属和单位的支持下，停止抢救

113. 在患者所拥有的伦理权利中，患者的疾病认知权是指

A. 任何人在患病情况下都有获得相应医疗服务的权利

B. 患者对其所患疾病的性质、治疗情况及预后有知悉的权利

C. 医生的诊疗方案须经患者了解并同意后方可实施

D. 患者由于患病可以免除承担相应社会责任的权利

114. 关于人体试验中的知情同意，正确的是

A. “知情”是指受试者参加试验前，知道即将开始的试验的目的、方法、预期的好处，不包括潜在的严重的风险，以免增加受试者的心理负担

B. “同意”是指受试者口头上明确表示同意参加试验

C. 缺乏或丧失自主能力的人不能作为受试者参加试验

D. 已同意参加试验的受试者签署知情同意书后，可以随时退出试验

115. 医疗事故构成要件中所说的危害结果不包括

A. 组织器官损伤导致功能障碍

B. 残疾

C. 严重毁容

D. 仅加重了患者医疗费用负担

二、B 型题：116～135 小题，每小题 1.5 分，共 30 分。A、B、C、D 是其下两道小题的备选项，请从中选择一项最符合题目要求的，每个选项可以被选择一次或两次。

A. 增快　B. 减慢
C. 在正常范围　D. 先不变后增快
116. 将红细胞沉降率快的人的红细胞放入红细胞沉降率正常的人的血浆中，红细胞的沉降率
117. 将红细胞沉降率正常的人的红细胞放入红细胞沉降率快的人的血浆中，红细胞的沉降率

A. 近端小管　B. 远端小管
C. 髓袢降支细段　D. 髓袢升支粗段
118. 肾小球滤液中的氨基酸被重吸收的部位
119. 肾小管液中氯化钠被显著浓缩的部位是

A. 脂酰 CoA 脱氢酶　B. 脂酰 CoA 合成酶
C. HMG-CoA 还原酶　D. 肉碱脂酰转移酶Ⅰ
120. 脂肪酸β氧化的关键酶是
121. 胆固醇合成的关键酶是

A. 操纵子　B. 启动子
C. 增强子　D. 沉默子
122. 决定真核基因表达特异性的是
123. 包括转录起始点在内的 DNA 序列是

A. 腺癌　B. 鳞状细胞癌
C. 印戒细胞癌　D. 小细胞未分化癌
124. 女性的肺癌大多是
125. 食管癌大多是

A. 肺肉质变　B. 早期肺门淋巴结病变
C. 蜂窝肺　D. 壁层胸膜斑
126. 肺硅沉着病可出现
127. 特发性肺纤维化可导致

A. FEV_1/FVC 减低　B. TLC 减低
C. RV/TLC 升高　D. FEV_1 占预计值百分比减低
128. 慢性阻塞性肺疾病的典型肺容量和通气功能的特征性变化是
129. 特发性肺纤维化的典型肺容量和通气功能的特征性变化是

A. 前驱期　B. 昏迷前期
C. 昏睡期　D. 昏迷期

130. 有扑翼样震颤而脑电图多正常的肝性脑病属于
131. 扑翼样震颤无法引出而脑电图明显异常的肝性脑病属于

A. 5“P”表现　　B. Buerger 试验阳性
C. Perthes 试验阳性　　D. 大隐静脉瓣膜功能试验阳性
132. 下肢急性动脉栓塞可有
133. 下肢深静脉血栓形成可有

A. 压头试验阳性　　B. 伸肌腱牵拉试验（Mills 征）阳性
C. 杜加（Dugas）征阳性　　D. 直腿抬高试验（Lasegue）阳性
134. 颈椎病主要体征为
135. 肱骨外上髁炎主要体征为

三、X 型题：136～165 小题，每小题 2 分，共 60 分。在每小题给出的 A、B、C、D 四个选项中，至少有两项是符合题目要求的。请选出所有符合题目要求的答案，多选或少选均不得分。

136. 以下属于主动转运的是
A. 远曲肾小管对 Na^+ 的重吸收　　B. O_2 从肺泡进入血液
C. 肌质网对肌浆中 Ca^{2+} 的摄取　　D. 肌细胞内 O_2 的运输
137. 关于脑血流量的调节，下列叙述正确的是
A. 脑血流量主要取决于脑的动、静脉之间的压力差和脑血管对血流的阻力
B. 影响脑血流量的主要是颈动脉压
C. 实验证明，脑的不同部分的血流量是相同的
D. 脑血管接受交感缩血管纤维的支配
138. 肺泡表面活性物质的作用有
A. 防止液体渗入肺泡
B. 保持大小肺泡的稳定性
C. 成年人患肺炎、肺血栓时，可因此物减少而发生肺不张
D. 新生儿可因缺乏此物造成“呼吸窘迫综合征”
139. 舞蹈病患者主要临床表现及病因是
A. 运动过多以头和上肢为主
B. 纹状体神经元病变可以引起
C. 纹状体内胆碱能神经元与 γ-氨基丁酸能神经元功能减退
D. 黑质-纹状体通路受损
140. 对下丘脑 GnRH 的正确叙述是
A. 属于肽类激素
B. 其分泌呈脉冲式
C. 通过垂体可激发和促进排卵和孕激素生成

D. 对性腺也有直接的刺激作用

141. 睾酮的主要生理作用有

A. 维持生精功能　　B. 维持男子正常性欲

C. 刺激男子生殖器官的正常发育　　D. 促进蛋白质合成与骨骼生长

142. 酶化学修饰的特点有

A. 受调酶一般都有活性与非活性两种形式

B. 化学修饰是由酶催化产生的共价键变化

C. 主要的修饰方式有泛素化等

D. 是体内快速调节的一种方式

143. 关于 LDL 的叙述中正确的是

A. 在血浆中由 VLDL 转变而来　　B. LDL 含磷脂和胆固醇多

C. 其受体广泛存在于各种细胞膜表面　　D. 主要功能为逆向转运胆固醇

144. 6-磷酸果糖激酶-1 的变构激活剂有

A. ATP　　B. ADP

C. 柠檬酸　　D. 2,6-二磷酸果糖

145. 关于原核生物 DNA-pol Ⅰ的叙述正确的是

A. 在复制延长中起主要作用的酶　　B. 具有 5′→3′聚合酶活性

C. 具有 3′→5′核酸外切酶活性　　D. 具有 5′→3′核酸外切酶活性

146. 肝生物转化第二相反应中常见结合物质的活性供体是

A. 乙酰 CoA　　B. UDPG

C. PAPS　　D. SAM

147. 关于 siRNA 的叙述中正确的是

A. 细胞内的一类小分子非编码 RNA　　B. 结构为单链 RNA 分子

C. 参与 RNA 诱导的沉默复合体组成　　D. 介导 RNAi 反应

148. 肝细胞可以发生的变性有

A. 水变性　　B. 脂肪变性

C. 黏液样变性　　D. 纤维素样变性

149. 下列哪些病变属炎性肉芽肿

A. 肺结核　　B. 矽肺

C. 瘤型麻风　　D. 梅毒

150. 以下属于恶性肿瘤的是

A. 精原细胞瘤　　B. 卵黄囊瘤

C. 髓母细胞瘤　　D. 尤文瘤

151. 下列非霍奇金淋巴瘤中，属于B细胞淋巴瘤的是

A. 蕈样霉菌病　　B. Burkitt 淋巴瘤

C. 滤泡性淋巴瘤　　D. 套细胞淋巴瘤

152. 伤寒病时，可出现伤寒肉芽肿的部位有

A. 肝　　B. 胆囊

C. 脾　　D. 骨髓

153. 急性细菌性痢疾时，结肠溃疡的特点是

A. 溃疡浅而小
B. 形状不一
C. 深达肌层
D. 溃疡形态呈口小底大

154. 扩张型心肌病与缺血性心肌病共同的临床表现包括
A. 心律失常
B. 心脏扩大
C. 心功能不全
D. 心绞痛

155. 继发型肺结核的好发部位包括
A. 上叶尖后段
B. 上叶前段
C. 下叶背段
D. 下叶基底段

156. 轻型急性胰腺炎的临床表现包括
A. 上腹部持续疼痛
B. 轻度发热
C. 上腹部有压痛、反跳痛与肌紧张
D. 轻度黄疸

157. 肾产生的生理活性物质包括
A. 肾素
B. 血管紧张素
C. 前列腺素
D. 红细胞生成素

158. 可单用瑞氏染色骨髓涂片确诊的血液疾病包括
A. 缺铁性贫血
B. 急性白血病
C. 巨幼细胞贫血
D. 自身免疫性溶血性贫血

159. 弥漫性甲状腺功能亢进症（Graves 病）的手术治疗适应证包括
A. 病情重度经长期药物治疗无效、复发或不愿坚持服药者
B. 甲状腺显著肿大有压迫症状
C. 胸骨后甲状腺肿
D. 合并恶性突眼

160. 甲状腺功能亢进症术前准备包括
A. T_3、T_4测定
B. 控制心率
C. 喉镜检查
D. 给予氢化可的松

161. 食管癌的早期临床表现有
A. 食物停滞感
B. 食管内异物感
C. 进行性吞咽困难
D. 进食时胸骨后烧灼感

162. 克罗恩病的手术指征有
A. 肠内瘘
B. 持续出血
C. 肠管狭窄
D. 慢性肠穿孔

163. 门静脉高压症的并发症包括
A. 食管-胃底静脉曲张
B. 痔疮
C. 下肢静脉曲张
D. 腹壁脐周静脉曲张

164. 以下关于桡神经损伤的叙述，正确的是
A. 多为肱骨干骨折引起
B. 手指桡侧皮肤有麻木区
C. 不能伸腕，手指不能伸
D. 拇指不能外展和对掌

165. 在下列骨肿瘤中，对放射治疗敏感的是
A. 骨肉瘤
B. 脊椎血管瘤
C. 骨巨细胞瘤
D. 尤文肉瘤

全国硕士研究生招生考试
临床医学综合能力（西医）全真模拟试卷（八）

（本试卷满分为 300 分，考试时间为 180 分钟）

一、A 型题：1～40 小题，每小题 1.5 分；41～115 小题，每小题 2 分；共 210 分。在每小题给出的 A、B、C、D 四个选项中，请选出一项最符合题目要求的。

1. 以下哪项属于继发性主动转运
   A. 肾小管重新收尿素　　B. 肾小管重新收 Na^+
   C. 肾小管重新收氨基酸　　D. 血液中糖进入组织细胞
2. 下列情况下，明显延长神经细胞动作电位时程的是
   A. 部分阻断钠通道　　B. 升高细胞膜阈电位
   C. 减小刺激的强度　　D. 部分阻断钾通道
3. 以下哪种凝血因子不属于蛋白质
   A. 因子Ⅰ　　B. 因子Ⅲ
   C. 因子Ⅳ　　D. 因子Ⅹ
4. 在一次心动周期中，左心室压力升高速度最快的是
   A. 心房收缩期　　B. 等容收缩期
   C. 快速射血期　　D. 减慢射血期
5. 下列关于肺泡表面活性物质的叙述中，哪一项是错误的
   A. 主要成分是二软脂酰卵磷脂　　B. 由肺泡Ⅱ型细胞合成
   C. 有降低表面张力的作用　　D. 可降低肺的顺应性
6. 下列哪种情况下氧解离曲线发生右移
   A. 肺通气阻力减小　　B. 代谢性碱中毒
   C. 2,3-二磷酸甘油酸增多　　D. 血 CO_2 分压下降
7. 下列因素中，哪一种可促进胃排空
   A. 促胃液素　　B. 肠-胃反射
   C. 促胰液素　　D. 抑胃肽
8. 有关铁的吸收的叙述，错误的是
   A. 吸收部位主要在小肠下部　　B. 亚铁比高铁容易吸收
   C. 铁在酸性环境易于溶解而被吸收　　D. 维生素 C 可促进铁的吸收
9. 影响远曲小管和集合管主动重吸收 Na^+ 的激素是
   A. 肾上腺素　　B. 甲状腺激素
   C. 皮质醇　　D. 醛固酮
10. 如果某物质可以由肾小球自由滤过，但既不被肾小管重吸收，又不被分泌，该物可用来测定
    A. 血浆清除率　　B. 肾小管重吸收功能
    C. 肾小球滤过率　　D. 肾血浆流量

11. 老视发生的主要原因是

A. 玻璃体透明度改变　　B. 晶状体弹性减弱

C. 角膜透明度改变　　D. 房水循环障碍

12. 下列有关肌梭感受器，错误的是

A. 传入神经为Ⅰa类和Ⅱ类纤维

B. 是感受肌纤维长度的感受器

C. 梭外肌收缩时，感受器受到的牵拉刺激增加

D. 梭内肌收缩时，感受器对牵拉刺激的敏感性提高

13. 切除动物前庭小脑后，动物将表现为

A. 站立不稳　　B. 四肢乏力

C. 运动不协调　　D. 静止性震颤

14. 下列哪一项不属于下丘脑调节肽

A. 促甲状腺激素释放激素　　B. 血管升压素

C. 促性腺激素释放激素　　D. 生长抑素

15. 关于生长激素的叙述，下列哪一项是错误的

A. 促进骨、软骨、肌肉及其他组织的细胞分裂增殖

B. 促进脂肪的合成

C. 抑制外周组织对葡萄糖的利用

D. 诱导靶细胞生成生长素介质

16. 下列关于睾丸功能调节的叙述，哪一项是错误的

A. FSH 对生精过程有刺激作用

B. LH 刺激间质细胞分泌睾酮

C. 睾丸产生的睾酮对 FSH 分泌有负反馈作用

D. 生精过程受睾酮和 FSH 双重控制

17. 下列选项中，属于蛋白质三级结构的是

A. α 螺旋　　B. 无规卷曲

C. 结构域　　D. 锌指结构

18. 下列有关 tRNA 的叙述中，错误的是

A. 分子中含稀有碱基较多

B. 为 RNA 中分子最小的

C. 分子中含有遗传密码子

D. 一种氨基酸可被数种 tRNA 转运

19. 丙二酸对琥珀酸脱氢酶的抑制作用属于

A. 竞争性抑制　　B. 非竞争性抑制

C. 反竞争性抑制　　D. 不可逆抑制

20. 位于糖酵解、糖异生、磷酸戊糖途径、糖原合成及糖原分解各条代谢途径交汇点的化合物是

A. 1-磷酸葡萄糖　　B. 6-磷酸葡萄糖

C. 1,6 二磷酸果糖　　D. 3-磷酸甘油醛

21. 以下有关酮体的叙述中不正确的是

A. 酮体在肝中生成，肝外氧化
B. 合成酮体的起始物质是丙酰 CoA
C. 氧化酮体的酶有琥珀酰 CoA 转硫酶
D. 酮体包括乙酰乙酸、β羟丁酸及丙酮

22. 经代谢转变不能产生乙酰 CoA 的是
A. 葡萄糖
B. 脂肪酸
C. 磷脂
D. 胆固醇

23. CO 抑制呼吸链的部位是
A. 复合体Ⅰ
B. 复合体Ⅱ
C. 复合体Ⅲ
D. 复合体Ⅳ

24. 合成 dTMP 的直接前体是
A. TMP
B. dCMP
C. dUMP
D. dUDP

25. 下列关于 DNA 复制的叙述，错误的是
A. 需依赖 DNA 的 RNA 聚合酶参加
B. 需依赖 RNA 的 DNA 聚合酶参加
C. 需依赖 DNA 的 DNA 聚合酶参加
D. DNA 复制的特征是半保留复制

26. 下列对核酶（ribozyme）的叙述中正确的是
A. 存在于胞核内的 RNA 酶
B. 存在于胞核内的 DNA 酶
C. 具有酶促活性的 RNA
D. 其由蛋白质和 RNA 组成

27. 肽链延长过程中转位酶活性存在于
A. EFTu
B. EFTs
C. EFG
D. 核蛋白体大亚基

28. 抑癌基因 p53 表达的蛋白质发挥生物学作用的部位是
A. 细胞膜
B. 细胞质
C. 线粒体
D. 细胞核

29. 男性，30 岁。酗酒时间约 8 年余，日消费北京二锅头酒约 500ml。近半年来经常出现恶心、呕吐、食欲不振。肝穿刺显示肝细胞广泛脂肪变性，肝细胞灶状坏死。肝细胞内可见大小不等的红染的半透明小体。这些透明小体的成分为
A. 前角蛋白
B. 免疫球蛋白
C. 血浆蛋白
D. HBsAg

30. 不符合慢性肝淤血的病变是
A. 肉眼下呈槟榔状
B. 肝窦扩张
C. 肝细胞萎缩、脂肪变性
D. 肝细胞大片状坏死

31. 关于干酪样坏死的描述，错误的是
A. 多由结核杆菌引起
B. 淡黄色、干燥、易碎
C. 镜下呈红染、颗粒状、无结构的物质
D. 可见原有结构影像

32. 符合肌肉组织再生的是
A. 骨骼肌肌原纤维部分受损不能完全再生

B. 骨骼肌肌纤维断裂后仍可完全再生
C. 心肌梗死后由瘢痕修复
D. 肠吻合后，肌层可经再生恢复原结构

33. 不属于血栓形成的描述是
A. 冠状动脉前降支斑块处的凝血块
B. 主动脉粥样斑块表面的凝血块
C. 心肌梗死处的心内膜表面的凝血块
D. 尸体心脏内与心壁粘连不紧密的凝血块

34. 肉芽肿性炎的特点是
A. 成纤维细胞、毛细血管、局部组织增生
B. 疏松组织内中性粒细胞弥漫性浸润
C. 淋巴细胞、浆细胞和巨噬细胞浸润
D. 巨噬细胞及其衍生细胞结节状增生

35. 风湿病常见的联合瓣膜损害是
A. 二尖瓣和肺动脉瓣　　B. 二尖瓣和三尖瓣
C. 二尖瓣和主动脉瓣　　D. 主动脉瓣和肺动脉瓣

36. 早期动脉粥样硬化病变的主要细胞是
A. 内皮细胞　　B. 泡沫细胞
C. 成纤维细胞　　D. 平滑肌细胞

37. 肺炎链球菌性肺炎呈
A. 大叶性实变　　B. 小叶融合性实变
C. 间质性病变　　D. 小叶性实变

38. 下列选项中，符合 NK/T 细胞淋巴瘤免疫表型的是
A. CD20　　B. CD65
C. CD19　　D. CD56

39. 关于前列腺增生症的叙述，错误的是
A. 增生的成分主要是纤维、平滑肌和腺体　　B. 腺腔内可见淀粉小体
C. 基膜多不完整　　D. 极少发生恶变

40. 恶性程度最高的甲状腺肿瘤是
A. 滤泡癌　　B. 乳头状癌
C. 未分化癌　　D. 髓样癌

41. 诊断急性心包炎最具特征性的临床表现是
A. 发热伴胸痛　　B. 心电图有 ST-T 改变
C. 胸骨左缘 3～4 肋间闻及心包摩擦音　　D. 血清心肌酶谱升高

42. 与夜间阵发性呼吸困难的发生机制无关的是
A. 外周小动脉扩张　　B. 迷走神经张力增高
C. 回心血量增加　　D. 肺活量减少

43. 缺血性心肌病与扩张型心肌病的主要区别点是
A. 充血性心力衰竭　　B. 心律失常
C. 心绞痛　　D. 心脏扩大

44. 治疗缩窄性心包炎有效的措施是
A. 抗结核治疗
B. 利尿剂
C. 血管扩张剂
D. 心包剥离术

45. 治疗劳力性心绞痛的首选药物是
A. 硝酸酯类药物
B. 钙通道阻滞剂
C. β受体阻滞剂
D. ACEI 制剂

46. 哮喘发作时，对缓解支气管痉挛作用最快的药物是
A. 茶碱
B. $β_2$受体激动剂
C. 色苷酸钠
D. 糖皮质激素

47. 男性，68 岁。患慢性支气管炎、肺气肿 12 年。2 天前剧咳后，突然感左侧胸痛伴呼吸困难，不能平卧。最可能的诊断是
A. 结核性胸膜炎
B. 肺栓塞
C. 心肌梗死
D. 自发性气胸

48. 男性，40 岁。近 1 年多来反复上腹部不适、胀痛伴嗳气，无反酸。查体发现上腹轻压痛。胃镜示胃黏膜充血，色泽较红，有水肿，呈红白相间，以红为主，有白色渗出物，偶见出血点和少量糜烂。最可能的诊断是
A. 慢性浅表性胃炎
B. 慢性萎缩性胃体炎
C. 慢性萎缩性胃窦炎
D. 慢性肥厚性胃炎

49. 肝性脑病患者前驱期（1 期）最早的临床表现是
A. 扑翼样震颤
B. 性格改变
C. 脑电图异常
D. 定向力、理解力障碍

50. 肠结核的好发部位是
A. 升结肠
B. 乙状结肠
C. 空肠
D. 回盲部

51. 急进性肾小球肾炎与急性肾小球肾炎临床特征的相似之处是
A. 急性肾炎综合征
B. 肾功能急剧恶化
C. 重度贫血
D. 早期出现少尿性急性肾衰竭

52. 下列关于蛋白尿的叙述，错误的是
A. 血管内溶血时可出现溢出性蛋白尿
B. 肾小管性蛋白尿为小分子量蛋白尿
C. $β_2$微球蛋白尿为微小病变型肾病的特征
D. 大、中、小分子均有的蛋白尿，见于肾小球性蛋白尿

53. 下列不符合慢性粒细胞白血病慢性期骨髓象特点的是
A. 骨髓增生明显活跃至极度活跃
B. 粒红比例下降
C. 中性中幼粒细胞以下阶段均明显增多
D. 原粒细胞一般不超过 10%

54. 有助于区别血管内溶血和血管外溶血的实验室检查是
A. 血红蛋白
B. 网织红细胞计数
C. 血红蛋白尿
D. 血清游离胆红素

55. 女性，23 岁。诊断为 1 型糖尿病 5 年。近几天来，感食欲减退、烦渴，多饮、多尿明显，时有呕吐，皮肤弹性差。化验检查：空腹血糖 24.7mmol/L，尿糖阳性，尿酮体强

阳性，血碳酸氢根 14mmol/L，下列治疗方案最合理的是

A. 持续静脉点滴小剂量普通胰岛素平均 0.1U/(kg·h)

B. 长效胰岛素＋口服降糖药

C. 饮食控制＋口服降糖药

D. 饮食控制＋中效胰岛素

56. 系统性红斑狼疮浆膜炎不包括

A. 心包炎　　B. 腹膜炎

C. 关节炎　　D. 胸膜炎

57. 关于风湿性疾病的临床特点，不正确的是

A. 病程多呈慢性经过

B. 临床反复发作与缓解交替出现

C. 对治疗反应的个体差异小

D. 有复杂的生物化学和免疫学异常

58. 外伤性脾破裂患者，术中经血液回收机收集失血处理后，回输给患者的是

A. 全血　　B. 血浆

C. 浓缩红细胞　　D. 洗涤红细胞

59. 下列有关体表感染的描述，错误的是

A. 疖是毛囊与邻近皮脂腺的化脓性感染

B. 痈是多数散在的、不相关联的疖病

C. 丹毒是皮内网状淋巴管的炎性病变

D. 急性蜂窝织炎是皮下结缔组织的感染

60. 按照烧伤的严重性分度，属于重度烧伤的是

A. 烧伤总面积 11%～20%　　B. Ⅱ度烧伤总面积 20%以内

C. Ⅲ度烧伤面积 5%以内　　D. 患者出现休克

61. 甲状腺未分化癌的治疗为

A. 外放射治疗　　B. ^{131}I 放射性核素

C. 手术　　D. 化疗及内分泌治疗

62. 男孩，4 个月大，哭闹时右腹股沟内侧隆起肿块，安静时可自行消失。该患儿治疗方法是

A. 棉线束带或绷带压住腹股沟管内环　　B. 行疝囊高位结扎术

C. 行加强后壁的疝修补术　　D. 无需处理

63. 溃疡病穿孔的 X 线检查所见中，有诊断意义的是

A. 双侧横膈抬高　　B. 膈下游离气体

C. 胃泡扩张　　D. 肠管积气

64. 女性，50 岁。10 天前行胃癌根治术，术后 3 天拔除胃管开始进流食。3 天来进食后半小时出现右上腹胀痛，伴呕吐，吐出物为大量胆汁，吐后症状缓解。此患者最可能的诊断是

A. 急性输入袢梗阻　　B. 慢性输入袢梗阻

C. 输出袢梗阻　　D. 吻合口梗阻

65. 直肠癌切除术能否保留肛门，主要取决于

A. 肿瘤距肛门的距离　　B. 肿瘤的病理类型
C. 肿瘤是否已侵犯肠管周围　　D. 肿瘤有无远处转移

66. 男性，28 岁。不明原因发热 40 天，最高可达 39℃伴寒战。近 3 周来感肝区胀痛波及右肩。既往曾患过“胆道蛔虫”和“菌痢”。查体：发热病容，巩膜可疑黄染，右上腹轻度膨起，肝区明显叩击痛。白细胞 $15\times10^9/L$，中性粒细胞 86%。此患者最可能的诊断是
A. 细菌性肝脓肿　　B. 阿米巴性肝脓肿
C. 急性胆囊炎　　D. 急性胆管炎

67. 肾结核的血尿特点是
A. 多为终末血尿
B. 多为全程无痛肉眼血尿
C. 伴肾绞痛
D. 与膀胱刺激症状同时发生

68. 胫骨下 1/3 骨折患者，手法复位石膏型固定已 3 个月，尚未达到临床愈合，需继续石膏固定，最可能发生的并发症是
A. 踝关节创伤性关节炎
B. 踝关节强直
C. 踝关节僵硬
D. 踝关节周围损伤性骨化（骨化性肌炎）

69. 患儿 10 岁，男性，3 个月前曾患胫骨上端急性血源性骨髓炎，未得恰当治疗，病灶自行破溃，留下流脓窦道，一直未愈合。X 线片示有死腔及死骨，周围包壳完整。近日来窦道自行闭合，但周围红肿疼痛有积脓，体温升高，其治疗应是
A. 病灶清除，肌瓣填塞
B. 病灶清除，闭式灌洗 2～4 周
C. 病灶清除，庆大霉素-骨水泥珠链填塞
D. 切开引流术，全身用抗生素

70. 关于良性骨肿瘤 X 线片所见的描述，下列哪项**不正确**
A. 境界清楚
B. 病灶呈外生性生长，周围有硬化反应骨，皮质膨胀变薄
C. 病灶呈单房性或多房性，密度均匀，内可有点状、环状或片状骨化影
D. 周围可见层状排列的骨膜反应

（71～72 题共用题干）

女性，32 岁。3 天前受凉后高热伴寒战，自测体温持续在 39～40℃或以上，24 小时内波动<1℃，咳嗽有铁锈色痰，伴右侧胸痛，咳嗽和深呼吸时明显。胸部 X 线片显示右上肺大片状阴影。

71. 该患者最可能的热型是
A. 稽留热　　B. 波状热
C. 弛张热　　D. 间歇热

72. 该患者最可能的诊断是

A. 肺结核
B. 肺血栓栓塞症
C. 肺癌继发感染
D. 肺炎球菌肺炎

（73～74 题共用题干）

女性，25 岁。5 年来劳累后心悸、气短，3 天来间断咯血，无发热。查体：双颊紫红，颈静脉无怒张，双肺未闻及干、湿啰音，心浊音界在胸骨左缘第 3 肋间向左扩大，心尖部可闻及舒张期隆隆样杂音，腹平软，肝脾肋下未触及，下肢无水肿。

73. 该患者最可能的心脏病变是
A. 风湿性心脏病二尖瓣狭窄
B. 风湿性心脏病二尖瓣关闭不全
C. 室间隔缺损
D. 扩张型心肌病

74. 该患者还可以出现的心脏体征是
A. 心尖部第一心音减弱
B. 肺动脉瓣区闻及 Gaham-Steell 杂音
C. 室性奔马律
D. 胸骨左缘第 3、4 肋间触及收缩期震颤

（75～77 题共用题干）

女性，65 岁。活动后胸闷、心悸、气短 3 年余，近 3 天来加重并出现夜间阵发性呼吸困难。既往 10 年前曾患急性广泛前壁心肌梗死。查体：T 36.5℃，P 121 次/分，BP 160/90mmHg，端坐呼吸，口唇轻度发绀，双肺散在哮鸣音，双肺底可闻及湿啰音，心率 121 次/分，律齐，心脏各瓣膜区未闻及杂音，腹平软，肝脾肋下未触及，双下肢无水肿。心电图示 $V_{1\sim6}$ 导联 ST 段压低 0.05～0.1mV，血清肌钙蛋白正常。

75. 该患者目前最可能的诊断是
A. 再次急性心肌梗死
B. 肺动脉栓塞
C. 急性左心衰竭
D. 支气管哮喘

76. 该患者心功能分级为
A. Killip 分级Ⅲ级
B. Killip 分级Ⅳ级
C. NYHA 分级Ⅲ级
D. NYHA 分级Ⅳ级

77. 该患者**不适宜**应用的药物是
A. 硝普钠
B. 呋塞米
C. 毛花苷 C
D. 普萘洛尔

（78～80 题共用题干）

男性，30 岁。2 小时来突发右侧胸痛伴呼吸困难。既往有肺结核病史。查体见大汗，口唇发绀，气管向左移位。

78. 该患者最可能的诊断是
A. 自发性气胸
B. 胸腔积液
C. 肺栓塞
D. 急性左心衰竭

79. 立即首选的检查是
A. 心电图　　B. 胸部X线片
C. 超声心动图　　D. 血气分析
80. 该患者右胸部的体征是
A. 语颤增强　　B. 叩诊呈鼓音
C. 可闻及支气管呼吸音　　D. 可闻及胸膜摩擦音

（81～83题共用题干）

女性，29岁。反复腹泻、黏液脓血便1年余，加重伴里急后重10天。既往体健，否认结核病病史。查体：T 36.9℃，轻度贫血貌，心、肺检查未见异常，腹软，左下腹有压痛，无反跳痛、肌紧张，肝脾肋下未触及，肠鸣音正常。粪便培养未见病原菌，广谱抗生素治疗1周无效。钡灌肠检查提示左侧结肠及直肠弥漫性黏膜颗粒样改变，可见多发小龛影。
81. 该患者最可能的诊断是
A. 细菌性痢疾　　B. 克罗恩病
C. 肠结核　　D. 溃疡性结肠炎
82. 该病最严重的并发症是
A. 消化道大出血　　B. 中毒性巨结肠
C. 急性肠穿孔　　D. 肠梗阻
83. 确定该并发症最有意义的检查是
A. 粪常规＋隐血　　B. 腹部B超
C. 腹部平片　　D. 结肠镜

（84～86题共用题干）

男性，48岁。4小时前突然呕血500ml，黑便2次，共500g。既往10年前有“肝功能异常”史。查体：BP 75/50mmHg，P 106次/分，巩膜黄染。
84. 该患者上消化道出血最可能的病因是
A. 急性胃黏膜病变　　B. 消化性溃疡
C. 食管-胃底静脉曲张破裂　　D. 胃癌
85. 该患者腹部下列体征与疾病不符的是
A. 肝未触及　　B. 脾未触及
C. 腹水征阳性　　D. 肠鸣音消失
86. 该患者最紧急的治疗是
A. 急诊手术　　B. 输液、输血
C. 急诊胃镜止血　　D. 静脉给予质子泵抑制剂

（87～89题共用题干）

女性，20岁。20天前因急性化脓性扁桃腺炎引起发热，治疗后好转。3天前出现眼睑水肿，少尿，血压增高。今日呼吸困难，不能平卧来急诊。
87. 该患者首选的检查是
A. 血常规　　B. 尿常规

C. 心电图
D. 肾脏 B 超

88. 该患者最可能的诊断是
A. 急性肾小球肾炎合并左心衰竭
B. 急性心肌炎合并左心衰竭
C. 急性呼吸道感染
D. 急进性肾小球肾炎

89. 血压增高最可能的原因是
A. 原发性高血压
B. 心功能不全所致
C. 水钠潴留
D. 低蛋白血症

（90～92 题共用题干）

女性，29 岁。乏力半年。化验血 Hb 64g/L，WBC 2.6×10^9/L，Plt 52×10^9/L，骨髓检查粒系增生活跃，原始粒细胞 3%，核分叶过多，红系增生明显活跃，占 52%，核浆发育不平衡，呈巨幼样变，有点彩红细胞，全片见巨核细胞 65 个，可见淋巴样小巨核细胞，铁染色结果显示细胞外铁（++），环状铁粒幼细胞占 11%，染色体检查为 47XX,+8。诊断为骨髓增生异常综合征（MDS）。

90. 该患者根据 FAB 分型最可能的类型是
A. RA 型
B. RAS 型
C. RAEB 型
D. CMML 型

91. 该患者根据 WHO 分型最可能的类型是
A. RA 型
B. RAS 型
C. RCMD 型
D. RAEB 型

92. 在下列的治疗中，该患者首选的是
A. EPO 和沙利度胺治疗
B. 糖皮质激素治疗
C. 叶酸治疗
D. 联合化疗

（93～95 题共用题干）

女性，40 岁。1 年来多食、肥胖、闭经、血糖增高。查体：BP 165/95mmHg，腹部、臀部见脂肪堆积，有紫纹，初诊为 Cushing 综合征。

93. 下列检查对确诊最有意义的是
A. 血皮质醇节律测定
B. 24 小时尿游离皮质醇测定
C. 24 小时尿 17-羟、17-酮测定
D. 血 ACTH 测定

94. 下列对确定是否为 Cushing 病无意义的检查是
A. CRF 兴奋试验
B. ACTH 兴奋试验
C. 小剂量地塞米松抑制试验
D. 大剂量地塞米松抑制试验

95. [假设信息] 垂体 CT 证实垂体微腺瘤，首选的治疗方案是
A. 垂体放射治疗
B. 经蝶窦垂体瘤切除术
C. 双肾上腺次全切除术
D. 内科保守治疗

（96～97 题共用题干）

男性，66 岁。两个月来吞咽粗硬食物时有哽噎感，胸骨后烧灼样、针刺样痛，吞咽水后缓解消失。

96. 为明确诊断，进一步检查应首选

A. 胸部 X 线平片　　B. 食管拉网脱落细胞检查

C. 食管吞稀钡 X 线双重对比造影　　D. 超声内镜检查

97. 若患者病情逐渐加重，进行性咽下困难，并出现持续性胸痛或背痛，表示

A. 肺门淋巴结转移　　B. 纵隔淋巴结转移

C. 骨转移　　D. 癌已侵犯食管外组织

（98～100 题共用题干）

女性，55 岁，左乳外上象限 4cm×3cm 肿块，可推动，但患者双手叉腰时肿块活动度明显受限，左腋窝未及肿大淋巴结。

98. 该患者最佳的定性诊断方法是

A. 钼靶 X 线摄片　　B. B 超

C. 切取活检　　D. 细针穿刺细胞学检查

99. 如该患者确诊为乳腺癌，按国际 TNM 分期，该患者属

A. Ⅰ期　　B. Ⅱ期

C. Ⅲ期　　D. Ⅳ期

100. 该患者的手术方式应选择

A. 乳癌根治术　　B. 乳癌扩大根治术

C. 保留胸大、小肌的改良根治术　　D. 保留乳房的乳癌切除术

（101～103 题共用题干）

女性，20 岁。被倒塌的房屋压伤后腹痛伴呕吐 1 小时。查体：P 140 次/分，R 26 次/分，BP 80/54mmHg。神志清，痛苦面容，腹肌紧张，有压痛和反跳痛，移动性浊音阳性，肠鸣音消失。

101. 伤后 1 小时，对判断有无腹膜脏器损伤价值最小的实验室检查结果是

A. 血细胞比容下降　　B. 便常规有大量红细胞

C. 白细胞及中性粒细胞升高　　D. 红细胞及血红蛋白下降

102. 若行急症手术，原则上应首先探查

A. 肝和脾　　B. 空肠和回肠

C. 胃和大网膜　　D. 十二指肠和胰腺

103. 非手术治疗最主要的措施是

A. 应用止血药物　　B. 快速补充血容量

C. 给予一次大剂量糖皮质激素　　D. 使用大剂量抗菌药物

（104～106 题共用题干）

男性，42 岁。活动多时感右腰部钝痛，尿常规检查红细胞 15～20/HP，白细胞 3～5/HP；B 超右肾盂内可见 2.5cm×2cm 形状不规强回声，后伴声影。

104. 该患者的诊断最可能是
A. 右肾盂癌　　B. 右输尿管结石
C. 右肾盂结石　　D. 功能性血尿
105. 还需要进行的检查是
A. KUB、IVU 和 24 小时尿液分析　　B. 尿脱落细胞学检查
C. CT 或 MRI　　D. 膀胱镜检查
106. 治疗首选
A. 药物、大量饮水等非手术治疗　　B. 根治性肾切除术
C. 体外冲击波碎石　　D. 肾盂切开取石

（107～108 题共用题干）
女性，68 岁。洗澡时不慎滑倒，造成股骨近端骨折。
107. 下列骨折类型预后最差的是
A. 头下型　　B. 基底型
C. 经颈型　　D. 粗隆间
108. 如果患者是头下型骨折，并有移位，最适宜的治疗方法是
A. 牵引至愈合　　B. 人工关节置换
C. 手法整复后石膏裤　　D. 手法整复，外固定架

（109～110 题共用题干）
男性，55 岁。双下肢行走不稳 1 年，双手发笨、不能持筷，排尿费力半年。查体：四肢锥体束征阳性，双侧 T4 以下针刺觉减退。颈椎 X 线平片见颈椎管狭窄，MRI 见 C4～7 脊髓腹背侧受压。
109. 该患者的诊断是
A. 脑血栓　　B. 脊髓型颈椎病
C. 脊髓侧索硬化症　　D. 脊髓肿瘤
110. 该患者的治疗选择
A. 枕颌带牵引　　B. 静脉药物溶栓
C. 手术治疗　　D. 对症治疗

111. 一对农村夫妇抱着白喉病患儿来院求治，患儿因呼吸困难，医生决定马上做气管切开，但患儿父母不予表态。这时患儿呼吸困难，面部发绀，生命垂危。下列做法更符合伦理的是
A. 在家属同意治疗但拒绝手术时，告知后果家属自负
B. 在家属同意治疗但不签字的情况下，立即手术
C. 在家属同意治疗但不签字的情况下，等待签字后手术
D. 在家属同意治疗但不签字的情况下，不实施手术
112. 女性，30 岁。体检发现左侧乳房有一包块，到某医院外科就诊，活检证实为乳腺癌，在取得患者及家属同意后立即手术治疗。为慎重起见，术中对右侧乳房也做作了检查，结果为“乳腺瘤性肿块”，目前尚未癌变，将来有癌变危险。此时医生的做法正确的是

A. 立即手术，切除患者右侧乳房，以防止将来癌变
B. 不做手术，等右侧乳房癌变后再行切除手术
C. 将实际病情告知患者及家属，并就是否切除右侧乳房征求意见
D. 征求科主任或院长意见，根据他们的意见决定是否切除右侧乳房

113. 对于患者受重伤或意识丧失而难于表述主观意识的患者，宜采取的医患关系模式是
A. 主动-被动型　B. 被动-主动型
C. 指导-合作型　D. 共同参与型

114. 一位女医生声调柔和，目光亲切，讲话面带微笑，她在下列哪方面做得好
A. 言语沟通　B. 非言语沟通
C. 言语沟通和非言语沟通　D. 目光沟通

115. 在下列各项中，违背国家规定的人类辅助生殖技术伦理原则的是使用
A. 捐赠的精子　B. 亲属代孕
C. 卵胞浆内单精子注射　D. 捐赠的卵子

二、B型题：116～135小题，每小题1.5分，共30分。A、B、C、D是其下两道小题的备选项，请从中选择一项最符合题目要求的，每个选项可以被选择一次或两次。

A. 动作电位　B. 阈电位
C. 局部电位　D. 后电位

116. 终板电位是
117. 兴奋性突触后电位是

A. 每搏输出量　B. 每分输出量
C. 射血分数　D. 心指数

118. 比较不同个体之间的心泵功能，宜选用的评定指标是
119. 心室扩大早期，泵血功能减退时，宜选用的评定指标是

A. FAD　B. NAD
C. TPP　D. 磷酸吡哆醛

120. 参与转氨基的辅酶是
121. 琥珀酸脱氢酶的辅酶是

A. 干扰素　B. 嘌呤霉素
C. 放线菌酮　D. 白喉毒素

122. 能诱导生成罕见的2′-5′聚腺苷酸从而抑制病毒蛋白质合成的是
123. 对原核、真核生物的翻译过程均有干扰作用的是

A. 白喉　B. 淋巴结结核
C. 急性蜂窝织性阑尾炎　D. 乙型肝炎

124. 属于变质性炎的是
125. 属于假膜性炎的是

A. 硬性下疳　　B. 梅毒疹
C. 树胶样肿　　D. 脊髓痨

126. 属于Ⅰ期梅毒的病变是
127. 属于Ⅱ期梅毒的病变是

A. β受体阻滞剂　　B. 利尿剂
C. ACEI　　D. 钙通道阻滞剂

128. 高血压病合并糖尿病者首选
129. 高血压病合并痛风者不宜选用

A. 血氨升高　　B. 血清淀粉酶升高
C. 血钙增高　　D. 血清 AFP 增高

130. 急性胰腺炎的实验室检查结果是
131. 肝性脑病的实验室检查结果是

A. 甲巯咪唑　　B. 丙硫氧嘧啶
C. 普萘洛尔　　D. 复方碘溶液

132. 妊娠期甲状腺功能亢进症首选抗甲状腺激素药物
133. 甲状腺次全切除术前准备，为防止术中出血过多，需服用

A. 突发剑突下剧烈疼痛、阵发性伴钻顶感，间歇期不痛
B. 上腹部或右上腹部阵发加剧的持续疼痛
C. 上腹持续剧痛伴左肩、腰、背牵拉痛
D. 食后上腹胀痛、伴呕吐

134. 急性胰腺炎可有
135. 急性胆囊炎可有

三、X型题：136～165小题，每小题2分，共60分。在每小题给出的A、B、C、D四个选项中，至少有两项是符合题目要求的。请选出所有符合题目要求的答案，多选或少选均不得分。

136. 体液调节的特点是
A. 只通过血液起作用　　B. 作用范围广、持续时间久
C. 反应速度慢　　D. 反应准确

137. 下列选项中，可使骨骼肌松弛的途径有
A. 促使 Ca^{2+} 进入运动神经末梢
B. 抑制运动神经末梢释放递质

C. 阻断终板膜上一价非选择性阳离子通道
D. 抑制胆碱酯酶活性

138. 肺回缩力来自
A. 胸内负压　　B. 肺弹性纤维的回缩力
C. 肺泡内液-气界面的表面张力　　D. 气道阻力

139. 促进胃液分泌的因素有
A. 迷走神经兴奋　　B. 促胃液素释放
C. 胃酸浓度增加　　D. 食物对胃黏膜的刺激

140. 影响突触前膜递质释放量的因素有
A. 动作电位的传导速度　　B. 锋电位的幅度
C. 进入前膜 Ca^{2+} 的数量　　D. 递质小泡的大小

141. 与水盐代谢调节有关的激素是
A. 雌激素　　B. 醛固酮
C. 糖皮质激素　　D. 血管升压素

142. 参与脂肪酸 β 氧化的酶有
A. 肉碱脂酰转移酶Ⅰ　　B. 肉碱脂酰转移酶Ⅱ
C. 脂酰 CoA 脱氢酶　　D. 乙酰乙酰 CoA 硫解酶

143. 经代谢转变能提供一碳单位的氨基酸是
A. Tyr　　B. Trp
C. Thr　　D. His

144. 下列哪些化合物是尿素合成的中间产物
A. 瓜氨酸　　B. 甘氨酸
C. 精氨酸　　D. 鸟氨酸

145. 干扰 dUMP 转变为 dTMP 的核苷酸抗代谢物是
A. 氮杂丝氨酸　　B. 阿糖胞苷
C. 5-氟尿嘧啶　　D. 甲氨蝶呤

146. 需要 DNA 连接酶发挥接合缺口作用的反应过程是
A. DNA 修复　　B. DNA 复制
C. DNA 重组　　D. 逆转录

147. 重组 DNA 技术中，常用到的酶是
A. 限制性核酸内切酶　　B. DNA 连接酶
C. DNA 解链酶　　D. 反转录酶

148. 属于不稳定细胞的有
A. 表皮细胞　　B. 淋巴造血细胞
C. 肠黏膜上皮细胞　　D. 汗腺上皮细胞

149. 以下属于癌前病变的是
A. 家族性腺瘤性息肉病　　B. 甲状腺腺瘤
C. 大肠腺瘤　　D. 子宫颈上皮内肿瘤

150. 系统性红斑狼疮的病理特点包括
A. 引起面部蝶形红斑　　B. 引起肾小球肾炎

C. 引起肝炎　　D. 引起非细菌性心内膜炎

151. 急性细菌性心内膜炎的瓣膜赘生物中的成分包括
A. 中性粒细胞　　B. 纤维素样坏死
C. 细菌菌团　　D. 肉芽组织

152. 肝硬化时，假小叶具有的特点有
A. 假小叶内可无中央静脉
B. 假小叶内可见到汇管区
C. 假小叶中央静脉偏位或有两个中央静脉
D. 假小叶内可见小胆管增生

153. 急进性肾小球肾炎电镜检查的病变特点有
A. Ⅱ型可见电子致密物沉积　　B. 肾小球系膜细胞增生
C. 可见基底膜的缺损和断裂　　D. 脏层上皮细胞足突消失

154. 应用洋地黄制剂的适应证包括
A. 心房颤动伴快速心室率
B. 预激综合征并发心房颤动
C. 收缩功能低下的心力衰竭Ⅱ～Ⅲ度
D. 舒张功能障碍的心功能不全

155. 支气管扩张的患者，发生大咯血时，禁用垂体后叶素来止血的情况包括
A. 合并高血压　　B. 合并冠状动脉硬化性心脏病
C. 合并妊娠　　D. 合并呼吸衰竭

156. 消化性溃疡疼痛节律消失常提示有
A. 穿透性溃疡　　B. 癌变
C. 溃疡出血　　D. 幽门梗阻

157. 肾小球肾炎血尿的特点包括
A. 变形红细胞尿　　B. 全程血尿
C. 常有蛋白尿　　D. 常有红细胞管型

158. 慢性淋巴细胞白血病可并发
A. 红皮病　　B. 皮肤癌
C. 结肠癌　　D. 荨麻疹

159. 以下关于嗜铬细胞瘤临床表现的说法，正确的是
A. 表现为阵发性高血压或持续性高血压基础上有波动
B. 可有体位性低血压
C. 发作时可伴心律失常
D. 酚妥拉明试验阳性有助于诊断

160. 幽门梗阻患者术前应做的准备有
A. 禁食，胃肠减压　　B. 纠正水电解质失调和低蛋白血症
C. 应用广谱抗生素　　D. 温盐水洗胃

161. 为明确腹部闭合性损伤的诊断，可以进行的检查有
A. B超　　B. 腹腔穿刺
C. CT　　D. 立位腹平片

162. 肛瘘的典型临床表现有
   A. 肛门口有肿物反复脱出
   B. 肛周皮肤上可见红色乳头状突起，挤压时有脓性液体溢出
   C. 反复发作肛周脓肿
   D. 排便时肛门痉挛性疼痛
163. 阑尾炎手术后可以出现的并发症为
   A. 腹腔出血　　B. 粪瘘
   C. 肠梗阻　　D. 阑尾残株炎
164. 关于胆囊结石症，下列叙述哪些是正确的
   A. 可继发感染，引起急性胆囊炎
   B. 可导致胆囊积液
   C. 可导致急性化脓性胆管炎和全身感染
   D. 静止性胆囊结石可无需处理
165. 下列各型腰椎间盘突出症常需手术治疗的是
   A. 膨隆型　　B. 突出型
   C. 脱垂游离型　　D. Schmorl 结节及经骨突出型

全国硕士研究生招生考试
临床医学综合能力（西医）全真模拟试卷（九）

（本试卷满分为300分，考试时间为180分钟）

一、A型题：1～40小题，每小题1.5分；41～115小题，每小题2分；共210分。在每小题给出的A、B、C、D四个选项中，请选出一项最符合题目要求的。

1. 下列生理活动中，存在负反馈控制的是

A. 动作电位的产生　　B. 兴奋的突触传递

C. 排便反射的过程　　D. 血糖浓度的调节

2. 在神经-肌肉接头的终板膜上，实现跨膜信号转导的方式是

A. 受体G蛋白AC途径　　B. 受体G蛋白PLC途径

C. 离子通道受体途径　　D. 酪氨酸激酶受体途径

3. 内、外源性凝血途径的根本区别在于

A. 参与血液凝固的全部凝血因子都不同

B. 启动因子不同

C. 外源性凝血不形成凝血酶原复合物（Ⅸa、Ⅷa、Ca^{2+}和PL）

D. 内源性凝血不需要稳定因子（因子ⅩⅢ）

4. 可引起射血分数增大的因素有

A. 心室舒张末期容积增大　　B. 动脉血压升高

C. 心率减慢　　D. 心肌收缩力增强

5. 下列关于颈动脉窦和主动脉弓压力感受性反射的叙述中，哪一项是错误的

A. 感受器感受的刺激不是血压，而是血管壁的机械牵张

B. 是一种负反馈调节机制

C. 在平时安静状态下不起作用

D. 当动脉血压突然升高时，反射活动加强，导致血压回降

6. 胸内压是由下列哪个因素形成的

A. 大气压－非弹性阻力　　B. 大气压－弹性阻力

C. 大气压＋弹性阻力　　D. 大气压－肺回缩力

7. 呼吸频率从12次/分增到24次/分，潮气量从500 ml减少到250 ml，则

A. 肺通气量增加　　B. 肺通气量减少

C. 肺泡通气量增加　　D. 肺泡通气量减少

8. 关于唾液分泌的调节，下列哪项叙述是错误的

A. 唾液分泌的调节完全是神经反射性的

B. 唾液分泌的初级中枢在延髓

C. 副交感神经兴奋时唾液分泌增加

D. 交感神经对唾液分泌起抑制作用

9. 胃和小肠都具有的运动形式是

A. 紧张性收缩
B. 容受性舒张
C. 分节运动
D. 袋状往返运动

10. 促胰液素促进胰腺的分泌，其中
A. 含有大量水分和 HCO_3^-，但含酶量少
B. 含有少量水分和 HCO_3^-，但含酶量多
C. 含有大量水分，但含 HCO_3^- 和酶量少
D. 含有少量水分，但含 HCO_3^- 和酶量多

11. 肾小管液被显著稀释的部位是
A. 近端小管
B. 集合管
C. 髓袢升支粗段
D. 远曲小管

12. 肾小管和集合管上皮细胞分泌 NH_4^+ 和 NH_3 的主要生理意义是
A. 完成细胞内代谢
B. 排泄体内毒素
C. 维持机体酸碱平衡
D. 维持机体电解质平衡

13. 声波由鼓膜经听骨链传向卵圆窗时出现的振动变化是
A. 幅度增大，压强增大
B. 幅度减小，压强减小
C. 幅度增大，压强减小
D. 幅度减小，压强增大

14. 副交感神经系统兴奋时，引起的生理效应是
A. 汗腺分泌增加
B. 支气管平滑肌收缩
C. 瞳孔开大肌收缩
D. 胃肠运动减慢

15. 下列哪种激素可穿过细胞膜与核受体结合而起作用
A. 生长激素
B. 甲状腺激素
C. 肾上腺素
D. 胰岛素

16. 胰高血糖素调节糖代谢的主要靶器官或靶组织是
A. 肝
B. 肾
C. 骨骼肌
D. 脑组织

17. 下列有关 DNA 变性的叙述，错误的是
A. 两条多核苷酸链间氢键断裂
B. 分子中磷酸二酯键断裂
C. 不同 DNA 分子的变性温度不同
D. DNA 中含 GC 碱基对多则 T_m 值高

18. 下列有关酶和辅酶（或辅基）的叙述，正确的是
A. 酶蛋白、辅酶（或辅基）单独存在时具有催化活性
B. 酶蛋白与辅酶（或辅基）在酶促反应中所起作用完全相同
C. 一种辅酶（或辅基）只能与一种酶蛋白结合形成一种全酶
D. 一种酶蛋白只能与一种辅酶（或辅基）结合形成一种全酶

19. 调节三羧酸循环运转最主要的酶是
A. 柠檬酸合酶
B. 苹果酸脱氢酶
C. 琥珀酸脱氢酶
D. 异柠檬酸脱氢酶

20. 体内提供 NADPH 的主要代谢途径是
A. 糖酵解途径
B. 磷酸戊糖途径

C. 糖的有氧氧化　　D. 糖异生

21. 体内胆固醇生物合成的限速酶是

A. HMG-CoA 合酶　　B. HMG-CoA 还原酶

C. HMG-CoA 裂解酶　　D. ALA 合酶

22. 有关单加氧酶的叙述中不正确的是

A. 又称混合功能氧化酶或羟化酶

B. 存在于微粒体中氧化的酶体系

C. 此酶系包含细胞色素及 NADH 等

D. 参与体内 1,25-$(OH)_2D_3$的生成

23. 下列对氨基酸脱氨基后生成的 α-酮酸代谢去路的叙述，不正确的是

A. 氧化供能　　B. 再合成氨基酸

C. 某些能转变成脂类　　D. 参与嘌呤、嘧啶合成

24. 酪氨酸在体内不能转变为

A. 苯丙氨酸　　B. 儿茶酚胺

C. 尿黑酸　　D. 延胡索酸

25. 核苷酸合成与糖代谢直接联系的物质是

A. 3-磷酸甘油醛　　B. 5-磷酸核糖

C. 6-磷酸葡萄糖　　D. 1,6 二磷酸果糖

26. tRNA 转录后对核苷或碱基的修饰中不包括

A. 甲基化　　B. 还原反应

C. 酯化反应　　D. 脱氨反应

27. 某 tRNA 的反密码子为 UGA，其相应识别的密码子是

A. UCC　　B. ACU

C. UCU　　D. UCG

28. 蛋白质生物合成中氨基酸的活化部位是

A. 烷基　　B. 羟基

C. 羧基　　D. 巯基

29. 以下属于液化性坏死的是

A. 心肌梗死　　B. 脑梗死

C. 肠梗死　　D. 肾梗死

30. 以下不属于萎缩的器官是

A. 高血压病的肾　　B. 肾结核的肾

C. 慢性肾小球肾炎的肾　　D. 动脉粥样硬化症的肾

31. 以下属于稳定细胞的是

A. 男性及女性生殖管道被覆上皮细胞

B. 淋巴造血细胞

C. 肾小管上皮细胞及肝细胞

D. 神经细胞、心肌细胞和骨骼肌细胞

32. 混合性血栓可见于

A. 静脉血栓体部　　B. 静脉血栓头部

C. 风湿性心内膜炎　　D. 弥散性血管内凝血

33. 病毒性肝炎病变中，属于渗出病变的是

A. 汇管区淋巴细胞增多　　B. 肝细胞嗜酸性变

C. 肝细胞溶解坏死　　D. Kupffer 细胞肥大、增多

34. 女性，40 岁。体检时发现肺上叶有直径 3cm 的结节。手术切除后，病理诊断为肺的炎性假瘤，不符合炎性假瘤的病变是

A. 纤维组织增生　　B. 肉芽肿形成

C. 小血管增生　　D. 单核、淋巴细胞浸润

35. 关于非典型增生的描述，错误的是

A. 属癌前病变

B. 增生的细胞大小形态不一、核深染、核分裂增多

C. 轻度和中度非典型增生是不可逆转的

D. 重度非典型增生需积极治疗

36. 风湿病时，心内膜疣状赘生物属于

A. 白色血栓　　B. 红色血栓

C. 混合血栓　　D. 透明血栓

37. 女性，50 岁。慢性咳嗽 3 年余，咳白色泡沫黏痰，每年秋冬发作，持续 3 个月左右。不符合该患者疾病的描述是

A. 支气管黏膜上皮变性坏死　　B. 支气管黏膜上皮杯状细胞增多

C. 支气管黏液腺肥大　　D. 支气管壁弹力纤维增生

38. 轻度慢性肝炎的特征性病变是

A. 大片状坏死　　B. 亚大片状坏死

C. 碎片状坏死　　D. 灶状坏死

39. 符合 IgA 肾病镜下特征的病变是

A. 肾小球内皮细胞增生　　B. 肾小球系膜区细胞增生

C. 肾小球毛细血管袢纤维素样坏死　　D. 肾小球内中性粒细胞浸润

40. 下列乳腺癌的病理学类型中，属于原位癌的是

A. 粉刺癌　　B. 黏液癌

C. 髓样癌　　D. 小管癌

41. 肺动脉瓣关闭不全最常见的病因是

A. 特发性肺动脉扩张

B. 继发于肺动脉高压所致肺动脉扩张

C. 肺动脉瓣病变如风湿性心脏病

D. 感染性心内膜炎致肺动脉瓣穿孔

42. 下列哪一项检查结果对诊断阻塞性肺气肿最有价值

A. 潮气量低于正常　　B. 肺活量低于正常

C. 血氧分压低于正常　　D. 残气量/肺总量＞40％

43. 急性肺水肿典型的胸部 X 线片表现是

A. 肺门血管影增强

B. 两肺纹理增粗

C. 肺门呈蝴蝶状阴影，肺野可见大片融合阴影

D. 肺野透明度增加

44. 对阵发性室性心动过速伴明显血流动力学障碍患者，首选的治疗是

A. 利多卡因静脉点滴

B. 立即进行射频消融术

C. 体外直流电同步电复律

D. 毛花苷 C 静脉注射

45. 肥厚型心肌病的主要临床诊断依据是

A. 超声心动图检查示室间隔增厚，舒张期其厚度与左室后壁厚度之比值≥1.3

B. 心电图出现异常 Q 波

C. 在胸骨左缘 3～4 肋间可闻及收缩期杂音

D. 心脏有舒张功能障碍

46. 容易继发肺脓肿的肺炎是

A. 肺炎球菌肺炎

B. 过敏性肺炎

C. 金黄色葡萄球菌肺炎

D. 病毒性肺炎

47. 男性，40 岁。哮喘病史 20 余年，严重喘憋发作伴痰黏稠及尿少 2 天。查体：T 37.8℃，R 35 次/分，烦躁不安，口唇发绀，双肺呼吸音低，可闻及少量哮鸣音，心率 125 次/分，律齐。下列治疗措施错误的是

A. 抗生素静点抗感染

B. 苯巴比妥镇静

C. 静脉滴注糖皮质激素

D. 雾化吸入沐舒坦

48. 溃疡性结肠炎最严重的并发症是

A. 肠穿孔

B. 肠梗阻

C. 癌变

D. 中毒性巨结肠

49. 鉴别重症急性胰腺炎与轻症急性胰腺炎有价值的实验室检查是

A. 血清淀粉酶

B. 血清脂肪酶

C. 尿淀粉酶

D. 血清正铁白蛋白

50. 最常见肉眼血尿反复发作的肾小球疾病是

A. 急性链球菌感染后肾小球肾炎

B. 急进性肾小球肾炎

C. 糖尿病肾病

D. IgA 肾病

51. 下列符合特发性血小板减少性紫癜实验室检查结果的是

A. 出血时间正常

B. APTT 延长

C. PT 延长

D. 骨髓象产板型巨核细胞减少

52. 下列关于再生障碍性贫血骨髓象的叙述，错误的是

A. 一般表现为增生低下

B. 增生部位粒细胞、红细胞两系成熟停滞于晚期阶段

C. 巨核细胞可能不减少

D. 浆细胞等非造血细胞可增多

53. 下列检查对鉴别 1 型糖尿病与 2 型糖尿病最有意义的是

A. GAD 抗体

B. OGTT 试验

C. 空腹血糖水平

D. 是否有糖尿病家族史

54. 男性，45 岁。库欣综合征患者，实验室检查如下：基础水平尿 17-羟、17-酮水平均明显升高，血浆 ACTH 水平比正常明显升高，小剂量和大剂量地塞米松抑制试验均不能使这些数值得到抑制。导致该患者库欣综合征最可能的原因是

A. 肾上腺腺瘤　　B. 单纯性肥胖

C. 异位 ACTH 综合征　　D. 库欣病

55. 在系统性红斑狼疮的治疗中，下列不属于激素冲击疗法指征的是

A. 急性肾衰竭　　B. 狼疮心肌损害

C. 狼疮脑病癫痫发作　　D. 多发性浆膜炎

56. 男性，30 岁。肠梗阻患者，恶心、呕吐、少尿、尿比重增高，眼窝凹陷，肢端湿冷，血压偏低，血清 Na^+ 正常。首选的补液种类应是

A. 5%葡萄糖溶液　　B. 生理盐水

C. 平衡盐溶液　　D. 5%氯化钠溶液

57. 择期手术患者，手术当日晨起体温>38.5℃时，处理的原则是

A. 予退热药物后手术　　B. 不用特殊处理，继续进行手术

C. 暂停手术　　D. 应用抗生素后手术

58. 破伤风治疗，错误的是

A. 清创时应将伤口敞开　　B. 早期使用抗毒素中和游离毒素

C. 应常规做气管切开防止窒息　　D. 给予大剂量青霉素

59. 发生全身麻醉并发症时的正确处理是

A. 麻醉期间出现收缩压低于 80mmHg 时应及时增加氧气吸入

B. 麻醉期间舒张压高于 100mmHg 时，不论原因如何，均应给予镇静剂

C. 小儿麻醉中，一旦发现体温升高，应积极进行物理降温

D. 术中牵拉胆囊出现心动过缓时，应使用血管收缩剂

60. 男性，32 岁。因遇交通事故，胸部受挤压已 30 分钟，自觉胸痛。查体：血压 120/80mmHg，脉搏 80 次/分，呼吸 16 次/分，左右胸均有压痛，胸廓挤压试验阳性，气管居中，两肺呼吸音存在。该患者的诊断最可能是

A. 气胸　　B. 血胸

C. 多根肋骨骨折　　D. 多根多处肋骨骨折

61. 女性，35 岁。因双乳胀痛伴肿块数年而就诊。查体：双乳可扪及多个大小不等之结节，质韧，同侧腋窝淋巴结无明显肿大，挤压乳头时有乳白色液体溢出，细胞学检查未发现异常细胞。最可能的诊断是

A. 乳癌　　B. 乳房囊性增生

C. 导管内乳头状瘤　　D. 乳腺结核

62. 疝手术中以手指探查发现腹壁下动脉位于疝囊颈内侧的疝为

A. 脐疝　　B. 腹股沟斜疝

C. 腹股沟直疝　　D. 股疝

63. 下列有关乙状结肠扭转临床表现的描述中，错误的是

A. 多见于老年人，常有便秘习惯　　B. 表现为持续性腹胀、腹痛

C. 钡灌肠可见“鸟嘴”样改变　　D. 一般不发生绞窄

64. 男性，46 岁。于劳动用力后突然感眩晕、体力不支同时伴腹部不适及恶心，半小时后呕

吐暗色血性液体约800ml。患者既往有肝炎史。平时常出现鼻衄及牙龈出血。此患者首先应考虑的诊断是

A. 胃溃疡出血
B. 胆道出血
C. 食管静脉曲张破裂出血
D. 胃癌出血

65. Reynolds 五联征可出现在

A. 急性胆囊炎
B. 急性梗阻性化脓性胆管炎
C. 急性出血坏死型胰腺炎
D. 绞窄性小肠梗阻

66. 女性，65岁，行走时不慎摔倒，右臀着地，伤后右髋痛，不能站立行走。检查见患肢短缩，有内收外旋60°畸形，大粗隆上移。其诊断最可能是

A. 髋关节后脱位
B. 股骨颈骨折
C. 股骨转子间骨折
D. 右骶髂关节脱位

67. 肱骨中下1/3骨折，最易发生的并发症是

A. 肱动脉损伤
B. 尺神经损伤
C. 桡神经损伤
D. 正中神经损伤

68. 青年男性，不慎后仰位跌倒，右手掌着地，右肩疼，Dugas征阳性，其诊断是

A. 肱骨外科颈骨折
B. 锁骨骨折
C. 肩关节前脱位
D. 肩锁关节脱位

（69～70题共用题干）

男性，25岁。1天来接触油漆后喘息伴轻咳，咳少量白痰。既往有过敏性鼻炎史。

69. 该患者查体时最可能出现的体征是

A. 两下肺语颤增强
B. 两下肺湿性啰音
C. 两肺广泛哮鸣音
D. 两肺呼吸音增强

70. 该患者最可能的诊断是

A. 急性支气管炎
B. 支气管哮喘
C. 急性肺水肿
D. 慢性阻塞性肺疾病

（71～73题共用题干）

男性，58岁。每年一次常规体检时发现右肺上叶周边有2cm直径肿物，无自觉症状。既往体健。胸部CT显示右肺上叶前段肿物直径2cm，边界不规则，呈明显分叶状，肿物距肺表面1.0cm，纵隔淋巴结增大。

71. 该患者最可能的诊断是

A. 周围型肺癌
B. 肺结核球
C. 肺脓肿
D. 肺部良性肿瘤

72. 该患者为明确诊断，不作为首选的检查是

A. 痰细胞学检查
B. 痰细菌学检查
C. 纤维支气管镜检查
D. 开胸肺活检

73. ［假设信息］若最后诊断为小细胞肺癌，应采取的治疗是

A. 单纯放疗
B. 化疗＋放疗
C. 根治性肺癌切除术
D. 根治性肺癌切除术＋术后化疗

（74～76 题共用题干）

男性，63 岁。3 年来活动后气短、心慌，1 个月来加重，夜间有时憋醒，下肢出现水肿。查体：BP 120/80mmHg，两肺底少许湿性啰音，心浊音界扩大，心率 106 次/分，律齐，心尖部可闻及 2/6 级收缩期吹风样杂音，肝肋下 2.5cm，脾未触及，下肢有可凹性水肿。

74. 该患者的心力衰竭类型是
A. 左心衰竭　　B. 右心衰竭
C. 全心衰竭　　D. 左心房衰竭

75. 心力衰竭的最可能病因是
A. 风心病二尖瓣关闭不全　　B. 扩张型心肌病
C. 退行性心脏病　　D. 冠状动脉粥样硬化性心脏病

76. 为确定诊断首选的检查是
A. 超声心动图　　B. 心电图
C. 动态心电图　　D. 冠状动脉造影

（77～79 题共用题干）

男性，58 岁。1 年来发作性心前区疼痛，每于劳累或生气时发作，向左下颌放射，持续数分钟，可自行缓解。1 个月来发作较前频繁，未认真治疗。3 小时前又发作疼痛剧烈，部位同前，向咽部放射，不能缓解来急诊。

77. 该患者首先考虑的诊断是
A. 不稳定心绞痛　　B. 急性心肌梗死
C. 急性肺栓塞　　D. 主动脉夹层

78. 最有助于诊断的辅助检查是
A. 心电图　　B. 超声心动图
C. 心肌坏死标记物　　D. 胸部 X 线片

79. 该患者最重要的首选治疗是
A. 溶栓治疗　　B. 肝素静脉点滴
C. 吗啡皮下注射　　D. 硝酸甘油静脉点滴

（80～82 题共用题干）

男性，31 岁。间断腹痛、反酸 5 年余，10 天来再犯，夜间痛明显，进食后可缓解。

80. 该患者的最可能诊断是
A. 十二指肠溃疡　　B. 胃溃疡
C. 胃癌　　D. 慢性胃炎

81. 最有诊断意义的检查是
A. 胃液分析　　B. 胃肠钡餐
C. 胃镜检查　　D. 腹部 B 超

82. 最佳的治疗是
A. 手术治疗　　B. 口服硫糖铝
C. 口服 H_2 受体阻滞剂　　D. 口服质子泵抑制剂

（83～85 题共用题干）

女性，20 岁。2 年来双面颊部蝶形红斑，下肢水肿，1 周来尿量减少。化验尿蛋白（＋＋＋），尿沉渣镜检 RBC 满视野，血 ANA（＋），抗 dsDNA（＋）。

83. 该患者最可能的诊断是

A. 过敏性紫癜肾炎
B. 急性肾小球肾炎
C. 慢性肾小球肾炎
D. 狼疮性肾炎

84. 对诊断和鉴别诊断最有意义的检查是

A. 肾活检
B. 腹部 B 超
C. 腹部 CT
D. 尿红细胞位相

85. 可以采用下列治疗，除了

A. 甲泼尼龙冲击
B. 静脉给人血白蛋白
C. 口服泼尼松
D. 利尿治疗

（86～88 题共用题干）

男性，25 岁。1 周来不明原因发热伴下肢出血点。化验血 Hb 86g/L，WBC 18.4×10^9/L，分类见原始细胞 35%，Plt 24×10^9/L。

86. 该患者最可能的诊断是

A. 再生障碍性贫血
B. 巨幼细胞贫血
C. 骨髓增生异常综合征
D. 急性白血病

87. 查体时应特别注意的体征是

A. 睑结膜苍白
B. 皮肤出血点
C. 胸骨压痛
D. 心脏杂音

88. 对明确诊断最有意义的检查是

A. 血清叶酸和维生素 B_{12} 定量
B. 血网织红细胞检查
C. 骨髓穿刺细胞学检查
D. 骨髓干细胞培养

（89～91 题共用题干）

女性，25 岁。有多汗、怕热和焦虑、失眠半个月来诊。查体：T 36.6℃，P 105 次/分，R 20 次/分，BP 130/65mmHg，甲状腺弥漫性Ⅱ度肿大，质软，无压痛，可闻及血管杂音，心率 105 次/分，律齐，腹平软，肝脾肋下未触及，下肢不肿，双手见细颤。

89. 在病史中，该患者最不会出现的症状是

A. 消瘦
B. 大便次数多
C. 进食多
D. 月经量多

90. 该患者最可能的临床诊断是

A. 桥本甲状腺炎
B. Graves 病
C. 地方性甲状腺肿
D. 结节性甲状腺肿伴甲亢

91. 对该患者首选的治疗措施是

A. 口服抗甲状腺药物
B. 口服糖皮质激素
C. 口服左甲状腺素
D. 手术治疗

（92～94 题共用题干）

女性，26 岁。人工流产后出现双手指关节肿痛 3 个月，晨僵约 1 小时左右，对症用药不见好转。查体：双手第 1～2 掌指关节（MCP）肿胀、2～4 近端指间关节（PIP）肿胀，压痛明显，双手 X 线检查提示骨质疏松，可见小囊性破坏样改变。

92. 该患者最可能的诊断是

A. 骨关节炎
B. 类风湿关节炎
C. 系统性红斑狼疮
D. 强直性脊柱炎

93. 下列最有利于判断疾病病情活动性的是

A. 抗核抗体
B. 抗链球菌溶血素“O”（ASO）
C. 补体 C3、C4
D. 类风湿因子

94. 该患者应选择的治疗方案是

A. 应用糖皮质激素
B. 应用 NSAID＋雷公藤
C. 应用 NSAID＋糖皮质激素
D. 应用 NSAID＋甲氨蝶呤＋柳氮磺胺吡啶

（95～96 题共用题干）

女性，38 岁。左乳外上象限 4cm×3cm 肿物，距乳头 5cm，可推动，但患者双手叉腰时肿块活动度明显受限，左腋窝未触及肿大淋巴结。

95. 该患者最佳的定性诊断方法是

A. 切取活检
B. 钼靶 X 线摄片
C. 近红外线扫描
D. 细针穿刺细胞学

96. 若该患者确诊为乳腺癌，手术方式应选择

A. 乳腺癌根治术
B. 乳腺癌扩大根治术
C. 保留胸大、小肌的乳腺癌改良根治术
D. 保留胸大肌、切除胸小肌的乳腺癌改良根治术

（97～99 题共用题干）

男性，55 岁。近 1 个月来上腹不适，隐痛，食欲不振，消瘦乏力。2 周前尿色变深，继而巩膜、皮肤出现黄染，进行性加重。查体：肝肋下 3cm，边缘钝，右上腹可及 6cm×4cm 梨形肿块。

97. 为确定右上腹肿块是否是肿大胆囊，最适合的检查方法是

A. 胃肠造影
B. B 超
C. CT 或 MRI
D. 经皮穿刺

98. 提示患者为梗阻性黄疸最有价值的指标是

A. SGPT 正常
B. HBsAg 阳性
C. 尿胆原阴性
D. B 超见肝内外胆管扩张

99. 若患者大便隐血阳性，其诊断最可能是

A. 胰腺癌
B. 胆囊癌

C. 肝癌
D. 壶腹癌

（100～102 题共用题干）

女性，24 岁。因上腹痛 6 小时来院，现除上腹痛外，感右下腹也痛，伴恶心、呕吐。1 年前曾有类似情况，外周血 WBC $12\times10^9/L$。

100. 最可能的诊断是
A. 急性上消化道穿孔
B. 急性阑尾炎
C. 阑尾周围脓肿
D. 肠系膜淋巴结炎

101. 给患者做腹部检查，最可能发现的体征是
A. 全腹压痛、反跳痛、肌紧张，上腹及右下腹部最重
B. 右下腹固定压痛
C. 移动性浊音阳性
D. 右下腹可及疼痛性包块

102. 应选择的治疗方案是
A. 消化道穿孔缝合术
B. 阑尾切除术
C. 全身用抗生素保守治疗
D. 中药治疗

（103～105 题共用题干）

女性，60 岁。右下肢静脉迂曲扩张 20 年，伴下肢酸胀，水肿，活动或抬高患肢减轻。近 2 年右足靴区皮肤发红，有时瘙痒，逐渐加重。查体：右下肢大腿内侧、小腿后见迂曲扩张静脉成团，足靴区色素沉着，皮肤变厚。

103. 该患者的病变是
A. 静脉瘤
B. 动静脉瘘
C. 下肢静脉回流障碍
D. 下肢静脉倒流性疾病

104. 为进一步明确病因，应进行的检查是
A. 下肢皮温测定
B. 深静脉瓣功能试验
C. 下肢多普勒超声检查
D. 右下肢静脉造影

105. 该患者可能发生的最严重并发症是
A. 右下肢坏死
B. 右小腿溃疡
C. 溃疡破裂出血
D. 血栓性浅静脉炎

（106～107 题共用题干）

男性，23 岁。两小时前由高处摔下，会阴骑跨于硬物上，会阴部痛，尿道口滴血，不能自行排尿。查体：BP 125/85mmHg，P 80 次/分，会阴部肿胀青紫，有明显压痛。X 线片骨盆未见异常，试行导尿未成功。

106. 该患者最可能的诊断是
A. 膀胱损伤
B. 尿道球部损伤
C. 尿道膜部损伤
D. 尿道前列腺部损伤

107. 该患者的治疗应选用
A. 膀胱修补术
B. 尿道吻合术

C. 尿道会师术　　D. 会阴部切开引流术

（108～110 题共用题干）

女性，34 岁，左手中指掌指关节处掌面被宽 3cm 锐器刺伤，入院 2 小时。查体发现中指呈伸直位，感觉障碍，手指苍白发凉。Allen 试验阳性。

108. 该患者诊断考虑为

A. 手指固有神经损伤

B. 手指不全离断伤

C. 开放性指骨骨折

D. 左中指屈指肌腱、指两侧固有神经和指动脉开放性损伤

109. 该患者的治疗方案是

A. 清创后修复屈指肌腱、神经，吻合动脉，缝合创口

B. 清创后，修复神经，吻合动脉，肌腱二期修复

C. 清创后，修复肌腱，吻合动脉，神经二期修复

D. 清创后，缝合伤口，其他组织二期修复

110. 患者术后 48 小时突然出现中指色泽发白、凉，皮温较健侧低 2.5℃，指腹发瘪，此时应采取

A. 患肢抬高，保温

B. 应用镇静、止痛药

C. 应用抗血管痉挛药物

D. 立即手术探查吻合的指动脉

111. 医学道德修养是指医务人员在医学道德方面所进行的自我教育、自我锻炼和自我陶冶，以及在此基础上达到的

A. 医学道德境界　　B. 医疗实践能力

C. 医疗道德意识　　D. 医疗技术水平

112. 医务人员应共同遵守的道德原则以及建立良好医患关系的思想基础是

A. 患者利益至上　　B. 医生利益至上

C. 医院关系至上　　D. 社会利益至上

113. 关于人类胚胎干细胞研究和应用的伦理原则，**错误**的是

A. 无论胚胎是不是人，都应该得到尊重

B. 需先经动物实验等措施，以符合安全和有效的原则

C. 禁止故意生产、销售、买卖配子和胚胎等，以防止商品化

D. 配子和胚胎等属于个人财产，允许买卖，符合公平的原则

114. 下列情形中，应当被注销执业医师注册的是

A. 中止医师执业活动满一年的

B. 在医疗事故中负有民事赔偿责任的

C. 构成医疗事故罪而被判处刑罚的

D. 受暂停执业 6 个月行政处罚的

115. 一名女性患者因不孕症、闭经，伴厌食、消瘦到妇科就诊。妇科做了各种常规检查后，

决定行腹腔镜检查，通知患者准备。患者不知该检查如何做，便随医生进入处置室检查，检查中发现作了切口。患者及家属均不满意开刀，遂向院方提出了赔偿要求。该案例行腹腔镜检查应如何决定为合理

A. 必须征得患者同意　　B. 可以征得患者同意
C. 可以由医生决定　　D. 必须由医院决定

二、B型题：116～135 小题，每小题 1.5 分，共 30 分。A、B、C、D 是其下两道小题的备选项，请从中选择一项最符合题目要求的，每个选项可以被选择一次或两次。

A. 血管紧张素　　B. 血管升压素
C. 内皮素　　D. 去甲肾上腺素

116. 可作为交感神经递质或内分泌激素，强烈提升动脉血压作用的活性物质是
117. 一般不经常调节血压，仅在细胞外液明显减少时释放增多，起升压作用的体液因子是

A. α 波　　B. β 波
C. θ 波　　D. δ 波

118. 正常成人深度睡眠时多见的脑电波是
119. 正常人幼年期脑电波的主要成分是

A. rRNA　　B. mRNA
C. tRNA　　D. hnRNA

120. 具有多聚腺苷酸尾的 RNA 是
121. 3′末端具有 CCA—OH 的 RNA 是

A. DNA 聚合酶Ⅰ　　B. DNA 聚合酶Ⅱ
C. DNA 聚合酶Ⅲ　　D. 拓扑异构酶

122. 原核生物执行 DNA 切除修复时主要的酶是
123. 原核生物催化复制延长的酶是

A. 大叶性肺炎　　B. 小叶性肺炎
C. 间质性肺炎　　D. 有肉芽肿形成的肺炎

124. 肺炎支原体肺炎的病理类型通常是
125. 病毒性肺炎的病理类型通常是

A. 回盲部　　B. 末端回肠
C. 盲肠和升结肠　　D. 乙状结肠和直肠

126. 肠结核的好发部位是
127. 肠伤寒的好发部位是

A. 肺炎球菌　　B. 草绿色链球菌

C. 衣原体　　D. 金黄色葡萄球菌

128. 亚急性感染性心内膜炎最常见的致病菌是
129. 急性感染性心内膜炎最常见的致病菌是

A. 局灶性肺结核　　B. 慢性空洞性肺结核
C. 肺门淋巴结结核　　D. 原发综合征

130. 属于开放性肺结核的是
131. 属于原发性肺结核的是

A. 甲状腺乳头状癌
B. 甲状腺滤泡状腺癌
C. 甲状腺未分化癌
D. 甲状腺髓样癌

132. 以上甲状腺肿瘤，最常见的是
133. 以上甲状腺肿瘤，预后很差的是

A. 瘘管切开　　B. 挂线疗法
C. 肛瘘切除　　D. 切开联合挂线

134. 高位单纯性肛瘘的治疗方法是
135. 低位单纯性肛瘘的治疗方法是

三、X 型题：136～165 小题，每小题 2 分，共 60 分。在每小题给出的 A、B、C、D 四个选项中，至少有两项是符合题目要求的。请选出所有符合题目要求的答案，多选或少选均不得分。

136. 离子通过细胞膜的扩散量取决于
A. 膜两侧该离子的浓度梯度　　B. 膜对该离子的通透性
C. 该离子的化学性质　　D. 该离子所受的电场力

137. 属于骨骼肌的兴奋-收缩耦联过程的有
A. 电兴奋通过横管传向肌细胞的深处
B. 三联管的信息传递，导致终池 Ca^{2+} 释放
C. 肌浆中的 Ca^{2+} 与肌钙蛋白结合可触发肌丝滑行
D. 钙泵活动将 Ca^{2+} 泵到细胞外，降低肌浆中 Ca^{2+} 浓度

138. 抑制胃液分泌的因素有
A. 盐酸　　B. 脂肪
C. 高张溶液　　D. 蛋白质分解产物

139. 下列关于排尿反射的叙述正确的是
A. 初级中枢位于脊髓
B. 是正反馈
C. 脑的高位中枢对脊髓排尿中枢有控制作用

D. 交感神经兴奋时，促进排尿

140. TSH 影响甲状腺激素合成的环节有

A. 促进碘泵活动

B. 促进甲状腺腺泡上皮细胞吞饮甲状腺球蛋白胶质小滴

C. 抑制甲状腺腺泡上皮细胞核酸与蛋白质合成

D. 促进甲状腺球蛋白水解和 T_4 释放

141. 以下关于睾酮的叙述，正确的是

A. 睾丸间质细胞分泌的雄激素主要是睾酮

B. 能促进骨骼生长与红细胞生成等

C. 腺垂体分泌的 LH 促进间质细胞合成与分泌睾酮

D. 血中睾酮达一定浓度后，对腺垂体分泌 LH 有正反馈作用

142. 下列化合物中，参与脂酸 β 氧化的有

A. NAD^+　　B. $NADP^+$

C. CoASH　　D. FAD

143. 下列氨基酸经代谢转变能生成酮体的是

A. Thr　　B. Lys

C. Ile　　D. Ala

144. 调节尿素合成的酶有

A. 氨基甲酰磷酸合成酶的同工酶

B. 精氨酸酶

C. 精氨酸代琥珀酸合成酶

D. 精氨酸代琥珀酸裂解酶

145. 参与嘌呤环合成的原料来自下列哪些物质

A. 甲酰基　　B. 同型半胱氨酸

C. 天冬氨酸　　D. 氨基甲酰磷酸

146. 下列对逆转录酶的叙述中正确的是

A. 属依赖 RNA 的 DNA 聚合酶

B. 具有 RNA 酶活性

C. 具有 RNA 聚合酶活性

D. 催化以 dNTP 为原料合成双链 DNA

147. 肝功能严重受损时血浆中将呈现含量降低的是

A. 清蛋白　　B. 结合珠蛋白

C. LDL　　D. LCAT

148. 系统性红斑狼疮的病理特点有

A. 抗核抗体阳性　　B. 脾小动脉洋葱皮样改变

C. 心瓣膜细菌性心内膜炎　　D. 肾小球内出现苏木素小体

149. 引起主动脉瓣狭窄的疾病有

A. 风湿性心内膜炎　　B. 非感染性心内膜炎

C. 动脉粥样硬化　　D. 梅毒

150. 关于慢性粒细胞白血病，正确的是

A. 约 90％出现 Ph^1 染色体
B. 周围血白细胞数量明显增高
C. 骨髓内大量原始粒细胞
D. 脾明显肿大

151. 符合微小病变性肾小球病的描述是
A. 常发生于儿童
B. 对激素治疗效果好
C. 常发展为慢性硬化性肾小球肾炎
D. 壁层上皮细胞增生

152. 绒毛膜癌的病理学特点可表现为
A. 是由滋养层细胞发生的肿瘤，主要继发于葡萄胎
B. 肿瘤细胞一般不侵入子宫肌层
C. 肿瘤组织易产生出血、坏死
D. 易侵入血管，多为血行转移

153. 干酪性肺炎的特点是
A. 可累及一个甚至几个大叶
B. 可由浸润型肺结核发展而来
C. 可由空洞气道播散引起
D. 有广泛渗出病变

154. 洋地黄中毒常见的诱因包括
A. 洋地黄过量
B. 肾功能不全
C. 过度利尿低血钾症
D. 心脏极度扩大

155. 可引起胸腔积液中葡萄糖浓度明显降低的疾病包括
A. 心力衰竭
B. 肝硬化
C. 脓胸
D. 类风湿性胸膜炎

156. 好发于回盲部的疾病包括
A. 结肠癌
B. 肠结核
C. 克罗恩病
D. 溃疡性结肠炎

157. 急性肾小球肾炎的严重并发症包括
A. 心力衰竭
B. 高脂血症
C. 高血压脑病
D. 急性肾衰竭

158. 下列关于霍奇金淋巴瘤的叙述，正确的是
A. 找到 R-S 细胞即可确诊
B. 多发于青年人
C. 既可发生于淋巴结，也可发生于结外淋巴组织
D. 肝肿大较脾肿大多见

159. 临床表现符合甲亢危象的包括
A. 高热
B. 心率快
C. 烦躁不安
D. 外周血白细胞升高

160. 可经输血传播的疾病有
A. 乙型肝炎
B. 疟疾
C. 甲型肝炎
D. 丙型肝炎

161. 腹部闭合性损伤的手术指征有
A. 膈下游离积气
B. 红细胞计数迅速下降
C. 腹膜刺激征进行性加重
D. 腹腔穿刺或灌洗无阳性结果

162. 直肠脱垂的临床表现有
A. 便秘
B. 排便时肛门痉挛性疼痛
C. 肛周红肿
D. 排便不尽感

163. 下列胆囊结石患者应行胆囊切除的情况有
A. 年轻人无症状
B. 常发作右上腹痛
C. 结石＞2cm
D. 伴有糖尿病

164. 可不出现骨折特有体征的骨折有
A. 裂隙骨折
B. 嵌插骨折
C. 青枝骨折
D. 不完全骨折

165. 腰椎间盘突出症可以出现
A. 股神经受累的临床表现
B. 坐骨神经受累的临床表现
C. 马尾神经受累的临床表现
D. 脊髓受压的临床表现

全国硕士研究生招生考试
临床医学综合能力（西医）全真模拟试卷（十）

（本试卷满分为 300 分，考试时间为 180 分钟）

一、A 型题：1～40 小题，每小题 1.5 分；41～115 小题，每小题 2 分；共 210 分。在每小题给出的 A、B、C、D 四个选项中，请选出一项最符合题目要求的。

1. 以下生理或病理过程属于正反馈的是
   A. 应激反应中，血中 ACTH 和肾上腺糖皮质激素水平持续升高
   B. 体位由卧位转为直立位时，通过压力感受性反射使血压回升
   C. 激素水平降低时，相应受体的亲和力和在膜上表达的数量均增加
   D. 大失血使血压降低，心脏血供不足，心输出量减少而进一步降低血压
2. 神经冲动到达肌接头前膜时，引起开放的通道是
   A. Na^+ 通道　　B. Ca^{2+} 通道
   C. K^+ 通道　　D. Cl^- 通道
3. 凝血酶原酶复合物的组成是
   A. FⅨa-FⅧa-Ca^{2+}-PL　　B. FⅩa-FⅤa-Ca^{2+}-PL
   C. FⅡa-FⅩa-Ca^{2+}-PL　　D. FⅢ-FⅦa-Ca^{2+}-PL
4. 窦房结细胞的起搏活动是由于
   A. K^+ 递减性外流
   B. Ca^{2+} 递减性内流
   C. K^+ 递减性外流与 Na^+ 递增性内流
   D. K^+ 递减性外流与 Ca^{2+} 递增性内流
5. 当血钾逐步升高时，心肌的兴奋性
   A. 逐步升高　　B. 逐步降低
   C. 先升高后降低　　D. 先降低后升高
6. 平静呼吸时，下列哪一个时相的肺内压低于大气压
   A. 吸气初　　B. 吸气末
   C. 呼气初　　D. 呼气末
7. CO_2 通过呼吸膜扩散的速度比 O_2 快 20 倍，主要原因是 CO_2
   A. 为主动转运　　B. 易通过呼吸膜
   C. 分子量比 O_2 大　　D. 在血中溶解度较大
8. 肠期胃液分泌主要是通过十二指肠释放的哪种胃肠激素实现的
   A. 促胰液素　　B. 促胃液素
   C. 肠抑胃肽　　D. 生长抑素
9. 静脉推注少量高浓度葡萄糖时出现尿量增多的原因是
   A. 肾小球滤过率升高　　B. 血浆胶体渗透压下降
   C. 肾血流量增多　　D. 肾小管液溶质浓度升高

10. 肾素分泌增多时，可引起下列哪一项升高

A. 血中 K^+ 浓度
B. 血中 H^+ 浓度
C. 细胞外液量
D. 血浆胶体渗透压

11. 关于暗适应的正确叙述是

A. 一般在 1min 左右可完成
B. 外周视觉高于中央视觉
C. 主要是视紫红质分解增加所致
D. 视觉功能主要由视锥细胞完成

12. 下列中枢神经元联系方式中，能产生后发放效应的是

A. 辐散式联系
B. 聚合式联系
C. 链锁式联系
D. 环式联系

13. 关于牵涉痛，以下正确的是

A. 为患病内脏周边区的痛觉过敏
B. 体腔壁痛是牵涉痛的一种表现
C. 牵涉痛的放射部位具有确定性
D. 所有内脏痛都有牵涉痛的表现

14. 肌梭的传入冲动增加时，产生的生理效应是

A. 兴奋同一肌肉的 α 运动神经元
B. 抑制同一肌肉的 β 运动神经元
C. 抑制同一肌肉的 γ 运动神经元
D. 兴奋其他关节肌肉的 α 运动神经元

15. 以下对于激素的描述，不正确的是

A. 是由内分泌腺或内分泌细胞分泌的
B. 化学本质不都是蛋白质
C. 可向靶细胞提供能量，增强其生理生化活动
D. 具有高效能生物放大作用

16. 对 $1,25\text{-}(OH)_2\text{-}D_3$ 作用的叙述，错误的是

A. 动员骨钙入血
B. 促进骨钙沉积
C. 促进小肠吸收钙
D. 抑制肾小管对钙和磷的重吸收

17. 有关 DNA 双螺旋结构的叙述中不正确的是

A. 其中两条多核苷酸链的方向相反
B. 碱基平面与螺旋轴近似垂直
C. 鸟嘌呤和胞嘧啶间形成 2 个氢键
D. 由氢键和碱基堆积力共同维系结构稳定

18. DNA 受热变性时

A. 碱基对间形成氢键
B. 在 280nm 波长处的吸光度增加
C. 溶液黏度增加

D. 多核苷酸链断裂成寡核苷酸链

19. 下列对乙酰 CoA 的叙述中不正确的是

A. 是一种高能化合物
B. 可异生为葡萄糖
C. 可转变生成酮体
D. 是合成胆固醇的原料

20. 苹果酸-天冬氨酸穿梭的意义在于

A. 维持线粒体内外有机酸的平衡
B. 将草酰乙酸带入线粒体进行彻底氧化
C. 使 NADH 入线粒体进行氧化磷酸化
D. 把乙酰辅酶 A 转移出线粒体参加代谢

21. 酪氨酸在体内不能转变生成为

A. 延胡索酸
B. 苯丙氨酸
C. 乙酰乙酸
D. 儿茶酚胺

22. 以下对真核生物 DNA 复制的叙述中错误的是

A. 所需引物 RNA 较小
B. 生成的冈崎片段较短
C. 复制延长中主要靠 DNA-polδ
D. 仅有一个复制起始点

23. mRNA 前体剪接的场所在剪接体，剪接体的组分中含有

A. scRNA
B. siRNA
C. snRNA
D. snoRNA

24. 活化染色质的组蛋白修饰不包括

A. 乙酰化
B. 甲基化
C. 羟基化
D. 泛素化

25. 下列哪种属低分子量 G 蛋白

A. 鸟苷酸交换因子
B. GTP 酶活化因子
C. 蛋白激酶 G
D. Ras 蛋白

26. 从带有遗传信息的 mRNA 构建 DNA 重组体时不需要的是

A. 限制性核酸内切酶
B. 拓扑酶
C. 反转录酶
D. DNA 连接酶

27. 下列哪种物质不是在肝生成

A. VLDL
B. LDL
C. LCAT
D. 鹅脱氧胆酸

28. 有关血红素合成的叙述中不正确的是

A. 血红素合成的限速酶是 ALA 合酶
B. 甘氨酸、琥珀酰 CoA 和 Fe^{2+} 为合成原料
C. 合成起始于线粒体，完成在胞液
D. EPO 可促进血红素的合成

29. Rusell 小体实质是

A. 肝细胞内透明变性
B. 肾小管上皮细胞内透明变性
C. 浆细胞内的免疫球蛋白形成的小体
D. 肾小管上皮细胞凋亡

30. 关于凋亡，下列哪项是错误的
A. 凋亡的发生与基因调节有关
B. 活体内单个细胞或小团细胞的死亡
C. 细胞质膜破裂，核也碎裂
D. 无急性炎反应
31. 按再生能力的强弱比较，下列各组的排列哪个是正确的
A. 结缔组织＞神经组织＞肝细胞
B. 软骨＞肌腱＞肾小球
C. 骨＞平滑肌＞神经细胞
D. 鳞状上皮＞横纹肌＞周围神经
32. 溶血性链球菌感染最常引起
A. 假膜性炎　　B. 蜂窝组织炎
C. 出血性炎　　D. 坏疽
33. 鼻咽癌转移最常见于
A. 血道转移至肺　　B. 血道转移至骨
C. 对侧颈上深淋巴结转移　　D. 同侧颈上深淋巴结转移
34. 类风湿关节炎的滑膜病变特点是
A. 浆液性炎　　B. 肉芽肿性炎
C. 化脓性炎　　D. 慢性增生性炎
35. 下述哪项描述不符合大叶性肺炎
A. 多由肺炎球菌引起　　B. 属浆液性炎
C. 肺泡炎症为主　　D. 可继发肺肉质变
36. 霍奇金淋巴瘤最重要的具有诊断意义的病变是
A. 小核裂细胞　　B. 大核裂细胞
C. R-S 细胞　　D. 霍奇金细胞
37. 子宫颈原位癌累及腺体是指
A. 子宫颈腺体充满癌细胞
B. 子宫颈表面和腺体先后发生了原位癌，并侵及腺体周围间质
C. 子宫颈原位癌突破基底膜侵及腺体
D. 子宫颈原位癌沿基底膜伸入腺体内致腺管上皮为癌细胞所取代，腺体基底膜完整
38. 流行性脑脊髓膜炎的病理变化有
A. 筛状软化灶
B. 血管周围淋巴细胞套袖状浸润
C. 蛛网膜下腔大量炎细胞渗出
D. 脑底部病变最显著
39. 血吸虫卵引起的急性虫卵结节内浸润的细胞为
A. 嗜酸性粒细胞　　B. 肥大细胞
C. 淋巴细胞　　D. 巨噬细胞
40. 下列甲状腺癌中，出现砂粒体结构的是
A. 髓样癌　　B. 滤泡癌

C. 乳头状癌　　D. 梭形细胞癌

41. 开瓣音最常见于

A. 二尖瓣狭窄　　B. 二尖瓣关闭不全

C. 二尖瓣脱垂　　D. 主动脉瓣关闭不全

42. 下列心电图改变对鉴别心肌梗死与心绞痛最有意义的是

A. ST 段抬高　　B. ST 段降低

C. T 波测量　　D. 病理性 Q 波

43. 下列不属于阻塞性肺气肿体征的是

A. 双肺底移动度对称增大　　B. 双肺语颤对称减弱

C. 双肺叩诊过清音　　D. 心浊音界不易叩出

44. 单纯舒张性心力衰竭患者不能使用的药物是

A. β受体阻滞剂　　B. ACEI

C. 利尿剂　　D. 洋地黄制剂

45. 下列有助于鉴别缩窄性心包炎与右心衰竭的检查是

A. 体检颈静脉怒张程度　　B. 胸部 X 线片

C. 超声心动图检查　　D. 心电图检查

46. 关于高血压治疗的叙述，错误的是

A. 合并糖尿病、肾病者血压控制目标值应在 130/85mmHg 以下

B. 血压降至目标后观察半年，血压仍稳定在正常水平，可停用降压药物

C. 对单一降压药物血压控制不理想者，应使用 2～3 种不同类别的降压药联合应用

D. 根据高血压患者的具体情况如合并某些疾病来选择降压药物的种类与剂量

47. 男性，20 岁。3 天前受凉后出现咳嗽、咳铁锈色痰，发热 39℃，胸片示左下肺大片渗出影，予青霉素静脉点滴。最先出现的疗效是

A. 胸部 X 线片示片状阴影消散　　B. 咳嗽好转

C. 体温降至正常　　D. 痰量减少

48. 下列关于支气管扩张疾病的说法，错误的是

A. 常有幼年时麻疹肺炎的病史

B. 左肺多见于右肺

C. 可仅表现为咯血，而无咳大量脓痰

D. 纤维支气管镜有助于诊断

49. 下列抗结核药物中不属于杀菌剂的是

A. 异烟肼　　B. 利福平

C. 链霉素　　D. 乙胺丁醇

50. 男性，35 岁。半年多来持续黄疸伴皮肤瘙痒。查体见巩膜、皮肤明显黄染，肝肋下 3cm，质较硬，光滑，脾肋下 6cm，化验血清抗线粒体抗体阳性，血总胆红素 134mmol/L，结合胆红素 88mmol/L，ALT 30IU/L，GGT 200U/L，最可能的诊断是

A. 原发性肝癌　　B. 肝炎后肝硬化

C. 继发性胆汁性肝硬化　　D. 原发性胆汁性肝硬化

51. 不提示急性胰腺炎患者病情危重的指标是

A. 血钙 1.5mmol/L　　B. 血糖≥11.2mmol/L

C. 血清淀粉酶的变化　　D. 血 BUN、肌酐升高

52. 肝硬化患者发生急性上消化道大出血时，不考虑的原因是

A. 食管-胃底静脉曲张破裂　　B. 消化性溃疡

C. 急性胃黏膜糜烂　　D. 慢性浅表性胃炎

53. 急性肾小球肾炎高血压的主要原因是

A. 钠水潴留

B. 肾素-血管紧张素-醛固酮系统激活

C. 抗利尿激素分泌增加

D. 交感神经系统活性增加

54. 女性，25 岁。反复出现皮肤紫癜，月经量多 1 年余，此前无服药史。查体：脾肋下刚触及。化验血 Hb 105g/L，WBC 5.4×10^9/L，Plt 25×10^9/L。其余红细胞沉降率、尿常规及肝功能均正常。抗核抗体谱阴性。骨髓检查见颗粒型巨核细胞增多。最可能的诊断是

A. 特发性血小板减少性紫癜　　B. 药物性血小板减少性紫癜

C. 系统性红斑狼疮　　D. Evans 综合征

55. 符合急性血管内溶血的是

A. 主要在肝、脾和骨髓发生溶血　　B. 起病急，黄疸明显

C. 多见于遗传性疾病　　D. 常见含铁血黄素尿阳性

56. 下列关于口服降糖药物的叙述，错误的是

A. 幼年起病，有酮症酸中毒倾向的 1 型糖尿病患者忌用磺脲类降糖药

B. 磺脲类药物起作用依赖 30%以上有功能的胰岛 β 细胞

C. 格列喹酮大部分从胆汁排泄，对肾功能不全患者较安全

D. 高乳酸血症和乳酸酸中毒表示磺脲类药物治疗有危险，特别是有肾病和肝病时

57. 甲状腺功能亢进症患者，在用丙硫氧嘧啶治疗的过程中，出现甲状腺较治疗前增大，突眼明显。此时选择最合适的药物治疗是

A. 改用甲巯咪唑（他巴唑）　　B. 加用普萘洛尔（心得安）

C. 减少丙硫氧嘧啶用量　　D. 加用甲状腺片

58. 系统性红斑狼疮患者一般不可能出现的外周血化验结果是

A. 血红蛋白减低　　B. 网织红细胞减低

C. 淋巴细胞减少　　D. 血小板减少

59. 治疗输血发热反应，以下错误的是

A. 减慢输血速度　　B. 口服阿司匹林

C. 肌内注射异丙嗪　　D. 静脉注射氯化钙

60. 下列关于麻醉前患者准备的叙述，错误的是

A. 糖尿病患者空腹血糖不高于 8.3mmol/L

B. 合并高血压者应控制在 180/100mmHg 以下较为安全

C. 合并急、慢性肺部感染者，应用有效抗生素 3～5 天

D. 有心力衰竭史、房颤或心脏明显扩大者，术前 3 天应停用洋地黄类药物

61. 食管化学性烧伤后形成食管瘢痕性狭窄，拟行结肠代食管手术，恢复经口进食。手术时机选择在

A. 烧伤后 2～3 周　　B. 烧伤后 1 个月

C. 烧伤后 3 个月　　D. 烧伤后 6 个月

62. 女性，40 岁，健康查体发现右前上纵隔椭圆形阴影，边界清晰，密度均匀，与周围组织界线明显，首先考虑诊断可能是

A. 胸腺瘤　　B. 淋巴瘤

C. 神经源性肿瘤　　D. 心包囊肿

63. 乳腺癌扩大根治术的切除范围包括

A. 乳房、胸大肌、胸小肌及其筋膜

B. 乳房、胸大肌、胸小肌及同侧腋窝脂肪淋巴组织

C. 乳房、胸大肌、胸小肌及同侧腋窝、锁骨上脂肪淋巴组织

D. 乳房、胸大肌、胸小肌及同侧腋窝、胸骨旁脂肪、淋巴组织

64. 司机急刹车后上腹痛 2 小时就诊。体检：急性病容，大汗，BP 85/55 mmHg，HR 110 次/分，R 24 次/分，T 37.5℃，腹稍胀，上腹部局限性压痛，无明显肌紧张及反跳痛，肠鸣音弱。Hb 130g/L，WBC 11.7×10^9/L。应考虑

A. 肝破裂　　B. 脾破裂

C. 胰腺损伤　　D. 直肠损伤

65. 男性，55 岁，上腹部隐痛不适 1 年，近 2 个月来加剧。入院查体：腹平坦，上腹有轻压痛，未触及肿物，大便隐血试验阳性，上消化道造影检查显示胃窦部小弯侧黏膜纹理紊乱，胃壁僵硬，未见明显充盈缺损。该患者首先应考虑

A. 慢性胃窦炎　　B. 胃溃疡

C. 胃癌　　D. 胃黏膜脱垂

66. 胰腺癌最常见的首发症状是

A. 上腹痛和上腹饱胀不适　　B. 黄疸

C. 腰背部痛　　D. 消瘦和乏力

67. 在下列动脉瘤中，哪种动脉瘤发病率最高

A. 脾动脉瘤　　B. 肝动脉瘤

C. 肾动脉瘤　　D. 腹主动脉瘤

68. 男性，12 岁。右肱骨中段斜形骨折后，曾行手法复位及小夹板固定。下列并发症中哪项最易发生

A. 脂肪栓塞　　B. 肱骨远侧端缺血性骨坏死

C. 桡神经损伤及前臂缺血性肌挛缩　　D. 尺神经损伤及肱动脉损伤

69. 腰椎间盘突出症与腰椎椎管狭窄症的鉴别，最主要的根据是

A. 腰痛的部位

B. 有无坐骨神经区的放射痛

C. 有无神经源性间歇跛行

D. X 线片、造影、CT、MRI 等检查

（70～71 题共用题干）

男性，25 岁。活动后心悸、憋气 4 年，查体发现胸骨左缘第 3 肋间闻及叹气样递减型舒张期杂音，向胸骨左下方和心尖部传导，前倾坐位最清楚。

70. 该患者最可能的心脏病变是

A. 室间隔缺损
B. 主动脉瓣狭窄
C. 主动脉瓣关闭不全
D. 肺动脉瓣狭窄

71. 心脏叩诊时该患者的心脏外形是
A. 靴形
B. 梨形
C. 普大形
D. 烧瓶样

（72～74 题共用题干）

男性，55 岁。1 年来发作性心前区疼痛，每于劳累或生气时发作，向咽部放射，持续数分钟，可自行缓解。2 周来发作较前频繁，未认真治疗。2 小时前开始疼痛剧烈，部位同前，向左下颌放射，不能缓解，伴憋闷、出汗来急诊。

72. 该患者首先考虑的诊断是
A. 急性肺栓塞
B. 急性心肌梗死
C. 自发性气胸
D. 主动脉夹层

73. 最有助于诊断的辅助检查是
A. 心电图
B. 超声心动图
C. 心肌坏死标记物
D. 胸部 X 线片

74. 该患者最重要的首选治疗是
A. 溶栓治疗
B. 肝素静脉点滴
C. 吗啡皮下注射
D. 硝酸甘油静脉点滴

（75～77 题共用题干）

男性，30 岁。3 周来乏力、食欲减退、咳嗽，1 周来低热、盗汗。查体：T 37.5℃，心、肺、腹检查未见阳性体征。胸部 X 线片示右上肺片状模糊阴影伴空洞形成。

75. 该患者最需做的检查是
A. 痰细菌培养
B. 痰抗酸染色
C. 血常规和红细胞沉降率
D. 胸部 CT

76. 该患者最可能的诊断是
A. 肺炎球菌肺炎
B. 慢性纤维空洞性肺结核
C. 浸润性肺结核
D. 支气管肺癌

77. ［假设信息］若患者痰找抗酸杆菌阳性，首选的治疗是
A. 先锋霉素Ⅳ号
B. 青霉素加阿米卡星
C. 手术切除病变
D. 异烟肼、利福平和乙胺丁醇

（78～80 题共用题干）

女性，43 岁。突然胸痛伴呼吸困难、痰中带血 4 小时。查体：BP 70/40mmHg，双侧不对称性下肢肿胀。

78. 该患者最可能的诊断是
A. 肺血栓栓塞症
B. 急性心肌梗死
C. 主动脉夹层
D. 肺炎链球菌肺炎

79. 可作为筛查的辅助检查是

A. ESR　　B. 胸部X线片
C. D-二聚体　　D. 超声心动图

80. 如果要明确诊断，最可靠的检查是
A. 肺动脉造影　　B. 动脉血气分析
C. 肺通气灌注显像　　D. 心电图

（81～83题共用题干）

男性，62岁。20年来患胃溃疡，周期性发作，节律性疼痛，近3个月再犯，经8周内科正规治疗无效，粪隐血持续阳性。

81. 目前该患者腹痛的特点是
A. 节律性改变　　B. 餐后减轻
C. 用抑酸药可缓解　　D. 已无腹痛

82. 该患者目前最可能的诊断是
A. 胃溃疡活动　　B. 胃溃疡癌变
C. 合并十二指肠溃疡　　D. 合并慢性胃炎

83. 该患者最有助诊断的检查是
A. 上消化道造影　　B. 腹部X线平片
C. 胃镜与活检　　D. 胃液分析

（84～86题共用题干）

男性，46岁。2年来消瘦、乏力，近5天来发热、嗜睡，1天来不省人事急诊入院。既往患乙型肝炎多年。查体：T 37.5℃，P 86次/分，R 20次/分，BP 120/80mmHg，神志不清，前胸部可见蜘蛛痣，巩膜轻度黄染，颈软，甲状腺不大，心、肺检查未见异常，腹平软，肝肋下未及，脾肋下4cm，移动性浊音阳性。

84. 该患者最可能的诊断是
A. 肺性脑病　　B. 肝性脑病
C. 尿毒症昏迷　　D. 脑血管意外

85. 为明确诊断，首选的检查是
A. 肝肾功能　　B. 动脉血气分析
C. 头颅CT　　D. 血氨

86. 针对该患者的发病机制，应选择的治疗措施是
A. 降血氨药物如谷氨酸钾　　B. 纠正水、电解质紊乱
C. 机械通气　　D. 降脑压治疗

（87～89题共用题干）

女性，30岁。10天来高热、寒战、腰痛伴尿频、尿痛。既往体健，无类似病史。查体：T 39.4℃，左侧肾区叩击痛阳性。化验尿比重1.025，蛋白（+），沉渣镜检白细胞30～40/HP，沉渣镜检白细胞管型0～2/低倍视野。

87. 该患者最可能的诊断是
A. 尿道炎　　B. 膀胱炎

C. 急性肾盂肾炎　　D. 急性肾小球肾炎

88. 诊断该病的主要依据是

A. 高热、寒战　　B. 尿频、尿痛

C. 腰痛　　D. 尿见白细胞管型

89. 为了确定诊断，还需要做的最主要检查是

A. 尿细菌培养　　B. 血肌酐

C. 腹部 B 超　　D. 静脉肾盂造影

（90～92 题共用题干）

男性，45 岁。半个月来发现双颈部进行性无痛性淋巴结肿大伴发热。查体：T 38.5℃，双侧颈部各有一个 2cm×1cm 大小淋巴结，右腋下有一个 1.5cm×1.5cm 大小淋巴结，均无压痛，其余浅表淋巴结未触及肿大，心肺检查未见异常，腹软，无压痛，肝脾肋下未触及。行右颈部淋巴结活检诊断为非霍奇金淋巴瘤（NHL）。

90. 根据目前临床情况，该患者的临床分期属于

A. Ⅱ期 A　　B. Ⅱ期 B

C. Ⅲ期 A　　D. Ⅲ期 B

91. 下列对临床分期有意义的检查是

A. 血白细胞计数　　B. 血清乳酸脱氢酶

C. 红细胞沉降率　　D. 腹部 B 超

92. 该患者首选的最佳治疗方案是

A. COP　　B. CHOP

C. MOPP　　D. ABVD

（93～95 题共用题干）

男性，68 岁。2 周来多饮、多尿，2 天来嗜睡，有脱水征。血尿素氮为 16.5mmol/L，血钠 145mmol/L，尿酮体阴性，诊断为高渗高血糖综合征昏迷。

93. 下列作为诊断的主要依据是

A. 血钾 4.2mmol/L　　B. 尿糖强阳性

C. 血糖 36.2mmol/L　　D. 血浆渗透压 310mOsm/L

94. 该患者开始治疗宜采取的措施是

A. 大剂量胰岛素＋等渗盐水　　B. 大剂量胰岛素＋低渗盐水

C. 小剂量胰岛素＋等渗盐水　　D. 小剂量胰岛素＋低渗盐水

95. ［假设信息］如果患者经治疗后意识恢复，但很快又进入昏迷，最可能是由于

A. 脑水肿　　B. 低血糖昏迷

C. 酸中毒昏迷　　D. 并发脑出血

（96～97 题共用题干）

男性，50 岁。36 小时前施工时右下肢被石板砸伤，X 线摄片，未见骨折，行清创缝合。现突然出现烦躁不安，伴恐惧感，大汗淋漓，自述右下肢伤处疼痛加重，胀裂感。体温 38.5℃，脉搏 128 次/分，血压 145/ 90mmHg，右小腿肿胀明显，大量浆液血性渗出物自切

口渗出，皮肤表面呈大理石样花纹，渗出物有恶臭味。

96. 本病可诊断为

A. 芽孢菌性蜂窝织炎
B. 厌氧性链球菌性蜂窝织炎
C. 梭状芽孢杆菌感染
D. 变形杆菌感染

97. 出现本病的可能原因为

A. 清创不彻底
B. 患者有复合创伤
C. 未注射 TAT
D. 切口包扎过紧

（98～99 题共用题干）

男性，25 岁。右胸刀刺伤 2 小时就诊。既往体健。查体：T 36.5℃，P 120 次/分，R 24 次/分，BP 80/50mmHg。面色苍白，皮肤潮湿，右胸腋前线第 5 肋间 2cm 伤口，有血液流出，右胸叩诊实音，呼吸音减弱。急行胸腔闭式引流，引流出血性液体约 600ml，1 小时内又引流出血性液体 300ml。

98. 此时首先考虑的诊断是

A. 凝固性血胸
B. 进行性血胸
C. 迟发型血胸
D. 心脏压塞

99. 最有效的处置措施是

A. 开胸探查
B. 输液、输血
C. 镇静、吸氧
D. 气管插管呼吸机辅助呼吸

（100～102 题共用题干）

女性，65 岁，因胃溃疡合并多次大出血，行胃大部切除术。

100. 该患者术后 5 天出现黑便，最可能的原因是

A. 术后胃内残余血
B. 吻合口缝线感染
C. 吻合口部分黏膜坏死脱落
D. 应激性溃疡

101. 术后 10 天，已进流质饮食，突然出现呕吐，禁食后症状好转，钡餐检查见吻合口延及输出段有较长狭窄，形似漏斗和一细线形的漏斗尾，该患者可选择的治疗措施不包括

A. 胃肠减压
B. 输血
C. 应用皮质激素
D. 立即手术

102. 该患者术后可能出现的营养性并发症不包括

A. 体重减轻
B. 低血糖综合征
C. 缺铁性贫血
D. 骨质疏松

（103～104 题共用题干）

男性，60 岁，进行性贫血、消瘦、乏力半年，有时右腹隐痛，无腹泻。查体：右中腹部扪及肿块，肠鸣音活跃。

103. 下列各项检查可明确诊断的是

A. CEA
B. 超声检查
C. 纤维结肠镜
D. X 线钡餐检查

104. 如果需要手术治疗，术前准备最重要的是

A. 纠正营养　　B. 肠道准备
C. 心肺功能检查　　D. 肝肾功能检查

（105～107 题共用题干）

女性，50 岁。突发右上腹剧烈绞痛，伴右肩背痛，恶心、呕吐 24 小时。既往有类似发作史，吃油腻食物后右上腹胀，嗳气。T 39.8℃，P 98 次/分，BP 140/90mmHg，无黄疸，可触及肿大胆囊，有明显的腹膜刺激征，Murphy 征阳性。

105. 首先考虑的诊断是
A. 十二指肠溃疡穿孔　　B. 肝外胆管结石
C. 急性化脓性胆囊炎　　D. 急性梗阻性化脓性胆管炎

106. 最重要的治疗方法是
A. 大剂量抗生素　　B. 胆囊切除术
C. 禁食、输液　　D. 对症治疗

107. 若有继发性腹膜炎，最常见的致病菌是
A. 厌氧菌　　B. 大肠埃希菌
C. 变形杆菌　　D. 溶血性链球菌

（108～110 题共用题干）

男性，10 岁。突发右大腿下端剧痛伴高热达 40℃ 3 天，有毒血症表现，白细胞计数 18×10^9/L，中性粒细胞 90%，怀疑为急性化脓性骨髓炎。

108. 体格检查有力的证据是
A. 右股骨下端皮温升高　　B. 右股骨下端（干骺端）深压痛
C. 右股骨下端肿胀　　D. 局部血管充盈怒张

109. 最有价值的辅助检查是
A. X 线摄片检查　　B. 核素骨显像
C. 血培养　　D. 局部分层穿刺

110. 若已抽出脓液，最合适的治疗方法为
A. 肢体制动　　B. 大量广谱抗生素
C. 钻孔或开窗引流术　　D. 输液，维持水、电解质平衡

111. 关于医德规范，下列提法中错误的是
A. 调节医务人员人际关系的出发点和根本准则
B. 医务人员行为的具体医德标准
C. 社会对医务人员行为的基本要求
D. 医德原则的具体体现和补充

112. 男性，30 岁，术前检测证实 HIV（＋）。患者本人强烈要求医生不要把这个检测结果告诉他妻子在内的任何人，并且声称他自己也不准备告诉他妻子。医生的最佳做法及其正确的伦理辩护理由是
A. 尊重患者的要求，对其妻子保密。因为保守患者的隐私是医生的绝对义务，任何情况下都应该遵守该义务

B. 尊重患者的要求，对其妻子保密。因为将病情告知他人是患者本人的义务，不可以有例外

C. 首先鼓励患者告诉其妻子，以避免对其妻子造成重大伤害，无果时医生的适当泄密可以得到伦理学辩护

D. 告知本院医务人员，以保护他人免受重大伤害

113. 由于医患双方拥有知识上的不平等，患者处于脆弱依赖的特殊地位，患者将健康和生命托付给医务人员，所以医务人员必须全心全意去为患者诊治，这种医患关系成为

A. 权利与义务关系　　B. 信托关系

C. 依附关系　　D. 契约关系

114. 医师在执业活动中，违反《执业医师法》规定，有下列行为之一的，由县级以上人民政府卫生行政部门给予警告或者责令暂停 6 个月以上 1 年以下执业活动；情节严重的，吊销其医师执业证书

A. 未经批准开办医疗机构行医的

B. 未经患者或者家属同意，对患者进行实验性临床医疗的

C. 在医疗、预防、保健工作中造成事故的

D. 不参加培训和继续教育的

115. 下列情形中，属于医疗事故的是

A. 医生对解剖关系辨认不清，误伤邻近重要器官，造成患者功能障碍

B. 因患者体质特殊而发生难以防范的后果

C. 发生现有医疗技术难以预料的并发症

D. 诊疗护理存在过失，虽未造成死亡、残疾等身体损害，但延长了患者的治疗时间

二、B 型题：116～135 小题，每小题 1.5 分，共 30 分。A、B、C、D 是其下两道小题的备选项，请从中选择一项最符合题目要求的，每个选项可以被选择一次或两次。

A. Na^+　　B. K^+

C. Ca^{2+}　　D. Cl^-

116. 与神经纤维动作电位去极相有关的离子主要是

117. 与神经纤维动作电位复极相有关的离子主要是

A. 压力感受性反射　　B. 化学感受性反射

C. 心肺感受器反射　　D. 肾体液控制机制

118. 动脉血压的短期调节主要依靠

119. 动脉血压的长期调节主要依靠

A. 胰岛素　　B. 甲状腺素

C. 肾上腺素　　D. 促肾上腺皮质激素

120. 影响氧化磷酸化的激素是

121. 通过细胞内受体发挥作用的激素是

A. 甲氨蝶呤
B. 阿糖胞苷
C. 别嘌呤醇
D. 氮杂丝氨酸

122. 干扰 IMP 转变生成 GMP 的是
123. 能干扰 dUMP 转变生成 dTMP 的是

A. 乳腺浸润性导管癌
B. 乳腺实性癌
C. 乳腺硬癌
D. 乳腺髓样癌

124. 癌组织中实质与间质大致相等是
125. 癌组织中实质少、间质多是

A. 细动脉玻璃样变性
B. 细动脉纤维化
C. 细动脉淀粉样变性
D. 细动脉纤维素样坏死

126. 良性高血压的基本病变是
127. 恶性高血压的基本病变是

A. 维拉帕米
B. 洋地黄
C. 阿托品
D. 利多卡因

128. 急性心肌梗死并发室性心动过速时宜选择的治疗药物是
129. 急性前壁心肌梗死并发加速性室性自主律时宜选择的治疗药物是

A. 呼吸性酸中毒
B. 代谢性碱中毒
C. 呼吸性碱中毒
D. 代谢性酸中毒

130. 重症慢性阻塞性肺疾病（COPD）动脉血气分析结果是
131. 急性呼吸窘迫综合征（ARDS）早期动脉血气分析结果是

A. 右下腹压痛，其部位可随体位改变
B. 转移性右下腹痛伴板状腹
C. 触痛性腹部包块
D. 右下腹痛向会阴部放射

132. 急性肠系膜淋巴结炎可表现为
133. 胃十二指肠溃疡穿孔可表现为

A. 腰 2～3 间盘后外侧突出
B. 腰 3～4 间盘后外侧突出
C. 腰 4～5 间盘后外侧突出
D. 腰 5～骶 1 间盘后外侧突出

134. 踇趾背伸乏力或不能，小腿前侧和足内侧皮肤感觉改变，出现在
135. 趾跖屈乏力或不能，外踝部和足外侧皮肤感觉改变，出现在

三、X 型题：136～165 小题，每小题 2 分，共 60 分。在每小题给出的 A、B、C、D 四个选项中，至少有两项是符合题目要求的。请选出所有符合题目要求的答案，多选或少选均不得分。

136. 关于骨骼肌收缩机制，以下正确的是
A. 细肌丝向粗肌丝滑行
B. Ca^{2+} 与横桥结合
C. 横桥与肌动蛋白结合
D. Ca^{2+} 与肌钙蛋白结合

137. 小血管损坏后，生理止血过程包括
A. 受损小血管收缩
B. 血小板聚集形成止血栓
C. 受损局部血液凝固形成血凝块
D. 血管壁修复、伤口愈合

138. 关于 H^+ 对呼吸的调节，下列叙述中正确的有
A. 动脉血 H^+ 浓度增加，呼吸加深加快
B. 通过刺激中枢化学感受器再兴奋呼吸中枢
C. 刺激外周化学感受器，反射性地加强呼吸
D. 脑脊液中的 H^+ 才是中枢化学感受器的最有效刺激

139. 下列关于小肠分节运动的叙述，正确的是
A. 以纵行肌为主的运动
B. 小肠上部频率较下部低
C. 有利于营养成分的吸收
D. 有利于肠壁内血液和淋巴回流

140. 关于自主神经系统，下列说法正确的是
A. 节前纤维的数目大于节后纤维
B. 最重要的整合中枢位于延髓
C. 副交感兴奋的影响比交感神经局限
D. 副交感兴奋常伴有胰岛素分泌增多

141. 胎盘可以产生的激素是
A. 雌激素
B. 孕激素
C. 人绒毛膜促性腺激素
D. 促卵泡素

142. 变性蛋白质的特点为
A. 溶解度降低
B. 黏度增加
C. 不易被蛋白酶水解
D. 对 280nm 紫外光吸收减少

143. 关于同工酶的叙述正确的是
A. 其酶蛋白的分子结构不同
B. 同工酶都由不同基因编码的
C. 其理化性质及免疫学性质不同
D. 同工酶对同一底物表现不同的 K_m 值

144. 酪氨酸经代谢可转变成
A. 葡萄糖
B. 肾上腺素
C. 苯丙氨酸
D. 乙酰乙酸

145. 体内经分解代谢产生尿酸的是
A. CMP
B. GMP
C. IMP
D. UMP

146. 在 DNA 复制中，催化生成 3′,5′磷酸二酯键的酶有
A. 引物酶
B. DNA 聚合酶
C. DNA 连接酶
D. 拓扑异构酶
147. 真核基因顺式作用元件包括
A. 启动子
B. 增强子
C. 操纵子
D. 沉默子
148. 以下不伴有细胞增生的肥大有
A. 妊娠子宫生理性肥大
B. 运动员骨骼肌生理性肥大
C. 高血压病性心肌病理性肥大
D. 哺乳期乳腺生理性肥大
149. 下列哪些肿瘤的发生与激素有关
A. 前列腺癌
B. 乳腺癌
C. 卵巢癌
D. 膀胱癌
150. 系统性红斑狼疮的病理特点有
A. 抗核抗体阳性
B. 脾小动脉洋葱皮样改变
C. 心瓣膜细菌性心内膜炎
D. 肾小球内出现苏木素小体
151. 假小叶的特点包括
A. 中央静脉缺如
B. 肝细胞广泛凋亡，大量凋亡小体形成
C. 可有两个以上中央静脉
D. 肝细胞排列紊乱，有不同程度的坏死或脂肪变性
152. 以下符合慢性粒细胞白血病的有
A. 约 90%出现 Ph^1染色体
B. 周围血白细胞数量明显增高
C. 骨髓内大量原始粒细胞
D. 肝肿大
153. 关于子宫平滑肌肿瘤，以下说法正确的是
A. 子宫平滑肌瘤容易恶变为平滑肌肉瘤
B. 绝经后，子宫平滑肌瘤可逐渐萎缩
C. 子宫平滑肌肉瘤常有肌层及血管平滑肌浸润
D. 核分裂数目是诊断子宫平滑肌肉瘤的重要依据
154. 常见的心力衰竭诱发因素包括
A. 感染，尤其呼吸道感染
B. 血容量增加过速如静脉输液过快或过量
C. 心律失常
D. 治疗不当，如洋地黄过量或不足
155. 结核杆菌侵入胸腔的途径包括
A. 肺结核病灶直接蔓延
B. 沿淋巴管逆流
C. 经血液循环
D. 经支气管
156. 十二指肠溃疡的主要发病机制之一为高胃酸，促进高胃酸分泌的因素包括
A. 壁细胞总数增加
B. 壁细胞对促胃液素过分敏感
C. 迷走神经张力亢进
D. 促胰液素分泌减少
157. 血尿素氮增高见于

A. 严重失水
B. 上消化道大出血
C. 肾衰竭
D. 体内高分解状态

158. 引起中性粒细胞碱性磷酸酶活性增高的疾病包括
A. 再生障碍性贫血
B. 慢性粒细胞白血病急性变
C. 类白血病反应
D. 急性淋巴细胞白血病

159. 鉴别单纯性肥胖和皮质醇增多症的主要依据包括
A. 尿 17-羟皮质类固醇测定
B. 小剂量地塞米松抑制试验
C. 血浆 ACTH 测定
D. 血浆皮质醇昼夜节律变化

160. 关于世界卫生组织提出的癌症三阶梯止痛治疗方案的原则，以下正确的是
A. 口服为主
B. 从小剂量开始
C. 痛时给药
D. 最初用非吗啡类药，效果不好时，追用吗啡类药

161. 关于小儿急性阑尾炎，正确的是
A. 病情发展快且较重
B. 右下腹体征明显
C. 穿孔率达 30%
D. 宜早期手术

162. 急腹症中常伴有休克的疾病有
A. 绞窄性肠梗阻
B. 急性化脓性梗阻性胆管炎
C. 脾破裂
D. 急性化脓性阑尾炎

163. 下列泌尿、男生殖系统感染中，可能需要手术治疗的有
A. 急性肾盂肾炎
B. 肾积脓
C. 肾周围炎
D. 肾皮质多发性脓肿

164. 跌倒手撑地，可能发生
A. Colles 骨折
B. 尺桡骨双骨折
C. 锁骨骨折
D. 肩关节脱位

165. 关于骨软骨肉瘤的临床表现，正确的是
A. 多见于年轻人
B. 多见于干骺端
C. 1%的患者可发生恶变
D. 生长年龄结束后肿瘤继续生长

模拟试卷（一）答案及精解

一、A 型题

1. [答案] D

[考点] 机体的内环境

[解析] 机体的内环境是指细胞生活的环境，即细胞外液，因此，机体内环境的稳态是指细胞外液理化性质相对恒定。

2. [答案] B

[考点] 神经-肌肉接头处的兴奋传递

[解析] 兴奋通过神经-肌肉接头时，ACh 激活 N_2型 ACh 受体阳离子通道，终板膜对 Na^+、K^+通透性增加（以 Na^+ 内流为主），使终板膜发生去极化。

3. [答案] B

[考点] 输血的原则

[解析] 输血时希望献血者的血液能在受血者体内发挥血液应有的作用。献血者的红细胞在受血者体内不发生凝集是绝对要保证的，因为如果发生凝集，将会出现严重的输血反应，甚至会导致死亡。如果仅仅需输少量血，又没有大量相同血型、且在其他方面也适合的血液时，可以忽略献血者的血浆是否会使受血者的红细胞发生凝集的问题，因为献血者的血液是慢慢输入受血者的血管中的，血浆中的凝集素（抗体）已被稀释，一般不能达到引起受血者血液中的红细胞发生凝集的浓度。

4. [答案] A

[考点] 心肌的生物电现象

[解析] 心肌中，不论是工作细胞或自律细胞都有兴奋性（即产生动作电位的能力），但所形成的动作电位中，有些是快反应的，有些是慢反应的，前者称为快反应细胞，后者称为慢反应细胞。它们的区别在于动作电位 0 期除极的快慢，0 期通过快通道快速除极的为快反应细胞，0 期通过慢通道缓慢除极的称为慢反应细胞。

5. [答案] C

[考点] 影响动脉血压的因素

[解析] 在一般情况下，收缩压的高低主要反映每搏输出量的多少；舒张压的高低主要反映外周阻力的大小；主动脉管壁弹性降低时，脉压增加。循环血量减少时，动脉平均压降低。

6. [答案] D

[考点] 肺通气阻力

[解析] 气道阻力是肺通气阻力中非弹性阻力的一部分，受气流速度、气流形式和管径大小的影响。由于流体阻力与管道半径的 4 次方成反比，因而当呼吸道口径稍有变化时，气道阻力将有明显的变化。

7. [答案] A

[考点] 呼吸运动的反射性调节

[解析] 血液中 CO_2浓度升高可以通过刺激外周或中枢化学感受器两条途径引起反射性呼吸加强，其中，主要是通过对中枢化学感受器的刺激而实现的。中枢化学感受器位于延髓腹外侧部位，通过感受器再作用于呼吸中枢，引起反射性呼吸加深、加快，肺通气增加。

8. [答案] B

[考点] 消化期胃液分泌的调节方式

[解析] 进食后，胃液的分泌开始增多。其分泌的调节可按刺激部位的不同，人为地分为头期、胃期和肠期，实际上这三个时期几乎是同时开始、互相重叠的，它们都受神经和体液因素的双重调节，但头期主要受神经调节，胃期兼有神经和体液调节，而肠期主要以体液调节为主。

9.［答案］B

［考点］胰液和胆汁分泌的调节

［解析］缩胆囊素是小肠上部黏膜Ⅰ细胞释放的一种肽类激素。有多种作用，包括：促进胰腺腺泡分泌消化酶、刺激胆管上皮细胞增加胆汁分泌、促进胆囊平滑肌收缩和降低 Oddi 括约肌的紧张性以促使胆囊胆汁大量排放。到目前为止，尚未发现缩胆囊素对食管-胃括约肌有何影响。

10.［答案］D

［考点］近段小管重吸收的特点

［解析］重吸收是指肾小管液物质依靠理化机制通过肾小管的上皮细胞进入组织间液的过程。近球小管可重吸收 67％的 Na^+、Cl^-、K^+ 和水，85％的 HCO_3^-，全部葡萄糖和氨基酸。由于各种物质，例如 Na^+、Cl^-、K^+、HCO_3^-、葡萄糖和氨基酸的重吸收造成了组织间隙的渗透压增高，这样肾小管内外出现了渗透压差，从而促使水不断从小管液中进入细胞内，使小管液和上皮细胞内液基本保持等渗。

11.［答案］A

［考点］机体对水平衡的调节

［解析］机体排出的汗液是低渗的，因此，大量出汗引起的脱水，表现为高渗脱水。由于汗液中 NaCl 较血浆低，没有蛋白质，血浆渗透压升高主要是晶体渗透压升高。血浆晶体渗透压升高，刺激了下丘脑的渗透压感受器，引起抗利尿激素释放增加，使肾远曲小管和集合管对水的重吸收增加，导致尿液浓缩和尿量减少。此外，抗利尿激素也能增加髓袢升支粗段对 NaCl 的主动重吸收和内髓部集合管对尿素的通透性，提高了肾髓质的渗透压梯度，也有利于尿液浓缩。

12.［答案］C

［考点］抑制性突触传递的原理

［解析］抑制性突触后电位是抑制性突触传递中，抑制性递质使突触后膜对 Cl^- 或 K^+ 通透性增加，从而产生的超极化局部电位。由于是局部电位，故不可能是“全或无”的。

13.［答案］C

［考点］骨骼肌的牵张反射和肌紧张

［解析］骨骼肌的紧张性是由牵张反射实现的。骨骼肌牵张反射的基本中枢在脊髓，但经常受高级中枢的调节。当脊髓突然离断后，断面以下的脊髓突然失去了高级中枢下行纤维的控制，暂时丧失反射活动的能力，骨骼肌紧张性暂时性减弱甚至消失。

14.［答案］C

［考点］交感神经系统兴奋的效应

［解析］自主神经系统包括交感神经系统和副交感神经系统。交感神经系统兴奋可导致瞳孔开大肌收缩；副交感神经系统兴奋可引起胃肠运动增强、支气管平滑肌收缩和胰岛素分泌增加。

15.［答案］C

［考点］肾上腺皮质激素的生物学作用

［解析］肾上腺皮质分泌的糖皮质激素有多种生物学作用。例如：促进肝外组织，特别是肌肉组织蛋白质分解，由于分解增强，蛋白质合成减少；促进糖异生，升高血糖，而且还有抗胰岛素作用，以至外周组织对葡萄糖的利用减少；能增强血管平滑肌对儿茶酚胺的敏感性，有利于提高血管的张力和维持血压；在应激反应中 ACTH 和糖皮质激素有重要的作用，大大增加机体对有害刺激的抵抗力（C 错误）；此外糖皮质激素还对水盐代谢和血细胞有影响。

16.［答案］C

［考点］胰岛素分泌的调节

［解析］人体内有多种激素参与胰岛素分泌的调节。其中生长抑素可以通过旁分泌的方式抑制 β 细胞分泌胰岛素。抑胃肽和胰高血糖素可以刺激胰岛素的分泌。肾上腺素可作用于 β 细胞的 α_2 受体，抑制胰岛素的分泌；而作用于 β_2 受体则促进胰岛素的分泌。

17.［答案］D

［考点］氨基酸和蛋白质的理化性质

［解析］蛋白质与氨基酸分子均含有碱

性的氨基和酸性的羧基，可在酸性溶液中与质子（H^+）结合成带正电荷的阳离子，也可在碱性溶液中与 OH^- 结合，失去质子变成带负电荷的阴离子，故两性解离是它们共有的性质。而胶体性质、变性、沉淀反应为蛋白质具有的性质，氨基酸则无。

18. [答案] B

[考点] 酶原的激活

[解析] 酶原是酶的无活性前体，须在一定条件下，由酶原水解一个或几个特定的肽键，致使构象发生改变，形成或暴露酶的活性中心，表现出酶的活性，这一过程称为酶原的激活。

19. [答案] D

[考点] 糖代谢与胆固醇转化

[解析] 胆固醇属环戊烷多氢菲的衍生物，在体内不能被降解，但其侧链可被氧化、还原、降解等转变为其他具有环戊烷多氢菲母核的化合物。而乳酸、亚油酸、酮体等都可转变成乙酰 CoA 然后进入三羧酸循环被氧化。

20. [答案] B

[考点] 胆固醇合成及调节

[解析] HMG-CoA 还原酶受化学修饰调节，该酶经磷酸化后活性丧失，脱磷酸后恢复酶活性，故 B 是错误的。HMG-CoA 还原酶是胆固醇合成的限速酶；胰岛素及甲状腺素能诱导肝 HMG-CoA 还原酶的合成；胆固醇可反馈抑制肝胆固醇合成，主要是抑制此酶的合成。

21. [答案] B

[考点] 底物水平磷酸化

[解析] 本题 4 个选项中的化合物均含高能硫酯键，属高能化合物。但琥珀酰 CoA 可在琥珀酰 CoA 合成酶催化下，使琥珀酰 CoA 的高能硫酯键水解，生成琥珀酸及 HSCoA，高能硫酯键水解所释放的能量可促使 GDP 磷酸化生成 GTP。这种直接将代谢物分子中的能量转移至 ADP（或 GDP）生成 ATP（或 GTP）的过程，称为底物水平磷酸化。

22. [答案] D

[考点] 氨的代谢

[解析] 嘌呤核苷酸循环是肌肉中氨基酸联合脱氨基的一种方式，与氨的转运无关，氨可通过丙氨酸-葡萄糖循环转运，故 D 是不正确的。氨在肝中可转变生成尿素；氨与 α-酮酸沿联合脱氨基逆行合成非必需氨基酸；氨与谷氨酸合成谷氨酰胺，将氨从脑、肌肉等组织向肝或肾运送；亦可以谷氨酰胺形式参与嘌呤、嘧啶的合成。

23. [答案] A

[考点] 尿素生成——鸟氨酸循环

[解析] 尿素合成首先由 NH_3 和 CO_2 合成氨基甲酰磷酸，反应消耗 2 分子 ATP。其后氨基甲酰磷酸上的氨基甲酰部分转移到鸟氨酸上生成瓜氨酸。然后瓜氨酸与天冬氨酸反应生成精氨酸代琥珀酸，后者接着又裂解成精氨酸和延胡索酸。精氨酸是由瓜氨酸从天冬氨酸获得氨基生成的。最后精氨酸水解生成尿素，同时又生成鸟氨酸。故本题应选 A。谷氨酸不直接参加尿素合成，但可为延胡索酸转变补充天冬氨酸提供氨基。

24. [答案] D

[考点] 嘌呤、嘧啶核苷酸的抗代谢物

[解析] 5-FU（5-氟尿嘧啶）结构与胸腺嘧啶相似，在体内需转变成一磷酸脱氧核糖氟尿嘧啶核苷（FdUMP）及三磷酸氟尿嘧啶核苷（FUTP）后发挥作用。FdUMP 的结构与 dUMP 相似，是 TMP 合酶的抑制剂，使 TMP 合成受阻，进而影响 DNA 合成。FUTP 误充 UTP 参与合成 RNA，则以 FUMP 形式掺入 RNA 分子，异常核苷酸的掺入破坏了 RNA 的结构和功能。由于干扰 DNA 及 RNA 代谢，从而破坏了肿瘤细胞的恶性生长，故应选 D。

25. [答案] A

[考点] 基因转录调节

[解析] 乳糖操纵子含有一个操纵序列（O 序列）、一个启动序列（P 序列）、一个

调节基因（I基因）及Z、Y、A三个编码基因，后者分别编码β-半乳糖苷酶、透酶、乙酰基转移酶。I基因编码一种阻遏蛋白，它是与O序列结合的，在启动序列附近有CAP位点，是分解（代谢）物基因激活蛋白CAP结合的部位。而与RNA聚合酶结合的是启动序列（P序列），故应选A。

26.［答案］B

［考点］蛋白质生物合成的干扰和抑制

［解析］干扰素是真核生物感染病毒后产生的具有抗病毒作用的蛋白质。干扰素对病毒的作用是在双链RNA（如病毒RNA）存在下，可诱导一种蛋白激酶，此酶使真核生物的起始因子eIF_2磷酸化，从而抑制蛋白质生物合成，进而使病毒蛋白质不能合成；此外干扰素还可诱导生成一种罕见的寡核苷酸（2′-5′A），后者可活化RNase L，此酶可降解病毒RNA，故应选B。白喉毒素是一种修饰酶，可对真核生物的延长因子-2（EF_2）起共价修饰作用，从而使EF_2失活，真核生物蛋白质生物合成被阻断；其他两种均为参与转录调控的蛋白。

27.［答案］D

［考点］细胞信息传递的概念及膜受体介导的信息传递

［解析］G蛋白介导的信息传递途径有cAMP-蛋白激酶途径、Ca^{2+}-磷脂依赖性蛋白激酶途径等。肾上腺素是通过cAMP-蛋白激酶途径发挥作用的激素，故应选D。甲状腺激素、糖皮质激素都属胞内受体激素，其信息传递与G蛋白无关；表皮生长因子是通过酪氨酸蛋白激酶途径发挥作用的。

28.［答案］B

［考点］胆汁酸代谢

［解析］胆酸为3、7、12三位带羟基的初级胆汁酸，在肠道中经肠细菌作用在7位脱去羟基，转变成脱氧胆酸（属次级胆汁酸），故应选B。鹅脱氧胆酸为初级胆汁酸，其经肠道细菌作用脱去12位羟基转变为石胆酸，甘氨胆酸为胆酸与甘氨酸结合形成的结合型胆汁酸。

29.［答案］D

［考点］纤维素样坏死

［解析］纤维素样坏死可见于系统性红斑狼疮、风湿病、结节性多动脉炎、超急性和急性排斥反应、肾小球肾炎等过敏性疾患，另外恶性高血压、消化性溃疡的小血管壁也可发生纤维素样坏死。

30.［答案］D

［考点］创伤愈合

［解析］创伤愈合分为一期愈合、二期愈合。一期愈合的特点是创口边缘整齐，坏死组织少，愈合时间短，少量肉芽组织增生，伤口愈合后瘢痕少。二期愈合的特点是创口边缘不整，坏死组织多，愈合时间长，肉芽组织大量增生，伤口愈合后瘢痕多。

31.［答案］C

［考点］脂肪栓塞

［解析］脂肪栓子可来源于损伤的脂肪组织、骨折，直径大于20μm的脂滴可栓塞于肺毛细血管，进入肺内脂肪量达9～20g时，肺内血液循环面积可丧失3/4，导致窒息和右心衰竭，直径小于20μm的脂滴通过肺毛细血管，进入体循环，并可引起脑脂肪栓塞，发生脑点状出血和坏死，一般不会引起死亡。

32.［答案］B

［考点］炎症

［解析］炎症是机体对致炎因子损伤的防御过程，这一防御过程以血管反应为中心，特征性病变是渗出，炎症的局部反应为红、肿、热、痛和功能障碍，炎症的全身反应包括发热和白细胞计数升高等。严格地讲，对机体的损伤因子中，除致炎因子外，一部分是致癌因子对机体的损伤，导致肿瘤的发生。

33.［答案］D

［考点］渗出性炎

［解析］假膜性炎是纤维素性炎的一种，主要病变是黏膜表面大量纤维蛋白渗出，与坏死的黏膜上皮细胞、渗出的炎细胞混合，形成一层假膜。如白喉在上呼吸道黏膜表面

形成灰白色假膜，假膜容易脱落，引起窒息。细菌性痢疾则是在大肠黏膜表面形成灰黄色的假膜。

34. ［答案］C

［考点］风湿病

［解析］风湿病时，炎症性增生的病变是心肌间风湿小结形成。动脉管壁黏液变性属变质病变。大关节积液、肿胀，心外膜呈绒毛状属渗出病变。心内膜炎疣状赘生物实际上是纤维素血栓形成。

35. ［答案］D

［考点］心肌梗死

［解析］由于各冠状动脉分支供血不足，心内膜下心肌梗死的特点是多发性小灶状坏死。

36. ［答案］C

［考点］小叶性肺炎

［解析］小叶性肺炎的病变特点是累及支气管和肺组织的化脓性炎。

37. ［答案］D

［考点］早期食管癌

［解析］早期食管癌常无临床症状，包括原位癌、黏膜内癌和黏膜下癌，均无淋巴结转移，但侵及肌层的癌则为中晚期食管癌。

38. ［答案］A

［考点］非霍奇金淋巴瘤

［解析］蕈样霉菌病是一种原发于皮肤的低度恶性T细胞淋巴瘤。题目中其余三种均属B细胞淋巴瘤。

39. ［答案］B

［考点］肾盂肾炎

［解析］肾盂肾炎是由细菌直接感染引起的肾盂和肾间质的化脓性炎，严重时肾周围组织受累，可经上行和下行性感染而来，以上行性感染多见，严重时可引起肾衰竭。

40. ［答案］D

［考点］Kaposi肉瘤

［解析］Kaposi肉瘤实际上是低度恶性的血管肉瘤，分为经典型、地方型和流行型。病变开始形成红色、紫红色斑点，进一步发展为斑块、甚至结节病变，表面可发生糜烂、溃疡和出血。肿瘤由梭形细胞和血管构成。经典型Kaposi肉瘤发生于老年人，主要累及下肢皮肤，进展缓慢，有时淋巴结和内脏受累，预后较好。地方型Kaposi肉瘤发生于南非Bantu地区，其流行区域与Burkitt淋巴瘤相一致，病变主要累及淋巴结，偶尔累及内脏，皮肤较少受累；多数病例呈慢性经过，少数呈急性侵袭性过程。流行型Kaposi肉瘤又称为艾滋病相关型Kaposi肉瘤，约1/4的艾滋病患者发生Kaposi肉瘤，特别是同性恋艾滋病患者Kaposi肉瘤的发生率高达40%。流行型Kaposi肉瘤累及多种器官，如皮肤、黏膜、淋巴结、胃肠道、脑和其他内脏，容易早期播散，进展快。

41. ［答案］D

［考点］风心病二尖瓣狭窄血流动力学特点

［解析］风心病二尖瓣狭窄血流动力学障碍导致左心房压增高、左心房扩大、肺动脉高压与右心室扩大，所以肺淤血是由左心房衰竭所致。

42. ［答案］C

［考点］心肌梗死心电图定位诊断

［解析］心肌梗死的定位与范围可根据出现心肌梗死的特征性改变的心电图导联来判断：①前间隔：V_1、V_2、V_3导联；②前壁：V_3、V_4、V_5导联；③前侧壁：V_5、V_6、V_7、aVL、Ⅰ导联；④广泛前壁：V_1～V_5导联；⑤下壁：Ⅱ、Ⅲ、aVF导联；⑥高侧壁：aVL、Ⅰ导联；⑦正后壁：V_6、V_7导联，但V_1、V_2导联R/S＞1，T波高耸。该患者特征性改变出现在$V_{1\sim3}$导联，所以应定位为前间隔心肌梗死。

43. ［答案］A

［考点］胸膜摩擦音所见疾病

［解析］胸膜摩擦音是两层胸膜互相摩擦时产生的声音，常见于结核性干性胸膜炎、肺炎、肺梗死、胸膜肿瘤等。而支气管哮喘、阻塞性肺气肿和自发性气胸不容易出现胸膜摩擦音。

44.［答案］D

［考点］预激综合征合并心房颤动的治疗

［解析］预激综合征合并心房颤动时可以用电复律或药物（如胺碘酮、心律平等）予以转复为窦性心律。若发作频繁可采用导管射频消融术治疗，它提供了一个治愈心房颤动的途径。

45.［答案］B

［考点］急性病毒性心肌炎的治疗

［解析］急性病毒性心肌炎尚无特异性治疗，应该以针对左心功能不全的支持治疗为主，并注意安静卧床休息。其余（应用激素泼尼松、静脉点滴心肌营养液和用抗病毒药物治疗）疗效不肯定。

46.［答案］A

［考点］高血压的治疗

［解析］ACEI是近年来进展最为迅速的一类降压药物，它使血管紧张素Ⅱ生成减少，缓激肽降解减少，结果血管扩张、血压降低。ACEI对各种程度高血压均有降压作用，尤其适合于合并心功能不全、左室肥厚、心肌梗死后、糖尿病肾病者。但它可致血钾升高，在肾功能不全高血钾者、妊娠妇女、双肾动脉狭窄者不宜使用。其余药物（α_1受体阻滞剂、β受体阻滞剂和钙通道阻滞剂）均可使用。

47.［答案］C

［考点］肺源性心脏病的治疗

［解析］肺源性心脏病急性加重期往往合并有Ⅱ型呼吸衰竭，忌用镇静和安眠药，以免加重二氧化碳潴留，发生肺性脑病。其余药物（呼吸中枢兴奋剂、利尿剂和强心剂）均非禁忌。

48.［答案］D

［考点］军团菌肺炎的临床表现

［解析］军团菌肺炎是由革兰氏染色阴性的嗜肺军团菌引起。发病多见于老年人和合并免疫缺陷的患者。起病缓慢，常有乏力、头痛、高热、寒战等全身症状，严重者可有精神神经症状，因此一般全身症状较重。一般痰量少，黏性，可带血，很少为脓性。胸部X线片表现为外周性斑片状肺泡内浸润，继而可实变。

49.［答案］C

［考点］浸润性肺结核的诊断

［解析］肺结核患者，胸部X线片示右上肺新鲜病灶，并出现薄壁空洞，为浸润性肺结核表现。患者痰菌涂片阳性，是结核活动的证据。因此，正确的诊断应为浸润性肺结核，痰菌涂片（＋）进展期。

50.［答案］C

［考点］肝硬化上消化道出血的处理

［解析］该中年男性患者突然呕血、黑便，查体可见腹壁静脉曲张，脾可触及，考虑为肝硬化门脉高压食管-胃底静脉曲张破裂出血，治疗首选血管加压素，可降低门脉压。垂体后叶素的主要成分为血管加压素。其余治疗（静脉注射止血药、静脉推注奥美拉唑和静脉滴注代血浆）均不是首选。

51.［答案］A

［考点］结核性腹膜炎的诊断

［解析］该青年女性患者有慢性低热和腹胀，腹水符合渗出液，白细胞中以淋巴细胞为主，均支持结核性腹膜炎的诊断，消瘦和停经均可能是结核的中毒症状。其余三种诊断（肝硬化失代偿期、卵巢癌腹膜转移和肝硬化并自发性腹膜炎）均无依据。

52.［答案］C

［考点］慢性肾功能不全的高钾血症

［解析］该中年男性患者长期患慢性肾小球肾炎，最近加重，出现肾衰竭，有严重高钾血症（血化验和ECG证实），有代谢性酸中毒，但不重，突然抽搐，心搏骤停死亡，只能是高钾血症，其余（脑出血、尿毒症脑病和代谢性酸中毒）均不会引起突然心搏骤停。

53.［答案］B

［考点］几种伴自身免疫性溶血疾病的临床表现及鉴别

［解析］Evans综合征是自身免疫性溶

血性贫血合并特发性血小板减少性紫癜。慢性淋巴细胞白血病可伴有自身免疫性溶血性贫血和Coombs试验阳性。系统性红斑狼疮是自身免疫性疾病，可造成自身红细胞破坏增加，Coombs试验阳性。仅有再生障碍性贫血一般不出现自身免疫性溶血性贫血，而只是骨髓造血受抑制引起的贫血。

54.［答案］A

［考点］糖尿病神经病变的特点

［解析］糖尿病神经病变的病变部位以周围神经最常见，通常为对称性，上肢较下肢严重，临床上先有感觉异常，后有运动神经受累。其次还可累及脑神经，以动眼神经麻痹最常见。自主神经病变也较常见，并可较早出现，影响胃肠、泌尿等系统功能。

55.［答案］C

［考点］库欣综合征的临床表现

［解析］面部和躯干部脂肪堆积即向心性肥胖是库欣综合征（皮质醇增多症）的特征之一，蛋白质代谢异常可出现皮肤紫纹。由于雄激素产生过多可出现痤疮、多毛等。病程长者可有肌肉萎缩和骨质疏松的表现。大量皮质醇抑制糖利用和促进肝糖异生，引起口服糖耐量试验异常，严重时可出现类固醇性糖尿病。大量皮质醇使白细胞总数和中性粒细胞增多，但促使淋巴组织萎缩、淋巴细胞和嗜酸性粒细胞再分布，这两种细胞的绝对值和在白细胞中的比率均减少。

56.［答案］B

［考点］狼疮性肾炎的表现

［解析］狼疮性肾炎可表现为肾病综合征、急性肾炎、急进性肾炎、隐匿性肾小球肾炎和慢性肾炎，以表现为慢性肾炎和肾病综合征较常见。而肾盂肾炎为尿路感染，并非狼疮性肾炎的表现。

57.［答案］A

［考点］无菌切口

［解析］Ⅰ类切口，即清洁切口或术后一期缝合的无菌切口。此题中只有甲状腺手术属于此类切口。

58.［答案］B

［考点］输血并发症的预防

［解析］严格清洗、消毒采血和输血用具，选用一次性输血器，可以降低细菌污染反应的发生率；减慢输血速度可以防止发生循环超负荷；选用洗涤红细胞可以将血液中的免疫球蛋白去除，从而达到降低输血过敏反应发生率的目的。

59.［答案］C

［考点］外科感染

［解析］脓性指头炎是手指末节掌面皮下化脓性细菌感染，多因甲沟炎加重或指尖、手指末节皮肤受伤后引起。致病菌多为金黄色葡萄球菌。由于炎症渗出，局部肿胀加重，指腹皮下组织间隙压力增高使血运受阻，局部组织缺血营养障碍，如未及时切开引流减压，可导致坏死，最易发生的是末节指骨缺血坏死。

60.［答案］C

［考点］局麻药的药理

［解析］普鲁卡因的脂溶性低；丁卡因的弥散性弱，行神经阻滞麻醉时起效慢；利多卡因弥散性强；丁哌卡因的作用时间为5～6小时。

61.［答案］D

［考点］血胸

［解析］A、B、C三项都对，D项不对，闭式胸腔引流量每小时超过200ml，持续3小时，说明出血持续进行。

62.［答案］B

［考点］乳腺良性肿瘤的治疗原则

［解析］乳腺纤维腺瘤属良性肿瘤，但存在恶变可能，手术切除是唯一有效的治疗方法。对于良性疾病的非快速增长状态，手术可择期进行。

63.［答案］B

［考点］腹股沟斜疝与直疝的鉴别诊断

［解析］腹股沟斜疝自腹股沟管内口（腹壁下动脉外侧）突出，通过腹股沟管自腹股沟管外环突入阴囊，因此外环口扩大，

因腹股沟管内口小，又经过腹股沟管这一狭窄通道，故易嵌顿；而腹股沟直疝自直疝三角（腹壁下动脉内侧）突出，不经过腹股沟管，一般不进入阴囊，故外环口不扩大。但两者的共同特点是均存在腹壁缺损，均需手术治疗。

64.［答案］A

［考点］腹部损伤

［解析］青年男性患者，高处跌下 2 小时，腹痛，说明损伤在腹部。腹膜刺激征（+），提示有腹腔脏器损伤。患者血压偏低（BP 100/70mmHg），心率快（P 120 次/分），血红蛋白 100g/L，说明有内出血，X 线片示右膈升高，故初步诊断应是肝破裂。当然还应仔细查体和阅读 X 线片，发现更多的阳性所见，如压痛最剧烈的部位、有无移动浊音、腹腔内有无游离气体等来帮助考虑，还可以行诊断性腹腔穿刺、腹部 B 超检查等进一步明确诊断。

65.［答案］A

［考点］急性胆囊炎的体征

［解析］Murphy 征是肿大发炎的胆囊在吸气时随膈肌下移能被触及并感觉疼痛的体征，故应出现在急性胆囊炎时。

66.［答案］C

［考点］肝硬化门静脉高压症的外科治疗

［解析］外科治疗门静脉高压症应根据患者具体情况采用不同的治疗措施。非手术治疗包括药物止血、扩容、内镜治疗、三腔管压迫止血、介入放射方法的经颈静脉肝内门体分流术等；手术治疗有门体分流术、断流术等。外科治疗的主要目的是预防和控制食管-胃底曲张静脉破裂出血。只有严重脾大合并明显脾功能亢进（如晚期血吸虫病、脾静脉栓塞引起的左侧门静脉高压症）时，可行单纯脾切除术。肝硬化引起的顽固性腹水有效的治疗方法是肝移植。

67.［答案］B

［考点］骨折的治疗

［解析］此骨折老年人常见，即使复位良好，骨折不愈合率和股骨头坏死率也均高。老年人又不宜长期卧床，以免增加并发症。该患者平日体健，无手术禁忌证，因此其治疗应首选人工髋关节置换术。

68.［答案］C

［考点］骨肉瘤

［解析］A、B、D 三项均对。骨肉瘤的骨膜反应呈日光射线状，可见 Codman 三角，不呈葱皮状。

69.［答案］A　70.［答案］C

［考点］主动脉瓣关闭不全的体征

［解析］该中年男性患者呈慢性病程，5 年前体检时曾被告知有心脏病，2 年多来活动后心悸，逐渐加重，心浊音界向左下扩大呈靴形。心脏各房室的增大不同，其浊音界亦异，心浊音界向左下扩大呈靴形见于左心室增大；左心房增大时心浊音界外形呈梨形，右心室增大时心浊音界向右扩大，由于同时心脏有顺时针向转位，心浊音界亦向左扩大，但不向左下扩大；临床无单纯右心房扩大。心浊音界向左下扩大呈靴形常见于主动脉瓣关闭不全和高血压的心脏并发症，也可见于主动脉瓣狭窄，该患者无高血压，而脉压明显增大，因此应为主动脉瓣关闭不全，听诊会在胸骨左缘第 3 肋间（主动脉瓣第 2 听诊区）闻及舒张期杂音。

71.［答案］C　72.［答案］D

73.［答案］B

［考点］感染性心内膜炎的诊断和治疗

［解析］该中年男性患者，既往有心脏杂音，出现慢性发热、乏力、食欲不振，查体有中度发热，轻度贫血貌，心脏有杂音，脾大，手指可见 Osler 斑，化验血白细胞增高、镜下血尿，首先考虑为亚急性感染性心内膜炎所致，其他（风湿热、自身免疫性溶血性贫血和慢性肾小球肾炎）的可能性均小。亚急性感染性心内膜炎的确诊是靠血培养，加药敏是为了选择更有效的抗生素。亚急性感染性心内膜炎最主要的治疗是大剂量青霉素。

74.［答案］A　75.［答案］C

76.［答案］D

［考点］支气管哮喘的诊断和治疗

［解析］该青年女性患者有长期（15年）反复发作性咳嗽、喘息史，再发并加重1天，意识模糊，口唇稍发绀，结合心肺体征（肺可闻及哮鸣音，呼气音明显延长，心率快，可触及奇脉），最可能的诊断是支气管哮喘。该患者口唇稍发绀，病情较重，对明确诊断及判断病情程度最有意义的检查是动脉血气分析，以确定缺氧程度，并确定是否有呼吸性碱中毒或呼吸性酸中毒。该患者目前除给予氧疗外，最有效的治疗措施是静脉给糖皮质激素，可缓解支气管痉挛，迅速缓解症状。

77.［答案］C　78.［答案］A

79.［答案］B

［考点］肺炎链球菌肺炎（大叶性肺炎）的临床表现、诊断和治疗

［解析］该青年男性患者淋雨后急性起病，高热、寒战、头痛2天后出现右侧胸痛、咳嗽，胸部X线片见右上肺大片实变影，由于右上肺叶肺炎致肺实变，所以右上肺会出现语颤增强，叩诊呈浊音，闻及支气管呼吸音，但肺实变时肺泡呼吸音应减弱，所以不会出现肺泡呼吸音增强。该患者高热、寒战和急性起病，右上肺叶肺实变最可能的诊断为肺炎链球菌肺炎（大叶性肺炎），肯定不是结核性胸膜炎胸腔积液，因为胸腔积液不会查体出现肺实变征，胸部X线片也不会见右上肺大片实变影。肺炎链球菌肺炎的最主要治疗是静脉给青霉素（皮试阴性），因该患者青霉素皮试阳性，所以考虑静脉给红霉素，而甲硝唑是用于厌氧菌感染，口服抗结核药物和口服抗结核药物加胸穿放液是用于治疗肺结核和结核性胸膜炎。

80.［答案］B　81.［答案］A

82.［答案］D

［考点］胃溃疡的诊断和治疗

［解析］该青年男性患者有长期间断发作性上腹痛病史，腹痛有一定规律，即餐后1小时开始痛，非饥饿痛，这是胃溃疡的腹痛特点，出血后腹痛减轻，伴反酸、嗳气，这也支持消化性溃疡，因此该患者上消化道出血的最可能病因是胃溃疡，其余三种疾病（急性糜烂性胃炎、胃癌和十二指肠溃疡）的可能性均不大。确诊最有意义的检查是纤维胃镜，不仅可直视下检查有无溃疡等异常，而且也可进行病理检查和幽门螺杆菌检查，其余检查（上消化道造影、腹部B超和胃液分析）意义均小。胃溃疡需要抗酸治疗和保护胃黏膜的药物治疗，选项中只有硫糖铝属于保护胃黏膜药物，其余（氢氧化铝、西咪替丁和奥美拉唑）均为制酸药物。

83.［答案］D　84.［答案］A

85.［答案］A

［考点］肾病综合征的诊断和产生大量蛋白尿的机制

［解析］该青年男性患者急性病程，以全身水肿和大量蛋白尿（＞3.5g/d）为主要临床特点，无贫血、血压高，肾功能正常，因此最可能的诊断是肾病综合征。其诊断的必备条件除大量蛋白尿（＞3.5g/d）外，还有血浆白蛋白低（＜30g/L），所以若要确定诊断还需化验血浆白蛋白。该患者出现大量蛋白尿的最可能原因是肾小球滤过膜的分子屏障和电荷屏障受损，这样肾小球滤过膜对血浆蛋白（多以白蛋白为主）的通透性增加，致使原尿中蛋白含量增多，当远远超过肾小管的重吸收量时，则形成大量蛋白尿，其余原因（肾小管重吸收蛋白障碍、血中低分子量的异常蛋白增多和肝合成蛋白质过多）均不可能。

86.［答案］C　87.［答案］A

88.［答案］B

［考点］温抗体型自身免疫性溶血的诊断和治疗

［解析］该中年男性患者无明显原因出现头晕、乏力等贫血症状，无贫血家族史，不支持遗传性贫血疾病，化验有贫血、网织

红细胞明显增高，有溶血性黄疸，肯定患者为溶血性贫血；海洋性贫血和G6PD缺乏症均为遗传性溶血性贫血，病史不支持；阵发性睡眠性血红蛋白尿（PNH）常有全血细胞减少，尿Rous试验阳性，该患者也不符合；因此最可能的诊断是温抗体型自身免疫性溶血性贫血。有助于进一步诊断的检查是Coombs试验，其余三种检查（Ham试验、高铁血红蛋白还原试验和血红蛋白电泳）是分别针对其余三个诊断（阵发性睡眠性血红蛋白尿、G6PD缺乏症和海洋性贫血）的。首选的治疗是糖皮质激素，疗效不满意时才考虑切脾治疗；该患者Hb＞60g/L，尚不需要输血，雄激素对该患者无效。

89.［答案］B　90.［答案］A

91.［答案］C

［考点］嗜铬细胞瘤的诊断和治疗

［解析］该青年女性患者有阵发性高血压病史，伴头痛、心悸，但有时血压正常，空腹血糖稍增高，支持嗜铬细胞瘤的诊断。因为血钾不低，所以不符合原发性醛固酮增多症；一般原发性高血压和肾性高血压都是持续血压增高，该患者也无高血压病家族史和肾病史，所以更不符合。嗜铬细胞瘤的病变多数都在肾上腺，直径1 cm以上的肿瘤B超的阳性率很高，简便易行，因此首选腹部B超检查，必要时才选择CT或MRI检查。当患者有心动过速时常加用β受体阻滞剂，但在β受体阻滞剂应用前，必须先用α受体阻滞剂使血压下降，若单独用β受体阻滞剂，则由于阻断β受体介导的舒血管效应而使血压升高，甚至发生肺水肿，尤其是分泌肾上腺素为主的患者，因此该病血压增高时不宜单用β受体阻滞剂。

92.［答案］C　93.［答案］D

94.［答案］B

［考点］类风湿关节炎（RA）的诊断和治疗

［解析］该中年男性患者呈慢性病程，反复双手近端指间关节、双膝关节肿痛伴晨僵，肘部可触及类风湿结节（皮下结节、质硬、无触痛），所以该患者诊断应首先考虑的是RA，而风湿性关节炎多见于青少年，其关节炎的特点为四肢大关节游走性肿痛，很少出现关节畸形，同时有明确链球菌感染史、发热、心脏炎、皮下结节、环形红斑等；系统性红斑狼疮有部分患者因手指关节肿痛为首发症状而被误诊为RA，但其关节病变较RA轻，且有面部蝶形红斑、脱发、蛋白尿等；银屑病关节炎多发生于皮肤银屑病变后若干年，其中30％～50％的患者表现为对称性多关节炎，与RA极为相似，但累及远端指间关节更明显，且表现为该关节的附着端炎和手指炎，同时可有骶髂关节炎和脊柱炎。最有助于确定RA诊断的辅助检查是影像学检查，即双手X线检查，而血清抗核抗体是用于筛查系统性红斑狼疮的常用检查，血清C反应蛋白增高提示病变处于活动期，血清抗链球菌溶血素“O”滴度升高对风湿性关节炎的诊断有帮助。RA治疗的目的是为解除患者疼痛，提高其生活质量，防止关节结构继续破坏，治疗药物分为两大类：一类为改善症状的药物，包括非甾体抗炎药（NSAID）和糖皮质激素；另一类为慢作用药物或称改变病情药物。布洛芬为NSAID，是首选的治疗药物，当有明显关节肿痛而不能为NSAID所控制时考虑泼尼松（糖皮质激素）治疗，其他药物（青霉胺、雷公藤和金制剂）因为其作用较慢，所以不首选。

95.［答案］A　96.［答案］A

97.［答案］A

［考点］甲沟炎的诊治

［解析］该患者根据典型临床表现可初步诊断为左趾甲沟炎。引起甲沟炎的致病菌多为金黄色葡萄球菌，因此选用青霉素。患者经治疗3天后体温升高，达40℃，并出现皮疹、呕吐、腹泻，白细胞高达$20\times10^9/L$，中性粒细胞89％，首先考虑可能合并败血症。

98.［答案］C　99.［答案］C

［考点］甲状腺次全切术后并发症

［解析］原发性甲状腺功能亢进症甲状腺次全切术后发生呼吸困难、烦躁不安、发绀，四个备选均可能是造成原因。喉返神经双侧损伤也可造成。结合本病例是术后 6 小时发生，说明是渐进性，颈部敷料血染，说明切口有鲜血渗出，估计切口内出血可能性最大。系术中止血不完善，或血管结扎线滑脱所致。切口内出血压迫气管造成呼吸困难，是最危急的并发症，可发生窒息。处理的方法是立即进行床旁抢救，及时剪开缝线，敞开伤口，迅速除去血肿。待患者情况稳定后再送手术室进一步检查、止血和其他处理。

100.［答案］A　101.［答案］D

102.［答案］A

［考点］食管癌的诊断、鉴别诊断

［解析］该老年男性患者，进行性吞咽困难，是食管癌的典型表现，考虑诊断为食管癌。食管癌确诊首选的检查是食管镜＋活检。食管拉网试验用于筛查，而胸部 CT、食管超声检查等属于进一步检查。由于食管黏膜受到食管癌的破坏，食管钡剂 X 线片可出现食管管壁僵硬、食管黏膜断裂、食管充盈缺损、龛影等表现，而食管呈鸟嘴样改变是贲门失弛缓症典型的钡剂 X 线表现。

103.［答案］A　104.［答案］A

105.［答案］B

［考点］肠梗阻的诊断与检查

［解析］根据题干介绍，患者既往有腹部（胃）手术史；出现腹部阵发性绞痛，伴呕吐，停止排便，排气等症状，腹部有轻度压痛等肠梗阻症状，应考虑为粘连性肠梗阻。若听诊腹部可闻及肠鸣音亢进，有气过水声或金属音；进一步检查应摄取立位（或侧位）腹部 X 线片或透视，若有多个液气平面或气胀肠袢，有助于诊断。

106.［答案］D　107.［答案］C

［考点］前列腺增生的诊断与治疗

［解析］老年男性患者，进行性排尿困难，结合直肠指检结果，符合良性前列腺增生。患者最大尿流率 10ml/s，说明尿路不畅，尿道梗阻，尿流率小于 15ml/s 者首选治疗方法是经尿道前列腺切除术。

108.［答案］B　109.［答案］D

110.［答案］D

［考点］颈椎病和颈椎间盘突出

［解析］脊髓型颈椎病患者，除有脊髓受压（双下肢腱反射亢进，双侧 Babinski 征阳性）外，神经根可同时累及，左上肢桡骨膜反射减弱和左拇指针刺觉减退，表明颈 6 神经根受累，据此病变平面应在颈 5～6。脊神经的皮肤支配虽有一定重叠，但有其主要分布区：上肢外侧为颈 5，拇指为颈 6，示、中指为颈 7，前臂内侧、环、小指为颈 8，上臂内侧为胸 1。对诊断最有意义的影像学检查是 MRI。X 线片可观察颈椎序列、各椎间隙高度的变化、椎间孔形态的改变以及骨赘形成等退行性改变情况。CT 和增强 CT 可显示有无椎间盘突出和突出的类型，是否合并后纵韧带和黄韧带肥厚、钙化或骨化，关节突关节增生程度，椎管形态的改变等。而 MRI 既可显示颈椎的解剖学形态，又可显示椎间盘突出的形态和脊髓受压情况，还可显示脊髓有无变性、水肿、囊变、萎缩等改变以及椎管内的情况，并可与椎管内肿瘤等鉴别，是诊断颈椎病、颈椎管狭窄和颈椎间盘突出最重要和最有意义的影像学检查。患者最终确诊颈椎单一节段椎间盘突出，相应节段颈椎管狭窄，颈脊髓受压变性，临床有神经根和脊髓受压的表现，应行手术治疗，切除椎间盘和致压物，或椎管扩大成形，解除对神经根及脊髓的压迫。手术入路和术式可根据具体情况制订。不宜采取的治疗是按摩治疗，以避免加重病情。

111.［答案］D

［考点］医德情感

［解析］从医德情感的定义可知医德情感是指医务人员在医疗活动中对自己和他人行为之间关系的内心体验和自然流露，因

此，D 选项是正确答案。

112.［答案］C

［考点］生物-心理-社会医学模式

［解析］生物-心理-社会医学模式取代生物医学模式是在更高层次上实现了对人的尊重，这种医学模式是从生物、心理、社会全面综合的水平上认识人的健康和疾病，其不仅反映着医学的进步，而且标志着医学道德进步。所以答案是 C。

113.［答案］D

［考点］患者及家属的知情权

［解析］该中年女性患者因左侧卵巢有一包块，怀疑为巧克力囊肿，医生进行手术治疗，术中发现右侧卵巢也有一包块，在未征得患者及家属意见的情况下，将患者右侧卵巢也一并切除。该医生虽然是为患者考虑，但显然是违背了患者及家属知情同意的原则。正确的做法是应征得患者或家属的同意后再切除右侧卵巢。

114.［答案］A

［考点］医患关系

［解析］目前对医患关系的性质的理解和认识主要有两点，即医患关系是建立在平等基础上的契约关系和以法制为保障建立起来的信托关系，但无论是从历史看还是从医患关系的未来发展趋势分析，信（任）托（付）关系都应该是最能反映医患关系性质的。所以答案是 A 选项。

115.［答案］D

［考点］医师应当在注册的范围内执业

［解析］参见《执业医师法》第十四条：医师经注册后，可以在医疗、预防、保健机构中按照注册的执业地点、执业类别、执业范围执业，从事相应的医疗、预防、保健业务。

二、B 型题

116.［答案］D　117.［答案］B

［考点］肺通气指标

［解析］由于无效腔的存在，每次吸入的新鲜空气不能都到达肺泡进行气体交换，因此，真正有效的气体交换应以肺泡通气量为准。肺活量在一定程度上可作为肺通气功能的指标，但由于其在测定时不限制呼气时间，所以不能充分反映肺组织的弹性状态和气道的通畅程度。用力肺活量（时间肺活量）是指尽力吸气后，尽力尽快呼气所能呼出的最大气量，它不仅反映肺活量容量的大小，而且反映了呼吸所遇到的阻力变化，是评价肺通气功能的较好指标。通常以最快速度呼气时第 1、2、3 秒末呼出的气量占用力肺活量的百分数来表示。

118.［答案］C　119.［答案］C

［考点］自主神经系统肾上腺素受体的分布及其生理功能

［解析］α_1 肾上腺素受体分布于虹膜辐射状肌、血管上，其兴奋可导致虹膜辐射状肌收缩、瞳孔扩张，血管舒张压下降。因此当其受体被阻断后，则可能出现缩瞳及血压下降的效应。其在支气管平滑肌及代谢组织上无分布，受体被阻断后气道阻力和血糖不会产生影响。β_1 受体局限分布于心脏上，其兴奋可导致心率加快、传导加快、收缩力加强的现象，阻断其功能可导致心输出量减小，血压下降。

120.［答案］B　121.［答案］D

［考点］糖酵解、三羧酸循环的关键酶

［解析］糖酵解的关键酶为：己糖激酶、6-磷酸果糖激酶 -1、丙酮酸激酶。三羧酸循环的关键酶为：柠檬酸合酶、异柠檬酸脱氢酶、α-酮戊二酸脱氢酶复合体。磷酸甘油酸激酶是在糖酵解过程中起作用的酶，但不是关键酶，其催化的反应是可逆的。丙酮酸羧化酶是糖异生过程的关键酶。

122.［答案］B　123.［答案］D

［考点］呼吸链的组成，氧化磷酸化及其影响因素

［解析］呼吸链中耦联生成 ATP 的部位称为氧化磷酸化的耦联部位，根据实验及数据可确定氧化磷酸化的耦联部位在复合体

Ⅰ、Ⅲ、Ⅳ内。Cyt c 是氧化呼吸链中唯一的水溶性球状蛋白，与线粒体内膜外表面疏松结合，不包含在任一复合体中，其从复合体Ⅲ中的 Cyt c_1 获得电子传递到复合体Ⅳ，仅此而已。

124.［答案］B　125.［答案］D

［考点］病理性色素

［解析］萎缩心肌细胞内的色素是脂褐素。慢性肺淤血时，心力衰竭细胞内色素为含铁血黄素。

126.［答案］A　127.［答案］C

［考点］葡萄胎、绒毛膜癌的病理变化

［解析］葡萄胎的主要病理变化是绒毛水肿，滋养层细胞增生；绒毛膜癌的主要病理变化是异型增生滋养层细胞浸润深肌层，无绒毛结构，出血、坏死明显，有时癌细胞大多坏死，仅在边缘部见少数残存癌细胞。

128.［答案］C　129.［答案］D

［考点］冠状动脉造影与漂浮导管

［解析］冠状动脉造影可清晰地显示左、右冠状动脉及其主要分支的影像，可发现各支动脉狭窄病变的部位并估计其程度，管腔直径减少 50%即可诊断冠心病，减少 70%～75%及以上会严重影响供血，故是诊断冠心病最直接、最准确的检查手段。床旁漂浮导管经静脉插管直至肺动脉，测定心脏各部位的压力，计算心脏指数（CI）及肺动脉楔压（PCWP），直接反映左心功能，当临床表现难以鉴别是左心衰竭还是肺部感染所致呼吸困难，用此检查方法可测得 PCWP，高于正常值（<12mmHg），尤其达 18mmHg 以上可确诊为左心衰竭，而肺部感染 PCWP 正常。

130.［答案］B　131.［答案］C

［考点］急性胃炎、慢性胃炎的治疗

［解析］慢性萎缩性胃炎的不典型增生是癌前状态，应该手术治疗。急性腐蚀性胃炎时应立即饮蛋清或稀释牛奶。

132.［答案］D　133.［答案］B

［考点］水、电解质代谢失调

［解析］低渗性缺水，缺钠多于缺水，慢性十二指肠瘘消化液持续丧失可引起。代谢性酸中毒是酸碱平衡失调时最常见的，感染性休克体内酸性产物过多可引起。

134.［答案］B　135.［答案］A

［考点］内痔与肛裂的鉴别诊断

［解析］内痔是位于齿状线以上、直肠上静脉丛的静脉曲张，主要症状是出血，因此处属内脏神经支配，痛觉敏感性低，故表现为 B 所叙症状。而肛裂是位于齿状线以下的肛管皮肤的裂伤，该处属脊神经支配，痛觉敏感，其典型表现便是 A 所列的肛裂三联征。

三、X 型题

136.［答案］ABCD

［考点］细胞膜的物质转运

［解析］离子的易化扩散不仅与膜两侧该离子的浓度差有关，还与膜两侧电位差有关；它不需要另外再加能量；当温度降低时，离子运动的平均动能下降，扩散速率因而减慢；易化扩散需蛋白质帮助，即通过电压门控离子通道或化学门控离子通道。

137.［答案］ABCD

［考点］血液凝固与抗凝

［解析］肝素是一种酸性黏多糖，是有效的抗凝物质。它可与血浆中的抗凝血酶Ⅲ结合，使抗凝血酶Ⅲ与凝血酶的亲和力增强 100 倍；与肝素辅助因子Ⅱ结合，使肝素辅助因子Ⅱ灭活凝血酶的速度加快 1000 倍；可刺激血管内皮细胞释放多种抗凝物质；除上述抗凝作用外，还可增强蛋白质 C 的活性和刺激血管内皮细胞释放纤溶酶原激活物，促进纤维蛋白溶解，防止血栓形成。

138.［答案］ABD

［考点］心脏的迷走神经支配

［解析］心迷走神经节后纤维末梢释放乙酰胆碱作用于心肌细胞膜的 M 型胆碱受体，可导致心率减慢，心房肌收缩力减弱（也使心室肌收缩力减弱，但不如心房肌收

缩力减弱明显），心房肌不应期缩短和房室传导速度减慢等。两侧迷走神经对心脏的作用不是完全相同的，右侧对窦房结的作用占优势，而左侧对房室交界的作用占优势。

139.［答案］ABC

［考点］淀粉的消化

［解析］淀粉的彻底消化需将其消化为单糖。唾液和胰液中的淀粉酶可将淀粉消化为麦芽糖，小肠的麦芽糖酶可将麦芽糖进一步消化为单糖。胰液中的羧基肽酶是使多肽消化为氨基酸的酶，与淀粉的消化无关。

140.［答案］ACD

［考点］体温调节

［解析］汗液是低渗的，当机体大量出汗时，丢失的水分多于盐分，故表现为高渗性脱水。支配小汗腺的神经是交感神经胆碱能纤维。主要发汗中枢位于下丘脑，很可能在体温调节中枢或其附近。

141.［答案］ABCD

［考点］运动调节系统的功能

［解析］损伤人类皮质脊髓束将出现Babinski征阳性体征。Babinski征是一种原始的屈肌反射，平时脊髓在高位中枢的控制下，这一原始的屈肌反射被抑制而不表现出来。在婴儿的锥体束未发育完全以前，以及成人在深睡或麻醉状态下，也可出现Babinski征阳性体征。

142.［答案］AC

［考点］糖、脂代谢的联系

［解析］乙酰CoA是合成胆固醇的原料，酮体也是由乙酰CoA合成的，故应选A、C。亚油酸是必需脂肪酸，体内不能合成，需从食物中摄取。因丙酮酸氧化脱羧生成乙酰CoA的反应是不可逆的，故乙酰CoA只能进入三羧酸循环被氧化，因此它不能作为合成葡萄糖的原料。

143.［答案］ABC

［考点］组成蛋白质的氨基酸

［解析］成人体内不能合成、需靠食物供给的必需氨基酸有8种，它们是缬氨酸（Val）、亮氨酸（Leu）、异亮氨酸（Ile）、苯丙氨酸（Phe）、蛋氨酸（Met）、色氨酸（Trp）、苏氨酸（Thr）及赖氨酸（Lys），所以除D（酪氨酸）外A、B、C均应选。

144.［答案］ACD

［考点］嘌呤、嘧啶分解产物

［解析］尿嘧啶分解先还原成二氢尿嘧啶，然后水解开环，最终生成CO_2、NH_3及β-丙氨酸。β-氨基异丁酸是胸腺嘧啶分解产生的。

145.［答案］BC

［考点］DNA的损伤与修复

［解析］框移突变是指三联体密码的阅读方式改变，造成蛋白质氨基酸的排列顺序发生改变，其后果是翻译出的蛋白质可能完全不同，DNA上碱基的缺失或插入都可导致框移突变，但3个或3n个核苷酸的缺失或插入不一定引起框移突变。错配只导致1个氨基酸的改变。重排是DNA分子内发生大片段的交换，与框移突变无关。

146.［答案］AC

［考点］RNA的转录

［解析］原核生物RNA聚合酶是由核心酶与σ因子（亚基）组成，σ因子的功能是辨认转录起始点，在活细胞转录起始时需要RNA聚合酶全酶（核心酶加上σ因子），而到转录延长时只需核心酶，后者催化核糖核苷酸聚合，即核苷酸间形成3′,5′-磷酸二酯键相连。转录起始是不需要引物的，这与DNA复制不同。原核生物转录终止有依赖ρ因子的转录终止，也有不依赖ρ因子的转录终止。因此本题只有A、C是正确的。

147.［答案］ABCD

［考点］常用的分子生物学技术原理和应用

［解析］PCR技术主要应用于目的基因的克隆，目前该技术是快速获得已知序列目的基因片段的主要方法。另外利用PCR技术可以随意设计引物在体外对目的基因片段

进行嵌合、缺失、点突变等改造，即基因的体外突变。其次将 PCR 技术引入 DNA 序列测定，使测定工作大为简化，并提高了测定的速度。基因表达产物的分析包括在 RNA 水平和蛋白质水平的检测。在 RNA 水平上对基因进行定性、定量分析的方法中最常用的是 RT-PCR（反转录 PCR），且实时 RT-PCR 是定量分析基因表达的最灵敏和准确的方法。

148.［答案］BCD

［考点］急性排斥反应

［解析］急性排斥反应通常发生在移植后数天内，移植器官间质内多量淋巴、单核细胞浸润，移植器官坏死性血管炎。

149.［答案］ABCD

［考点］原发性高血压

［解析］原发性高血压引起左心肥大、脑出血、颗粒性肾固缩、视盘水肿。

150.［答案］ABCD

［考点］大叶性肺炎

［解析］可引起大叶性肺炎的病原菌以肺炎链球菌最常见，但是军团菌、金黄色葡萄球菌、克雷伯杆菌和溶血性链球菌也可引起大叶性肺炎。

151.［答案］ABC

［考点］胃癌的肉眼类型

［解析］中晚期胃癌肉眼类型可分为三型，即蕈伞型（或息肉型）、溃疡型、浸润型。胶样癌是指当癌细胞分泌大量黏液时，癌组织肉眼呈半透明的胶冻状。其肉眼形态可表现为上述三型中的任何一种。

152.［答案］ACD

［考点］肾细胞癌

［解析］肾细胞癌的扩散途径包括：直接蔓延至肾上腺、肝、结肠，经淋巴道转移到主动脉旁淋巴结，经血道转移到肺。引起盆腔种植并不常见。

153.［答案］AC

［考点］伤寒

［解析］伤寒肠道病变特点是主要累及回肠下段淋巴组织，另外，肠系膜淋巴结、肝、脾和骨髓同时受累，可引起肠穿孔。

154.［答案］ABC

［考点］应用洋地黄的禁忌证

［解析］洋地黄兴奋迷走神经，降低窦房结自律性，减慢窦性心率，它又延长房室交界处不应期，延缓房室传导，故不宜应用于预激综合征伴房颤者、病态窦房结综合征者与三度房室传导阻滞者。它对束支传导无作用，有束支传导阻滞心力衰竭者仍可应用。

155.［答案］AB

［考点］大咯血的治疗原则

［解析］该老年男性患者有支气管扩张病史和高血压病史多年。近期加重，伴咯血，查体见血压高，应给予酚妥拉明缓慢静点。由于垂体后叶素有强烈的缩血管作用，不应用于高血压患者。同时患者咯血，应避免大咯血引起窒息。但急性咯血期，支气管镜只会加重咯血和感染，不宜应用。

156.［答案］CD

［考点］急性胰腺炎的实验室检查特点

［解析］血清脂肪酶在急性胰腺炎发病 48～72 小时后上升；血清淀粉酶在 6～12 小时开始升高，48 小时开始下降，持续 3～5 天。重症急性胰腺炎时，红细胞破坏释放出血红素，经脂肪酸和弹力蛋白酶作用，变为正铁血红素，与白蛋白结合成正铁白蛋白，在起病 72 小时内常为阳性。重症急性胰腺炎时，血钙浓度常明显降低。

157.［答案］BCD

［考点］肾病性水肿的机制

［解析］肾病性水肿是由于长期大量蛋白尿造成血浆蛋白降低，血浆胶体渗透压降低，液体渗出产生水肿，部分患者有效血容量减少刺激肾素-血管紧张素-醛固酮系统增加和抗利尿激素分泌增加，加重了水钠潴留，而并非主要由于肾小球滤过率下降引起。

158.［答案］BD

［考点］急性淋巴细胞和急性非淋巴细

胞白血病的临床表现和鉴别

[解析] 急性白血病常有淋巴结肿大，以急性淋巴细胞白血病最常见；大多数急性淋巴细胞白血病患者和少数急性非淋巴细胞白血病患者有肝脾大，骨髓腔内白血病细胞过度增生或骨髓坏死可造成骨关节疼痛，多见于急性淋巴细胞白血病患者；牙龈增生、肿痛和白血病皮肤病变多见于急性单核细胞和急性粒-单细胞白血病；皮肤浸润均无特异性。因此，选项 B、D 是本题的正确答案。

159. [答案] ABCD

[考点] 甲状腺功能亢进症的临床表现

[解析] 甲状腺功能亢进症患者多数有甲状腺肿大，Graves 病患者还可有震颤和杂音。但甲状腺肿大和甲状腺功能亢进症严重程度不成正比。甲状腺肿大时也可能为单纯性甲状腺肿，而不是甲状腺功能亢进症。有少数甲状腺功能亢进症患者表现为胸骨后甲状腺肿大，而颈部甲状腺不肿大，因此颈部甲状腺不肿大，也可能是甲状腺功能亢进症。

160. [答案] ACD

[考点] 腹腔脓肿的外科处理

[解析] 肠间脓肿多散在分布于肠管、肠系膜与网膜之间，可单发或多发，大多行非手术治疗，若治疗无效或合并肠梗阻时，可考虑手术引流。

161. [答案] BD

[考点] 周围血管病的临床表现

[解析] 单纯性下肢静脉曲张可以因为静脉回流障碍出现下肢水肿，因皮肤营养不良而出现足靴部色素沉着。间歇性跛行和足趾发黑是血栓闭塞性脉管炎的表现。

162. [答案] ABD

[考点] 脾切除的适应证

[解析] 脾肿瘤、脾功能亢进和脾动脉瘤均为脾手术指征。外伤后脾被膜下血肿，存在自行吸收、愈合的可能，可先行非手术观察，暂无手术指征。

163. [答案] BC

[考点] 血尿

[解析] 尿液呈红色并不都是血尿，有些药物和食物如利福平可使尿液呈红色。尿中含有血液才是血尿。每 1000ml 尿液中含 1ml 血液即呈肉眼血尿。离心尿每高倍视野中红细胞超过 3 个即为镜下血尿。血尿是一个危险信号，但血尿程度与疾病严重程度不成比例。

164. [答案] BC

[考点] 骨折的特有体征

[解析] 骨折的特有体征包括三项：畸形、异常活动和骨擦音或骨擦感。局部压痛和局部肿胀均不是骨折的特有体征。

165. [答案] ABC

[考点] 急性血源性骨髓炎的治疗

[解析] 急性血源性骨髓炎的治疗，A、B、C 三项都对。诊断确立后，应立即行骨钻孔或开窗引流术，不应搔刮清除病灶及植骨。

模拟试卷（二）答案及精解

一、A 型题

1.［答案］D

［考点］体内的反馈控制系统

［解析］在反馈控制系统中，如果经过反馈调节，受控部分的活动向原先活动相反的方向发生改变称为负反馈。其作用是使系统的活动保持稳定，是维持机体稳态的重要调节过程。正反馈是使受控部分继续加强原来方向活动的调节方式，不能维持系统的稳态或平衡。其余两个选项是指调节的途径，可以有不同的过程，虽然其中的自身调节对于维持局部稳态有一定的作用，但选项负反馈是最佳选项。

2.［答案］D

［考点］钠泵的功能以及对膜电位的影响

［解析］钠泵的转运模式又称为原发性主动转运，其可导致细胞外高钠、细胞内高钾。安静状态下细胞膜对钾离子具有通透性是形成静息膜电位的最主要因素；如果钠泵受到抑制，细胞膜内、外钾离子浓度差将明显下降，安静状态下钾离子外流减少，钾离子平衡电位的绝对值下降，故静息电位的绝对值也会下降。同时，动作电位期间钠离子内流减少，动作电位的幅度也下降。

3.［答案］D

［考点］动作电位幅度的决定因素

［解析］当刺激一旦达到阈电位，动作电位的幅度即与刺激强度、持续的时间等因素无关，表现为“全或无”的特征。此时动作电位的幅度与细胞膜两侧 Na^+ 的浓度差呈正相关，其决定着动作电位的幅度。因此选项 A、B 均不能影响动作电位的幅度，选项 C 只是可以减少产生动作电位的刺激强度，也不能影响动作电位的幅度，只有选项 D 正确。

4.［答案］B

［考点］血浆的理化特性

［解析］血浆渗透压约为 300mmol/L［即 300mOsm/（kg · H_2O）］，主要来自溶解于其中的晶体物质，特别是电解质，也有一小部分来自血浆蛋白。但血浆蛋白形成的渗透压大约为 1.5mOsm/（kg · H_2O），约相当于 3.3kPa（25mmHg），与总渗透压相比，所占的比例很小，故当血浆蛋白减少时，血浆总渗透压不会明显降低。血浆与组织液中晶体物质的浓度几乎相等，它们的晶体渗透压也基本相等。但组织液中的蛋白质很少，由蛋白质形成的胶体渗透压低于血浆的胶体渗透压。由于血浆蛋白一般不能透过血管壁，虽然血浆胶体渗透压在总渗透压中占的比例很小，但对于维持血管内、外的水平衡有重要作用。

5.［答案］C

［考点］心肌的生理特性

［解析］心肌在功能上是合胞体，两个心房是一个合胞体，两个心室是另一个合胞体。在合胞体内，心肌细胞间有闰盘将它们紧密连接（相当于电突触），该处电阻很低，能允许离子自由扩散。因而合胞体中少数细胞兴奋时，就可通过闰盘将兴奋传播到整个合胞体，导致合胞体的收缩是“全或无”的。本题中的其他选项虽然也是心肌的生理特性，但不是形成“全或无”收缩的原因。

6.［答案］D

［考点］呼吸节律的形成及影响因素

［解析］研究表明呼吸中枢位于低位脑干，脑桥和延髓均参与呼吸节律的产生和调节。在呼吸节律产生过程中，迷走神经也在其中发挥重要作用，切断双侧经迷走神经

后，呼吸幅度增大，频率减慢。

7. [答案] C

[考点] 迷走神经对胃液分泌的调节

[解析] 迷走神经中有传出纤维直接到达胃黏膜泌酸腺中的壁细胞，通过末梢释放ACh引起胃酸分泌；也有纤维支配胃泌酸区黏膜内的肠嗜铬样（ECL）细胞和幽门G细胞，使它们分别释放组胺和促胃液素，间接引起壁细胞分泌胃酸。其中支配ECL细胞的纤维末梢释放ACh，而支配G细胞的纤维释放促胃液素释放肽（又称铃蟾素或蛙皮素）。

8. [答案] B

[考点] 胰液分泌的调节

[解析] 酸性食糜进入小肠引起胰液分泌主要是通过促胰液素和胆囊收缩素实现的。盐酸是刺激小肠上段黏膜促胰液素释放的最强刺激，促胰液素可使胰腺分泌大量胰液（主要是水和碳酸氢盐，而酶的含量不高）。盐酸也是促进胆囊收缩素释放的因素，但胆囊收缩素主要是引起胰酶分泌，故酸性食糜进入小肠引起大量胰液分泌的主要机制是小肠黏膜释放促胰液素。

9. [答案] C

[考点] 回肠中吸收的物质

[解析] 大多数水溶性维生素（如维生素B_1、B_2、B_6、PP）是通过依赖于Na^+的同向转运体被吸收的。维生素B_{12}须先与内因子结合成复合物后，再到回肠被主动吸收。Fe^{2+}、胆固醇的吸收主要在小肠上部，Ca^{2+}主动重吸收的部位是十二指肠。

10. [答案] C

[考点] 肾血流量及其调节

[解析] 肾动脉灌注压在一定范围内（80～180mmHg）发生变化时，肾血流量能保持相对稳定，即使在离体实验中也是如此。在没有外来神经支配的情况下，肾血流量在变动范围内能保持恒定的现象，称为肾血流量的自身调节。

11. [答案] C

[考点] 肾清除率的概念及其测定的意义

[解析] 某物质的清除率就是指单位时间（一般用每分钟）内，完全清除了该物质的血浆毫升数。如果血浆中某物质在经过肾循环一周后被完全清除，亦即在肾动脉中该物质有一定浓度，而在肾静脉中浓度接近于零（如碘锐特，在肾小球滤过约20%后，又将其余80%分泌至小管腔中），则该物质的清除率为660ml/min，每分钟尿中的排出量等于每分钟通过肾的血浆中所含的量，即每分钟通过肾的血浆毫升数（肾血浆流量）；如果某物质不被清除，清除率为零（如葡萄糖，滤过后全部被重吸收了）；如清除率为125ml/min，相当于肾小球滤过率，表示该物质在肾小球滤过后，没有被重吸收，也没有被分泌。

12. [答案] C

[考点] 视网膜的两种感光系统

[解析] 视网膜有两种感光细胞。它们在视网膜的分布很不均匀，越近视网膜周边部，视杆细胞越多而视锥细胞越少；越近视网膜中心部，视锥细胞越多而视杆细胞越少；在黄斑中心的中央凹处仅有视锥细胞而无视杆细胞。视杆细胞的感光色素是视紫红质，视锥细胞的是视紫蓝质。视锥细胞光敏感度低而视杆细胞高。视锥细胞分辨力高而视杆细胞低。

13. [答案] A

[考点] 自主神经系统及其释放的递质

[解析] 人体汗腺有两种，大汗腺局限于腋窝和外阴部等处，小汗腺见于全身皮肤。一般说汗腺是指小汗腺，人体汗腺受交感胆碱能纤维支配，通过末梢释放乙酰胆碱作用于M受体而引起发汗。

14. [答案] A

[考点] 感觉的非特异投射系统

[解析] 网状结构上行激动系统是非特异投射系统的重要部位。当感觉的上行传导束通过脑干时，由侧支进入这里（其中的神

经元电活动可由身体不同部位的感觉刺激所诱发），具有多突触接替的特征，是不同感觉的共同传导途径。

15.［答案］B

［考点］摄食行为的调节

［解析］下丘脑外侧区是摄食中枢所在地，下丘脑腹内侧核是饱中枢所在地，两个中枢间存在有交互抑制关系。如损伤饱中枢，动物将没有饱感，加上原来吃饱时对摄食中枢的抑制作用取消，摄食中枢高度兴奋，动物食欲和摄食大大增加而逐渐肥胖。

16.［答案］D

［考点］影响女性体温调节的激素

［解析］女性体温随月经周期发生变动：其基础体温在月经期和月经后的前半期较低，排卵日最低，排卵后又复升高。现在认为排卵后的体温升高是孕激素作用的结果。

17.［答案］C

［考点］氨基酸的理化性质

［解析］芳香族氨基酸具有紫外吸收性质，主要是因色氨酸、酪氨酸等分子中含共轭双键，在 280nm 波长附近具有最大的光吸收峰，这是蛋白质定量测定的基础之一。故本题应选 C。

18.［答案］B

［考点］核酸的变性、复性及杂交

［解析］核酸分子杂交是指在 DNA 复性过程中，将不同的 DNA 单链分子放在同一溶液中，或将 DNA 和 RNA 分子放在一起，双链的再形成既可以发生在序列完全互补的核酸分子之间，也可以发生在那些碱基序列部分互补的 DNA 之间，或 DNA 与 RNA 之间。由上可见杂交是双螺旋结构的再形成过程，已具有双螺旋结构无法进行杂交，因此 B 是错误的。

19.［答案］A

［考点］酶抑制的类型和特点

［解析］竞争性抑制剂与酶的底物结构相似，能与底物竞争酶的活性中心，从而阻碍酶与底物结合。由于竞争性抑制剂的干扰，使酶和底物的亲和力降低，故 K_m 值增大。

20.［答案］C

［考点］糖有氧氧化过程、意义及调节

［解析］丙酮酸脱氢酶复合体是由丙酮酸脱氢酶、二氢硫辛酰胺转乙酰酶及二氢硫辛酰胺脱氢酶等三种酶按一定比例组合而成的。参与反应的辅酶有焦磷酸硫胺素（TPP）、硫辛酸、FAD、NAD^+ 和 CoA（辅酶 A）。故本题应选 C。生物素是多种羧化酶的辅基。

21.［答案］D

［考点］苹果酸-天冬氨酸穿梭作用

［解析］此穿梭作用的意义是将 NADH＋H^+ 上的氢运入线粒体，因 NADH 不能自由通过线粒体内膜，所以在肝、心肌细胞胞液中产生的 NADH＋H^+ 需将氢传给草酰乙酸，使之转变为苹果酸，苹果酸能被内膜上载体携带进入线粒体，然后苹果酸再把氢交给线粒体内的 NAD^+ 生成 NADH＋ H^+ 经呼吸链氧化。苹果酸失去氢，氧化成草酰乙酸，后者也不能穿透线粒体内膜，则再需借助转氨基作用转变为 α-酮戊二酸和天冬氨酸，后二者可通过载体进出线粒体，在胞液中再经转氨基作用，而补充了由于携带氢进入线粒体而减少的草酰乙酸，达到转运前后草酰乙酸的平衡；天冬氨酸可通过线粒体内膜上载体进出，不需借助穿梭作用。

22.［答案］A

［考点］一碳单位的定义、来源

［解析］经代谢转变能提供一碳单位的氨基酸有甘氨酸、色氨酸、组氨酸和丝氨酸。丝氨酸能提供 N_5，N_{10} 甲烯四氢叶酸。

23.［答案］A

［考点］酪氨酸代谢

［解析］酪氨酸的代谢途径之一是合成黑色素。在黑色素细胞中酪氨酸经酪氨酸酶催化先羟化生成多巴，后者再经氧化、脱羧等反应转变成吲哚醌，吲哚醌的聚合物就是黑色素。白化病是由于人体缺乏酪氨酸酶，黑色素合成障碍，致使皮肤、毛发等发白，

故应选A。酪氨酸羟化酶催化酪氨酸羟化生成多巴，后者再经多巴脱羧酶催化生成多巴胺，进一步再羟化生成去甲肾上腺素等。苯丙氨酸羟化酶催化苯丙氨酸羟化生成酪氨酸。

24. [答案] B

[考点] 嘌呤、嘧啶核苷酸的抗代谢物

[解析] 6-巯基嘌呤（6MP）的结构与次黄嘌呤相似，6MP在体内经磷酸核糖化而生成6MP核苷酸，其与IMP相似，以假乱真干扰了嘌呤核苷酸的转化，从而抑制IMP→AMP及IMP→GMP。另外6MP还能直接通过竞争性抑制，影响次黄嘌呤-鸟嘌呤磷酸核糖转移酶，使PRPP分子中的磷酸核糖不能向次黄嘌呤转移，因此抑制I→IMP。6MP不抑制AMP→ADP，此反应是由腺苷酸激酶催化的磷酸化反应，不受6MP影响。

25. [答案] D

[考点] RNA的不对称转录（转录的酶）

[解析] 真核生物RNA聚合酶Ⅰ的转录产物是45S-rRNA，其经剪切修饰生成除5S-rRNA以外的各种rRNA，包括18S-rRNA、28S-rRNA、5.8S-rRNA，因此D是正确的。mRNA是RNA聚合酶Ⅱ催化转录后生成的，tRNA、snRNA都是RNA聚合酶Ⅲ的转录产物。

26. [答案] D

[考点] 蛋白质生物合成的干扰和抑制

[解析] 嘌呤霉素对原核和真核生物的蛋白质生物合成过程均有抑制作用，故难作抗菌药物。而氯霉素、链霉素均抑制原核生物的蛋白质生物合成；放线菌酮只抑制真核生物的蛋白质生物合成。

27. [答案] D

[考点] 成熟红细胞代谢特点

[解析] 成熟红细胞除质膜和胞液外，无其他细胞器，其代谢只保存了糖酵解、2,3-二磷酸甘油酸旁路及磷酸戊糖途径。当然催化这几条途径进行的酶也全存在，故只有D是正确的。

28. [答案] A

[考点] 常用分子生物学技术原理和应用

[解析] Southern blotting即DNA印迹技术，它是从组织或细胞中提取的基因组DNA经限制性内切酶消化后进行琼脂糖凝胶电泳，将含有DNA区带的凝胶经变性后将DNA转移至NC膜上，转移后加热NC膜使DNA固定于膜上，便可用于杂交反应。DNA印迹技术主要用于基因组DNA的定量和定性分析，还可用于分析重组质粒和噬菌体。故本题应选A。

29. [答案] D

[考点] 变性

[解析] 变性是常见的可复性损伤，是指细胞物质代谢障碍所引起的一类形态学改变，其主要病理特点是细胞和组织中的正常成分的异常增加和异常物质的出现。浆细胞内出现玻璃样小滴（免疫球蛋白的过度沉积），肝细胞内出现脂滴（脂肪增多），血管壁出现半透明、均匀红染的物质（血浆蛋白沉积或胶原纤维凝聚），心肌细胞内出现空泡（水滴出现）都是变性改变。但是脂肪细胞内出现空泡（脂滴）是正常组织的表现，不属病理变化。

30. [答案] B

[考点] 再生

[解析] 肝细胞可以达到完全性再生的病变是肝细胞点状坏死。而肝细胞桥接坏死、肝细胞大片坏死、肝细胞重度碎片状坏死、肝细胞亚大片坏死常伴纤维组织增生。

31. [答案] C

[考点] 血栓形成

[解析] 下肢深静脉血栓形成，可引起肺动脉栓塞。

32. [答案] A

[考点] 炎症

[解析] 慢性溃疡性结肠炎肠道病变包括：溃疡形成，炎性息肉形成，肠黏膜慢性炎细胞浸润，陷窝脓肿形成。

33.［答案］A

［考点］移行细胞癌

［解析］移行细胞癌好发于膀胱和肾盂等泌尿道黏膜处，组织学上可有不同程度的移行上皮的特点，呈浸润性生长。可由乳头状瘤恶变而来。癌细胞不形成角化珠，形成角化珠是鳞癌的特点。

34.［答案］C

［考点］急性细菌性心内膜炎

［解析］急性细菌性心内膜炎是由败血症或脓毒血症恶化引起的。侵及正常的心瓣膜，在瓣膜上形成体积大、污秽、易脱落的赘生物，脱落的栓子携带大量细菌，引起全身器官发生多发性栓塞性小脓肿。还可引起乳头肌断裂、心瓣膜溃疡形成甚至穿孔，导致急性心力衰竭。

35.［答案］A

［考点］慢性支气管炎

［解析］慢性支气管炎病变包括支气管黏膜上皮变性坏死，腺体肥大、分泌亢进，软骨变性、钙化，慢性炎细胞浸润，鳞状上皮化生。肉芽肿形成、瘢痕形成、异物巨细胞形成、软骨增生均不属于慢性支气管炎病变。

36.［答案］A

［考点］肝硬化，假小叶

［解析］假小叶是肝硬化的特征病变。假小叶是增生肝细胞团被增生的纤维组织分隔包绕形成的。其内肝细胞索排列紊乱，出现汇管区，中央静脉偏位或多个。肝细胞核大、双核不是假小叶必有的病变。

37.［答案］C

［考点］大肠癌

［解析］大肠癌多见于直肠、乙状结肠，多由腺瘤恶变而来，多分泌癌胚抗原（CEA），多为高分化和中分化腺癌，低分化和未分化癌少见。淋巴道转移常见。

38.［答案］C

［考点］膀胱肿瘤

［解析］约95%的膀胱肿瘤细胞起源于上皮组织，绝大多数上皮性肿瘤成分为尿路上皮，即移行上皮。因此，膀胱最常见的恶性肿瘤是移行细胞癌。膀胱也可发生鳞状细胞癌、腺癌和间叶起源的肿瘤，但均少见。

39.［答案］D

［考点］子宫颈上皮内肿瘤

［解析］子宫颈CIN，即子宫颈上皮内肿瘤，是指子宫颈鳞状上皮非典型增生。当异型增生细胞占据上皮的下1/3时，为CIN Ⅰ；占据上皮下1/3至下2/3时，为CIN Ⅱ；当占据2/3以上和占据全层（原位癌）时，为CIN Ⅲ。

40.［答案］D

［考点］梅毒

［解析］树胶肿是晚期梅毒的特征性病理变化。虽然树胶肿也是肉芽肿性病变，但是与结核肉芽肿相比较：无大片干酪样坏死，坏死常不彻底，可见原有血管壁轮廓；类上皮细胞不丰富；朗汉斯巨细胞不典型；可见多量淋巴细胞、浆细胞。

41.［答案］C

［考点］引起肝浊音界缩小的疾病

［解析］肝浊音界缩小见于急性肝坏死、肝硬化及胃肠胀气等，消化性溃疡穿孔可出现肝浊音界消失。而其余各项（肝癌、肝脓肿和右侧肺不张）肝浊音界均不缩小。

42.［答案］B

［考点］酸碱平衡紊乱

［解析］严重Ⅱ型呼吸衰竭患者应用气管插管及呼吸机辅助呼吸，3小时后血气分析示血二氧化碳分压低于正常，系由于短期内排出过多二氧化碳，造成呼吸性碱中毒。同时患者二氧化碳潴留未纠正时，肾代偿性保留碳酸氢盐，机械通气后呼吸性酸中毒很快得到纠正，但肾还未及时排出多余的碳酸氢根，导致继发性代谢性碱中毒。其余酸碱平衡紊乱类型均不符合。

43.［答案］D

［考点］心脏瓣膜病的听诊特点

［解析］严重主动脉瓣关闭不全时，左室舒张期容量负荷过高，使二尖瓣基本处于

半关闭状态，呈现相对狭窄而产生杂音，称 Austin-Flint 杂音。其他情况（二尖瓣狭窄、二尖瓣关闭不全和二尖瓣脱垂）均不会产生这样的杂音。

44.［答案］A

［考点］劳力性心绞痛心电图

［解析］劳力性心绞痛发作时为一过性心肌缺血、缺氧，它影响心肌复极过程。发作时某些导联心电图可表现为 ST-T 改变，ST 段呈水平型或下垂型压低，可伴 T 波低平或倒置。而 ST 段呈上斜型压低临床意义不大；呈抬高型升高见于变异型心绞痛或急性心肌梗死的早期表现。

45.［答案］B

［考点］亚急性感染性心内膜炎常发生的心脏病变

［解析］亚急性感染性心内膜炎主要发生在有器质性心脏病者，尤其是心脏瓣膜病和先天性心血管病，最易发生在压差大的瓣膜病变与先天性心脏病，如二尖瓣关闭不全、主动脉瓣关闭不全、室间隔缺损、动脉导管未闭。所以答案是 B。

46.［答案］A

［考点］胸腔穿刺抽液的注意事项

［解析］结核性胸腔积液的患者，在进行胸腔穿刺抽液治疗时，每次抽液量不应超过 1000ml，主要是由于如果抽液过多过快，使胸腔压力骤减，可发生肺水肿及循环衰竭，即复张性肺水肿。患者出现咳嗽、气促、咳泡沫痰，双肺湿啰音，血氧分压下降，胸部 X 线片显示肺水肿征，此时应予吸氧、糖皮质激素和利尿剂治疗。其余 3 项（发生胸膜反应、发生胸痛和发生脱水）均不是。

47.［答案］C

［考点］血源性肺脓肿的病因

［解析］血源性肺脓肿是因皮肤外伤感染、疖痈、骨髓炎等所致的败血症，脓毒菌栓经血行播散到肺，引起小血管栓塞、炎症、坏死而形成肺脓肿。常为两肺外周多发病变，其致病菌以金黄色葡萄球菌最常见。

48.［答案］B

［考点］溃疡性结肠炎的并发症

［解析］中毒性巨结肠是溃疡性结肠炎的重要的并发症，因此溃疡性结肠炎易并发中毒性巨结肠，而克罗恩病罕见中毒性巨结肠，其余二种疾病（溃疡型肠结核和血吸虫病）一般不并发中毒性巨结肠。

49.［答案］A

［考点］结核性腹膜炎的诊断

［解析］腹水检查对结核性腹膜炎的诊断最有价值，可区别是渗出液还是漏出液，根据白细胞增高，以单核细胞为主，腹水腺苷脱氨酶活性增高，诊断结核性腹膜炎的准确性较高。结核菌素试验阳性不能确定结核感染的部位，而其他各项（腹部 B 超检查和 X 线胃肠钡餐）不能作为定性诊断的手段。

50.［答案］B

［考点］肝硬化失血后并发肝性脑病

［解析］该中年男性患者患有肝硬化腹水，消化道出血后出现意识障碍和扑翼样震颤，这是肝性脑病的特征，是上消化道出血后诱发的，因此答案是 B。其余各项（氮质血症、脑缺血和震颤性麻痹）均不正确。

51.［答案］C

［考点］急性肾小球肾炎的诊断

［解析］该青年男性患者急性病程，上呼吸道感染后出现尿少、水肿、头晕，有血压高，尿中有蛋白和较多红细胞，无贫血和低蛋白血症，肾功能轻度异常，因此符合急性肾小球肾炎的诊断。患者急性病程，尿中白细胞数不高，无贫血和低蛋白血症，肾功能仅轻度异常，故不支持其余诊断。

52.［答案］A

［考点］肾前性急性肾衰竭与急性肾小管坏死的鉴别诊断

［解析］肾前性急性肾衰竭的肾小管功能正常，血中抗利尿激素水平高，尿液浓缩，大多数滤过的 Na^+ 在肾小管被重吸收，

尿 Na^+ 浓度低。急性肾小管坏死：肾小管功能受损，重吸收 Na^+ 减少，故尿 Na^+ 浓度高。因此答案是 A。

53.［答案］D

［考点］缺铁性贫血的铁剂治疗

［解析］用铁剂治疗缺铁性贫血，5～10 天后，网织红细胞开始上升，7～12 天达高峰，其后开始下降；2 周后血红蛋白开始上升，平均 2 个月恢复。因此铁剂治疗缺铁性贫血如有效，最先升高的是网织红细胞。

54.［答案］A

［考点］非霍奇金淋巴瘤和霍奇金淋巴瘤的鉴别诊断

［解析］非霍奇金淋巴瘤比霍奇金淋巴瘤更易有节外侵犯倾向，节外累及以胃肠道、骨髓及中枢神经系统为多，同时可有咽淋巴环病变，多发生在软腭和扁桃体等，但均不能作为区分非霍奇金淋巴瘤和霍奇金淋巴瘤的依据。部分霍奇金淋巴瘤患者可有全身瘙痒，全身瘙痒可为霍奇金淋巴瘤的唯一全身症状；而非霍奇金淋巴瘤全身瘙痒很少见。因此全身瘙痒可作为霍奇金淋巴瘤与非霍奇金淋巴瘤的区别依据。

55.［答案］D

［考点］正常人口服葡萄糖后胰岛素释放曲线的特点

［解析］正常人口服葡萄糖后，血浆胰岛素在 30～60 分钟上升至高峰，可为基础值的 5～10 倍，峰值可与血糖峰值重叠，3～4小时后恢复基础水平。因此答案是 D。

56.［答案］B

［考点］类风湿关节炎的药物治疗

［解析］治疗类风湿关节炎的药物包括非甾体抗炎药（NSAID）、改变病情抗风湿药（DMARD）和糖皮质激素。双氯芬酸钠属于 NSAID，甲氨蝶呤属于 DMARD，泼尼松属于糖皮质激素，只有青霉素是抗生素，不属于治疗类风湿关节炎的药物。

57.［答案］C

［考点］丹毒的临床表现

［解析］丹毒的临床表现可有寒战、发热，皮肤局部呈鲜红、疼痛、境界清楚，病变进展可以起水泡，病变附近淋巴结常肿大，但皮肤、淋巴结的病变极少形成脓肿。

58.［答案］D

［考点］外科休克的临床表现

［解析］休克是各种原因引起的有效循环血容量减少、组织灌注不足、细胞代谢紊乱和功能受损的综合征。休克的临床表现涉及多方面，脑微循环障碍可引起大脑皮质功能改变，患者呈现烦躁不安或淡漠抑郁；末梢循环障碍表现为四肢苍白湿冷，回心血量减少，心输出量降低，血压低于 90 mmHg；肾灌注降低导致尿量减少，每小时尿量少于 30ml。休克时肺低灌注可以出现呼吸加快，但对肺通气功能影响较小，很少出现发绀和三凹征。

59.［答案］D

［考点］烧伤的面积估算

［解析］此题为记忆题，按中国新九分法，成人的双上肢全部烧伤时，烧伤面积占体表面积的 18%。

60.［答案］C

［考点］食管癌的好发部位

［解析］食管癌的发生部位，胸部中段较多见，下段次之、上段较少。

61.［答案］B

［考点］甲状腺癌的治疗

［解析］乳头状癌约占成人甲状腺癌的 60%和儿童甲状腺癌的全部，多见于 30～45 岁女性，本病例符合。此型分化好，恶性度较低。虽常有多中心病灶，约 1/3 累及双侧甲状腺，较早出现颈淋巴结转移，但预后较好。本病例以右侧甲状腺结节的诊断行手术治疗，术中冰冻切片提示为甲状腺乳头状癌，肿瘤直径 1.5cm，未触及肿大淋巴结，采取的手术方式应是 B 项，即右侧腺叶加峡部切除术。甲状腺乳头状癌手术切除范围选择是：①腺叶次全切除术，适用于诊断为良性疾病，手术后病理诊断为孤立性乳

头状微小癌者；②腺叶加峡部切除术，适用于肿瘤直径≤1.5cm，明确局限于一叶者；③近全切除术，适用于肿瘤直径>1.5cm，较广泛的一侧乳头状癌伴有颈淋巴结转移者；④甲状腺全切除术，适用于高度侵袭性乳头状、滤泡状癌，明显多灶性，两侧颈淋巴结肿大，肿瘤侵犯周围颈部组织或有远处转移者。

62.［答案］A

［考点］绞窄性腹股沟斜疝术后处理原则

［解析］绞窄性腹股沟斜疝因肠坏死而行的肠切除、吻合术，是污染手术，手术切口感染率高，因此，除行单纯疝囊高位结扎术外，不应加任何修补术。

63.［答案］A

［考点］胃大部切除的手术并发症

［解析］毕Ⅱ式胃大部切除术后，只有A、B、D三种情况可发生呕吐。其中，急性输入袢梗阻和吻合口梗阻的呕吐物均不含胆汁，只有输出袢梗阻呕吐含胆汁的食物。

64.［答案］C

［考点］结肠癌的治疗

［解析］老年患者，因肠梗阻5天行急诊剖腹探查术，术中发现结肠脾曲癌致结肠梗阻，无转移征象，有行结肠癌根治术的条件。当前横结肠扩张、水肿，未作肠道准备。此时恰当的手术方式应是在梗阻部位近侧横结肠上行造口术，然后在全身及肠道充分准备的条件下，再行二期左半结肠切除术。

65.［答案］A

［考点］胆囊结石外科治疗原则

［解析］患胆囊结石并反复发作急性胆囊炎的患者，口服胆囊造影检查胆囊不显影，提示胆囊管已闭塞，保留胆囊无意义，所以应行胆囊切除术；此患者胆总管不粗，故不必加做胆总管探查术。保留胆囊的体外碎石和胆囊切开取石术，要求胆囊必须有功能，否则不但碎了的结石无法排出，还会再生新的结石。

66.［答案］C

［考点］骨折的急救

［解析］开放性骨折患者搬运前，应包扎伤口和进行简单的外固定。包扎伤口可以止血和避免继续污染伤口，简单的外固定便于搬运和避免加重损伤及疼痛。不需要注射止痛药。出血不多，不需要止血带止血和输血。复位外露的骨折端是错误的，因为复位时可将污染带至伤口深处。

67.［答案］A

［考点］骨折复位标准

［解析］儿童下肢骨折短缩移位在2cm以内在日后生长发育过程中可自行矫正，超过则不允许。

68.［答案］D

［考点］骨肿瘤

［解析］良性骨肿瘤如肿瘤较大，正常骨破坏较多时，可发生病理骨折。如好发于手足管状骨的内生软骨瘤，有时以病理骨折为最早体征来就医。

69.［答案］A　70.［答案］C

［考点］肺炎球菌肺炎的发热特点和肺实变的胸部体征

［解析］肺炎球菌肺炎是由肺炎链球菌感染引起的常见的大叶性肺炎，在高热期（极期）时典型的体温会持续在39℃以上，24小时内波动<1℃，因此该患者高热期（极期）的典型热型是稽留热。该患者发生肺实变时，胸部肺实变的部位可闻及支气管呼吸音，这是最有意义的胸部体征，其余体征（胸式呼吸减弱、右胸部叩诊浊音和闻及湿啰音）虽然亦可出现，但不是肺实变时最有意义的胸部体征。

71.［答案］B　72.［答案］D

73.［答案］A

［考点］特发性肺纤维化的诊断

［解析］该中年男性患者有低热、干咳、活动后气促病史，查体发现双下肺可闻及爆裂音（Velcro啰音），结合胸部X线片见双下肺弥漫性网状结节影和肺功能检查显示限制性通气功能障碍，符合特发性肺纤维化的

特点，所以该患者最可能的诊断是特发性肺纤维化，临床特点均不支持其余诊断（真菌性支气管炎、血源性播散型肺结核和转移性肺癌）。特发性肺纤维化的肺功能检查可见限制性通气功能障碍和弥散功能下降，所以会出现肺活量降低、肺总量降低和残气量降低，而不会出现 FEV_1/FVC 降低，FEV_1/FVC 降低见于通气功能障碍。在特发性肺纤维化的诊断中，除详细的病史和体检、HRCT（高分辨 CT）、肺功能检查、BALF（支气管肺泡灌洗液）检查外，经支气管镜肺活检或剖胸肺活检获取肺组织标本后进行病理检查会提供诊断的重要依据，所以为进一步确诊，应做的检查是支气管镜肺活检。

74.［**答案**］B　75.［**答案**］A

76.［**答案**］A

［**考点**］慢性呼吸衰竭的诊断和治疗

［**解析**］该老年男性患者有长期慢性咳嗽、咳痰和喘息的慢性阻塞性肺病（COPD）史，近来加重，出现缺氧和意识障碍及球结膜水肿，还有肝大和下肢可凹性水肿等右心功能不全表现，因此引起嗜睡的最大可能是 COPD 加重伴右心功能不全所致的慢性呼吸衰竭。呼吸衰竭的诊断依据是 PaO_2 降低和 $PaCO_2$ 升高（或正常），因此血气分析是明确诊断的首选检查。呼吸衰竭患者一般禁用镇静剂，否则会加重意识障碍，只有当有机械通气的情况方可使用。

77.［**答案**］D　78.［**答案**］A

79.［**答案**］B

［**考点**］心房颤动的诊断和病因

［**解析**］该年轻女性患者有心脏病史 4 年多，最近出现心悸，查体发现心率大于脉率，心律不齐，第一心音强弱不等，查体所见是典型的心房颤动的特征性表现，所以该患者的心律失常最可能是心房颤动。若要确定诊断，应首选心电图检查，心电图是确定和鉴别各种心律失常的重要检查方法，无创而且简便易行。心房颤动可见于各种心脏病，也可见于正常人，根据该患者查体心尖部闻及舒张期隆隆样杂音，提示二尖瓣狭窄，二尖瓣狭窄最常发生于风心病，所以该患者心房颤动是由风心病所致，其余三种心脏病（肺源性心脏病、心肌病和冠心病）均可引起心房颤动，但病史不支持其诊断。

80.［**答案**］A　81.［**答案**］D

82.［**答案**］D

［**考点**］病毒性心肌炎的诊断和治疗

［**解析**］该青年女性患者急性病程，发病前 2 周有病毒感染的前驱症状，如发热及恶心、呕吐、腹泻等消化道症状，然后出现心悸、胸痛，甚至呼吸困难，并出现心律失常，数次晕厥发作可能就是由于心率过慢引起脑缺血所致，查体证实心率慢，只有 38 次/分，律齐，呈心室自搏节律，心房的激动不能传到心室，心房与心室各自收缩，当心房与心室几乎同时收缩时，则第一心音增强，称为大炮音，因此该患者最可能的临床诊断是病毒性心肌炎，这些特点不支持扩张型心肌病；未闻及杂音，亦不支持先天性心脏病和风湿性心脏瓣膜病。根据上述特点心电图表现最可能是三度房室传导阻滞，即完全性房室传导阻滞，其他情况均不会有大炮音，而且二度房室传导阻滞一般还有心律不齐。三度房室传导阻滞可出现明显血流动力学障碍，甚至出现 Adams-Strokes 综合征发作，因此治疗最适宜临时植入心脏起搏器，其他疗效均较差。

83.［**答案**］B　84.［**答案**］C

85.［**答案**］A

［**考点**］急性胰腺炎的诊断和治疗

［**解析**］该中年男性患者暴饮暴食后突发中上腹痛，放射至后腰部，呕吐后不缓解，这些临床特点均支持诊断急性胰腺炎，其余三种疾病（急性胃炎、急性胆囊炎和急性肠梗阻）可能性均小。为了辅助诊断，应首选血清淀粉酶检查，超过正常值 3 倍可确诊该病，血清淀粉酶在发病后 6～12 小时开始升高，该患者已暴饮暴食后 6 小时，可能会升高，而尿淀粉酶一般在发病后 12～14

小时才开始升高，所以在发病后6小时测定无意义；腹部B超和血常规可以检查，但不是首选。在诊断未确定前不应采用吗啡类止痛药，因为吗啡可导致Oddi括约肌收缩痉挛，使胆道排空受阻，胆汁逆流，加重病情，同时吗啡止痛后会影响病情观察，贻误诊断。

86.［答案］B　87.［答案］C

88.［答案］A

［考点］慢性肾小球肾炎的诊断

［解析］该中年女性患者有多年水肿史，查体发现血压高，轻度贫血貌，下肢有可凹性水肿，化验尿发现有蛋白尿、血尿、管型尿，化验血见Hb低于正常，因此考虑慢性肾小球肾炎可能性最大；因为尿蛋白量不够多，所以不像肾病综合征；无尿路刺激症状，尿沉渣镜检WBC不多，故也不像慢性肾盂肾炎；血压高为慢性肾小球肾炎的临床表现之一，不诊断原发性高血压。该患者近10天有恶心、呕吐，再加上患者的尿比重低而固定，Hb低，应考虑是否有肾功能不全，因此需立即检查的是肾功能（血肌酐、尿素氮）。为了了解该患者的肾脏大小，应首选腹部B超，这是既准确便宜，又方便无创的检查方法，其余三种检查（腹部CT、同位素肾图和静脉肾盂造影）虽然也可应用，但均不首选。

89.［答案］D　90.［答案］C

91.［答案］A

［考点］特发性血小板减少性紫癜（ITP）的诊断和治疗

［解析］该青年女性患者患ITP，支持诊断的体征是脾不大，若脾大则多为继发性血小板减少性紫癜；关节腔出血和肌肉血肿是凝血功能障碍所致的出血，而不是ITP患者因血小板减少引起出血的特点；口腔溃疡见于系统性红斑狼疮（SLE）等自身免疫病引起的血小板减少性紫癜，也不支持ITP的诊断。ITP是由于血小板破坏过多所致的血小板减少，所以骨髓中的巨核细胞会增多，至少不会减少；但也存在巨核细胞成熟障碍，所以成熟产板型巨核细胞减少，而幼稚、颗粒型巨核细胞增多；因为ITP患者的凝血功能正常，所以凝血时间不会延长；抗核抗体阳性是SLE的特点，所以ITP患者应为阴性。治疗ITP应首选糖皮质激素，疗效不满意时才考虑切脾和加用长春新碱等免疫抑制剂，因为患者血小板未低于$20\times10^9/L$，所以一般不需要血小板输注。

92.［答案］A　93.［答案］C

94.［答案］D

［考点］2型糖尿病的诊断与治疗

［解析］该中年女性患者有糖尿病症状（口渴，易饥，饮水量增加），超重体型［体重指数＝体重（kg）/身高^2（m^2），若≥25为超重，该患者为29.2］，空腹血糖和餐后血糖均达到糖尿病诊断标准，诊断为2型糖尿病。因为初次发病，而且无并发症，所以开始采取饮食控制和运动治疗。患者经饮食控制和运动治疗后血糖控制不佳，超重患者宜首选双胍类降糖药。若患者患浸润性肺结核，宜应用胰岛素治疗，糖尿病合并感染为应用胰岛素治疗的适应证。

95.［答案］B　96.［答案］A

97.［答案］C

［考点］系统性红斑狼疮（SLE）的诊断和治疗

［解析］该青年女性患者有低热、四肢关节肿痛、面部蝶形红斑。化验有全血细胞减少（Hb＜110g/L，$WB<3.5\times10^9/L$，$Plt<100\times10^9/L$），尿蛋白（＋＋），所以该患者最可能的诊断是SLE，而再生障碍性贫血虽有全血细胞减少，但不会有四肢关节肿痛、面部蝶形红斑，该患者虽有尿蛋白（＋＋），但不支持急性肾小球肾炎诊断，也不支持类风湿关节炎。SLE患者最可能出现的自身抗体是抗核抗体，而抗角蛋白抗体和类风湿因子见于类风湿关节炎，抗中性粒细胞胞浆抗体见于血管炎。为为控制病情，治疗的首选药物是糖皮质激素，而非甾体抗

炎药和镇痛药对四肢关节肿痛有效，但不能控制整个病情，抗生素用于控制感染，对控制病情无效。

98.［答案］B　99.［答案］B

［考点］腹部损伤的诊断与鉴别诊断

［解析］根据题干介绍，男性青年患者，腹部闭合性损伤，受伤（车祸）后1小时，左上腹有压痛、肌紧张，表明损伤部位在左上腹；有移动性浊音表明腹腔内有液体；患者面色苍白，P 110次/分，BP 60/45mmHg，已处于休克状态，表明腹腔内液体为内出血的可能性大，且出血速度快、量大，实质性脏器损伤可能大；因此该患者最可能的诊断是脾破裂。闭合性腹内脏器损伤中脾是最容易受伤的脏器。为明确诊断，首选的辅助检查是腹部B超，可根据脏器形状、大小提示有无损伤，损伤的部位、程度以及周围积液、积血情况。B超检查简单、易行，且可以不搬动患者在床边进行。其他三项不必再做，以免加重病情，延误治疗。

100.［答案］C　101.［答案］B

102.［答案］C

［考点］上消化道出血

［解析］头晕半天、黑便3次，即处于休克状态，应考虑是上消化道大出血。首选的急救措施应该是输血补液纠正休克。先滴注平衡盐溶液和血浆代用品，同时查血型交叉配血，准备足够的全血。早期内镜检查是大多数上消化道出血诊断的首选方法，检查距出血时间越近，诊断阳性率越高，可达80%～90%，并不增加患者的危险。

103.［答案］A　104.［答案］B

105.［答案］D

［考点］急性胆管炎的诊断和治疗

［解析］该患者具有典型的胆道感染Charcot三联征：腹痛、寒战高热、黄疸，考虑急性胆管炎。为进一步明确诊断，首选B超检查，有助于及时了解胆道梗阻的部位和病变性质以及肝内外胆管扩张等情况。在我国，引起急性胆管炎的最常见原因是胆管结石，其次为胆道蛔虫和胆管狭窄。该患者出现了休克症状，此时最有效的治疗措施是在抗休克的同时紧急手术解除胆道梗阻并减压。

106.［答案］B　107.［答案］D

［考点］阑尾周围脓肿的诊断与治疗

［解析］女性患者，右下腹痛已4天，伴消化道症状，发热，白细胞高，右下腹有压痛性肿块，固定，边界不清，应想到阑尾周围脓肿。病变的阑尾被大网膜包裹粘连，炎症被局限。Crohn病和肠结核可发生在回盲部，也可有压痛性肿块，但均为慢性病，病史长，有低热、腹泻等，白细胞计数也不会高。输卵管急性炎症压痛偏低，常伴腰痛，还可有白带多等妇科体征。阑尾周围脓肿的治疗不应立即手术，因为炎症已局限，病情相对稳定，应选用广谱抗生素治疗，待炎症消退后再择期手术。但应密切观察患者，如炎症有扩散，则应及时处理。

108.［答案］B　109.［答案］C

110.［答案］D

［考点］急性化脓性关节炎的诊断

［解析］8岁儿童，8天来全身畏寒高热；左膝痛不敢活动，查体左膝肿、体温高，系左膝急性感染的表现，应诊断为左膝急性化脓性关节炎。此时X线摄片可以看到关节积液的表现，关节间隙增宽和髌上囊肿胀。此只能说明关节内有液体，不能判定其性质。为证实临床诊断，最有价值又简单易行的方法是关节腔穿刺液检查，涂片染色有多数脓细胞和细菌，即可证实临床诊断。还应常规作细菌培养及敏感试验，指导临床用药。

111.［答案］D

［考点］医学伦理原则

［解析］该中年男性患者患胃癌晚期，处于极度痛苦之中，但患者自认为是胃炎，有望治疗，但面对的是未给予应有的治疗。面对此类患者，正确的做法是与家属协商，在征得同意后告诉患者病情，尽量满足患者

要求，减轻痛苦。

112. [答案] D

[考点] 有利原则

[解析] 有利原则是指医务人员的诊治行为以保护患者的利益、促进患者健康、增进其幸福为目的。有利原则要求医务人员的行为对患者确有助益，必须符合以下条件：患者确实患有疾病应解除；医务人员的行动与解除患者的疾苦有关；医务人员的行动可能解除患者的疾苦；患者受益不会给别人带来太大的损害；人体试验也是符合有利原则的。所以通过对比判断D选项是符合题干要求的答案。

113. [答案] A

[考点] 卫生资源分配上的形式公正

[解析] 卫生资源的分配应当坚持公正的原则。在医疗实践中，公正不仅指形式上的类似，即社会上每一个人都具有平等合理享受卫生资源或享有公平分配的权利，但这只是形式上的公正。在卫生资源的分配中更强调公正的内容，如在稀有卫生资源分配上，必须以每个人的实际需要、能力和对社会的贡献为依据。所以形式公正指的是每个人都享有公平分配的权利，即A选项为正确答案。

114. [答案] A

[考点] 医德规范

[解析] 医德规范是医务人员的医德意识和医德行为的具体标准。医德规范是社会对医务人员的基本要求，是医德原则的具体体现和补充。在医疗活动中，医德规范发挥着把医德理想变成医德实践的中间环节的作用，所以医德规范在医德道德规范体系中占有重要地位，是协调各种关系的行为准则。由此可见，医德规范不是调节医务人员人际关系的出发点和根本准则，医学伦理学的四个基本原则才是调节医务人员人际关系的出发点和根本准则，故本题选择A答案。

115. [答案] D

[考点] 人体试验的知情同意

[解析] 人体试验的知情同意原则是指在人体试验开始之前，必须让准备参加试验的受试者对试验的目的、方法、预期的好处、潜在的危险等信息理解、知晓，并回答他们的疑问，在知情的基础上表示自愿同意参加并履行承诺手续，然后才可进行试验，对缺乏或丧失自主能力的受试者，由家属、监护人或代理人代表。已参加人体试验的受试者，有随时撤销其承诺的权利，故在所述选项中，能体现人体试验知情同意原则的是D选项。

二、B型题

116. [答案] C　117. [答案] A

[考点] 动作电位

[解析] 神经和骨骼肌的动作电位过程形成的离子基础相似，静息电位接近 K^+ 平衡电位，上升支由 Na^+ 内流形成、下降支由 K^+ 外流形成。

118. [答案] B　119. [答案] D

[考点] 胃肠运动及其功能

[解析] 题中列出的运动中，容受性舒张是为胃接纳食物做准备的，是胃特有的。蠕动是胃肠内容往下推进的共有形式。集团运动是大肠将粪便排入直肠的运动。

120. [答案] D　121. [答案] A

[考点] 代谢酶类

[解析] 糖异生生成6-磷酸葡萄糖后需要葡萄糖-6-磷酸酶催化将磷脱下方形成葡萄糖。NADH 脱氢酶是两条呼吸链中 NADH 氧化呼吸链的构成成分。

122. [答案] A　123. [答案] B

[考点] 参加翻译的物质及转录后加工修饰

[解析] tRNA 的 $3'$ 末端均为 CCA-OH，其携带氨基酸时就通过此羟基与氨基酸的羧基间形成酯键相连的。真核生物 mRNA 转录后需在 $5'$ 端加帽，帽子结构（$m^7GpppNp$）中的鸟苷酸第7位是被甲基化的。

124. [答案] A　125. [答案] D

［考点］肾小球肾炎的病理改变

［解析］系膜增生性肾小球肾炎电镜检查显示肾小球系膜区免疫复合物沉积。微小病变性肾小球肾炎肾小球内无免疫复合物沉积。

126.［答案］A　127.［答案］C

［考点］结核性脑膜炎，流行性乙型脑炎

［解析］结核性脑膜炎病变以脑底部最明显。流行性乙型脑炎病变以大脑灰质最明显。

128.［答案］A　129.［答案］C

［考点］急性心肌梗死时的冠状动脉病变

［解析］根据解剖、生理特点，左室前壁、心尖部、下侧壁、前间隔靠左冠状动脉前降支供血；左室高侧壁、膈面、左心房靠左冠状动脉回旋支供血；左室下壁、后间隔、右心室、窦房结与房室结靠右冠状动脉供血。因此当上述某支冠状动脉闭塞时就会引起相应部位心肌因缺血而坏死，即心肌梗死。

130.［答案］D　131.［答案］B

［考点］ARDS和Ⅱ型呼吸衰竭时纠正缺氧的措施

［解析］由于急性呼吸窘迫综合征（ARDS）时大量肺泡不均匀性萎陷，重力依赖区肺泡萎陷明显，而非重力依赖区肺泡仍保持开放状态，因此ARDS治疗的重要环节是改善氧合，并避免肺泡随呼吸反复开放、闭合所造成的剪切力损伤，而机械通气可提供充分的通气和氧合，以支持器官功能，尤其是适当的PEEP可使呼气末肺容量增加，萎陷了的小气道和肺泡再开放；肺泡内正压亦可减轻肺泡水肿，从而改善肺泡弥散功能和通气/血流比例，减少肺内分流，达到改善氧合功能和肺顺应性的目的，因此ARDS时纠正缺氧的首选措施是呼气末正压机械通气（PEEP）。Ⅱ型呼吸衰竭患者有缺氧，并伴有CO_2潴留，氧疗时需保持低浓度吸氧，防止血氧含量过高，CO_2潴留是通气功能不良的结果，慢性高碳酸血症患者呼吸中枢的化学感受器对CO_2反应性差，呼吸主要靠低氧血症对颈动脉体、主动脉体化学感受器的刺激来维持，若吸入高浓度氧，使血氧迅速上升，解除了低氧对外周化学感受器的刺激，便会抑制患者呼吸，造成通气状况进一步恶化，CO_2上升，严重时陷入CO_2麻醉状态，故Ⅱ型呼吸衰竭时纠正缺氧的首选措施是鼻导管低浓度给氧。

132.［答案］B　133.［答案］A

［考点］直肠癌的手术治疗原则

［解析］直肠癌属于放、化疗中低度敏感的肿瘤，手术是肿瘤治疗的首选方法。Miles手术，即腹会阴联合切口直肠癌根治术，适合于距肛门5cm以内的直肠癌，不保留肛门；Dixon手术，即经腹低位直肠癌根治术，适合于距肛门5cm以上的直肠癌，可以保留肛门。

134.［答案］A　135.［答案］C

［考点］周围神经损伤

［解析］尺神经在肘部和腕部易损伤。它支配尺侧半的指腕屈肌、蚓状肌，骨间肌和拇收肌，以及手掌尺侧和尺侧一指半皮肤的感觉。腕部损伤出现指内收外展不能和拇指不能内收，以及支配区皮肤感觉障碍。肘部损伤除上述外，还出现尺侧半屈腕屈指不能。正中神经也是在肘部和腕部易损伤。它支配桡侧半的指腕屈肌、蚓状肌，除拇收肌以外的大鱼际肌，以及手掌桡侧和桡侧三指半皮肤的感觉。腕部损伤出现拇指不能对掌，以及支配区皮肤感觉障碍。肘部损伤除上述外，还出现桡侧半屈腕屈指不能。

三、X型题

136.［答案］BCD

［考点］易化扩散的特点

［解析］通道介导的易化扩散特点之一是通道的结构和功能状态可以因细胞内外各种理化因素的影响而迅速改变；之二是通道对待转运的离子的选择性不十分严格。

137.［答案］BC

［考点］血液凝固

［解析］血液凝固是由一系列凝血因子参与的、复杂的生理过程。由于是化学反应，低温时反应速度减慢，血液凝固可以延缓甚至停止；在血液凝固的一系列反应中，有许多步骤都需要 Ca^{2+} 催化，因此，加入枸橼酸钠可与血液中的 Ca^{2+} 结合生成枸橼酸钙，使血液中的 Ca^{2+} 减少或消失，致使血液凝固过程延缓或停止。

138.［答案］ABD

［考点］影响心输出量的因素

［解析］心室肌初长度增加，可使心室肌收缩力增大，使每搏输出量增加，进而增加心输出量；而心室舒张末期容积增大，意味着心室肌的初长度增加，亦会使心输出量增多；心率加快亦能增多心输出量，但有一定限度，即在一定范围内心率加快（每搏输出量不变）时会使心输出量增多，若心率过快，会使每次心室舒张期缩短，影响舒张末期的容积，进而使初长度减小，不仅使心输出量不会增多反而会减少。动脉血压升高不但不会使心输出量增多，反因其增加了心室肌的后负荷，使射血速度减慢、射血量减少。

139.［答案］ACD

［考点］通气/血流比值

［解析］正常成人安静时通气/血流比值为 0.84，比值下降表示通气不足，血流相对过多，部分血液流经通气不良的肺泡，血液中气体不能得到充分更新，犹如发生了功能性动-静脉短路；比值增大才意味着肺泡无效腔增大。由于肺泡通气量和肺毛细血管血流量在肺内分布是不均匀的，在直立时，由于重力作用，从肺尖部到肺底部肺血流量显著增加，所以肺尖部比值较大，可高达 3.3，而肺底部比值较小，可低至 0.63。

140.［答案］CD

［考点］神经的营养性作用

［解析］神经对所支配的组织有两种作用：功能性作用是通过传导神经冲动，引起神经末梢释放递质而实现的；营养性作用是通过其末梢经常性地释放某些物质，持续地调整所支配组织的内在代谢活动，影响其持久性的结构、生化和生理的变化。在脊髓灰质炎患者，如果受损的前角运动神经元丧失功能，则所支配的肌肉因失去运动神经的营养性作用而发生萎缩。神经所支配的组织也能对神经起一定的作用，即组织产生支持神经元的生长、发育和功能完整的神经营养因子，其中，较重要的是神经生长因子。

141.［答案］ABD

［考点］胰岛素分泌的调节

［解析］血糖浓度是调节胰岛素分泌的最重要因素，当血糖浓度升高时，胰岛素分泌增加；血中氨基酸浓度增高时也能引起胰岛素分泌增加；许多激素也对胰岛素的分泌有调节作用，其中胃肠激素中的抑胃肽使胰岛素增加的作用有生理意义，生长素、皮质醇、甲状腺激素和胰高血糖素可通过使血糖升高而间接刺激胰岛素分泌，胰岛 D 细胞分泌的生长抑素可直接抑制胰岛素分泌，而胰高血糖素可直接刺激胰岛素分泌。

142.［答案］ABD

［考点］6 磷酸葡萄糖直接参与的代谢途径

［解析］在糖酵解过程中，葡萄糖需先经己糖激酶催化进行磷酸化生成 6 磷酸葡萄糖，其后 6 磷酸葡萄糖→6 磷酸果糖，6 磷酸果糖再经 6 磷酸果糖激酶 1 催化进行磷酸化生成 1,6 二磷酸果糖，此后磷酸己糖裂解为 2 分子磷酸丙糖，磷酸丙糖继续逐渐转变为丙酮酸，供氧不足条件下丙酮酸还原为乳酸。而糖异生基本为沿糖酵解逆行的过程，只是在糖酵解的三个关键酶催化的反应，因为是单向反应，故逆向反应改由糖异生的关键酶催化完成。糖原分解习惯上指肝糖原分解成为葡萄糖。糖原需经糖原磷酸化酶及脱支酶共同作用，生成很多 1 磷酸葡萄糖及少量游离葡萄糖，1 磷酸葡萄糖→6 磷酸葡萄糖，6 磷酸葡萄糖经葡萄糖 6 磷酸酶催化水解脱磷酸转变为葡萄糖。而三羧酸循环是糖有氧氧化的第三阶段，由乙酰 CoA 与草

酰乙酸缩合成柠檬酸开始的循环过程，6磷酸葡萄糖不直接参与。

143.［答案］ABD

［考点］糖、脂代谢及其联系

［解析］含奇数碳原子的脂肪酸β氧化分解的产物是乙酰CoA和少量丙酰CoA。后者经β羧化及异构可转变成琥珀酰CoA，其沿三羧酸循环转变成草酰乙酸，然后沿糖异生途径转变成葡萄糖。乙酰CoA是合成胆固醇和酮体的原料。前列腺素来自花生四烯酸，花生四烯酸是必需脂肪酸，是体内不能合成必须从食物摄取的，所以除C外A、B、D均应选。

144.［答案］ABCD

［考点］嘌呤、嘧啶合成原料，尿素生成

［解析］天冬氨酸是合成嘌呤、嘧啶的原料，为嘌呤提供第1位氮，为嘧啶提供第1位氮，第4、5、6位碳。天冬氨酸参与尿素生成，尿素分子中一个氮来自游离氨，另一个氮则来自天冬氨酸。天冬氨酸是组成天然蛋白质的20种氨基酸之一，当然参与蛋白质合成。

145.［答案］ACD

［考点］DNA复制和RNA转录

［解析］复制和转录均以DNA为模板，复制是以DNA为模板合成DNA的过程；转录是以DNA为模板合成RNA的过程。所以B项不正确，其他A、C、D项均正确。

146.［答案］ABCD

［考点］基因重组的概念及基本过程

［解析］质粒是存在于细菌染色体外的小型环状双链DNA分子，小的2～3kb，大的可达数百kb。质粒分子本身是含有复制功能的遗传结构，具有自我复制能力。质粒带有某些遗传信息，如pBR322质粒其DNA分子中含有ter′和amp′抗药基因，分别为抗四环素、抗氨苄青霉素的酶编码，使细菌产生抗药性。此外质粒含有克隆位点，可接受限制性内切酶的酶切片段。

147.［答案］ABC

［考点］癌基因及抑癌基因的基本概念

［解析］原癌基因（细胞癌基因）分蛋白激酶类及信息传递蛋白类。C-jun、c-fos均属于信息传递蛋白类的核内转录因子类原癌基因。C-erbB属蛋白激酶类的跨膜生长因子受体类原癌基因。p16属抑癌基因。

148.［答案］BC

［考点］肉芽组织的结构

［解析］肉芽组织由新生薄壁的毛细血管以及增生的成纤维细胞构成，并伴有炎性细胞浸润。镜下可见大量由内皮细胞增生形成的实性细胞索及扩张的毛细血管。

149.［答案］BCD

［考点］小叶性肺炎

［解析］可表现为小叶性肺炎的有金黄色葡萄球菌性肺炎、军团菌性肺炎和吸入性肺炎。

150.［答案］BCD

［考点］Burkitt淋巴瘤的临床病理特点

［解析］Burkitt淋巴瘤的临床病理特点包括：B细胞来源的高度侵袭性肿瘤，与EB病毒感染有关，以儿童多见，以颌骨、颅骨、面部、腹腔器官和中枢神经系统受累多见。其组织学特点是弥漫性中等大小淋巴细胞增生，其内散在吞噬细胞碎片的巨噬细胞（所谓星天现象）。

151.［答案］ABD

［考点］慢性结核空洞壁的成分

［解析］慢性空洞性结核以一个或多个慢性结核空洞为特点。慢性结核空洞壁的成分包括：干酪样坏死物质、结核性肉芽组织和纤维组织。

152.［答案］ACD

［考点］血吸虫病主要器官病变及结果

［解析］血吸虫病时，成虫可导致门静脉血栓形成；大量虫卵沉积汇管区，并导致肝纤维化和肝硬化。

153.［答案］BCD

［考点］甲状腺癌

［解析］甲状腺未分化癌包括巨细胞

癌、梭形细胞癌和小细胞癌。

154.［答案］BCD

［考点］亚急性感染性心内膜炎的治疗

［解析］亚急性感染性心内膜炎不同于其他感染性疾病，致病微生物在赘生物内有极高的浓度，且处于低代谢活动状态，从而躲避了机体防御系统对其的杀伤，所以本病的治疗有其特殊性。在抗生素选择上应选用杀菌药物，不能单独使用抑菌药物，血培养阳性可依据药物敏感试验选择药物，血培养阴性可选用通常有效的药物，以青霉素为首选，因它能穿透入赘生物内；药物剂量宜大，以便维持较高的抗生素血浓度；选用静脉途径给药方式；治疗开始越早越好，一般疗程宜长，应在4～6周以上。

155.［答案］ABD

［考点］抗结核化疗原则和药物特性

［解析］抗结核的化疗原则是早期、联合、适量、规律、全程。实验证明，单用一种化疗药极易产生耐药，但若联用两种或两种以上的药物，则耐药菌罕见。利福平对细胞内和细胞外代谢旺盛和偶尔繁殖的结核菌均有杀灭作用。常规剂量服用异烟肼，偶尔可见外周神经炎，但大剂量维生素B_6能影响异烟肼的疗效，故应用一般剂量异烟肼抗结核时，无需加服维生素B_6。

156.［答案］ACD

［考点］肝硬化大出血的治疗

［解析］肝硬化食管胃底静脉曲张破裂大出血的处理包括积极补充血容量、止血；血管加压素可收缩内脏血管，减少门脉血流量，降低门脉及侧支循环的压力，从而控制食管胃底静脉曲张出血，垂体后叶素的主要成分为血管加压素。生长抑素可明显减少内脏血流量，用于治疗食管胃底静脉曲张出血，止血效果肯定。应用抗生素不属于肝硬化大出血的治疗。

157.［答案］ABCD

［考点］引起血C3下降的肾疾病

［解析］急性肾小球肾炎起病初期血C3下降，8周内逐渐恢复正常。50%～70%的系膜毛细血管性肾炎患者有持续性血C3下降。系统性红斑狼疮和乙肝病毒相关性肾炎均为免疫复合物病，免疫复合物可结合并消耗补体而使C3下降。

158.［答案］BD

［考点］缺铁性贫血和慢性病性贫血的鉴别

［解析］慢性病性贫血的常见病因为慢性感染、炎症、肿瘤。多数患者为正常细胞正常色素性贫血，部分患者呈小细胞低色素性贫血。血清铁降低，总铁结合力降低，转铁蛋白饱和度降低，血清铁蛋白升高，骨髓中，红细胞内铁减少，骨髓细胞外铁增多。因此答案为BD。

159.［答案］ABCD

［考点］可使糖尿病患者血糖升高的因素

［解析］糖皮质激素是胰岛素对抗激素，可使糖耐量降低，出现血糖升高。应激状态时，一系列升糖激素，如肾上腺皮质激素、生长激素等的释放增加，引起血糖升高。而感染也属于一种急性应激状态，可使血糖升高。糖尿病患者在胰岛素相对不足的状态下运动，可使肝葡萄糖输出增加，血糖升高；在胰岛素相对过多时运动，可使肌肉组织利用葡萄糖增加，血糖降低。

160.［答案］ABD

［考点］代谢性酸中毒的临床表现

［解析］代谢性酸中毒的临床表现包括：呼吸深快，呼出气带有酮味，患者面颊潮红，心率加快，血压偏低，可出现腱反射减弱或消失，神志不清或昏迷。耳前叩击试验阳性是低钙的体征。

161.［答案］ABD

［考点］胃溃疡的外科治疗适应证

［解析］胃溃疡手术适应证为：①严格内科治疗8～12周，溃疡不愈合；②内科治疗痊愈后复发，特别是在6～12个月内复发者；③发生出血、梗阻、穿孔等并发症者；④胃十二指肠复合溃疡；⑤直径2.5cm以

上的巨大溃疡。幽门螺杆菌的存在提示抗溃疡期间必须加用抗幽门螺杆菌的治疗，但不是手术指征。

162. **[答案]** BCD

[考点] 肝内胆管结石

[解析] 肝内胆管结石病因复杂，与胆道感染、胆道寄生虫、胆汁停滞、胆管解剖异常等有关。左叶明显多于右叶，与左叶肝管较长、呈水平方向走行、与肝总管成锐角汇合、胆汁易潴留有关。肝内胆管结石易进入胆总管并发肝外胆管结石。可多年无症状或仅有上腹肝区和胸背部胀痛。除非双侧肝胆管均有结石或合并肝外胆管结石，单侧肝内胆管结石可无黄疸。

163. **[答案]** ABD

[考点] 胰腺炎的临床表现

[解析] 急性坏死型胰腺炎除具有水肿型胰腺炎的症状如腹痛、呕吐、局限性腹膜炎和血、尿淀粉酶升高等临床表现外，还可出现重度腹膜炎、黄疸、意识模糊、血糖升高、血氧分压下降和血钙降低而不是升高等临床表现。

164. **[答案]** ACD

[考点] 前列腺增生症的并发症

[解析] 良性前列腺增生症是引起男性老年人排尿障碍最常见的良性疾病。增生主要发生于前列腺尿道周围移行带，增生组织压迫前列腺尿道使其变窄、伸长、弯曲，尿道阻力增加，引起排尿困难及一系列并发改变。多在50岁后出现症状，排尿困难是前列腺增生症最重要的症状。梗阻加重达一定程度时，过多的残余尿使膀胱逼尿肌功能受损，收缩减弱，逐渐发生尿潴留并出现充盈性尿失禁，并可因劳累、饮酒等因素导致急性尿潴留。残余尿尿潴留使尿液反流，引起上尿路扩张积水及肾功能损害。尿潴留可继发感染或结石形成。增生腺体表面黏膜较大血管破裂时可发生不同程度的无痛性肉眼血尿。长期排尿困难导致腹压增高，老年肌肉力弱可引起腹股沟疝、内痔、脱肛等。一般无癌变。

165. **[答案]** BCD

[考点] 腰椎间盘突出症的手术治疗

[解析] 腰椎间盘突出症的患者中，约80％经非手术治疗可缓解或治愈。只有符合B、C、D三项的患者，才需要手术。

模拟试卷（三）答案及精解

一、A型题

1. [答案] C

[考点] 自身调节

[解析] 自身调节是指内、外环境变化时，组织、细胞不依赖于神经或体液调节而产生的适应性反应。本题的四个选项中，只有C（平均动脉压在一定范围内升降时，肾血流量维持相对恒定）为自身调节。由于在去神经支配的肾或离体肾中也存在这一现象，故可证明它完全是由肾血管自身特性所决定的。其余三项则为神经调节或体液调节。

2. [答案] A

[考点] 静息电位产生的原理

[解析] 大多数细胞产生静息电位的原因是细胞内高K^+浓度和安静时膜主要对K^+有通透性。这一点，可由静息电位接近K^+平衡电位而证实。

3. [答案] C

[考点] 细胞信号转导方式

[解析] 细胞信号转导方式共包括：①离子通道型受体介导的信号转导；②G蛋白耦联受体介导的信号转导；③酶联型受体介导的信号转导三大类型。其中G蛋白耦联受体介导的信号转导又包括受体G蛋白AC途径和受体G蛋白PLC途径两类；酶联型受体介导的信号转导则包括酪氨酸激酶受体和酪氨酸激酶结合型受体、鸟苷酸环化酶受体两类。神经-肌肉接头终板膜上，是通过乙酰胆碱激活乙酰胆碱门控的Na^+通道导致大量Na^+内流，引起终板膜电位升高，诱发动作电位，因此属于离子通道受体介导的信号转导。

4. [答案] D

[考点] 血液凝固过程

[解析] 血液凝固过程可分为内源性和外源性两种。内源性血液凝固过程一般开始于Ⅻ因子的激活，而外源性血液凝固过程始动于组织细胞释放的因子Ⅲ与血液的接触。

5. [答案] C

[考点] 心脏泵血功能的调节

[解析] 异长自身调节是指每搏输出量的多少由静脉回心血量的多少来决定的，或心肌收缩力的大小受心肌收缩前的初长进行调节的。在四个选项中，心室舒张末期容积可以反映静脉回心血量的多少和心肌收缩前的初长，是本题的答案。

6. [答案] B

[考点] 影响氧解离曲线的因素

[解析] 血红蛋白与氧的结合和解离可受多种因素的影响，使氧解离曲线的位置发生偏移。引起曲线右移的因素主要有：PCO_2↑、pH↓、2,3-DPG（2,3二磷酸甘油酸）↑和温度↑。因此，本题的答案为B。

7. [答案] B

[考点] 呼吸的化学感受性调节

[解析] 动脉血中的H^+浓度增高可引起呼吸加强，反之，则减弱。H^+对呼吸的调节作用是通过外周化学感受器和中枢化学感受器实现的。中枢化学感受器对H^+的敏感性较外周高，约为外周化学感受器的25倍。由于H^+通过血脑屏障的速度很慢，脑脊液中的H^+才是中枢化学感受器的有效刺激。

8. [答案] C

[考点] 胃液的成分

[解析] 壁细胞分泌H^+是逆浓度差、由H^+泵（H^+-K^+-ATP酶）实现的主动转运过程。H^+来自水，Cl^-来自血浆。H^+由水中解离出来后，OH^-在碳酸酐酶催化下，可与细胞内的CO_2迅速结合生成HCO_3^-，

并随即与 Cl^- 交换弥散进入细胞间液或血液，因此，进食后随着胃酸大量分泌，血和尿的 pH 往往升高，称为“餐后碱潮”。

9.［答案］C

［考点］胃运动的调节

［解析］胃的容受性舒张是通过迷走-迷走反射实现的，其节后神经纤维的递质是血管活性肠肽或一氧化氮。

10.［答案］D

［考点］能量代谢的测定

［解析］呼吸商是能量代谢中一项很有用的指标。本题的选答项中，A、B、C 项都是正确的，只有 D 项是错误的，因为脂肪的呼吸商是 0.71，而不是 0.9。

11.［答案］C

［考点］肾近端小管对 HCO_3^- 的重吸收

［解析］血液中的 HCO_3^- 以 $NaHCO_3$ 的形式存在，当滤入肾小囊后，离解为 Na^+ 和 HCO_3^-。近端小管上皮细胞通过 Na^+-H^+ 交换分泌 H^+。进入小管液的 H^+ 与 HCO_3^- 结合成 H_2CO_3，又很快解离成 CO_2 和水，这一反应由上皮细胞顶端膜表面的碳酸酐酶催化。因此其与管腔膜上 Na^+-H^+ 交换密切相关。NH_4^+ 通过上皮细胞顶端膜 Na^+-H^+ 交换体进入小管液（由 NH_4^+ 代替 H^+）；NH_3 是脂溶性分子，可以单纯扩散的方式进入小管腔，也可通过基底侧膜进入细胞间液，而 HCO_3^- 与 Na^+ 则一同跨基底侧膜进入组织间液。因此，1 分子的 NH_4^+ 进入小管液可回收 1 个 HCO_3^-。这一反应过程主要发生在近端小管，约 80% 的 HCO_3^- 由近端小管重吸收。

12.［答案］D

［考点］肾对水平衡的调节

［解析］机体对水平衡的调节主要是通过抗利尿激素释放的变化，从而导致远曲小管和集合管对水的重吸收量改变来实现的。A、B、C 三个选项中涉及的水的转运不是主动过程，不受调节。

13.［答案］C

［考点］视近物的调节反射

［解析］当看近物时，出现反射性调节，睫状肌收缩，睫状小带松弛，晶状体弹性回缩而曲度增加，对物体的光线折射增加，在视网膜上形成清晰的物像，使近物被看清楚。角膜的曲度不受睫状肌调节，故在睫状肌收缩时没有变化。

14.［答案］C

［考点］骨骼肌的牵张反射

［解析］牵张反射是维持姿势的基本反射。它的感受器是肌梭（γ 纤维支配梭内肌，可调节肌梭的敏感性），传入纤维是 Ⅰa 类和 Ⅱ 类纤维，基本中枢位于脊髓，α 纤维是支配梭外肌的传出纤维。脊髓被横断后牵张反射暂时消失。

15.［答案］C

［考点］腺垂体分泌的激素

［解析］腺垂体合成和分泌生长素、催乳素、卵泡刺激素和黄体生成素等；缩宫素是神经激素，它不是腺垂体合成和分泌的，而是在下丘脑的神经细胞合成，并在神经垂体处的下丘脑神经元的轴突末梢分泌的。

16.［答案］A

［考点］肾上腺髓质分泌的调节

［解析］肾上腺髓质相当于一个交感神经节，是由交感节前纤维支配的，交感节前纤维的递质是乙酰胆碱。

17.［答案］C

［考点］核酸的结构

［解析］DNA 的二级结构是双螺旋结构，在此基础上 DNA 还将进一步折叠盘曲成更高级结构。在原核生物，DNA 的三级结构为超螺旋结构；在真核生物，DNA 的三级结构为核小体，它是由 DNA 双螺旋分子缠绕组蛋白八聚体（核心组蛋白）形成的，故应选 C。其他如无规卷曲、锌指结构都是蛋白质的二级结构和超二级结构形式。

18.［答案］B

［考点］tRNA 的结构与功能

[解析] tRNA 的主要功能是携带和转运氨基酸去参与蛋白质生物合成，所以直接与氨基酸结合的部位———氨基酸臂是必要的；另外蛋白质分子中的氨基酸序列体现了 mRNA 的遗传信息，而 tRNA 分子的反密码子环中的反密码子是能辨认 mRNA 的遗传密码的，所以反密码子环也是重要的部位。

19. [答案] D

[考点] 糖原合成

[解析] 由葡萄糖合成糖原时，葡萄糖先磷酸化成为 6-磷酸葡萄糖，后者再转变为 1-磷酸葡萄糖。此后 1-磷酸葡萄糖与 UTP 反应生成 UDP-葡萄糖（UDPG）。UDPG 可看作"活性葡萄糖"，在体内充作葡萄糖供体，在糖原合酶的作用下，将 UDPG 的葡萄糖基转移给糖原引物，使糖原增大。可见携带葡萄糖的是 UDP。

20. [答案] D

[考点] 脂肪酸分解代谢

[解析] 脂肪酸氧化需先活化，活化时需 ATP 及 CoASH。然后活化的脂肪酸经肉碱转移入线粒体进行 β 氧化。β 氧化包括脱氢、加水、再脱氢、硫解 4 步反应，催化两次脱氢的酶的辅酶（或辅基）分别是 NAD^+ 和 FAD，硫解时需 CoASH 参加。最后 β 氧化的产物经三羧酸循环彻底氧化，此阶段还需要有 NAD^+、FAD、CoASH、H_2O 及 GDP 等。因此只有 $NADP^+$ 是不需要的。

21. [答案] C

[考点] 磷脂的合成和分解

[解析] 磷脂酶 C 是水解磷脂分子中甘油的羟基与磷酸基间形成的酯键，所以产物应为甘油二酯和磷酸-含氮化合物，而磷脂酰肌醇 4,5 二磷酸分子中的含氮化合物是 4,5 二磷酸肌醇，因此这里的磷酸-含氮化合物应为三磷酸肌醇（1,4,5 三磷酸肌醇），故应选 C。A 选项是磷脂酶 D 作用的产物；B 选项是磷脂酶 A_1 或 A_2 作用的产物；D 选项是需磷脂酶 A 和 B 与磷脂酶 D 联合作用的结果。

22. [答案] A

[考点] 氨基酸脱氨基作用

[解析] 肌肉组织中因 L-谷氨酸脱氢酶活性低，难于进行一般的联合脱氨基作用，但肌肉组织中的腺苷酸脱氨酶活性较强，所以肌肉中进行的是嘌呤核苷酸循环脱氨基的方式。单独转氨基作用不能达到脱氨基目的。

23. [答案] C

[考点] 代谢调节：细胞水平的调节

[解析] 丙酮酸激酶既可受变构调节还可受化学修饰方式调节，蛋白激酶 A、蛋白激酶 C 均可使其磷酸化而失活。其他三个酶主要受变构调节。

24. [答案] D

[考点] DNA 复制

[解析] 引物酶是在 DNA 复制时催化合成 RNA 引物的，是一种 RNA 聚合酶（属依赖 DNA 的 RNA 聚合酶），但它不同于催化转录过程的 RNA 聚合酶，故称引物酶，它催化核苷酸聚合形成 RNA，因此实际是催化形成 3′,5′磷酸二酯键。其是 dnaG 基因的产物，所以也称 DnaG 蛋白。它与 DnaA 蛋白、DnaB 蛋白、DnaC 蛋白，还有其他复制因子一起形成较大的复合物即引发体，而不是催化引发体形成。

25. [答案] D

[考点] 翻译后加工

[解析] 翻译起始于起始密码子 AUG，这是蛋氨酸的密码子（原核生物也代表甲酰蛋氨酸），但天然蛋白质大多数不以蛋氨酸为第一个氨基酸，因此需在氨基肽酶作用下去除之，另外天然蛋白质中也几乎不见甲酰蛋氨酸，故无需进行蛋氨酸的甲酰化修饰。其他三类加工修饰均可进行。

26. [答案] D

[考点] 重组 DNA 技术的相关概念

[解析] 重组 DNA 技术中常用的工具酶有：限制性核酸内切酶、DNA 连接酶、DNA 聚合酶Ⅰ、反转录酶、多聚核苷酸激酶、末端转移酶及碱性磷酸酶等，但不需要

拓扑异构酶，故应选 D。

27.［答案］D

［考点］细胞信息传递的概念、信息物质

［解析］通常将 DAG、IP_3、cAMP、cGMP 等这类在细胞内传递信息的小分子化合物称为第二信使。其中 cAMP 是 cAMP-蛋白激酶途径的第二信使；DAG、IP_3 都是 Ca^{2+}-磷脂依赖性蛋白激酶途径的第二信使；cGMP 是 cGMP-蛋白激酶途径的第二信使，但 GMP 不属第二信使。

28.［答案］A

［考点］血红素的合成

［解析］在线粒体内，由琥珀酰 CoA 与甘氨酸缩合生成 δ-氨基 γ-酮戊酸（ALA），催化此反应的酶是 ALA 合酶，其辅酶是磷酸吡哆醛。ALA 合酶是血红素合成的限速酶，它受血红素的反馈调节。其他三种酶均参与催化血红素合成，但不是限速酶。

29.［答案］B

［考点］玻璃样变性

［解析］玻璃样变性常累及细动脉，多见于良性高血压病患者。表现为细动脉管壁增厚，管腔狭窄，管壁内可见均匀红染、半透明物质。这些半透明物质为血浆蛋白沉积的结果。

30.［答案］D

［考点］细胞再生的能力

［解析］表皮细胞、呼吸道及消化道黏膜上皮细胞属于不稳定细胞。神经细胞和心肌细胞属于永久细胞。汗腺和皮脂腺的上皮细胞、内分泌腺的腺上皮细胞、骨母细胞和平滑肌细胞都属于稳定细胞。

31.［答案］A

［考点］透明血栓

［解析］透明血栓主要由嗜酸性同质性的纤维蛋白构成（又称为纤维素性血栓），多发于微循环的血管内，主要在毛细血管，只能在显微镜下观察到，因此又称为微血栓。

32.［答案］C

［考点］肉芽肿性炎

［解析］选项中属于感染性肉芽肿的是结核性肉芽肿。风湿性肉芽肿、Crohn 病上皮样肉芽肿、异物肉芽肿都是非感染性肉芽肿。

33.［答案］B

［考点］动脉粥样硬化的基本病理变化

［解析］脂纹是动脉粥样硬化肉眼可见的最早病变。肉眼观，为点状或条纹状黄色不隆起或微隆起于内膜的病灶。光镜下，病灶处的内膜下有大量泡沫细胞聚集。泡沫细胞体积大，圆形或椭圆形，泡质内含有大量小空泡。泡沫细胞来源于巨噬细胞和平滑肌细胞。

34.［答案］A

［考点］病毒性肺炎

［解析］病毒性肺炎本质上属于肺间质炎症。但是，部分病毒（如麻疹病毒、腺病毒、巨细胞病毒等）引起的病毒性肺炎，可以是肺内增生细胞内出现胞浆内或核内病毒包涵体，这些病毒包涵体的出现具有诊断意义，如在增生细胞内出现巨大的核内病毒包涵体常为巨细胞病毒性肺炎的特征性病理变化。

35.［答案］D

［考点］消化性溃疡

［解析］慢性消化性溃疡组织病理变化包括炎性渗出物、肉芽组织、瘢痕组织、增殖性动脉内膜炎和神经纤维结节状增生，而不是神经纤维肿瘤性增生。

36.［答案］B

［考点］膜性肾小球病

［解析］膜性肾小球病的主要病理特点是肾小球基膜弥漫性增厚并有钉突形成。

37.［答案］C

［考点］细菌性痢疾

［解析］急性细菌性痢疾的典型肠道病变为伪膜性炎。

38.［答案］C

［考点］乳腺癌

［解析］不容易出现乳房内包块的乳腺

癌是小叶原位癌。因此，对乳腺癌要通过多种途径进行详细检查，才能提高早期乳腺癌的诊断率。

39. ［答案］C

［考点］梅毒

［解析］梅毒不但通过性传播，而且通过母婴传播。树胶肿和血管炎是主要病变。树胶肿内可见大量坏死细胞，但类上皮细胞少。三期梅毒引起器官病变，如梅毒性主动脉瘤、脊髓痨和肝脏病变等。

40. ［答案］A

［考点］甲状腺癌的病理特点

［解析］甲状腺乳头状癌的病理特点是肿瘤形成乳头，被覆上皮细胞核呈空泡状，并可见沙砾体形成。

41. ［答案］D

［考点］阻塞性肺气肿的体征

［解析］阻塞性肺气肿的肺过度膨胀，含气量增多，因此呈桶状胸，触觉语颤减弱，叩诊呈过清音，语音传导减弱，而不是增强。

42. ［答案］C

［考点］心脏听诊（舒张期杂音）

［解析］风心病二尖瓣狭窄在心尖区闻及隆隆样舒张中、晚期杂音，先递减后递增型。严重主动脉瓣关闭不全在舒张期主动脉血反流入左室冲击二尖瓣引起二尖瓣相对性狭窄，在心尖区可闻及舒张中期隆隆样杂音，不伴舒张晚期增强，此杂音称为Austin- Flint杂音。左房黏液瘤有一活动的蒂连接在左心房上，当体位处于某个位置时，该瘤可能堵住部分二尖瓣口，造成相对性二尖瓣狭窄，此时可在心尖部闻及舒张期杂音，该杂音随体位变动而变化，即可出现与消失，呈易变性特点。肺动脉高压致肺动脉根部扩张，造成相对肺动脉瓣关闭不全，产生的Graham-Steell杂音为舒张期递减型杂音，在胸骨左缘2～3肋间闻及。

43. ［答案］D

［考点］结核性胸腔积液的实验室检查

［解析］结核性胸腔积液为渗出液，黏蛋白定性试验多为阳性，胸水白蛋白/血清白蛋白多大于0.6，胸水细胞分类以单核细胞为主，胸水ADA＞45U/L，漏出液和癌性胸水ADA＜25U/L。因此仅有选项D的结果支持结核性胸腔积液的诊断。

44. ［答案］C

［考点］冠心病的无创性诊断方法

［解析］对冠心病的无创性检查方法中，以运动核素心肌显像诊断价值最高，它不仅可确定有无心肌缺血，还可确定心肌缺血部位，并由此推断哪支冠状动脉有狭窄。而超声心动图、动态心电图在心绞痛不发作时检查其阳性率极低，运动心电图负荷试验存在假阳性与假阴性，尤其在更年期妇女其假阳性率更高。

45. ［答案］C

［考点］洋地黄中毒的处理

［解析］洋地黄中毒致心律失常的特征是异位起搏点兴奋性增强伴传导阻滞。因此由于洋地黄中毒所发生的快速性心律失常宜选用抗心律失常药Ⅰb组的药物，如苯妥英钠、利多卡因，因为此组药物对心脏传导作用影响小。而Ⅰa、Ⅰc组药物（如奎尼丁、心律平）和Ⅱ、Ⅲ组药物（如胺碘酮、β受体阻滞剂）均可影响心脏传导及心肌收缩力，故不宜选用；洋地黄中毒时室颤阈降低，电复律可增加洋地黄的敏感性诱发室颤，故亦不宜选用。

46. ［答案］B

［考点］各型继发型肺结核的鉴别诊断

［解析］浸润性肺结核和慢性纤维空洞性肺结核均属于继发性肺结核，都可出现低热、盗汗、乏力等结核中毒症状，肺实变征，痰找结核菌可为阴性或阳性，因此以上均不能鉴别浸润性肺结核和慢性纤维空洞性肺结核。二者的区别主要表现在胸部X线片上，浸润性肺结核病灶多在锁骨上下，X线显示为片状或絮状阴影，边缘模糊；慢性纤维空洞性肺结核胸部X线片显示一个或多个厚壁空洞，多伴有支气管播散灶和明显

的胸膜肥厚。

47.［答案］A

［考点］肺炎球菌肺炎的诊断依据

［解析］肺炎球菌肺炎最典型的病理改变是肺实变，常见肺实变体征，渗出早期还可在病变部位闻及肺部湿啰音。此外，血常规检查可有外周血白细胞总数升高，以中性粒细胞升高为主。但肺炎球菌肺炎最可靠的诊断标准是痰培养找到致病的肺炎球菌。

48.［答案］C

［考点］支气管扩张的临床表现和诊断依据

［解析］支气管扩张患者幼年时常有麻疹肺炎病史，主要临床表现为咳嗽、咳大量脓痰和反复咯血，当有继发感染时，痰细菌学检查可阳性，痰涂片可见脓细胞，胸部X线片的典型表现是卷发征和蜂窝肺，但对于支气管扩张最具诊断意义的是高分辨CT（HRCT）显示扩张的支气管，这一征象对支气管扩张症患者具有特异性。

49.［答案］B

［考点］肝性脑病的诱因

［解析］胃肠道大量积血时，血中富含的蛋白质被肠道细菌分解产生氨（NH_3）。当pH＞6时，NH_3弥散入血。肥皂水是碱性的，灌肠可提高肠道pH，导致NH_3入血增加。其他方法均为预防肝性脑病的方法。

50.［答案］C

［考点］克罗恩病与肠结核的鉴别

［解析］克罗恩病的组织学改变为肠壁各层细胞浸润，以淋巴细胞、浆细胞为主；肠壁或肠系膜淋巴结可见有诊断意义的非干酪性肉芽肿，与典型的结核结节不同，肠结核的肉芽肿是有干酪样坏死，其余（有无发热、消瘦、乏力和有无肠外结核及病程的长短）均非最重要的鉴别点。

51.［答案］B

［考点］蛋白尿

［解析］肾小球性蛋白尿多由于肾小球滤过膜损伤，导致通透性改变和负电荷丧失，因此蛋白尿是以分子量较小的白蛋白为主，所以答案是B。其余蛋白尿各有其特点，肾小管性蛋白尿为β_2微球蛋白和溶菌酶等未被肾小管全部重吸收的小分子蛋白；溢出性蛋白尿为血内小分子蛋白（本周蛋白即轻链蛋白、血红蛋白、肌红蛋白等）浓度过高时，从尿中排出，见于多发性骨髓瘤、血管内溶血等；体位性蛋白尿常见于青春发育期青少年，于直立和脊柱前凸姿势时出现蛋白尿，卧位时蛋白尿消失，而以上发生的蛋白尿，均不是白蛋白。

52.［答案］B

［考点］缺铁性贫血的实验室检查

［解析］缺铁性贫血时体内缺铁，血清铁降低，总铁结合力升高，铁蛋白减少，转铁蛋白饱和度降低（$<15\%$），所以答案是B。

53.［答案］A

［考点］类白血病反应与白血病的鉴别诊断

［解析］类白血病反应常继发于严重感染，血象可类似于白血病改变。贫血是白血病和类白血病反应都可有的改变。白血病早期也可以血小板正常。但在类白血病反应时，中性粒细胞碱性磷酸酶明显升高，而白血病中性粒细胞碱性磷酸酶降低。胸部X线片改变无鉴别意义。

54.［答案］D

［考点］高渗高血糖综合征的临床表现

［解析］患者老年女性，有糖尿病病史，突然出现抽搐、昏迷，血糖33.7mmol/L，血钠155mmol/L，血浆渗透压340mmol/L，考虑存在高血糖和高渗，同时尿酮体阴性，可排除糖尿病酮症酸中毒，因此可能性最大的是高渗高血糖综合征。而感染中毒性休克和脱水引起低血容量休克均不会引起的高渗和血糖急剧升高。

55.［答案］B

［考点］SLE的治疗

［解析］在SLE的治疗中，重症狼疮辅以环磷酰胺冲击，效果佳；最常用糖皮质激素治疗；环磷酰胺冲击治疗时应予水化，以

减少出血性膀胱炎，这些都是正确的。环磷酰胺冲击治疗中如血白细胞＜3×10^9/L 时则应停用，而不是＜4×10^9/L 则停用。

56.［答案］A

［考点］风湿性疾病的常见关节炎的特点

［解析］这是一道记忆型题。强直性脊柱炎患者的关节痛休息后症状加重。而骨关节炎的关节痛是活动后症状加重；痛风的关节痛剧烈，夜间重；系统性红斑狼疮的关节痛不定。

57.［答案］D

［考点］输血并发症

［解析］输血的并发症很多，有发热反应、过敏反应、溶血反应、循环超负荷、细菌污染反应和疾病传播等，其中溶血反应是最严重的输血并发症，虽发生率低，但后果严重，死亡率高。

58.［答案］C

［考点］休克的治疗原则

［解析］休克的治疗原则是：①去除病因，如大出血时止血、输血等；②补充血容量；③积极处理原发病；④纠正酸碱平衡失调；⑤血管活性药物的使用，包括血管收缩药、血管扩张药和强心药（改善心脏功能），其应用与选择应结合病情，哪一种药物都不能在判断病情前使用。

59.［答案］D

［考点］围术期处理原则

［解析］急性心肌梗死患者发病后 6 个月内，不宜施行择期手术；6 个月以上且无心绞痛发作，可在良好的监护条件下施行手术。

60.［答案］C

［考点］急性软组织感染的概念

［解析］发生于颜面或下肢软组织的感染，鲜红色，边缘稍隆起，与正常皮肤界限清楚，指压可使红色消退，压力除去后红色很快恢复。这是丹毒典型的临床特征。

61.［答案］B

［考点］开放性气胸的救治原则

［解析］开放性气胸时，外界空气经胸壁伤口，随呼吸运动自由进出胸膜腔，伤侧胸腔内压力几乎等于大气压，使伤侧肺完全萎缩，呼吸功能丧失，纵隔向健侧移位，进一步使健侧肺扩张也受限。呼、吸气时两侧胸膜腔压力不均衡，使纵隔吸气时移向健侧，呼气时移向伤侧，出现纵隔扑动，影响静脉回心血流，出现循环障碍，因此开放性气胸急救处理要点是立即用无菌敷料在呼气末封盖伤口并加压包扎，将开放性气胸变为闭合性气胸。

62.［答案］B

［考点］腹膜炎的临床处理

［解析］急性弥漫性腹膜炎应采取半卧位，以促使腹膜腔内渗出液流向盆腔，减轻中毒症状，有利于炎症局限和引流，且可以促使腹内脏器下移，腹肌松弛，减轻因腹胀压迫膈肌而影响呼吸和循环。

63.［答案］C

［考点］胃癌与胃溃疡等良性疾病的鉴别

［解析］此患者为老年男性，在既往无类似病史的情况下，出现剑突下疼痛伴乏力症状，血化验有贫血表现及一周前可疑黑便，提示为短期内的消耗性病变，应首先考虑胃癌。其次应除外胃癌的前期病变慢性胃炎。良性胃及十二指肠溃疡虽然也可有剑突下疼痛及溃疡累及黏膜下层血管合并出血时出现黑便，但发病年龄较年轻，疼痛与进餐时间关系较密切，病史较长且对抗酸类药物有效，与此患者不同。应激性溃疡虽可见于任何年龄，但多发生于创伤、休克之后，表现为急性胃及上消化道黏膜溃疡及出血，也与此患者情况不同。

64.［答案］C

［考点］细菌性肝脓肿的诊断

［解析］肝脓肿常继发于某种感染性先驱疾病。主要症状是：寒战、高热、肝区疼痛和肝肿大，右侧胸腔可以产生反应性胸腔积液。当脓肿穿破可导致腹膜炎。腹泻不是细菌性肝脓肿的临床表现。

65.［答案］C

［考点］泌尿系结石

［解析］肾绞痛伴镜下血尿，最可能的诊断是输尿管结石，泌尿系结石 95％为阳性结石，故进一步检查应首选 KUB。

66.［答案］A

［考点］骨折类型

［解析］骨折端不易移位或复位后不易再移位的骨折为稳定骨折。

67.［答案］C

［考点］急性血源性骨髓炎的好发部位

［解析］长骨干骺端易于受伤，儿童时期，该处的血管呈袢状，血流缓慢，细菌易停留，故急性血源性骨髓炎好发于此处。

68.［答案］D

［考点］脊柱结核

［解析］年轻人，慢性腰痛，劳累后加重。虽无明显的结核中毒症状，但有体重下降。腰僵直，活动受限，下腰有明显压痛及叩痛，提示有骨病变存在。X 线片示间隙变窄，相邻椎体破坏，呈边缘型椎体结核表现，因此考虑其诊断最可能是腰 4、5 椎体结核。另外在 X 线片上还应注意有无腰大肌影增宽，考虑有无寒性脓肿存在。体检时也应注意有关部位（如髂窝、腹股沟、腰三角等）有无寒性脓肿。该患者伴右臀及右下肢后外侧痛，系结核病灶刺激神经根所致。腰椎间盘突出及退行性变不应有椎体破坏。椎间隙感染可急性或慢性发病，常有发热等症状，X 线片可见间隙变窄、相邻椎体缘骨质呈进行性骨化性改变。

69.［答案］B　70.［答案］A

［考点］肝硬化的体征

［解析］该中年男性患者患肝硬化 10 年，有门静脉高压表现，可见腹壁静脉曲张，移动性浊音阳性，门静脉高压症的腹壁静脉曲张的血流方向应为脐上血流向上，脐下血流向下。该肝硬化门静脉高压患者还可能出现的腹部体征是脾大，其余均不正确。

71.［答案］D　72.［答案］C

［考点］胸腔积液的临床表现

［解析］患者年轻男性，受凉后出现咳嗽、低热及右胸刺痛，查体右下肺语颤减弱，叩诊呈浊音，浊音上方可闻及支气管呼吸音，其下方呼吸音减弱以至消失，均符合胸腔积液体征，因此该患者最可能的诊断是渗出性胸膜炎胸腔积液。为确定诊断，最重要的检查是胸腔诊断性穿刺，而胸部 X 线片和胸部 B 型超声可以明确为渗出性胸膜炎，但不能明确胸腔积液的性质；痰液病原学检查虽然对病因学诊断有意义，但该患者不会有痰，所以无法进行此项检查。

73.［答案］C　74.［答案］A

75.［答案］B

［考点］慢性肺心病的诊断和治疗

［解析］该老年女性患者有长期反复咳嗽、咳痰病史，1 年来有右心功能不全的表现（心悸、气短和下肢水肿），近 1 周来因感染发热致使病情加重，结合查体发现呼吸急促、缺氧表现（口唇发绀）、双肺叩过清音和听诊散在干、湿性啰音，心率增快，下肢水肿等，符合典型的慢支、肺气肿和肺心病的诊断，题中其他诊断均不全面和准确；为确定诊断，首选胸部 X 线片，以了解肺部和心脏情况，其余均不是首选的、对确定诊断有较大帮助的检查；因为本次病情加重主要是由于感染所致，所以最重要的治疗是控制感染，其余三种治疗措施（利尿加强心治疗和止咳、祛痰及解痉、平喘）也是正确的，但相比之下，没有控制感染重要。

76.［答案］A　77.［答案］D

78.［答案］B

［考点］心绞痛的诊断

［解析］该老年男性患者有劳累或情绪激动时发作的左胸前区疼痛，尽管多次心电图检查未见异常，但最可能的诊断是心绞痛。典型的临床表现是确诊心绞痛的重要依据，所以对该患者采集病史时应特别注意询问胸痛的特点，而其余三种情况（高血压病

史和吸烟、饮酒史及冠心病家族史）尽管亦需要询问，但对诊断的意义较小；进一步最有价值的无创检查是运动放射性核素心肌灌注显像，可显示心肌缺血的部位和大小，其余三种检查（动态心电图、超声心动图和心脏X线片）的价值均较小；因为心电图负荷试验是通过运动增加心脏负荷以诱发心肌缺血，所以此项检查仅适用于稳定型心绞痛，对不稳定型心绞痛（变异型心绞痛和梗死后心绞痛）和心肌梗死急性期均为禁忌，因为只有劳力性心绞痛属于稳定型心绞痛，所以心电图负荷试验的适应证是劳力性心绞痛。

79.［答案］A　80.［答案］D

81.［答案］D

［考点］左心衰竭的临床表现和诊断

［解析］该老年男性患者有陈旧性心肌梗死病史，有活动后胸闷、心悸、气短等心衰表现2年，近1周出现典型左心衰竭表现，即肺循环淤血表现，出现端坐呼吸、双肺散在哮鸣音和双肺底湿啰音，所以该患者目前的心力衰竭类型是左心衰竭；而右心衰竭是体循环淤血，表现为颈静脉明显充盈或怒张，肝大和肝颈静脉回流征阳性，双下肢有可凹性水肿；全心衰竭则同时有肺循环和体循环淤血的表现。目前该患者心功能分级为NYHA分级Ⅳ级，即患者不能从事任何体力活动，休息状态下也有心力衰竭表现。Killip分级是对急性心肌梗死患者心功能的分级，该患者已为陈旧性心肌梗死，所以不适用Killip分级。有合并症（冠心病心肌梗死）的高血压患者，血压控制目标至少是低于130/80mmHg。

82.［答案］A　83.［答案］D

84.［答案］C

［考点］溃疡性结肠炎的诊断

［解析］该中年女性患者有长期反复黏液脓血便史，有典型的溃疡性结肠炎的腹痛特点（腹痛-便意-便后缓解），伴有关节痛和结节性红斑，因此最可能的诊断是溃疡性结肠炎，不符合其余三个诊断（克罗恩病、细菌性痢疾和阿米巴痢疾）的临床表现，所以均可能性小；因为有黏液脓血便，同时有腹痛-便意-便后缓解的特点，提示病变在结肠，所以纤维结肠镜是对诊断最有价值的检查，不仅可以直接观察病变情况，必要时还可以取活体行病理学检查，其余三种检查（腹部B超、钡剂灌肠和下消化道造影）对诊断也有帮助，但不是最有价值的检查；只有结节性红斑是肠外表现，而其余三项（消瘦、贫血和低蛋白血症）均为全身表现。

85.［答案］D　86.［答案］B

87.［答案］C

［考点］慢性肾衰竭的诊断和治疗

［解析］该中年男性患者病史1年多，近1周来有消化道症状和出血倾向，查体发现有血压高和贫血貌，化验有蛋白尿和血尿，肾功能明显异常，双肾缩小，支持慢性肾衰竭诊断。近年来国际公认的慢性肾脏病分期是依据美国肾脏基金会制定的指南分为1～5期，其中2～5期为慢性肾衰竭的不同阶段，但主要是4～5期。临床根据肾小球滤过率（GFR）进行分期：1期：GFR正常或升高［≥90ml/(min·1.73m^2)］；2期：GFR轻度下降［60～89ml/(min·1.73m^2)］；3a期：GFR轻到中度降低［45～59ml/(min·1.73m^2)］；3b期：GFR中到重度降低［30～44ml/(min·1.73m^2)］；4期：GFR重度降低［15～29ml/(min·1.73m^2)］；5期：终末期肾病［<15ml/(min·1.73m^2)］或透析。该患者GFR是9ml/(min·1.73m^2)，所以答案是D。慢性肾衰竭会有电解质紊乱，该患者已达5期，所以电解质紊乱会更明显，包括低钙血症、低钠血症、高镁血症和高磷血症，所以不会发生低镁血症。该期患者的首选最佳治疗是血液透析，其余三种治疗（控制高血压、纠正贫血和积极止血）亦可采用，但不是最佳和最有效的治疗。

88.［答案］A　89.［答案］B

90.［答案］C

［考点］缺铁性贫血的诊断和治疗

［解析］该年轻女性患者平时月经量稍多，再加上胃大部切除术后影响铁的吸收，血化验又符合小细胞低色素性贫血，因此最可能的诊断是缺铁性贫血。当胃大部切除术后，部分患者也可影响叶酸和维生素 B_{12} 的吸收而产生巨幼细胞贫血，红细胞应该大，该患者不是；缺铁性贫血患者的血清铁减少，总铁结合力增加，血清铁蛋白降低甚至变为零，血清叶酸和血清维生素 B_{12} 不会减低。由于缺铁引起缺铁性贫血，所以首选的治疗是补充铁剂，当 Hb＞60g/L 时，一般不输血。

91.［答案］B　92.［答案］D

93.［答案］D

［考点］糖尿病酮症酸中毒的诊断和治疗

［解析］该年轻男性患者患 1 型糖尿病，一直用胰岛素治疗，最近因停用胰岛素而出现呼吸深大，有烂苹果味，这是停止治疗后使病情加重而出现的糖尿病酮症酸中毒的典型表现，因此最可能的诊断是糖尿病酮症酸中毒，不符合其余三个诊断（高渗高血糖综合征、糖尿病乳酸性酸中毒、低血糖昏迷）。血培养常用于发热感染患者查找感染病原体，故该项检查与该患者疾病的诊断无关，其余三项检查（血气分析、血电解质和尿糖、尿酮体）都有助诊断和治疗。糖尿病酮症酸中毒的治疗是立即补液同时静脉滴注胰岛素，其余治疗（静脉滴注 5%碳酸氢钠溶液、纠正电解质紊乱和补液加有效抗生素）也应相继进行，但不是需立即进行的治疗。

94.［答案］D　95.［答案］A

［考点］破伤风的诊断与治疗

［解析］患者田间劳动时右足底被割破，10 天后乏力、畏光，咀嚼无力，张口困难，角弓反张，这是破伤风的典型表现，破伤风患者早期典型的症状是张口困难。破伤风治疗中最重要的是控制肌肉痉挛，避免发生膈肌痉挛，危及患者生命。

96.［答案］A　97.［答案］D

98.［答案］C

［考点］甲状腺功能亢进的诊断与治疗

［解析］患者表现为典型的甲状腺功能亢进症状，甲状腺弥漫性增大，诊断为 Graves 病。患者甲状腺弥漫性肿大，如深入胸骨后，肿大的甲状腺易造成器官压迫，应手术切除肿物。术前准备应采用抗甲状腺药物＋碘剂，抗甲状腺药物可减少甲状腺激素的合成，同时可引起甲状腺肿大及充血；碘剂可抑制蛋白水解酶的释放，减少甲状腺激素的释放，同时使得甲状腺血流减少，甲状腺变小、变硬，有利于手术的进行。

99.［答案］B　100.［答案］B

［考点］乳房纤维腺瘤的诊断和治疗

［解析］根据题干提示本病例应诊断为乳房纤维腺瘤。此病高发年龄是 20～25 岁，好发于乳房外上象限，质似硬橡皮球样弹性感，表面光滑易推动，本例与此符合。乳房纤维腺瘤是良性肿瘤，癌变可能性很小，但有肉瘤变可能，故手术切除是唯一有效的治疗方法。应将肿瘤连同其包膜整块切除，以周围包裹少量乳腺组织为宜，肿瘤必须常规做病理检查。

101.［答案］C　102.［答案］C

103.［答案］D

［考点］急性阑尾炎手术并发症

［解析］坏疽性阑尾炎，术后不足 12 小时，出现中度休克状态，腹部有轻度腹膜刺激征，应考虑有内出血可能。多因阑尾系膜内血管出血所致。为明确诊断，应立即行诊断性腹腔穿刺，如抽得血液，应在抗休克同时，剖腹探查止血。

104.［答案］C　105.［答案］B

［考点］胆道感染的诊断和治疗

［解析］中年男性，起病急、进展快，除有一般胆道感染的 Charcot 三联征（腹痛、寒战高热、黄疸）外，还有休克（血压 90/60mmHg，心率 130 次/分）及神经中枢系统受抑制的表现（神情淡漠），即 Reynolds 五联征，应考虑是急性梗阻性化

脓性胆管炎。引起急性梗阻性化脓性胆管炎最常见的原因是胆管结石，其次是胆道蛔虫和胆管狭窄、胆管或壶腹部肿瘤等。本例B超虽未见结石，但胆总管下端受胃肠道气体干扰，检查准确率降低，也不能完全排除结石，如患者情况允许，必要时可行CT、MRI或MRCP（磁共振胆胰管造影）检查，能清楚显示肝内外胆管扩张的范围和程度、结石的分布、肿瘤的部位和大小、胆管梗阻水平和胆囊病变等。急性梗阻性化脓性胆管炎的治疗原则是紧急手术，解除胆道梗阻并引流，及早有效地降低胆管内压力，只有解除胆管梗阻，才能控制胆道感染，制止病情进展，抢救患者生命。通常采用胆总管切开减压、T管引流术。备选项A是非手术治疗，既是治疗手段也是手术准备，病情较轻者可用，一般控制在6小时以内，如病情较重或继续恶化应紧急手术。

106.［答案］D 107.［答案］A

［考点］前列腺癌的诊断与治疗

［解析］该患者为老年男性，血清PSA升高，结合前列腺穿刺活检结果，可以确诊为前列腺癌，出现腰骶部疼痛，以及放射性核素骨显像见腰椎转移病灶，提示腰椎转移。发生远处转移，所以该患者分期为T4期。晚期前列腺癌采取内分泌治疗，即药物去势＋抗雄激素制剂。

108.［答案］B 109.［答案］B

110.［答案］A

［考点］肩关节脱位的诊断

［解析］根据受伤机制及典型体征，应诊断为肩关节前脱位。对此患者首选的辅助检查是X线摄片检查，除明确诊断外，还可了解脱出肱骨头的位置，有无合并骨折等，为治疗方法提供参考。肩关节前脱位最常见的并发症是肱骨大结节撕脱骨折，常随肩关节复位而复位，无需特殊处理，但复位后固定时间应延长1～2周（无骨折为3周）。

111.［答案］A

［考点］医乃仁术

［解析］“医乃仁术”体现出道德为医学的本质特征，治病救人是医疗卫生工作的目的。医学工作的特殊性质要求医生具有高尚的职业道德，历代医家都认为，道德高尚是医师角色的重要特征，只有品德高尚的人才能做医生，故医学本质特征是医德，所以A是符合要求的选项。

112.［答案］B

［考点］分配的公正原则

［解析］公正原则主要指分配性公正，它是指收益和负担的合适分配，并且又包括形式上的公正和实质上的公正。在医护实践中，形式上的公正是指类似的个案分配收益和负担时以同样的准则处理，不同的个案以不同的准则处理，在我国仅限于基本的医疗和护理；实质上的公正是根据患者的需要、个人的能力、对社会的贡献、在家庭中的角色地位等分配收益和负担。

113.［答案］A

［考点］医生可以行使特殊的干涉权

［解析］医生的特殊干涉权是医生在特殊情况下限制患者自主权，以确保患者自身、他人和社会的权益的权利。医生的特殊干涉权适用以下范围：精神病患者、自杀未遂等患者拒绝治疗时；对需要进行隔离的传染病患者的隔离；在进行人体试验性治疗时，虽然患者已知情同意，但在出现高度危险的情况时，医生必须中止试验以保护患者的利益；危重患者要求了解自己疾病的真相，但了解后可能对诊治产生不良影响，医生有权隐瞒。故A是符合题干要求的选项。其余各项是患者的道德义务，但不属于医生特殊干涉权的范围。

114.［答案］D

［考点］临床诊疗伦理

［解析］该老年男性患者患肺炎高热、继发感染中毒性脑病昏迷入医院急诊室抢救，病情有好转，此时医生应根据患者病情发展，可劝说家属采用费用相对较低、疗效相对较好的药物再抢救几天，再根据治疗的

效果决定为好。其余做法均有违医疗道德准则。

115.［答案］D

［考点］医疗事故发生后的相关规定

［解析］参见《医疗事故处理条例》第十六条：发生医疗事故争议时，死亡病例讨论记录、疑难病例讨论记录、上级医师查房记录、会诊意见、病程记录应当在医患双方在场的情况下封存和启封。第十八条：患者死亡，医患双方当事人不能确定死因或者对死因有异议的，应当在患者死亡后 48 小时内进行尸检；具备尸体冻存条件的，可以延长至 7 日。而需要死者生前的主治医生先行赔付是不恰当的。

二、B 型题

116.［答案］D　117.［答案］B

［考点］骨骼肌的收缩机制

［解析］肌肉只有受到阈上刺激时才能出现收缩。如果连续刺激的每个单刺激在单收缩时程之后，则产生一连串单收缩。如果连续刺激的每个刺激落在单收缩的舒张期，则出现不完全强直收缩。如果刺激频率继续增加，后一刺激落在前一个刺激的收缩期内，形成新的收缩，于是各次收缩的张力变化或长度缩短完全融合或叠加，肌肉处于持续收缩状态，称为完全强直收缩。

118.［答案］A　119.［答案］D

［考点］肾上腺素和去甲肾上腺素作用于肾上腺素受体的特点

［解析］去甲肾上腺素主要与 α 肾上腺素受体结合，也可与 β_1 肾上腺素受体结合，但和 β_2 肾上腺素受体结合的能力较弱。肾上腺素与 α 和 β 两类肾上腺素受体都能结合，其对血管的作用取决于血管平滑肌上 α 和 β 肾上腺素受体分布的情况。

120.［答案］C　121.［答案］D

［考点］酶抑制的类型和特点

［解析］由于非竞争性抑制剂不影响酶与底物的结合，故不改变酶对底物的亲和力，所以 K_m 值不变。但由于抑制剂与酶的结合，抑制了酶的活性等于减少了活性酶分子，因此最大反应速度（V_{max}）降低。而反竞争性抑制剂仅与酶-底物复合物结合，使底物不能转变为产物，而致酶失活，使有效的活性酶减少，则 V_{max} 必然降低。又由于酶-底物复合物可与抑制剂结合，则增加了复合物的去路，因此使酶与底物的亲和力增大，即 K_m 值减小。

122.［答案］D　123.［答案］A

［考点］嘌呤和嘧啶核苷酸的抗代谢物的作用

［解析］干扰 dUMP→dTMP 的核苷酸抗代谢物是甲氨蝶呤（MTX）和 5-氟尿嘧啶（5-FU）。干扰 IMP→AMP 的核苷酸抗代谢物是 6-巯基嘌呤（6MP）。氮杂丝氨酸干扰 IMP 的合成、IMP→GMP 及 UTP→CTP 的反应。而别嘌呤醇是黄嘌呤氧化酶的抑制剂，其影响尿酸的生成。

124.［答案］C　125.［答案］B

［考点］梗死

［解析］肺梗死为出血性梗死灶，呈锥体状；肾梗死为贫血性梗死灶，呈锥体状。

126.［答案］A　127.［答案］B

［考点］霍奇金淋巴瘤

［解析］霍奇金淋巴瘤的病理组织学类型有如下五型：结节性淋巴细胞为主型、富于淋巴细胞型、结节硬化型、混合细胞型和淋巴细胞减少型。第一型的特点是淋巴细胞结节状增生，伴多量爆米花样肿瘤细胞，此型可以转化为高度恶性的 B 细胞淋巴瘤；后面四型为经典霍奇金淋巴瘤，肿瘤内均可见典型的 R-S 细胞。富于淋巴细胞型的特点是淋巴细胞弥漫增生，可见少量典型 R-S 细胞；结节硬化型的特点是纤维分割为结节状，陷窝细胞多见，典型 R-S 细胞多见；混合细胞型的特点是混合性炎症细胞增生，典型 R-S 细胞多见；淋巴细胞减少型的特点是淋巴细胞稀少，R-S 细胞和多形性肿瘤细胞丰富。

128.［答案］C　129.［答案］B

［考点］收缩性与舒张性心力衰竭

［解析］心脏以收缩射血为主要功能，收缩功能障碍则心排血量下降而出现心力衰竭，表现为收缩性心力衰竭，是临床上常见的一种类型心力衰竭。扩张型心肌病主要特征是心室扩大，心肌收缩力降低，致使心脏在收缩期泵血功能障碍，产生充血性心力衰竭和心律失常。

心脏尚有舒张功能以保证收缩期的有效泵血。心脏舒张功能障碍可导致左室充盈压增高引起肺淤血，称舒张性心力衰竭。严重的舒张性心力衰竭见于原发性梗阻性肥厚型心肌病，肥厚型心肌病主要特征是以心肌非对称性肥厚、心室腔变小、舒张期顺应性降低、左室充盈受阻为基本特点的一种心肌病，而心肌收缩功能正常。单纯舒张功能不全致心力衰竭常见于高血压、冠心病的某一阶段，但不属于严重的舒张性心力衰竭。

130.［答案］B　131.［答案］A

［考点］肺炎的痰液性状

［解析］这是两道记忆型题，肺炎克雷伯杆菌肺炎痰可呈砖红色，肺炎球菌肺炎咳铁锈色痰，绿脓杆菌感染的肺炎痰可呈蓝绿色，白色泡沫痰无特异性。

132.［答案］A　133.［答案］B

［考点］疝的基本概念

［解析］腹股沟疝反复脱出和还纳，诊断为可复性疝；若腹股沟疝数年，近几月不能还纳，且逐渐增大，但不引起症状，无痛，饮食如常，诊断为难复性疝。

134.［答案］C　135.［答案］B

［考点］骨肿瘤的好发部位

［解析］不同的骨肿瘤有不同的好发部位，了解此对诊断有帮助。骨巨细胞瘤多见于年轻成人，此时，骨骺已闭合，故好发于长骨骨端。骨软骨瘤好发于长骨干骺端。骨瘤好发于扁骨。内生软骨瘤好发于手足的管状骨。

三、X型题

136.［答案］AC

［考点］局部电位

［解析］局部电位是等级性的，可以总和；不能传导，只有电紧张性扩布。动作电位则是可传导的，而且是“全或无”的（只要产生，则大小相等；在传导过程中不衰减）。在细胞生理学中学习局部电位时，主要指可兴奋细胞受到阈下刺激时产生的局部去极化（局部兴奋），如果接着给予另一个刺激，二者产生的去极化可以相加，因而没有不应期是正确的。

137.［答案］ABCD

［考点］血小板的生理功能

［解析］血小板的生理功能包括：（1）参与生理止血：是由血管、血小板和血浆中凝血因子协同作用而实现的复杂过程。血小板发挥的作用是：①释放缩血管物质（TXA_2），使受损血管收缩，血流减慢，裂口缩小，有利于出血停止；②释放ADP和TXA_2，引起血小板黏着、聚集形成较松软的血小板止血栓，暂时堵塞小的出血口；③修复小血管受损的内皮细胞，血小板能沉积于血管壁以填补因损伤而产生的裂隙，进而融合进内皮细胞而完成修复过程；④参与血液凝固过程，形成坚实的凝血块，最后完成生理止血过程。（2）促进凝血：血小板含有许多与凝血过程有关的因子（如PF_3等），因而它具有较强的促进血液凝固的作用。（3）维持毛细血管壁正常通透性：血小板可以随时沉着在毛细血管壁上，以填补血管内皮细胞脱落留下的空隙，及时修补血管壁，从而维持毛细血管壁的正常通透性。

138.［答案］AC

［考点］影响心脏传导系统自律性的因素

［解析］自律性高低受4期自动去极的速度、最大舒张电位水平以及阈电位水平的影响。4期自动去极的速度快，到达阈电位的时间就短，单位时间内爆发兴奋的次数增

加；最大舒张电位绝对值减小，与阈电位的差距减小，到达阈电位的时间就短，自律性增高；阈电位水平上移，由最大舒张电位到达阈电位的距离大，自律性降低。细胞膜复极 3 期 K^+ 外流增加时，最大舒张电位增大，与阈电位的差距大，可导致自律性降低。

139. ［答案］ABC

［考点］肺通气功能

［解析］时间肺活量是一种动态指标，不仅反映肺容量的大小，而且反映了呼吸所遇阻力的大小，是评价肺通气功能的较好指标。现在常常将时间肺活量称为用力肺活量，正常人在第 1、2、3 秒内分别呼出的量占用力肺活量的 83％、96％和 99％。

140. ［答案］CD

［考点］突触传递的原理

［解析］兴奋性突触后电位是兴奋性突触传递中，突触后膜产生的局部去极化电位。它是动作电位到达时突触前膜释放递质，引起后膜上的化学门控离子通道（通过 Na^+ 和 K^+，但主要是 Na^+）打开，由突触后膜的 Na^+ 内流引起的。突触前神经末梢一个动作电位传来时，兴奋性突触后电位较小，不足以使突触后神经元产生动作电位。重复刺激作用下（突触前神经元重复放电）所产生的多个兴奋性突触后电位可发生时间总和，从而使突触后神经元产生兴奋。

141. ［答案］ABC

［考点］下丘脑调节肽及其作用

［解析］下丘脑促性腺激素释放激素是下丘脑肽能神经元释放的激素，化学结构属于肽类。由于是神经激素，当相应神经元的动作电位到达其轴突末梢时释放，因而是脉冲式释放。当促性腺激素释放激素在腺垂体释放增加时，可通过腺垂体促性腺激素激发排卵和促进孕激素生成，但对性腺没有直接的刺激作用。

142. ［答案］ABCD

［考点］蛋白质的理化性质

［解析］蛋白质变性是由于某些理化因素的作用，使蛋白质空间结构被破坏而一级结构不变。由于空间结构松散，原被包在内部的疏水基团外露，致使溶解度降低；另外由于包在内部的芳香氨基酸如色氨酸、酪氨酸等被暴露，对 280nm 波长的紫外光吸收增强。由于空间结构的破坏导致生物学功能改变，如酶则失去催化活性，抗体将不能与抗原反应等。

143. ［答案］ABD

［考点］氨基酸代谢、嘌呤嘧啶合成及血红素的合成

［解析］以甘氨酸为骨架由精氨酸提供脒基及 S 腺苷蛋氨酸提供甲基可合成肌酸。此外甘氨酸还是合成嘌呤环上第 4,5 位碳及 7 位氮的来源。血红素是含铁卟啉衍生物，卟啉合成的起始原料为甘氨酸和琥珀酸 CoA。因嘧啶核苷酸的合成原料为天冬氨酸、氨基甲酰磷酸和 5′磷酸核糖焦磷酸（PRPP），所以只有嘧啶核苷酸的合成不需要甘氨酸参与。

144. ［答案］ABD

［考点］DNA 复制的酶

［解析］拓扑异构酶对 DNA 分子的作用是既能水解磷酸二酯键，又能连接磷酸二酯键，参与复制的起始、延长，复制末期母链 DNA 与新合成链也会互相缠绕，形成打结或连环，也需该酶的作用。DNA 分子是一边解链，一边复制，所以此酶在复制全过程中都是有作用的。拓扑异构酶Ⅰ催化反应时不需要 ATP，而拓扑异构酶Ⅱ在有或无 ATP 时催化不同的反应。

145. ［答案］AD

［考点］DNA 损伤修复

［解析］切除修复是细胞内最重要的修复机制，主要由 DNA 聚合酶Ⅰ及连接酶执行修复。在原核生物有时需要 UvrA、UvrB 及 UvrC 等蛋白，可能还需要解螺旋酶，但不需要 DNA 聚合酶Ⅲ及拓扑异构酶参与。

146. ［答案］ABCD

［考点］翻译后加工

［解析］翻译后加工包括：①高级结构的修饰，如：具有四级结构的蛋白质各亚基的聚合；结合蛋白的辅基连接等。②一级结构的修饰，如：除去N-甲酰基或N-蛋氨酸；个别氨基酸的修饰（脯氨酸及赖氨酸残基的羟化，丝氨酸、苏氨酸及酪氨酸残基的磷酸化，胱氨酸的生成）；水解修饰等。③蛋白质合成后的靶向输送。某些蛋白质合成后需穿过合成所在的细胞定向地到其他组织细胞去，这些蛋白质统称为分泌性蛋白。而蛋白质合成后，定向地到达其执行功能的目标地点，称为靶向输送。

147.［答案］ABD

［考点］癌基因的基本概念及活化的机制。抑癌基因的基本概念及作用机制

［解析］人们将存在于生物正常细胞基因组中的癌基因称为原癌基因或称细胞癌基因。它们的表达产物按其在细胞信号传递系统中的作用可分为：①细胞外的生长因子。②跨膜的生长因子受体。③细胞内信号传导体，当生长信号到达胞内后，借助一系列胞内信息传递体系，将信号由胞内传至核内，促进细胞生长。作为胞内信息传递体的癌基因产物包括：非受体酪氨酸激酶（非受体型蛋白酪氨酸激酶）、丝氨酸/苏氨酸激酶、ras蛋白及磷脂酶等。④核内转录因子，某些癌基因表达产物定位于核内，它们能与靶基因的顺式调控元件相结合直接调节靶基因的转录活性起到转录因子的作用。p53基因属抑癌基因，其表达产物为P53蛋白，野生型P53蛋白在维持细胞正常生长、抑制恶性增殖中起重要作用。故本题应选A、B、D。

148.［答案］BD

［考点］化生

［解析］骨化性肌炎多发生于创伤后，其形成机制不十分清楚，可能与局部纤维组织骨化生有关。膀胱鳞状细胞癌可能来源于膀胱移行上皮的鳞状上皮化生。

149.［答案］BC

［考点］心肌脂肪变性

［解析］慢性中毒缺氧可引起心肌脂肪变性，常累及左心室内膜下和乳头肌部位，形成红黄斑纹，称为虎斑心。

150.［答案］ABC

［考点］溃疡性结肠炎的病理表现

［解析］溃疡性结肠炎病变主要累及结肠黏膜和黏膜下层，为慢性炎症，多自直肠开始，可逆行向结肠近段发展，连续分布，可累及全结肠，甚至末段回肠。

151.［答案］ABD

［考点］卵巢浆液性囊腺癌

［解析］卵巢浆液性囊腺癌多见于中老年，肿瘤呈囊实性，呈乳头状结构，乳头被覆异型性明显的腺癌细胞，伴有间质浸润，常有砂粒体形成。

152.［答案］ACD

［考点］肺结核，慢性纤维空洞型肺结核的病变特点

［解析］慢性纤维空洞型肺结核的病变特点是在肺内形成一个或多个厚壁空洞，病变累及双侧肺组织。为开放性肺结核，传染他人的同时，引起肺内气道播散，导致干酪样肺炎。长期不愈，可导致肺组织的广泛纤维化，继发肺源性心脏病。

153.［答案］ABC

［考点］伤寒的并发症

［解析］伤寒的并发症包括中毒性心肌炎、肠穿孔、支气管肺炎。不发生化脓性胆囊炎。

154.［答案］ACD

［考点］缩窄性心包炎的体征

［解析］缩窄性心包炎是指心脏被致密厚实的纤维化或钙化心包所包围，使心室舒张期充盈受限而产生的一系列循环障碍的病征。所以体格检查时会出现脉压小、心尖搏动不明显、心浊音界不大和心脏听诊可闻及心包叩击音，因此除心尖搏动明显外，其余均属于缩窄性心包炎的体征。

155.［答案］ABCD

［考点］急性粟粒型肺结核的临床特点

［解析］急性粟粒型肺结核是血行播散型肺结核的一部分，可由原发型肺结核发展而来，但在成人大多由肺或肺外干酪样病灶破溃到血管引起；起病急，有全身中毒症状，常可并发结核性脑膜炎，X线显示肺内病灶细小如粟粒，均匀分布于两肺野。

156.［答案］AC

［考点］原发性肝癌的标记物

［解析］在排除妊娠、肝炎和生殖腺胚胎瘤的基础上，AFP检查诊断肝细胞癌的标准为：①AFP＞400ng/ml持续4周以上；②AFP在200ng/ml以上的中等水平持续8周以上；③AFP由低浓度逐渐升高不降。因此AFP≥500ng/L持续4周，对肝细胞癌有诊断意义，而不是AFP阳性即可诊断原发性肝癌。病毒性肝炎和肝硬化可有低浓度的AFP阳性。原发性胆管细胞癌或转移性肝癌时AFP不升高。

157.［答案］ABCD

［考点］肾病综合征的并发症

［解析］这是道记忆型题。感染、血栓栓塞、急性肾衰竭和蛋白质及脂肪代谢紊乱均为肾病综合征的并发症。

158.［答案］ABC

［考点］贫血的发病机制分类

［解析］贫血按照发病机制分类，可分成红细胞生成减少、红细胞破坏增多和失血三类。红细胞生成减少即造血不良性贫血，如再生障碍性贫血；红细胞破坏增多即溶血性贫血；失血引起失血性贫血。而小细胞低色素性贫血是按照红细胞的形态分类，缺铁性贫血、铁粒幼细胞性贫血等均为小细胞低色素性贫血。

159.［答案］AC

［考点］1型糖尿病与2型糖尿病的鉴别诊断

［解析］1型糖尿病可发生于任何年龄，但多发于青少年，临床特点是起病早，起病急，多饮、多尿、体重减轻等症状比较明显，易出现酮症酸中毒。1型糖尿病有一定的遗传易感性，但其遗传倾向不如2型糖尿病大。现认为其发病机制与自身免疫有关，主要病变是胰岛β细胞受到破坏。口服葡萄糖胰岛素释放曲线表现为基础胰岛素水平低于正常，葡萄糖刺激后胰岛素分泌曲线低平，而高峰后移是2型糖尿病的表现。

160.［答案］ABCD

［考点］乳腺脓肿的处理

［解析］乳腺脓肿形成时最有效的治疗是脓肿切口引流。为减少乳管损伤形成乳瘘，应做放射状切口；为使脓液引流充分，应将脓腔间隔打开，切口选在脓腔最低位并做对口引流，保证引流通畅、彻底。

161.［答案］ABCD

［考点］胆管癌的临床表现

［解析］发生于胆管的恶性肿瘤可以堵塞胆管，使胆汁排泄受阻，无法进入肠道因而出现黄疸、白陶土便。若肿瘤发生于胆囊管开口以下的肝外胆管，则不但出现肿瘤近端的胆总管扩张、增粗，同时还可因胆囊胆汁排泄受阻而出现胆囊肿大。

162.［答案］CD

［考点］肠梗阻与幽门梗阻的鉴别

［解析］反酸和呕吐宿食分别是十二指肠溃疡和胃幽门梗阻的主要症状，故不应出现在肠梗阻中。

163.［答案］ABCD

［考点］脾切除适应证

［解析］除外伤性脾破裂外，脾切除的适应证还包括血液系统疾病（如自体免疫性溶血性贫血和免疫性血小板减少性紫癜等）及脾功能亢进、脾本身疾病（如游走脾、脾囊肿、脾肿瘤、脾动脉瘤和脾脓肿等）。

164.［答案］ABD

［考点］手外伤

［解析］手外伤后，任何伤口，如无特殊原因，都应尽量一期闭合，仅给以包扎是不对的。此伤口骨断面外露，不能植皮。也不能去除部分指骨缝合伤口，这样会缩短拇指，影响功能。因此，应该用皮瓣移植，闭

合伤口。以邻指皮瓣为宜。

165. [**答案**] AB

[**考点**] 骨折的愈合

[**解析**] 股骨头的血运除来自圆韧带内血管的极小部分以外，均经过股骨颈部，股骨颈骨折内收型，骨折移位多，严重影响血运，骨折不愈合率和股骨头坏死率均高。胫骨中下 1/3 骨折截断了由胫骨中段进入下行的滋养动脉，骨折远段仅靠骨膜下小血管维持，血液供应明显减少，影响愈合。桡骨远端骨折和胫骨髁骨折均位于骨端，许多小血管从关节囊、韧带和肌腱附着处进入骨内，血运丰富，骨折愈合快。

模拟试卷（四）答案及精解

一、A 型题

1.［答案］C

［考点］细胞兴奋的条件

［解析］细胞兴奋即产生动作电位。动作电位产生的必要条件是细胞膜去极化达到阈值，也就是电压依赖性 Na^+ 通道开放形成正反馈。

2.［答案］B

［考点］横纹肌收缩的结构基础

［解析］粗肌丝主要由肌球蛋白构成，球形的头部向外伸出，形成横桥。细肌丝由 3 种蛋白构成，即肌动蛋白、原肌球蛋白和肌钙蛋白。静息期时肌钙蛋白与原肌球蛋白和肌动蛋白紧密相连，将原肌球蛋白保持在遮盖肌动蛋白上结合位点的位置；肌钙蛋白上有钙离子结合的位点，胞质内钙离子浓度升高时将促进肌钙蛋白发生构象变化，这种构象变化将导致暴露出肌动蛋白的结合位点，引发横桥与肌动蛋白的结合和肌肉收缩。故此与横桥直接结合的蛋白质为肌动蛋白，即应选 B。

3.［答案］A

［考点］ABO 血型的分型

［解析］ABO 血型是根据红细胞膜上是否存在凝集原 A 与凝集原 B 而分为四种血型。凡红细胞膜上只有 A 凝集原的为 A 型；只有 B 凝集原的为 B 型；A 和 B 两种凝集原都有的为 AB 型；两种凝集原都没有的为 O 型。不同血型的人的血清中所含的凝集素不同，但所含的凝集素都是不能对抗自身红细胞凝集原的。在 A 型血的血清中只含抗 B 凝集素；B 型血的血清中只含抗 A 凝集素；AB 型血清中一般没有抗 A 和抗 B 凝集素；O 型血的血清中则抗 A 和抗 B 凝集素都有。

4.［答案］B

［考点］心室肌兴奋时兴奋性的变化

［解析］心室肌细胞一次兴奋过程中，兴奋性发生一系列变化，首先是有效不应期（包括绝对不应期，和对刺激可以发生很小的局部反应的时期）、相对不应期和超常期。有效不应期约相当于从动作电位 0 期至复极至－60mV 的时期。其中，绝对不应期的原因是 Na^+ 通道已全部开放和失活（不能再开放），局部反应时期的原因是只有极少数 Na^+ 通道复活。有效不应期的大部分时间是动作电位 2 期占据的，因此，有效不应期的长短主要是由动作电位 2 期的长短决定的。

5.［答案］D

［考点］大动脉管壁弹性对动脉血压的影响

［解析］大动脉的弹性贮器作用，使心室的间断射血变为动脉内的连续血流，并使每个心动周期中动脉血压的波动幅度减小。老年人大动脉管壁硬化，主动脉的直径和容积增大，弹性减小，弹性贮器功能受损，因而每个心动周期中动脉血压的波动明显增大，即收缩压升高和舒张压降低，脉压增大。

6.［答案］D

［考点］肺通气阻力

［解析］本题中除选项 D 是错误的外，其余关于肺通气阻力的叙述都是正确的。平静呼吸时，弹性阻力是肺通气的主要阻力，约占总阻力的 70％；非弹性阻力约占总阻力的 30％。

7.［答案］C

［考点］O_2 和 CO_2 在血液中的运输

［解析］O_2 和 CO_2 在血液中运输都有溶解的和结合的两种形式。O_2 的结合形式是氧合血红蛋白，O_2 与 Hb 的结合反应快、可

逆、不需酶催化，但受 O_2 分压的影响。CO_2绝大部分进入红细胞内，以碳酸氢盐和氨基甲酸血红蛋白的形式运输，后一种形式结合时也无需酶的参与。

8.［答案］D

［考点］胃运动及其调节

［解析］人胃蠕动的频率约为每分钟 3 次。从胃的中部开始，初起时较小，在向幽门方向传播中，波的幅度和速度逐渐增加，接近幽门时明显增强。胃的蠕动受平滑肌的慢波节律控制，但慢波节律和动作电位的频率是受自主神经系统及体液因素调节的。胃蠕动具有混合、搅拌食物，并促进胃排空的作用。

9.［答案］D

［考点］胆汁分泌的调节

［解析］胆汁分泌受神经和体液因素的调节。迷走神经是反射性分泌的传出神经，它兴奋时可引起胆汁分泌增加，交感神经兴奋时胆汁分泌不增加；促胃液素和促胰液素均是刺激胆汁分泌的体液因素；在胆盐的肠肝循环中，返回肝的胆盐也有刺激胆汁分泌的作用。

10.［答案］C

［考点］肾小球滤过的动力

［解析］肾小球毛细血管上任何一点的滤过动力可用有效滤过压来表示。有效滤过压是指促进超滤的动力与对抗超滤的阻力之间的差值，即有效滤过压＝（肾小球毛细血管压＋囊内液胶体渗透压）－（血浆胶体渗透压＋肾小囊内压），其中肾小球毛细血管压是促进原尿生成的直接动力。

11.［答案］A

［考点］肾对 K^+ 的重吸收与分泌

［解析］小管液中的 K^+ 有 65％～70％在近端小管重吸收，25％～30％在髓袢重吸收，这些部位对 K^+ 的重吸收比例是比较固定的。远端小管和皮质集合管既能重吸收 K^+，也能分泌 K^+，并可接受多种因素的调节。醛固酮可以促进远曲小管通过 Na^+-K^+ 交换的形式促进 K^+ 的分泌。

12.［答案］D

［考点］血管升压素的分泌及其调节

［解析］血管升压素又称抗利尿激素，由下丘脑的细胞合成，通过其在神经垂体的轴突末梢释放。当血浆晶体渗透压升高和循环血量减少时，血管加压素分泌增加，作用于肾远曲小管和集合管的 V_2 受体，通过第二信使 cAMP 增加其对水的通透性，进而使水的重吸收增加。

13.［答案］D

［考点］电突触及其传递

［解析］电突触的结构基础是缝隙连接，突触间隙仅有 2～3nm，在突触间隙处，有沟通两侧细胞胞浆的水相通道，可允许带电离子通过。由于无突触前膜和后膜之分，传递一般是双向的。又由于这种通道的电阻低，局部电流容易通过，因而传递速度快，几乎没有潜伏期。

14.［答案］D

［考点］骨骼肌牵张反射的感受器

［解析］肌梭是骨骼肌牵张反射的感受器。肌梭囊内为梭内肌纤维，整个肌梭附着于梭外肌纤维上，并与其平行排列呈并联关系。梭内肌纤维的收缩成分位于纤维的两端，感受装置位于中间部，两者呈串联关系。由于肌梭是感受骨骼肌长度变化的，因此，当骨骼肌受到牵拉时，梭外肌与梭内肌同时受到牵拉，引起牵张反射。γ 纤维传出纤维支配梭内肌的收缩成分，当其传出冲动减少时，梭内肌紧张性降低，只能引起肌梭感受器的敏感性降低。

15.［答案］C

［考点］生长激素的生理功能

［解析］生长激素的生理作用包括促进生长和促进代谢两个方面。促进生长是通过促进骨、软骨、肌肉以及其他组织细胞分裂增殖，蛋白质合成增加。促进代谢则表现为促进蛋白质合成、脂肪分解；减少葡萄糖的消耗，升高血糖。但其对神经系统的发育没有明显影响。

16.［答案］A

［考点］肾上腺皮质激素的功能

［解析］肾上腺皮质激素可分为三大类：糖皮质激素、盐皮质激素和性激素。糖皮质激素能增强血管平滑肌对儿茶酚胺的敏感性，有利于提高血管的张力和维持血压。盐皮质激素使肾远曲小管和集合管保 Na^+、保水和排 K^+。肾上腺皮质功能降低时，糖皮质激素和盐皮质激素分泌减少，血 Na^+ 浓度降低，血 K^+ 浓度升高，血容量减少，血压降低。严重时，可引起死亡。

17.［答案］B

［考点］氨基酸的理化性质

［解析］在 pH 7.0 的溶液中，氨基酸需游离成负离子才能泳向正极，只有那些等电点的 pH 小于 7.0 的氨基酸，此时恰处碱性环境，则其碱性基团游离被抑制，因而呈现酸性基团-羧基游离成负离子。本题选项中赖氨酸为碱性氨基酸，其等电点均远大于 pH 7.0，游离成正离子，而异亮氨酸、谷氨酰胺及天冬氨酸的等电点均低于 pH 7.0，则游离成负离子，其中天冬氨酸为酸性氨基酸，其等电点 pH 最小，在 pH 7.0 的溶液中其游离程度最大，所以带负电荷最多，另外其分子量也最小，故在同一电场中泳向正极的速度最快，故应选 B。

18.［答案］C

［考点］蛋白质的理化性质

［解析］蛋白质变性是指在某些理化因素作用下，使蛋白质分子的特定空间构象被破坏，从而导致其理化性质的改变及生物学活性的丧失，一般认为蛋白质变性主要发生次级键和二硫键的破坏，不涉及肽键断裂等一级结构的破坏，亚基解聚属空间结构破坏，只有具四级结构的蛋白质才有亚基，因此最佳选择是 C。

19.［答案］D

［考点］核酸的结构

［解析］核酸的双螺旋结构现已发现有 B-DNA、A-DNA 及 Z-DNA 三种类型，前二者均为右手螺旋，而 Z-DNA 则为左手螺旋。B-DNA 是 DNA 在溶液中最常见的构象，一般对双螺旋结构特点的描述都是对 B-DNA。在双螺旋结构中亲水的脱氧核糖基和磷酸基骨架位于双链外侧，碱基位于内侧，两链碱基间以氢键（次级键）相连。AT 间形成两个氢键，GC 间形成三个氢键，故 D 是不正确的。螺旋每旋转一周包含了 10 对碱基。

20.［答案］C

［考点］糖异生

［解析］当肌糖原分解时，在糖原磷酸化酶作用下进行磷酸解，生成 1-磷酸葡萄糖，在糖链分支处再经脱支酶作用，产生葡萄糖，而最终产物中约 85％为 1-磷酸葡萄糖，仅 15％为葡萄糖。这样大量的 1-磷酸葡萄糖需转变为 6-磷酸葡萄糖，后者再经葡萄糖-6-磷酸酶催化水解脱磷酸而生成葡萄糖。因葡萄糖-6-磷酸酶只存在于肝，肌肉中缺乏此酶，故肌糖原分解绝大部分不产生葡萄糖，无法直接补充血糖，故应选 C。

21.［答案］D

［考点］糖有氧氧化过程，酮体的生成，物质代谢的相互联系

［解析］草酰乙酸与乙酰 CoA 经柠檬酸合酶催化缩合成柠檬酸。苹果酸经苹果酸脱氢酶催化脱氢氧化转变成草酰乙酸，反之草酰乙酸可加氢还原成苹果酸。草酰乙酸经氨基化则转变成天冬氨酸。而乙酰乙酸是酮体之一，它是先由两分子乙酰 CoA 缩合成乙酰乙酰 CoA，然后再与乙酰 CoA 缩合成 HMG-CoA（羟甲基戊二酸单酰 CoA），后者经 HMG-CoA 裂解酶催化裂解转变生成乙酰乙酸和乙酰 CoA，其生成过程与草酰乙酸无关。故本题应选 D。

22.［答案］B

［考点］氧化磷酸化

［解析］甲状腺激素是调节氧化磷酸化的重要激素，它能诱导 Na^+,K^+-ATP 酶的生成，促使 ATP 加速分解为 ADP 和 Pi，

ADP 增多又可促进氧化磷酸化；另外 T_3 还可使解耦联蛋白基因表达增加，致使氧化磷酸化解耦联，造成耗氧量及产热量均增加。

23.［答案］B

［考点］影响氧化磷酸化的因素

［解析］CO 和 H_2S 是呼吸链的抑制剂，它们抑制细胞色素 C 氧化酶（Cyt aa_3），使电子不能传递给氧，致使呼吸链的电子传递被阻断，从而造成细胞内呼吸停止，与此相关的生命活动停止。

24.［答案］A

［考点］嘌呤的合成原料

［解析］参与嘌呤环合成的有谷氨酰胺、天冬氨酸、甘氨酸、一碳单位及 CO_2 等，其环中第 4、第 5 位碳及第 7 位氮是由甘氨酸提供的。第 3、9 位氮是由谷氨酰胺提供的，第 1 位氮是由天冬氨酸提供的，第 2、8 位碳来自一碳单位，第 6 位碳来自 CO_2。

25.［答案］A

［考点］遗传密码

［解析］在 64 个密码子中，61 个密码子分别代表 20 种氨基酸，还有 3 个密码子不代表任何氨基酸，为肽链的终止信号，称为终止密码子，它们是 UAA、UAG、UGA。

26.［答案］B

［考点］蛋白质生物合成过程

［解析］原核生物的翻译起始因子为 IF，有三种即 IF_1、IF_2、IF_3 等，其中 IF_2 具有促进 30S 亚基与甲酰蛋氨酰-tRNA 结合的作用，并具有 GTP 酶活性，故应选 B。真核生物的翻译起始因子才称为 eIF，它又分为多种如 eIF_1、eIF_2 等。

27.［答案］D

［考点］肝生物转化的类型

［解析］当多种醇、酚或芳香胺类与硫酸进行结合转化时，其活性硫酸供体是 3′-磷酸腺苷-5-磷酸硫酸，简写为 PAPS。其他 Cys 为半胱氨酸，Met 为蛋氨酸（甲硫氨酸），为含硫氨基酸；SAM 为 S-腺苷蛋氨酸，是由蛋氨酸转变生成的。含硫氨基酸在体内氧化分解可产生硫酸。

28.［答案］C

［考点］癌基因的基本概念

［解析］ras 癌基因族包括：H-ras、K-ras、N-ras，他们有相似的结构，所编码的蛋白质都是 P21，位于细胞质膜内面，P21 与 G 蛋白功能类似，如能与 GTP 结合，有 GTP 酶活性，并参与 cAMP 水平的调节。

29.［答案］D

［考点］纤维素样坏死

［解析］纤维素样坏死可发生于风湿病、恶性高血压、结节性多动脉炎，但不发生在动脉粥样硬化。

30.［答案］C

［考点］增生

［解析］增生分为生理性增生、病理性增生。还可以分为内分泌性增生、炎症性增生、肿瘤性增生等。地方性甲状腺肿、乳腺增生症、前列腺增生症、子宫内膜增生症都属于内分泌性增生，而肝细胞结节状增生多属于炎症性增生的范畴。

31.［答案］D

［考点］梗死

［解析］由于血液供应缺少甚至断绝而引起的坏死称为梗死。梗死多由动脉阻塞引起，动脉阻塞多由于血栓形成引起，在梗死形成中动脉痉挛起到促进作用，而有效的侧支循环的建立可防止梗死发生。由于肝有门静脉和肝动脉双重血液供应，因此，左肝动脉阻塞不引起肝左叶梗死。

32.［答案］B

［考点］纤维素性炎

［解析］纤维素性炎易发生于黏膜、浆膜和肺组织，发生于黏膜者由渗出的纤维蛋白、坏死组织和中性粒细胞共同形成假膜，又称为假膜性炎。

33.［答案］A

［考点］风湿病的病理改变

［解析］风湿病的三期为变质渗出期、增生期和纤维化期，其相应病理变化的特点

依次是纤维素样坏死形成、阿少夫小体形成和梭形瘢痕形成。

34.［答案］C

［考点］食管癌

［解析］该患者肿瘤的形态符合食管癌（溃疡型）。由于绝大多数食管癌是鳞癌，因此，最可能是食管鳞状细胞癌。

35.［答案］C

［考点］非霍奇金淋巴瘤

［解析］结外 NK/T 细胞淋巴瘤的特点是肿瘤来源于 NK 细胞或 T 细胞，肿瘤常累及鼻腔，引起溃疡、出血，活检组织坏死严重，残存的活组织内可见体积不同的肿瘤细胞，这些肿瘤细胞表达 T 细胞标志 CD3，或表达 NK 细胞标志 CD56。而颈部淋巴结肿大显著不是结外 NK/T 细胞淋巴瘤的特点。

36.［答案］C

［考点］微小病变性肾小球病

［解析］微小病变性肾小球病是引起儿童肾病综合征的常见原因，其特征性病变是电镜下弥漫性肾小球脏层上皮细胞足突消失。但光镜下肾小球结构基本正常。

37.［答案］C

［考点］肿瘤，畸胎瘤

［解析］畸胎瘤好发于卵巢、睾丸或体内中线部位。肿瘤起源于原始生殖细胞，而不是生发上皮。肿瘤由两个胚层以上的组织构成，多呈囊性，囊内充满油脂、毛发、骨或软骨甚至牙齿。

38.［答案］A

［考点］前列腺癌的病理改变

［解析］国人前列腺癌的发病率处在上升趋势。临床上前列腺特异性抗原和前列腺酸性磷酸酶血清值升高是前列腺癌的重要临床标志，需要进行前列腺穿刺检查。在病理学检查时，前列腺癌可以分化较好，形成腺体结构；也可以分化差，形成条索或实性巢片结构。分化较好的前列腺癌的腺体与正常的前列腺腺体比较，正常的前列腺腺体由双层的腺上皮构成，内层为柱状腺上皮细胞，外层为扁平的基底细胞；而前列腺癌腺体由单层的腺上皮构成，外层基底细胞缺失。

39.［答案］B

［考点］细菌性痢疾

［解析］中毒性痢疾多见于儿童，其肠道病变为滤泡性肠炎，表现为淋巴滤泡的增生，属于增生性炎。

40.［答案］A

［考点］甲状腺癌的病理

［解析］甲状腺癌组织学类型可分为乳头状癌、滤泡癌、髓样癌和未分化癌。乳头状癌光镜下可见乳头分支多，乳头中心有纤维血管间质，间质内常见呈同心圆状的钙化小体，即砂粒体，有助于诊断。

41.［答案］A

［考点］主动脉瓣狭窄的体征

［解析］主动脉瓣开放受限，即为主动脉瓣狭窄。体征包括：①心界：正常或轻度向左下扩大，心尖部可触及收缩期抬举样搏动；②心音：第一心音正常，严重狭窄者主动脉瓣第二心音成分减弱或消失，并可出现逆分裂，心尖部可闻及第四心音，系心房加强收缩所致。③心脏杂音：在主动脉瓣听诊区可闻及 3/6 级以上收缩期杂音，粗糙，喷射性，向颈部传导，并可在主动脉瓣区触及收缩期震颤。所以答案是 A。

42.［答案］B

［考点］肺部听诊

［解析］肺部听诊发现固定性湿啰音，且为大水泡音见于支气管扩张。其余（支气管哮喘和慢性支气管炎、肺气肿及支气管肺癌）均为非固定性湿啰音。

43.［答案］C

［考点］劳力性心绞痛的临床特点

［解析］劳力性心绞痛可靠典型的临床症状来确诊，系心肌需氧超过冠状动脉对心肌的供氧能力而引起的一过性心肌缺血、缺氧，发生以发作性胸痛为主要临床症状。典型劳力性心绞痛应符合以下 5 个特点：①疼痛部位在胸骨体上、中段或心前区，手掌大

小范围，可放射至左臂、左肩、颈部、咽部或下颌部；②痛呈钝痛性质如压迫感、憋闷感；③痛持续时间 3～5 分钟，一般不超过 30 分钟；④诱发因素为劳力或情绪激动的当时，而非过后；⑤缓解方法为经休息或舌下含硝酸甘油 5 分钟内缓解。所以答案是 C。

44.［答案］B

［考点］感染性心内膜炎的临床表现

［解析］感染性心内膜炎系微生物感染心脏内膜或大动脉内膜而伴赘生物形成。临床主要表现为发热、脾大、贫血和栓塞现象。周围体征有皮肤黏膜瘀点、Osler 结节等，它们是微血管炎或微血栓所致，病程长者可见有杵状指。而环形红斑是风湿病渗出性皮肤损害的一种体征，不是感染性心内膜炎的临床表现。

45.［答案］D

［考点］心房颤动的治疗

［解析］持续性心房颤动自发转复为窦性心律可能性小，它常发生于原有心血管疾病者如风心病、心肌病、高血压性心脏病等，其临床症状的轻重受心室率快慢的影响，心室率快时可影响心功能，使心排血量减少 25%以上，诱发心力衰竭，故对其治疗的目标是控制心室率，而洋地黄制剂有兴奋迷走神经作用及延长房室结不应期，可达到减慢心室率的作用。

46.［答案］C

［考点］支气管哮喘的并发症

［解析］支气管哮喘的并发症之一即为自发性气胸，常由剧烈咳嗽等诱发，伴气急、胸闷、大汗、呼吸困难、烦躁不安等症状，此时应考虑到自发性气胸的可能性。哮喘大发作时多有感染、吸入过敏原等诱因，急性左心衰竭多有心脏病史，伴咳泡沫痰、端坐呼吸等症状，胸膜炎很少会有急性发作的呼吸困难。

47.［答案］C

［考点］胸腔积液病因的诊断

［解析］该青年女性患者午后有低热、盗汗、乏力等结核中毒症状，有干咳和右胸不适，胸部 X 线片示右侧胸腔中等量积液，所以临床考虑结核性胸腔积液的可能性大。此时抽胸腔积液对诊断和鉴别诊断均有意义，比其他各项检查（胸部 CT、红细胞沉降率及 PPD 试验和痰找结核菌）意义更大。

48.［答案］D

［考点］克罗恩病的诊断

［解析］该青年男性患者慢性病程，从病史和结肠镜检查结果看均符合克罗恩病的诊断，而肠结核虽有腹痛、腹泻伴低热，但常便秘与腹泻交替，病理呈干酪样病变，肠伤寒呈稽留热，溃疡性结肠炎一般不发热，病理表现亦异。因此答案是 D。

49.［答案］D

［考点］有机磷中毒的临床表现

［解析］急性有机磷杀虫药对人畜的毒性主要是对乙酰胆碱酯酶的抑制，引起乙酰胆碱蓄积，使胆碱能神经受到持续冲动，包括交感和副交感节前纤维，副交感神经的节后纤维，支配汗腺、骨骼肌血管的小部分交感神经节后纤维，及躯体运动神经末梢，导致先兴奋后衰竭的一系列的毒蕈碱样、烟碱样和中枢神经系统等症状，故有机磷中毒时可出现消化道运动增强，腹痛、腹泻和汗腺分泌增加，瞳孔缩小，视物模糊及肌肉震颤等，不会出现皮肤干燥和无汗。

50.［答案］C

［考点］蛋白尿

［解析］当血中 β_2 微球蛋白不增高而尿中增加时，说明是肾小管性蛋白尿，即肾小球滤出的 β_2 微球蛋白不能全部被肾小管重吸收，从而引起肾小管性蛋白尿，正常人是会被肾小管全部吸收的。

51.［答案］B

［考点］溶血性贫血的实验室检查

［解析］溶血性贫血是由于红细胞破坏过多引起的一种贫血性疾病。血中非结合胆红素增高，而不是结合胆红素增高，因为非结合胆红素不能被肾小球滤过，所以尿胆红

素应为阴性，而不是阳性。尿 Rous 试验阳性提示有血管内溶血，所以答案是 B。

52. [答案] C

[考点] 1 型糖尿病和 2 型糖尿病的鉴别

[解析] 1 型糖尿病一般发病年龄较轻，对胰岛素敏感，易发生酮症酸中毒；2 型糖尿病一般发病年龄较大，对胰岛素敏感性差，不易发生酮症酸中毒。但以上均不能作为鉴别 1 型糖尿病和 2 型糖尿病的主要依据，1 型糖尿病也可在成年后发病，2 型糖尿病治疗不及时或病变晚期时也可并发酮症酸中毒。两种糖尿病主要的区别在于胰岛素基础水平与释放曲线不同，1 型糖尿病表现为基础胰岛素水平低下，胰岛素释放曲线平直；2 型糖尿病基础胰岛素水平一般正常，胰岛素释放曲线表现为高峰延迟。

53. [答案] B

[考点] 妊娠 T1 期甲亢的治疗

[解析] 妊娠期甲状腺功能亢进症的治疗原则是在妊娠期及产后在力争对母亲及胎儿无影响的条件下，使甲状腺功能恢复正常。自妊娠 12～14 周起，胎儿甲状腺有聚碘功能，因此禁用放射性碘治疗；普萘洛尔（心得安）可使子宫持续收缩而引起胎盘和胎儿发育不良，应慎用或不用。故妊娠期甲状腺功能亢进症主要选择内科药物治疗，妊娠 T1 期首选丙硫氧嘧啶，药物剂量不宜过大，而甲巯咪唑（他巴唑）的致畸作用已经有明确报告。但 T2、T3 期、哺乳期首选甲巯咪唑（他巴唑），因为丙硫氧嘧啶致急性重型肝炎已经有报告。

54. [答案] D

[考点] 风湿性疾病的自身抗体检查

[解析] 自身抗体检查对风湿性疾病的诊断有重要价值。系统性红斑狼疮患者抗 dsDNA 抗体的特异性为 95％，敏感性 70％，对确诊 SLE 和判断 SLE 活动性有重要价值。

55. [答案] B

[考点] 类风湿关节炎的临床表现

[解析] 类风湿关节炎是常见的自身免疫性疾病，可有明显而持久的晨僵，受累关节多呈对称性、持续性，凡受累关节均可肿胀，但关节结构破坏一经出现很难逆转。

56. [答案] B

[考点] 低血容量的外科治疗原则

[解析] 此患者急性呕血 800ml，血压 80/54mmHg，脉搏 128 次/分，表明出现了低血容量性休克，应给予止血、抗休克治疗；强心药和升压药的应用均是对症治疗，不解决根本问题；胃镜检查和血管造影检查必须在休克控制后才能实施。

57. [答案] C

[考点] 破伤风的治疗

[解析] 破伤风的临床治疗中抗毒素的应用非常重要，抗毒素可以中和游离的毒素；早期应用有效，一旦毒素与神经组织结合，则难奏效。

58. [答案] B

[考点] 体表肿瘤

[解析] 体表肿瘤是指来源于皮肤、皮肤附件、皮下组织等浅表软组织的肿瘤。四个备选项中易发生恶变的是交界痣。此为黑痣的一种，痣细胞位于基底细胞层向表皮下延伸，局部扁平，色素较深，痣细胞受激惹（如外伤、感染等）后易恶变，多位于手、足等易受外伤处。皮肤乳头状疣与皮肤乳头状瘤不同，前者非真性肿瘤，多由病毒所致，有时可自行脱落，皮肤乳头状瘤是表皮乳头样结构的上皮增生，同时向表皮下乳头状伸延，易恶变为皮肤癌。

59. [答案] D

[考点] 麻醉前用药的选择

[解析] 麻醉前用药的目的包括消除患者紧张心情，提高患者的痛阈，抑制呼吸道腺体的分泌，消除因手术及麻醉引起的不良反射。麻醉前用药并不能缩短手术时间。

60. [答案] B

[考点] 甲状腺手术并发症

[解析] 甲状腺手术后声音嘶哑是由于喉返神经的损伤，使声带内收肌或外展肌瘫

痪，声带运动失控。

61.［答案］C

［考点］乳腺癌的临床表现

［解析］橘皮样变是由于乳房皮下淋巴管被肿瘤细胞堵塞，引起淋巴回流障碍，真皮水肿所致；乳头内陷是由于肿瘤侵犯乳管使之缩短而引起；乳腺癌局部广泛侵犯，致使胸壁皮肤变硬，被称为铠甲状胸壁。只有乳腺癌侵犯乳房悬韧带（Cooper 韧带），才使肿瘤表面皮肤凹陷。

62.［答案］A

［考点］肠梗阻的诊断

［解析］急性小肠扭转多见于青壮年，常有饱食后剧烈活动等诱发因素，表现为突然发作剧烈腹痛，常为持续性疼痛阵发性加重，腹痛位于脐周，呕吐频繁，腹胀不显著或者某一部位明显。病程发展可以出现休克。

63.［答案］B

［考点］直肠肛管疾病的检查

［解析］便血时，直肠指检和镜检是必须进行的检查，简单易行；尤其是便鲜血、血与便不混，说明大便是在成形后排便前或排便时沾染的血，提示病变位置低，可能位于直肠及肛管。因此，此患者首选肛门直肠指检及直肠镜检查。大便常规镜检只能证实出血，对此患者无意义；乙状结肠镜、纤维结肠镜、钡灌肠等检查可以作为后续的检查，不是首选。

64.［答案］B

［考点］盆腔脓肿的诊断

［解析］此患者因阑尾穿孔手术，所溢出的细菌毒素及炎性渗出物容易聚集在腹腔最低位形成盆腔脓肿。结合病史、临床表现和直肠指诊所见符合盆腔脓肿诊断。

65.［答案］C

［考点］急性胆管炎的临床表现

［解析］急性胆管炎的 Charcot 三联征是指：患者先出现腹痛，继而出现感染的全身表现（寒战高热），进一步随着胆汁的排出不畅而出现黄疸。

66.［答案］C

［考点］骨折并发症

［解析］肱骨髁上骨折伸直型常见，且并发症较多，血管神经损伤均可发生，属于早期并发症。骨折时桡侧移位且复位不满意，有可能伤及肱骨外髁骨骺，出现肘外翻畸形的晚期并发症。

67.［答案］D

［考点］急性血源性骨髓炎的鉴别

［解析］早期急性血源性骨髓炎与软组织炎症的鉴别，主要依靠症状和体征，必要时做局部分层穿刺。X 线片一般发病 2 周内尚无异常发现。不能作为早期鉴别的依据。

68.［答案］A　69.［答案］D

［考点］肺部查体和原发型肺结核的临床表现

［解析］该年轻男性患者低热、咳嗽伴食欲减退、消瘦，胸部 X 线片显示肺实质病变，为肺实变影，因而查体时最可能会出现右中肺野叩诊稍浊，可有湿啰音和支气管肺泡呼吸音等，由于肺容积没有变化，所以气管不会移位。患者有低热、消瘦、咳嗽等结核中毒症状，结合胸部 X 线片最可能的诊断是原发型肺结核，确诊肺结核最重要的方法是找到病原菌，即痰抗酸杆菌检查，其余诊断和检查方法均不正确。

70.［答案］A　71.［答案］C

72.［答案］A

［考点］胸腔积液的诊断和治疗

［解析］该中年男性患者缓慢起病，有低热、消瘦、盗汗等结核中毒症状，有肺结核病史，近来渐进性心悸、气短加重，体检和超声提示为典型的胸腔积液，分析胸腔积液的发病率在我国目前最多见的是结核性的，且患者发病过程、临床表现都支持结核，该患者还有肺结核病史。由病毒性感染所致的胸腔积液少见，积液量少，常可自愈；化脓性的胸腔积液患者一般起病急，高热，全身中毒症状明显，病情较严重；肿瘤性胸腔积液有时不易与结核性区别，但肿瘤

多见于老年人，故该患者首先考虑结核性。为进一步确诊，最有意义的检查是胸腔穿刺抽液，对积液进行常规、生化、细菌学、免疫学、细胞病理学等检查，其余检查的诊断意义均较小。由于该患者右侧胸腔为结核性，所以最主要治疗是抗结核治疗，其余除可以采用对症治疗外，均不是针对结核的治疗，但对症治疗也不是最主要的治疗。

73.［答案］B　74.［答案］A

75.［答案］C

［考点］心包积液的诊断和心脏压塞

［解析］该中年女性患者急性病程，有胸闷气短，心浊音界向两侧扩大，心音减弱，因此考虑为心包积液，超声心动图是最有效的诊断方法，其余方法（心电图、胸部X线片和血气分析）均不是最有效的诊断方法。若要确诊可做心包穿刺，不仅可以证明是心包积液，而且可以通过化验检查以确定积液的性质，其余检查（血常规＋红细胞沉降率、PPD试验和病毒抗体筛查）均不能确定诊断。患者2天来的病情变化提示心包积液量迅速增加，出现心脏压塞的症状和体征，因此病情加重的原因最可能是心脏压塞。

76.［答案］C　77.［答案］B

［考点］上消化道出血的病因和处理

［解析］该青年男性患者以急性上消化道出血来诊，根据既往有慢性间断发作的节律性上腹痛病史5年，1周前又犯，无肝病史，结合查体所见，该患者出血最可能的病因是消化性溃疡。临床虽然有低血容量的表现如头晕、心悸等，但意识清楚，血压正常（108/70mmHg），脉率96次/分，仍在正常范围（60～100次/分），尚未出现休克，虽然补充血容量是重要的，但此时最重要的处理是急诊内镜，既可明确病因，又可立即给予止血治疗，制止继续出血，防止休克的发生。

78.［答案］A　79.［答案］B

80.［答案］D

［考点］原发性肝癌的诊断

［解析］该老年男性患者有乙型肝炎后肝硬化，近2周出现肝区胀痛、低热、消瘦和黄疸，为了解腹部（特别是肝脏）病变情况，应首选腹部B超，简便易行，而且价格便宜，其余检查（腹部CT、腹部MRI和放射性核素肝扫描）均不首选。肝炎后肝硬化患者有上述症状，又有肝大、质硬和表面不光滑，因此最可能的诊断是原发性肝癌，其余诊断（Budd-Chiari综合征、肝脓肿和肝血管瘤）均不支持。化验AFP对原发性肝癌的诊断最有意义，阳性率达70%。在排除妊娠和生殖腺胚胎瘤的基础上，AFP＞400μg/L为诊断肝癌的条件之一。对逐渐升高不降或AFP＞200μg/L，持续8周，应结合影像学及肝功能变化作综合分析或动态观察。

81.［答案］D　82.［答案］B

83.［答案］A

［考点］肾病综合征的诊断

［解析］该青年男性患者有全身水肿，尿蛋白＞3.5g/d，血浆白蛋白＜30g/L，符合肾病综合征的诊断标准，其中的尿蛋白＞3.5g/d及血浆白蛋白＜30g/L为诊断所必需。肾病综合征有多种不同病理类型，其临床特征和治疗方法亦异，为判断其病理类型和有利于治疗，最有意义的检查是肾活检，其余检查（腹部B超、腹部CT和肾图）均意义较小。

84.［答案］B　85.［答案］C

86.［答案］D

［考点］再生障碍性贫血的诊断和治疗

［解析］该中年男性患者的血红蛋白、白细胞和血小板均减少，呈现全血细胞减少，白细胞分类计数示淋巴细胞比例增高，骨髓虽然增生活跃，但淋巴细胞、浆细胞和组织嗜碱细胞等非造血细胞比例增高，巨核细胞明显减少，所以最可能的诊断是再生障碍性贫血，其余三种疾病（巨幼细胞贫血、阵发性睡眠性血红蛋白尿和多发性骨髓瘤）虽然也可有全血细胞减少，但骨髓检查结果均不支持。该患者再生障碍性贫血属于慢

性，首选治疗是雄性激素，可促进骨髓造血，而叶酸和维生素 B_{12} 是用于治疗巨幼细胞贫血，MP 方案化疗用于多发性骨髓瘤的治疗，碳酸氢钠用于阵发性睡眠性血红蛋白尿的治疗。治疗最难恢复的是血小板，其余（血红蛋白、网织红细胞和白细胞）还有可能恢复。

87.［答案］A　88.［答案］D

89.［答案］D

［考点］库欣病的诊断和治疗

［解析］该青年男性患者以肥胖和血压增高为主诉来诊，查体除有血压升高外，还有向心性肥胖和皮肤紫纹，符合库欣综合征（库欣综合征）的诊断，该病又称皮质醇增多症，是各种原因所致肾上腺皮质激素特别是皮质醇分泌增多引起的临床综合征，以向心性肥胖、多血质、皮肤紫纹、高血压等为主要临床表现。库欣病是库欣综合征中的一种，是由垂体微腺瘤引起，由于该患者头颅 CT 发现垂体有微腺瘤，所以其最可能的临床诊断是库欣病，而肾上腺皮质腺瘤、肾上腺皮质癌、异位 ACTH 综合征都不会发现垂体有微腺瘤。由于库欣病属于库欣综合征，所以其化验结果可以有血皮质醇升高，血皮质醇昼夜节律消失和尿皮质醇升高，而不会有尿儿茶酚胺升高，尿儿茶酚胺升高是见于原发性醛固酮增多症。经蝶窦切除垂体微腺瘤是该患者最佳的治疗方法，一般不采用双侧肾上腺切除或一侧肾上腺全切除＋垂体外照射治疗，而垂体外照射一般用于病情较轻者及儿童病例。

90.［答案］B　91.［答案］A

92.［答案］B

［考点］干燥综合征的临床表现和诊断

［解析］该中年女性患者呈慢性病程，口干、乏力，口腔多发龋齿，多个残留黑色牙根，全身多个淋巴结肿大，ESR 增快（89mm/h），γ 球蛋白增高，ANA 阳性，抗 SSA 抗体阳性，支持干燥综合征的诊断，虽然 ANA 阳性，但不支持系统性红斑狼疮诊断，病毒性肝炎和多发性肌炎也不支持。唇腺病理检查对干燥综合征的诊断有帮助，而抗 dsDNA 抗体则有助于系统性红斑狼疮诊断，肝炎病毒相关检查则有助于病毒性肝炎的诊断，血清肌酶谱则有助于多发性肌炎的诊断。干燥综合征易累及远端肾小管，引起Ⅰ型肾小管酸中毒。

93.［答案］B　94.［答案］D

95.［答案］C

［考点］烧伤的治疗

［解析］大面积烧伤后，由于体液大量渗出，可迅速发生休克，为低血容量性休克。烧伤后第一个 24 小时补液量计算公式是：烧伤面积（Ⅱ°、Ⅲ°）×体重×1.5＋2000ml，故此患者应补液（10＋30）×60×1.5＋2000＝5600ml。其中胶体（血浆）和电解质液（平衡盐液）的比例为 0.5∶1，广泛深度烧伤者可 0.75∶0.75。烧伤患者情况稳定后，应争取早期手术切除焦痂或削痂，并植皮。由于烧伤面积大，自体皮供应不足可分期进行，并可植异体皮嵌入自体皮。

96.［答案］C　97.［答案］D

98.［答案］B

［考点］胸部外伤的诊断与处理

［解析］患者从高处跌落，胸壁外伤、肋骨骨折疼痛、呼吸运动减弱、胸壁软化浮动，并引起胸壁矛盾运动、纵隔扑动，进而引起静脉回流障碍，这些都是造成患者呼吸困难的重要原因，精神过度紧张不是造成患者呼吸困难的重要原因。患者 4、5、6 肋各有两处骨折，此时应该采取的急诊处理是胸壁包扎固定、止痛。2 小时后患者呼吸困难加重，咳嗽，颈、胸部出现皮下气肿，左侧呼吸音消失，胸片显示左肺被压缩约 85%，发生了张力性气胸，此时应行胸腔闭式引流。闭式引流装置可连接负压引流瓶，以利加快气体排除，促使肺膨胀。

99.［答案］D　100.［答案］A

［考点］腹股沟疝的诊断和治疗

［解析］老年人，有前列腺增生史，排

尿困难，腹内压增高，右腹股沟出现可复性肿块，应考虑是腹股沟直疝。直疝是由直疝三角突出的球形肿块，不进入阴囊，疝囊颈宽大，在腹壁下动脉内侧，疝囊在精索的后内侧，与经内环突出的斜疝不同，还纳后压住内环仍可突出。直疝须修补腹壁的薄弱区，故前三备选项均可用。Ferguson 法加强腹股沟管前壁，Bassini 法加强后壁，但有缝合张力大、组织愈合差、手术部位有牵扯疼痛等缺点，有一定的复发率。近年来主张无张力疝修补术，利用人工合成网片，在无张力情况下进行修补，克服了传统修补术的缺点。且下床早，恢复快，故选用此为宜。但人工材料毕竟是异物，有潜在排异及感染的危险，应慎用。

101.［答案］A　102.［答案］C

103.［答案］D

［考点］胆道感染的诊断与鉴别诊断

［解析］中年女性，右上腹痛，同时向右肩部放射，此为胆囊疾病的典型表现。阑尾炎表现为右下腹痛。十二指肠溃疡穿孔表现为突发上腹部疼痛，迅速波及全腹。急性胰腺炎表现为中上腹痛，伴向腰背部放射。患者虽经治疗病情未缓解，出现腹部压痛、反跳痛、肌紧张等体征，结合高热症状，诊断为胆囊疾病合并穿孔。病情进一步加重，出现黄疸，是胆囊结石进入肝总管并堵塞远端，导致胆红素排泄障碍所致，为梗阻性黄疸。

104.［答案］D　105.［答案］C

106.［答案］B

［考点］泌尿系结核的诊断

［解析］青壮年男性，慢性膀胱刺激征，一般抗炎无效，有米汤样尿和终末血尿，应考虑是肾结核。为进一步确诊还应作 KUB 和 IVU，了解双肾功能情况及全尿路形态变化；尿细菌学检查找到结核菌对诊断有决定意义；B 超对中晚期结核可初步确定病变部位、有无对侧肾积水及有无膀胱挛缩；尿细胞学检无意义。现排尿 30 余次/日，说明已有膀胱挛缩。

107.［答案］D　108.［答案］B

［考点］骨折并发症及处理

［解析］患者青年男性，小腿骨折病史，患者目前出现小腿肿胀，且伴有神经血管受压的明显表现，可能出现的严重并发症为骨筋膜室综合征。静脉血栓时患侧肢体远端肿胀，对足背动脉没有影响。脂肪栓塞患者多出现呼吸困难等表现。神经及血管损伤都是单一表现，不会有剧痛。骨筋膜室综合征的有效治疗是早期切开减压，如果切开不及时，晚期可导致缺血性肌挛缩。

109.［答案］C　110.［答案］D

［考点］腰椎间盘突出症的诊断和治疗

［解析］壮年男性，多年来腰痛伴双下肢坐骨神经痛，应考虑腰椎间盘突出症可能。10 天前腰受外力后症状加重，出现鞍区麻木及排尿困难，检查腰活动受限，直腿抬高试验及加强试验阳性，均符合腰椎间盘突出症。出现排尿困难及鞍区麻木的原因是突出间盘压迫了马尾神经所致。腰椎间盘突出症出现马尾神经受压是手术治疗的适应证，因此该患者的主要治疗措施是手术，行髓核摘除术，解除对马尾神经的压迫，以利排尿功能恢复。

111.［答案］C

［考点］医德规范

［解析］该中年女性患者服用大量巴比妥严重中毒，送来医院时呼吸已经停止。在没有其他治疗措施的情况下，采用了当时还没有推广的血透治疗，收到了很好的疗效。为了抢救患者，采用了实验性治疗。对此做法，本案例医生的选择是正确的，但“即使是抢救成功，也不合乎道德规范”的说法错误，因为本案例符合“救死扶伤”的精神。

112.［答案］A

［考点］医患关系的本质

［解析］医疗契约又称医疗合同，是指平等主体的患者与医疗机构之间设立、变更、终止民事权利与义务关系的协议。从伦理上说，医患信托关系是医务人员和医疗机

构受患者的信任和委托，保障患者在诊治、护理过程中的健康利益不受损害并有所促进的一种关系。

113.［答案］B

［考点］医生的权利和义务

［解析］医生行使道德权利的特点有三个：行使权利的自主性、行使权利的权威性和行使权利的特殊性。因此B为正确答案。

114.［答案］A

［考点］临床医疗的伦理原则及应用

［解析］手术方案应当经患方知情同意，体现了知情同意原则，故A正确。患者坚决要求而无指征的手术，医生要跟患者做良好的沟通，不可实施。手术对患者确实有益时，可在无需患者知情同意或患者充分信任时，医生自行决定手术方案，都违背患者的知情同意权。

115.［答案］C

［考点］医生的权利和义务

［解析］《中华人民共和国执业医师法》既规定了医生有保护患者隐私的义务，也规定了医生按规定报告疫情的义务。艾滋病属乙类传染病，医生应按规定报告疾控中心，无需征得患者同意；但同时不公开患者该信息。

二、B型题

116.［答案］D　117.［答案］B

［考点］阈电位和锋电位的引起

［解析］可兴奋细胞受到刺激后，首先可出现局部去极化电位，当局部去极化电位达到阈电位时，去极化与 Na^+ 内流出现正反馈，大量 Na^+ 内流导致产生锋电位。只要刺激引起的去极化达到阈电位，就能出现去极化与 Na^+ 内流的正反馈，就必然能产生锋电位，因此，刺激引起兴奋的基本条件是使跨膜电位达到阈电位。

118.［答案］A　119.［答案］B

［考点］冠脉循环的特点

［解析］由于冠脉的分支大部分深埋于心肌组织中，故心肌的节律性收缩对冠脉血流量有很大影响。左冠状动脉在等容收缩期开始时，心室壁张力急剧升高，压迫肌纤维之间的小血管，使左冠状动脉血流量明显减少，甚至发生逆流。在舒张期开始时，心肌对冠脉的压迫减弱或消失，冠脉血流阻力减少，血流量迅速增加，并在舒张早期，也就是等容舒张期达到顶峰，然后逐渐减小。

120.［答案］D　121.［答案］C

［考点］氨基酸脱羧基作用

［解析］谷氨酸（Glu）在谷氨酸脱羧酶催化下脱去α羧基后的产物即是含4个碳的γ-氨基丁酸。体内经代谢转变可生成牛磺酸的氨基酸是半胱氨酸（Cys），半胱氨酸先氧化成磺酸丙氨酸，然后再脱去羧基生成牛磺酸。

122.［答案］C　123.［答案］D

［考点］胆汁酸的代谢

［解析］血红素经血红素加氧酶催化断开铁卟啉环，先后转变为胆绿素、胆红素以及胆素原。胆固醇在肝中经羟化等反应生成胆酸和鹅脱氧胆酸，二者可分别与甘氨酸或牛磺酸结合形成相应的结合型胆汁酸，后者可在肠道经细菌作用下可转变为脱氧胆酸和石胆酸。

124.［答案］A　125.［答案］B

［考点］再生

［解析］小肠黏膜被覆上皮细胞属于不稳定细胞；肝细胞属于稳定细胞；神经细胞和心肌细胞属于永久性细胞。

126.［答案］C　127.［答案］B

［考点］慢性胃炎的病理特点

［解析］慢性萎缩性胃炎的病变特点是胃黏膜萎缩，表现为黏膜变薄，腺体减少伴肠上皮化生。根据腺体萎缩程度分为轻度、中度和重度。轻度，腺体萎缩小于1/3；中度，腺体萎缩在1/3和2/3之间；重度，腺体萎缩达2/3以上。慢性浅表性胃炎的病变特点是胃黏膜内多量淋巴细胞浸润，根据淋巴细胞浸润的深度分为轻度、中度和重度。轻度累及黏膜上1/3，中度累及黏膜上2/3，

重度累及黏膜全层。

128.［答案］B 129.［答案］D

［考点］心力衰竭的体征

［解析］双肺弥漫湿啰音是左心衰竭的肺循环淤血的体征，因此左心衰竭的体征是双肺弥漫湿啰音。右心衰竭时体循环淤血，其体征是颈静脉怒张、肝大和肝颈静脉回流征阳性、双下肢水肿，因此右心衰竭的体征是肝颈静脉回流征阳性。心界扩大只是说明有心脏病，不一定有心力衰竭；劳力性呼吸困难是左心衰竭的早期症状，不是体征。

130.［答案］A 131.［答案］D

［考点］急性胰腺炎的诊断

［解析］急性胰腺炎起病后6～12小时血清淀粉酶开始升高，48小时开始下降，持续3～5天。血清脂肪酶常在发病后24～72小时开始升高，持续7～10天，对病后就诊较晚的急性胰腺炎患者有诊断价值，而且特异性也较高。重症急性胰腺炎时，红细胞破坏释放出血红素，经脂肪酸和弹力蛋白酶作用，变为正铁血红素，与白蛋白结合成正铁白蛋白，在起病72小时内常为阳性。

132.［答案］C 133.［答案］B

［考点］甲状腺功能亢进症各种治疗方法的适应证

［解析］甲状腺次全切除的适应证包括结节性甲状腺肿，中重度甲状腺功能亢进症长期服药无效或停药后复发，甲状腺肿大产生压迫症状和胸骨后甲状腺肿。^{131}I治疗的适应证主要是30岁以上患者，对抗甲状腺药物过敏，长期服药无效或复发，并且不适宜手术的患者。因此，结节性甲状腺肿伴甲状腺功能亢进症患者应首选手术治疗；老年甲状腺功能亢进症患者服药后多次复发，不易耐受手术，应选择^{131}I治疗。

134.［答案］A 135.［答案］C

［考点］神经嵌压综合征

［解析］正中神经走行于腕管中，此处受压出现的症状体征称腕管综合征。尺神经走行于肘管中，此处受压出现的症状体征称肘管综合征。桡神经深支在旋后肌处受压出现的症状体征称旋后肌综合征。坐骨神经在梨状肌处受压出现的症状体征称梨状肌综合征。

三、X型题

136.［答案］AC

［考点］自身调节

［解析］本题备选答案A、C均属于自身调节，不依赖外来的神经和体液因素的作用。当平均动脉血压在10.7～24kPa（80～180mmHg）范围内变动时，肾血流量保持在一个稳定的水平上不变。这是通过血管平滑肌紧张性的改变进而改变血管口径实现的。同样是在一定范围内，心肌纤维初长度的增减，心肌收缩力相应的增减。心肌初长度的变化由心室舒张末期容积大小决定的，生理学称之为异长自身调节。

137.［答案］ABD

［考点］神经-肌肉接头的传递

［解析］运动神经末梢的神经递质ACh是包装在突触小泡中的，不论是自发释放或诱发释放，均是量子式释放。终板膜上有N型ACh受体，N型受体上有化学门控离子通道，ACh与终板膜上的N型受体结合后，离子通道打开，出现Na^+内流和K^+外流，产生终板电位，这是一种去极化的局部电位，不是“全或无”的。神经-肌肉接头传递是1对1的关系，与中枢突触传递不同。

138.［答案］ABC

［考点］生理性止血

［解析］正常情况下，小血管破损后引起的出血在几分钟内自行停止的现象，称为生理性止血。生理性止血主要包括血管挛缩、血小板血栓和纤维蛋白凝块的形成与维持三个时相。血管壁修复和伤口愈合不是生理止血的过程，属于永久止血的过程。

139.［答案］ABD

［考点］中心静脉压

［解析］中心静脉压是指右心房和胸腔

内大静脉的血压，它的高低取决于心脏射血能力和静脉回流之间的相互关系。右心衰竭时心脏射血能力减弱，血液将较多地积存在心脏内，导致中心静脉压升高，故C项是错误的。其余均是正确的。

140.［答案］CD

［考点］机体对水平衡的调节

［解析］机体对水平衡的调节是通过调节水的入量和水的排出而实现的。水量排出的调节主要是由肾排出少量的浓缩尿或大量的稀释尿完成。体内水过多时，抗利尿激素分泌减少，远曲小管和集合管对水的重吸收减少，机体排出大量稀释尿；当体内水缺乏时，抗利尿激素分泌增多，远曲小管和集合管对水的重吸收增加，排出少量浓缩尿。肾髓质的渗透压梯度（由外向内渗透压逐渐增高）对于浓缩尿的产生给予了重要的保证。

141.［答案］ABC

［考点］情绪反应

［解析］情绪反应是指人类和动物心理活动（如恐惧、发怒等）伴有的生理反应。情绪反应与自主神经系统的活动是分不开的。情绪反应增强时主要表现为交感神经系统活动相对亢进，在某些情况下情绪反应也可表现为副交感神经系统的活动亢进。情绪反应主要与下丘脑和边缘系统的活动有关。

142.［答案］BCD

［考点］酶的辅酶和辅基

［解析］FMN为黄素单核苷酸，由异咯嗪、核醇及磷酸组成，分子中无腺嘌呤。FAD是黄素腺嘌呤二核苷酸，$NADP^+$是烟酰胺（尼克酰胺）腺嘌呤二核苷酸磷酸，分子中均含腺嘌呤。CoA即辅酶A，是由B族维生素泛酸参与组成的辅酶，其分子中除含4′-磷酸泛酰巯基乙胺外还有3′-磷酸腺苷酸，故含腺嘌呤。

143.［答案］ACD

［考点］糖酵解过程与调节

［解析］糖酵解过程的关键酶有：己糖激酶、6磷酸果糖激酶1及丙酮酸激酶等三个酶。而丙酮酸脱氢酶复合体是催化糖有氧氧化过程的酶，它不参与糖酵解过程。

144.［答案］AB

［考点］酮体的生成和利用

［解析］酮体专指乙酰乙酸、β羟丁酸及丙酮三种化合物而言，所以丙酮酸和乙酰CoA均不是酮体。

145.［答案］ABCD

［考点］DNA复制基本过程及复制的酶

［解析］参与复制起始的酶和因子有DnaA蛋白、解螺旋酶（DnaB蛋白）、DnaC蛋白、引物酶（DnaG蛋白）、SSB（单链DNA结合蛋白）及拓扑异构酶等。

146.［答案］BC

［考点］蛋白质生物合成的干扰和抑制

［解析］氯霉素能与原核生物的核蛋白体大亚基结合，阻断翻译延长过程。链霉素和卡那霉素能与原核生物的核蛋白体小亚基结合，改变其构象，引起读码错误，使合成的蛋白失活，从而起到抗生素作用。四环素和土霉素虽也能抑制细菌蛋白合成，但它们抑制氨基酰-tRNA与原核生物的核蛋白体结合。

147.［答案］AD

［考点］成熟红细胞的代谢特点

［解析］成熟红细胞仅保留糖酵解及磷酸戊糖途径两条代谢途径，磷酸戊糖途径不产能，故糖酵解是红细胞获得能量的唯一途径。糖酵解过程中不伴随NADPH的生成。此外在红细胞中存在2,3-二磷酸甘油酸旁路，在红细胞内酵解产生的1,3-二磷酸甘油酸除可经三磷酸甘油酸激酶催化转变成3-磷酸甘油酸并释放能量及磷酸基给ADP生成ATP外，还可先经酶催化磷酸变位生成2,3-二磷酸甘油酸（2,3-BPG），然后水解脱磷酸生成3磷酸甘油酸，这就是2,3-二磷酸甘油酸旁路。在红细胞内2,3-BPG可以供能，但其主要功能是调节血红蛋白的运氧功能。2,3-BPG是一个电负性极高的分

子，可与血红蛋白结合，因此使血红蛋白分子构象更趋稳定，降低了血红蛋白与氧的亲和力，当血流经过氧分压较高的肺时，2,3-BPG 的影响不大，而当血流流过氧分压较低的组织时，红细胞中 2,3-BPG 的存在则显著增加氧的释放。在氧分压相同条件下，随 2,3-BPG 浓度增大，氧合血红蛋白释放的氧增多，人体能通过改变红细胞 2,3-BPG 的浓度来调节对组织的供氧。故本题应选 AD。

148. [答案] ABD

[考点] 干性坏疽

[解析] 干性坏疽多发生于四肢末端，见于四肢动脉粥样硬化、血栓闭塞性脉管炎和冻伤等疾病，由于动脉阻塞而静脉比较通畅，故坏死的肢体的水分含量少，加上水分蒸发快，病变部分干燥皱缩，呈黑褐色，与正常组织之间有明显的炎症分界线。

149. [答案] ABD

[考点] 肿瘤病因学

[解析] 与遗传因素关系密切的肿瘤有肾母细胞瘤、视网膜母细胞瘤、神经母细胞瘤、家族性腺瘤性息肉病、神经纤维瘤病、遗传性非息肉病性大肠癌、家族性乳腺癌等。骨母细胞瘤是成骨性良性肿瘤。

150. [答案] ABCD

[考点] 类风湿关节炎

[解析] 类风湿关节炎的关节病变包括滑膜增生，滑膜淋巴细胞、浆细胞和单核细胞浸润，关节腔内纤维素渗出、纤维化，关节软骨破坏，最后导致关节强直。

151. [答案] ABC

[考点] 肥厚性心肌病的病理变化

[解析] 肥厚性心肌病是以左心室和（或）右心室肥厚、心室腔变小、左心室充盈受阻和舒张期顺应性下降为特征的心肌病。肥厚性心肌病的特征性变化是非对称性室间隔肥厚，也可见均有肥厚型、心尖肥厚型和左心室前壁肥厚型等。肉眼观，心脏增大、重量增加，两侧心室壁肥厚，室间隔厚度大于左心室壁的游离侧，二者之比大于 1.3（正常 0.95）。乳头肌肥大、心室腔狭窄，左室尤其显著。由于收缩期二尖瓣向前移动与室间隔左侧心内膜接触，可引起二尖瓣肥厚和主动脉瓣下的心内膜局限性肥厚。一般不会出现左心房壁肥厚。

152. [答案] BCD

[考点] IgA 肾病

[解析] IgA 肾病最常见的是系膜增生性病变，也可表现为局灶性节段性增生或硬化，少数病例可有较多新月体形成。但不包括内皮细胞增生。

153. [答案] ACD

[考点] 艾滋病的发病机制

[解析] HIV 主要感染的人 CD_4^+ T 细胞、感染组织中的单核巨噬细胞，近来的研究表明，淋巴结生发中心的滤泡树突状细胞也可受到 HIV 的感染。因此应选 ACD。

154. [答案] AC

[考点] 风心病单纯二尖瓣狭窄伴肺水肿的治疗

[解析] 风心病单纯二尖瓣狭窄并发急性肺水肿时应避免使用以扩张小动脉为主、减轻心脏后负荷的血管扩张药物，因它降低外周阻力血管，使血压降低，而此时二尖瓣狭窄使左心房血注入左心室少，左心排血量少，因而易造成低血压甚至休克，故不宜选用硝普钠；而应选用扩张静脉系统、减轻心脏前负荷为主的硝酸酯类药物如硝酸甘油，它可减轻肺淤血、肺水肿；呋塞米亦可达到此目的，亦应选用；毛花苷 C 系加强心肌收缩力的药物，此系非左心室收缩力降低造成的肺水肿，故对减轻肺水肿无益处，但当有伴快速心室率的心房颤动时则可应用以减慢心室率。

155. [答案] ABC

[考点] 克雷伯杆菌肺炎的临床表现

[解析] 克雷伯杆菌肺炎多见于中年以上男性患者，起病急骤，有高热、咳嗽、痰量多、胸痛等症状。痰黏稠，胶冻样，砖红

色或灰绿色，外周血白细胞正常或增加，可发生休克，病死率高。

156.［答案］ABCD

［考点］肝性脑病的诱因

［解析］肝性脑病的常见诱因有上消化道出血、低血钾、感染、高蛋白饮食、便秘、麻醉药、尿毒症、外科手术、镇静催眠药、大量排钾利尿等。

157.［答案］ACD

［考点］蛋白尿形成的原因

［解析］肾小管分泌蛋白增加、肾小球滤过膜通透性增加和血液中异常的小分子蛋白增加、滤过增加均为形成蛋白尿的原因，肾小管重吸收功能降低也是形成蛋白尿的原因，而非肾小管重吸收功能增加。

158.［答案］ABC

［考点］慢性粒细胞白血病急粒变的临床表现

［解析］慢性粒细胞白血病病程可分为3期：慢性期、加速期和急性变期。进入加速期后，患者常有发热、虚弱、脾突然增大，骨骼疼痛，出现贫血和出血。白血病细胞对原来治疗药物发生耐药，除Ph染色体外，又出现其他染色体异常。急性变期的表现与急性白血病类似。骨髓或血中原始细胞增多≥20%，一般为30%～80%，此外尚可出现髓外原始细胞浸润。因此选项ABC是本题的正确答案。

159.［答案］BD

［考点］糖尿病酮症酸中毒的临床表现

［解析］1型糖尿病患者发生酮症酸中毒的倾向较2型糖尿病患者为大，但2型糖尿病患者在某些诱因下也可发生酮症酸中毒。酮症酸中毒的表现主要是多饮、多尿的症状加重，恶心、呕吐，严重时可有循环衰竭和意识障碍。尿常规检查尿糖和尿酮体均为阳性，血糖升高。本题中选项C提示有严重的高血糖、高血钠、高血浆渗透压是正确的，但二氧化碳结合力无明显改变是高渗性非酮症糖尿病昏迷的表现，酮症酸中毒时二氧化碳结合力应降低。

160.［答案］ACD

［考点］多器官功能不全综合征的概念

［解析］MODS常发生于急性重症疾病或情况，如创伤、烧伤、大手术、严重的脓毒血症、休克或心跳呼吸骤停复苏后、急性出血坏死型胰腺炎、绞窄性肠梗阻等急性重症疾病。慢性胆囊炎不属急性重症疾病，不会导致MODS。

161.［答案］BC

［考点］腹股沟区解剖知识

［解析］根据腹股沟区的解剖，联合肌腱是由腹横肌和腹内斜肌共同构成。

162.［答案］BD

［考点］溃疡病外科治疗适应证

［解析］溃疡病穿孔会导致急性弥漫性腹膜炎，一般考虑手术治疗；但对于一般情况好、年轻、主要脏器无病变（如无严重心脏病）、溃疡病病史短、症状和体征轻的空腹穿孔患者可采用胃肠减压、输液及抗生素治疗。

163.［答案］ABC

［考点］胃大部切除并发症的防治

［解析］吻合口溃疡、严重的碱性反流性胃炎、吻合口机械性梗阻均有再次手术的指征，而胃排空延迟属于胃动力问题，多采取非手术治疗。

164.［答案］ABD

［考点］急性动脉栓塞的临床特点

［解析］急性动脉栓塞时，患者皮肤呈苍白色，皮肤温度下降，动脉搏动减弱甚至消失，患肢远端感觉异常甚至丧失，并可出现运动受损；但皮温下降及触觉障碍的平面都较实际栓塞平面低。

165.［答案］ABC

［考点］骨折的治疗

［解析］骨折的手法复位A、B、C三项都对。复位时，应以远段对准近段进行复位。

模拟试卷（五）答案及精解

一、A 型题

1.［答案］A

［考点］物质的跨膜转运

［解析］物质的跨膜转运方式包括单纯扩散、膜蛋白介导的跨膜转运和出胞与入胞三大类基本方式。脂溶性和少数分子很小的水溶性物质如 O_2、CO_2、NH_3、水、乙醇、尿素等能以单纯扩散的方式跨膜流动，在这个过程中没有生物学转运机制参与。NH_3 通过细胞膜的方式为单纯扩散。

2.［答案］C

［考点］神经细胞动作电位形成的原理

［解析］神经细胞安静时，对 K^+ 有通透性，对 Na^+ 几乎没有通透性，故静息电位接近 K^+ 平衡电位。当受到刺激而兴奋时，膜上的 Na^+ 通道大量开放，出现 Na^+ 内流，产生动作电位的去极相，去极化的方向是朝向 Na^+ 平衡电位的，最终可接近 Na^+ 平衡电位。

3.［答案］D

［考点］血液凝固

［解析］一些凝血因子的合成需要维生素 K 参与，包括因子Ⅱ、因子Ⅶ、因子Ⅸ和因子Ⅹ。本题的选答项中，因子Ⅲ（组织因子）的生成过程中不需维生素 K 的参与。

4.［答案］A

［考点］每搏输出量的调节

［解析］心脏每搏输出量的大小受前负荷、心肌收缩力和后负荷三种方式的调节。其中，心肌收缩能力的调节是不受心肌初长度影响的调节方式，它是依靠影响兴奋-收缩耦联的各环节而实现的，因此称其为等长调节。本试题的 B、C、D 选项均是涉及异长自身调节的内容。

5.［答案］A

［考点］各类血管的功能特点

［解析］体内几乎所有的血管平滑肌都受交感缩血管纤维支配，但不同部位的血管中缩血管纤维分布的密度不同，同一器官中，不同血管分布的密度也不同，毛细血管前括约肌分布极少，答案 A 是正确的。其余选项均不正确，因为：主动脉和大动脉的弹性贮器作用，是血流在动脉中不间断的原因，而不是使血液在血管中匀速流动的原因；微静脉口径不变时，微动脉舒张将引起组织液生成的有效滤过压增高，有利于组织液生成而不利于回流；静脉回流入心的主要动力不是静脉的舒缩活动，而是心室的舒缩活动。

6.［答案］D

［考点］肺通气的非弹性阻力

［解析］非弹性阻力包括惯性阻力、黏滞阻力和气道阻力。气道管径是影响气道阻力的一个重要因素，它在呼吸过程中又受多种因素影响。例如呼气时呼吸道管腔跨壁压减小（因胸内压上升），管腔变小；副交感神经兴奋，交感神经抑制，气道平滑肌收缩，管径变小。此外，吸入气中 CO_2 含量增加可以刺激支气管和肺的 C 类纤维，反射性地使支气管收缩，也是使呼吸道管腔变小的因素。

7.［答案］C

［考点］呼吸的反射性调节

［解析］低氧对呼吸的刺激作用完全是通过外周化学感受器所实现的反射性效应，因为切断外周化学感受器的传入纤维后，急性低氧对呼吸的刺激反应完全消失。低氧对中枢的直接作用是抑制。

8.［答案］A

［考点］胃液分泌的调节

［解析］机体对胃液分泌的调节包括兴奋和抑制两个方面。B、C项均为刺激胃液分泌的因素，糖皮质激素（D）可提高胃腺细胞对迷走神经与促胃液素的反应性，增加胃酸和胃蛋白酶原的分泌。生长抑素（A）不是胃液分泌的刺激因素，它对胃酸分泌有很强的抑制作用。

9.［答案］A

［考点］胆汁的作用

［解析］胆汁的主要作用是促进脂肪的消化和吸收。主要包括两个方面：①胆汁中的胆盐、卵磷脂和胆固醇等均可作为乳化剂，降低脂肪的表面张力，使脂肪乳化成微滴分散在水性的肠液中，因而可增加胰脂肪酶的作用面积，促进脂肪的分解消化。②肠腔中的脂肪分解产物，如脂肪酸、一酰甘油等均可掺入由胆盐聚合成的微胶粒中，形成水溶性的混合微胶粒，容易穿过肠表面的静水层而到达肠黏膜表面，从而促进脂肪分解产物的吸收。

10.［答案］A

［考点］散热的方式

［解析］人体散热的方式包括辐射、传导、对流和蒸发散热几种方式。其中在环境温度低于皮肤温度时，以上几种方式都有效，但是以辐射散热为主；在环境温度高于皮肤温度时，只有蒸发散热一种方式能够降低体温。

11.［答案］C

［考点］水的重吸收

［解析］从肾小球滤过的水，在流经肾小管和集合管时有99%被重吸收了。近球小管的水重吸收是被动的，不受ADH调节，与体内是否缺水无关，重吸收量为65%～70%。远曲小管和集合管对水的重吸收与体内是否缺水或水过剩有关，直接受ADH的调节。

12.［答案］C

［考点］肾交感神经对尿生成的调节

［解析］剧烈运动时交感神经兴奋，入球小动脉与出球小动脉都收缩，但入球小动脉收缩更明显，因此，肾小球毛细血管的血浆流量减少和肾小球毛细血管血压降低，导致肾小球滤过率降低，尿量减少。

13.［答案］D

［考点］化学性突触传递的特点

［解析］化学性突触传递的特点包括：①单向传递；②有时间延搁；③对内环境变化敏感。故此只有答案D正确。

14.［答案］A

［考点］感觉的特异投射系统在感觉形成中的作用

［解析］感觉是由特异投射系统和非特异投射系统共同实现的。本题的选项中，A项是特异投射系统的功能，B项是非特异投射系统的功能，其余两项是神经系统的运动和内脏调节功能，不是感觉功能。

15.［答案］B

［考点］生长激素的功能

［解析］生长激素是腺垂体分泌的一种重要的激素，其除了有促进生长的作用外，还对代谢有重要的调节作用。可抑制外周组织摄取和利用葡萄糖，减少葡萄糖的消耗，升高血糖水平。生长激素分泌过多时，可因血糖升高而引起糖尿，造成垂体性糖尿。

16.［答案］D

［考点］黄体功能的维持

［解析］在正常的月经周期中，黄体主要是由腺垂体黄体生成素（LH）维持的。受孕后，卵巢月经黄体转变为妊娠黄体，由绒毛膜促性腺激素维持。

17.［答案］C

［考点］蛋白质的结构

［解析］在α-螺旋结构中，多肽链的主链围绕中心轴有规律地盘绕呈螺旋式上升，螺旋走向为顺时针方向，即右手螺旋，而非左手双螺旋。因为是有规律地盘绕呈螺旋上升，故肽链不可能充分伸展。氨基酸侧链均伸向螺旋外侧。α-螺旋的每个肽键的亚氨基氢（—N—H）和第四个肽键的羰基氧（—

C=O）形成氢键，氢键方向与螺旋长轴基本平行，所以只有C是正确的。

18. [答案] D

[考点] 糖异生、脂肪酸分解代谢过程

[解析] 由非糖化合物（主要为乳酸、甘油、生糖氨基酸）转变成糖称为糖异生。脂酸是不能转变生成糖的。硬脂酸、油酸经氧化分解后都转变生成乙酰 CoA。乙酰 CoA 是由丙酮酸经氧化脱羧作用转变而成，但此种反应不可逆行，故乙酰 CoA 不能沿糖酵解逆行（糖异生途径）转变成糖，其只能经三羧酸循环而被彻底氧化。β羟丁酸属酮体，其脱氢后转变成乙酰乙酸，经酮体氧化利用也转变成乙酰 CoA，同样不能转变成糖。而α磷酸甘油（3磷酸甘油）经磷酸甘油脱氢酶催化脱氢转变成磷酸二羟丙酮，后者为糖酵解的中间产物，沿酵解途径逆行可转变为糖。故本题应选 D。

19. [答案] C

[考点] 磷酸戊糖途径（旁路）

[解析] 磷酸戊糖途径的生理意义是：为核酸的合成提供 5-磷酸核糖；提供 $NADPH + H^+$ 作为供氢体参与多种代谢反应，如脂肪酸合成、胆固醇合成等，故应选 C。

20. [答案] B

[考点] 胆固醇的转化及胆色素代谢

[解析] 胆固醇在体内不能转变生成胆素，它是血红素的代谢产物。胆酸及雌二醇均具有环戊烷多氢菲母核，均是由胆固醇转化生成的。1,25 $(OH)_2D_3$ 是由胆固醇脱氢生成 7-脱氢胆固醇，在皮下经紫外线照射后转变为维生素 D_3，后者在肝、肾分别经 25 位、1 位羟化而生成的。

21. [答案] B

[考点] 呼吸链的组成

[解析] 黄素蛋白是呼吸链中的递氢体，黄素蛋白种类很多，其辅基有两种：FAD 和 FMN，FAD 和 FMN 的功能是负责接氢和传氢的，因为它们均含核黄素（维生素 B_2），后者由异咯嗪和核黄醇组成，而异咯嗪环中第 1 和 10 位氮，它们各能接受 1 个质子和 1 个电子，形成还原型，丢失质子和电子后又转变为氧化型。尼克酰胺是维生素 PP，它是辅酶 I 的组成成分之一，辅酶 I 才是递氢体；其他均是电子传递体。

22. [答案] B

[考点] 尿素的生成

[解析] 参与尿素合成的各种酶的相对活性差异很大，其中以精氨酸代琥珀酸合成酶活性最低，它是尿素合成的限速酶，可调节尿素的合成速度。其他三种酶均参与尿素合成，但不是限速酶。

23. [答案] D

[考点] 嘧啶的合成原料

[解析] 嘧啶合成的原料是天冬氨酸和氨基甲酰磷酸，天冬氨酸提供嘧啶环中第 1 位的氮，氨基甲酰磷酸提供嘧啶环中第 3 位的氮。

24. [答案] C

[考点] DNA 复制的基本过程

[解析] 因复制时只能从 $3' \rightarrow 5'$ 方向延伸（即新合成的链是 $5' \rightarrow 3'$ 方向），而在同一复制叉上，解链方向只能有一个，因此顺解链方向而生成的 DNA 单股链是可连续进行的，这股链称为领头链。而另一股链复制方向与解链方向相反，故复制时必须等待模板链解开至足够长，才能从 $5' \rightarrow 3'$ 方向生成引物然后复制。延长时又要等下一段暴露出足够长度的模板，再次生成引物后复制。因此要依次生成很多 DNA 短片段——冈崎片段，由这些冈崎片段再连接成完整的长链。这股链的复制是不连续进行的，不连续复制的链称为随从链，故应选 C。编码链是转录时与模板链 DNA 相互补的另一股 DNA 链，其又称为反义链或 Crick 链。转录的模板链也可称为有意义链或 Watson 链。

25. [答案] B

[考点] 基因转录调节

[解析] 乳糖操纵子由 Z、Y 及 A 3 个结构基因，1 个操纵序列 O，1 个启动序列

P及1个调节基因I组成。阻遏蛋白是I基因的编码产物，它可与O序列（操纵序列）结合，阻碍RNA聚合酶与P序列（启动序列）结合抑制转录起动，如有诱导剂存在，诱导剂可结合阻遏蛋白，使阻遏蛋白构象改变，导致与O序列解离，则转录起始，故应选B。

26.［答案］C

［考点］嘌呤、嘧啶核苷酸的抗代谢物

［解析］氮杂丝氨酸的结构与谷氨酰胺相似，因此抑制了谷氨酰胺参加的反应，如IMP的合成；IMP→GMP；UTP→CTP等。其他如丝氨酸、天冬酰胺与嘌呤、嘧啶合成无关；甘氨酸和天冬氨酸参与嘌呤或嘧啶合成，但氮杂丝氨酸的结构与它们不相似。

27.［答案］A

［考点］膜受体和胞内受体介导的信息传递

［解析］G蛋白耦联受体通过G蛋白第二信使靶分子发挥作用。活化的G蛋白的α亚基主要作用于生成或水解细胞内第二信使的酶，如腺苷酸环化酶（AC）、磷脂酶C（PLC）等效应分子，改变其活性，从而改变细胞内第二信使浓度。耦联于受体的G蛋白有数十种之多，由于G蛋白存在多样性，形成了细胞内如AC-cAMP-PKA、PLC-IP_3/DG-PKC通路等不同的G蛋白耦联受体信号通路。

28.［答案］C

［考点］胆色素代谢

［解析］胆色素是体内铁卟啉化合物的主要分解代谢产物。铁卟啉化合物（主要为血红素）经血红素加氧酶催化转变为胆绿素，胆绿素加氢还原成胆红素，后者再逐步还原生成胆素原，而胆素原需经脱氢氧化才能转变为胆素，故C是错误的。

29.［答案］C

［考点］变性，细胞水肿

［解析］缺氧、感染、中毒等因素使细胞膜上的钠泵受损，细胞内水、钠潴留，导致细胞水肿。细胞体积增大，胞浆结构疏松，严重时，细胞肿胀呈气球样，即气球样变。电镜下，线粒体、内质网肿胀，核糖体脱落。细胞水肿是可复性变化。病因除去，结构可恢复正常。

30.［答案］D

［考点］湿性坏疽

［解析］湿性坏疽是由坏死组织合并腐败菌感染引起的，因此，呈污秽黑褐色，具有恶臭味，常有全身中毒症状，坏死组织与健康组织之间界限不清。

31.［答案］A

［考点］炎症介质

［解析］炎症介质是指一类在炎症过程中由细胞和血浆释放，并对炎症反应起到介导作用的内源性化学物质。目前将炎症介质的作用归类为：引起血管扩张、引起血管通透性增加、具有趋化作用、引起组织损伤、引起发热和疼痛。引起组织增生的生长因子类物质未被归类进来。

32.［答案］B

［考点］炎症，肉芽肿性炎

［解析］肉芽肿中的多核巨细胞主要来源于单核细胞。

33.［答案］D

［考点］肿瘤，肿瘤异型性

［解析］诊断恶性肿瘤的主要的形态学依据是细胞核多形性。核大、深染、染色质粗、聚集在核膜下，核仁清楚，核分裂多、并出现病理性核分裂是肿瘤异型性中最显著的特点，也是诊断恶性肿瘤时必须重视的要点。当然，组织结构紊乱、胞浆嗜碱性、浸润周围组织、出血坏死等指标也必须考虑在内。

34.［答案］C

［考点］SLE的病理特点

［解析］SLE的浆膜炎包括心包炎、腹膜炎、胸膜炎，但不包括关节炎。

35.［答案］B

［考点］风湿性心内膜炎

［解析］风湿性心内膜炎病变瓣膜表面，

尤以瓣膜闭锁缘上可形成单行排列、直径1～2mm的赘生物。赘生物由血小板和纤维蛋白构成，伴小灶状的纤维素样坏死。其周围可出现少量的 Aschoff 细胞。

36.［答案］D

［考点］硅肺

［解析］硅结节是硅肺的特征性病变，具有病理诊断意义。早期为细胞结节，逐渐演变为纤维结节，并不属肉芽肿病变，病变内有免疫球蛋白沉积。大的硅结节可发生坏死，并可继发空洞。

37.［答案］B

［考点］肝硬化，门脉性肝硬化

［解析］门脉性肝硬化的特点是结节大小相仿，纤维间隔薄而均匀。坏死后肝硬化的特点是结节大小不等，纤维间隔厚薄不均。胆汁性肝硬化的特点是肝呈深绿色。血吸虫性肝硬化的特点是纤维组织沿门静脉分支大量增生形成干线性肝硬化。

38.［答案］B

［考点］非霍奇金淋巴瘤

［解析］Burkitt 淋巴瘤的特点是非洲儿童多见，累及颌面骨，与 EB 病毒感染有关，B 细胞来源，组织学上表现为在形态一致的小淋巴细胞弥漫增生的背景下，散在着吞噬细胞碎片的组织细胞，形成所谓的星天现象。颈部淋巴结肿大明显不是 Burkitt 淋巴瘤的特点。

39.［答案］D

［考点］系膜增生性肾小球肾炎

［解析］系膜增生性肾小球肾炎的病变有：系膜细胞增生，系膜基质增多，肾小球系膜区有团块状 IgG 和 C3 荧光，肾小球系膜区电子致密物。系膜增生性肾小球肾炎不发生肾小球局灶性硬化。

40.［答案］C

［考点］甲状腺癌

［解析］甲状腺髓样癌是来源于甲状腺内 C 细胞的神经内分泌肿瘤。肿瘤细胞圆形、多角形或梭形，肿瘤细胞呈条索或片状排列，分泌降钙素，肿瘤间质内常有淀粉样物质。

41.［答案］D

［考点］病理性管状呼吸音所见疾病

［解析］病理性管状呼吸音发生于病变部位肺组织的传导增强，且支气管通畅，因此大叶性肺炎实变期会出现病理性管状呼吸音，而其余疾病（支气管哮喘、慢性支气管炎和阻塞性肺气肿）均不会出现病理性管状呼吸音。

42.［答案］D

［考点］心脏疾病的体格检查

［解析］右心功能不全时，体循环淤血，故可出现颈静脉充盈或怒张、肝大、下肢水肿等，因此提示右心功能不全的体征是颈静脉充盈。肺动脉高压时 P_2 亢进；右心室增大时可剑突下示心脏搏动；心浊音界缩小或叩不出常见于右侧气胸。

43.［答案］A

［考点］血管扩张剂治疗心力衰竭的禁忌证

［解析］血管扩张剂可改善心力衰竭患者的血流动力学，减轻淤血症状。它的主要副作用是扩张外周血管，有降低血压作用，因此在心力衰竭伴有低血压或血容量不足情况下不宜用血管扩张剂治疗。而其他情况（心力衰竭伴高血压、心力衰竭伴低血钾、心力衰竭伴心房颤动）均可使用血管扩张剂治疗。

44.［答案］D

［考点］病态窦房结综合征的治疗

［解析］病态窦房结综合征是窦房结因器质性病变导致自律性减退或衰竭，由此产生多种心律失常的临床表现，典型的是窦性心动过缓、窦性停搏、窦房阻滞与异位心动过速，可合并房室、室内传导阻滞。最佳的治疗方案是安装永久人工起搏器，这样在发作心动过速时可安全地使用抗心律失常药物，若仅单独使用抗心律失常药物可能会加重心动过缓与传导阻滞。

45.［答案］D

［考点］链霉素抗结核治疗的作用机制

和不良反应

［解析］链霉素是广谱氨基糖苷类抗生素，对结核杆菌有杀菌作用，能干扰结核菌的酶活性，阻碍蛋白合成。链霉素的不良反应有对第 8 对脑神经的损害，出现眩晕、耳鸣等症状应停药。此外，链霉素还有肾毒性，肾功能不全者应慎用或不用。因此答案是 D。

46.［答案］D

［考点］慢性肺源性心脏病的胸部 X 线片表现

［解析］慢性肺源性心脏病在胸部 X 线片上的主要表现是肺动脉高压和右心增大的征象，肺动脉段突出，右下肺动脉干增粗，横径≥15mm，以及右下肺动脉干横径与气管横径比≥1.07，均提示有肺动脉高压，是肺源性心脏病的表现。而右心扩大主要表现为心脏向左扩大，心尖圆钝上翘。而心脏向左下扩大是左心扩大的征象，选项 D 是错误的。

47.［答案］D

［考点］肝性脑病的治疗

［解析］肝性脑病是由严重的肝病或门-体分流引起的以代谢紊乱为基础的中枢神经系统功能失调的综合征，临床表现轻者可仅有轻微的智力减退，严重者出现意识障碍、行为失常和昏迷。高蛋白饮食会加重肝性脑病患者病情，所以应该禁食蛋白质。其余（口服肠道抗生素、静脉滴注高渗葡萄糖和生理盐水清洁灌肠）均有助于肝性脑病的治疗。

48.［答案］D

［考点］克罗恩病的肠外表现和并发症

［解析］该中年男性患者患克罗恩病 10 年，本病可伴有一系列肠外表现，以口腔黏膜溃疡、皮肤结节性红斑、关节炎及眼病为常见。而只有肠梗阻是克罗恩病的并发症，所以答案是 D。

49.［答案］B

［考点］结核性腹膜炎的临床特点

［解析］结核性腹膜炎是由结核分枝杆菌引起的慢性弥漫性腹膜感染。多见于青壮年，常为慢性腹膜炎表现，常有腹泻与便秘交替。但结核性腹膜炎腹水为渗出液，不是漏出液。所以答案是 B。

50.［答案］B

［考点］急性肾炎与急进性肾炎的鉴别

［解析］急进性肾炎起病过程与急性肾炎相似，但急进性肾炎与急性肾炎临床表现的最主要不同点是急进性肾炎常早期出现肾功能急剧恶化。其余均不是急进性肾炎与急性肾炎临床表现的主要不同点。

51.［答案］C

［考点］特发性血小板减少性紫癜的治疗

［解析］糖皮质激素治疗特发性血小板减少性紫癜主要是减少血小板抗体的生成、降低毛细血管脆性和刺激骨髓造血。对各型的急性出血发作一般都有疗效。控制出血的作用明显，多数患者在数天后出血停止，但需 2 周左右血小板数开始上升，而且停药后易复发，血小板正常后应小剂量维持 3～6 个月。

52.［答案］D

［考点］引起血管内溶血和血管外溶血的疾病

［解析］溶血按发生部位分为血管内溶血和血管外溶血。地中海贫血、自身免疫性溶血性贫血和遗传性球型细胞增多症，红细胞均主要在脾被破坏，原位溶血的红细胞破坏发生于骨髓，都属于血管外溶血。只有阵发性睡眠性血红蛋白尿是血管内溶血。

53.［答案］B

［考点］胰岛素引起的变态反应

［解析］该青年女性患者患 1 型糖尿病，近期开始普通胰岛素治疗，注射部位出现肿胀、发红、发痒，属于由 IgE 介导的过敏反应。在 1 周后多半会自行消退。处理措施包括用抗组胺药物治疗，换用人胰岛素和脱敏疗法等。发生严重过敏反应时可停药。此种反应是由 IgE 介导的速发型变态反应，与胰岛素抵抗无关。

54.［答案］C

［考点］甲状腺功能亢进症的药物治疗

［解析］甲状腺功能亢进症的药物治疗法主要适用于病情轻、中度和甲状腺轻、中度肿大的甲状腺功能亢进症患者，或无法耐受手术的患者。服药应从足量开始，至症状或血清 T_3、T_4 恢复正常即可减量，减至维持量时应维持12～18个月。如服药过程中出现甲状腺较前肿大更明显，或血管杂音更明显，可加用甲状腺片。TSAb（或TRAb）转为阴性可以停药。因此，选项C用摄碘率来判断甲状腺功能亢进症是否得到控制是错误的。

55.［答案］B

［考点］SLE的分类标准

［解析］这是一道记忆型试题，在美国风湿病学会（ACR）1997年推荐的SLE分类标准中，不包括脱发。其余三项（盘状红斑、口腔溃疡和光过敏）均是推荐的SLE分类标准。

56.［答案］D

［考点］肠外营养并发症的概念

［解析］肠外营养的并发症分为技术性、代谢性和感染性。技术性并发症指放置或留置中心静脉导管的并发症（气胸、血胸、空气栓塞等）；代谢性并发症包括：补充不足所致的并发症（如血清电解质紊乱、微量元素缺乏、必需脂肪酸缺乏等，及糖代谢紊乱所致的并发症等）；长期肠外营养还可以引起胆囊内胆泥和结石形成、胆汁淤积及肝酶谱升高、肠屏障功能减退、肠黏膜萎缩、细菌移位。但中心静脉对高渗溶液的耐受性好，不会因高渗溶液刺激造成中心静脉炎。

57.［答案］C

［考点］多种外科感染的鉴别

［解析］肢体淋巴管炎多继发于体表淋巴引流区局部的炎性感染灶，皮下浅层淋巴管炎在皮肤呈现鲜红色线状，有轻度触痛，扩展时红线向近心端延长。网状淋巴管炎即丹毒，为片状病变；浅部静脉炎常为皮下沿浅静脉走行的暗红色有触痛的索条；脉管炎表现为肢体局部缺血及皮肤苍白。

58.［答案］B

［考点］烧伤的分度标准

［解析］关于烧伤的分度：Ⅰ度是指伤及表皮浅层，生发层健在；浅Ⅱ度是指伤及表皮生发层、真皮乳头层；深Ⅱ度是指伤及皮肤的真皮层，介于浅Ⅱ度和Ⅲ度之间；Ⅲ度是指皮肤全层烧伤甚至达到皮下、肌肉或骨骼。

59.［答案］D

［考点］胸外伤

［解析］纵隔扑动是由于呼吸时双侧胸腔内压力不平衡而使纵隔来回摆动，多根多处肋骨骨折使局部胸壁失去完整肋骨支撑而软化，出现反常呼吸，呼吸时两侧胸腔内压力不均衡出现纵隔扑动。另外开放性气胸也出现纵隔扑动。闭合性气胸、张力性气胸和进行性血胸可使纵隔不同程度地移向健侧，不会产生纵隔扑动。

60.［答案］C

［考点］腹股沟斜疝与直疝的鉴别诊断

［解析］腹股沟直疝和斜疝是根据疝发生的位置而命名的疝，腹股沟直疝突出的部位是直疝三角；腹股沟斜疝是从腹股沟管内口（内环）沿腹股沟管向体表突出。因此当腹股沟管内环被压迫、堵塞后，斜疝便不出现突出，但直疝不受影响；因此是鉴别直疝和斜疝最有意义的体征。

61.［答案］B

［考点］肠梗阻的病因分类

［解析］肠系膜动脉发生栓塞后，将直接引起肠壁缺血和肠管蠕动功能障碍导致血运性肠梗阻，故应选B。

62.［答案］C

［考点］外科肝胆疾病的鉴别诊断

［解析］黄疸并肝内外胆管扩张、胆囊肿大的患者，应首先考虑为梗阻性黄疸。经化验除外肝炎后，应考虑肿瘤的可能。黄疸为无痛及波动性者，符合壶腹周围的肿瘤。

63.［答案］B

［考点］上消化道出血的鉴别

［解析］此患者为一中年男性，突然大口呕血，量较大，诱因是干硬食物，提示出血与该食物对上消化道黏膜的局部损伤作用关系密切。结合 2 年前曾发现脾大，进一步显示此患者的出血符合食管静脉曲张破裂的特点，故应选 B。

64.［答案］A

［考点］腹主动脉瘤的诊断

［解析］腹主动脉瘤是动脉性疾病，典型的临床体征是腹部搏动性肿块。

65.［答案］C

［考点］骨折脱位

［解析］小儿间接外力造成肘部损伤，最常见的是肱骨髁上骨折和肘关节脱位。两者鉴别要点是肘后三角关系是否改变，髁上骨折无改变，关节脱位时肘后三角关系改变。桡骨头半脱位多发生在 5 岁以下小儿，牵拉前臂引起；软组织挫伤多由直接外力引起，无肘后三角关系改变。

66.［答案］A

［考点］腱鞘炎

［解析］根据题干所示，应考虑为狭窄性腱鞘炎。腱鞘囊肿和腱鞘黄色瘤好发在腕背。风湿结节位于关节周围皮内，不在手掌面。

67.［答案］D

［考点］骨肿瘤

［解析］原发性骨肿瘤的发病情况，良性比恶性多见，良性肿瘤中骨软骨瘤和软骨瘤多见，恶性肿瘤以骨肉瘤最常见，其次为软骨肉瘤。

68.［答案］A　69.［答案］B

70.［答案］C

［考点］心源性水肿

［解析］该中年男性患者的病史和体征支持二尖瓣狭窄，二尖瓣狭窄的最常见病因是风湿性心脏瓣膜病，所以该患者最可能的诊断是风湿性心脏瓣膜病，其他三种疾病（肺源性心脏病和心包积液、慢性肾小球肾炎）均不会有心脏杂音。对该患者诊断有决定意义的检查是心脏超声心动图，可发现典型的二尖瓣狭窄的心脏超声心动图改变，胸部 X 线片和心电图虽然对诊断也有帮助，但均不如心脏超声心动图，尿常规只对慢性肾炎诊断有帮助。由于该患者为风湿性心脏瓣膜病二尖瓣狭窄，因此可引起左心房和右心衰竭，其中左心房衰竭只能引起肺循环淤血，不会引起双下肢水肿，而右心衰竭则可引起体循环淤血，引起双下肢水肿，所以该患者双下肢水肿的原因是右心功能衰竭，病史和体征均不支持合并营养不良和血浆胶体渗透压降低。

71.［答案］B　72.［答案］C

73.［答案］B

［考点］亚急性感染性心内膜炎的诊断

［解析］该青年男性患者有多年风湿性心脏病（风心病）主动脉瓣关闭不全病史，近 3 周出现发热，心脏杂音有变化，除有主动脉瓣关闭不全的杂音（主动脉瓣听诊区舒张期杂音）外，在主动脉瓣听诊区已听到收缩期杂音，此外还有皮肤出血点、贫血和脾大等支持亚急性感染性心内膜炎的表现，因此近 3 周患者又患了亚急性感染性心内膜炎，不支风湿活动和呼吸道感染，患者亦无心力衰竭的表现；血培养阳性是诊断亚急性感染性心内膜炎的重要依据，亚急性感染性心内膜炎的常见致病菌是草绿色链球菌，其次为肠球菌；超声心动图可发现赘生物或新的瓣膜病变，亦为诊断亚急性感染性心内膜炎的重要依据，其余辅助检查（胸部 X 线片、心电图和腹部 B 超）对诊断意义均较小。

74.［答案］C　75.［答案］B

［考点］胸腔积液的体征和实验室检查

［解析］该中年男性患者缓慢起病，有低热、消瘦、盗汗等结核中毒症状，有肺结核病史，近来渐进性气短加重，体检和超声提示为典型的胸腔积液，分析胸腔积液首先考虑结核性。为进一步确诊，最有意义的检

查是胸腔穿刺抽液，对积液进行常规、生化、细菌学、免疫学、细胞病理学等检查，其余检查（PPD试验、血培养和胸部CT检查）的诊断意义均较小。患者右侧胸腔中等量积液，可使右侧胸廓饱满，肋间隙增宽，气管移向左侧即健侧；由于胸腔积液致右肺底叩诊受干扰，常显示右肺底抬高；一般只有当大量胸腔积液时可导致上叶肺压缩而出现支气管呼吸音，该患者是中等量积液，故右上肺不会闻及支气管呼吸音。

76.［答案］A　77.［答案］D

78.［答案］B

［考点］肺炎球菌肺炎的诊断和治疗

［解析］该青年女性患者急性起病，病前曾淋雨，急骤高热、畏寒、咳嗽、咳出铁锈色痰，由于病变累及胸膜而出现胸痛，查体发现有右下肺实变征，结合化验血白细胞总数和中性粒细胞比例升高，因此符合典型的肺炎球菌肺炎诊断，其余三个诊断（右侧胸膜炎、浸润型肺结核和肺脓肿）均不符合；为了明确诊断，最有意义的首选检查是胸部X线片，可见大片炎症浸润阴影或实变影，在消散期，则X线片显示炎性浸润逐渐吸收；肺炎球菌肺炎的首选抗生素为青霉素，对青霉素过敏者可用喹诺酮类或头孢菌素类。

79.［答案］A　80.［答案］B

81.［答案］C

［考点］胃食管反流病的诊断和处理

［考点］该中年男性患者有胸骨后烧灼感和反酸，夜间入睡时易发生，这是胃食管反流病的典型的临床表现，因此该患者最可能的诊断是胃食管反流病，而冠心病心绞痛有时也可能有类似表现，但一般不伴有反酸，除变异性心绞痛外，一般心绞痛多于剧烈活动或心情激动时诱发，食管癌和食管贲门失迟缓症的主要表现是吞咽困难，因此临床均不支持这些诊断。诊断胃食管反流病最佳的辅助检查是胃镜检查，并能判断疾病的严重程度和有无并发症，食管X线钡餐和24小时食管pH监测对诊断有帮助，但均不如胃镜检查，心电图主要是对冠心病心绞痛的诊断有帮助。由于胃食管反流病常于平卧位时加重，所以建议该患者睡眠时应采取的体位是床头抬高位，以减少胃食管反流。

82.［答案］D　83.［答案］A

84.［答案］B

［考点］有机磷（对硫磷）中毒的诊断和治疗

［解析］该青年女性患者服有机磷农药中毒，其中毒的表现包括毒蕈碱样表现和烟碱样表现，烟碱样表现又称N样症状，其表现是肌肉颤动，而其余选项（多汗、流涎和瞳孔缩小）均为毒蕈碱样表现，又称M样症状。有机磷中毒的首要治疗是洗胃，清除尚未被吸收的有机磷，洗胃液有多种，但对硫磷中毒时禁用1：5000高锰酸钾溶液，其余几种（2%碳酸氢钠溶液、清水和生理盐水）均可应用。有机磷中毒时，治疗均用抗胆碱药阿托品，阿托品可使皮肤干燥、颜面潮红、瞳孔扩大和心率加快，所以应用阿托品治疗时不会出现心率减慢。

85.［答案］A　86.［答案］B

87.［答案］A

［考点］慢性肾小球肾炎的诊断和治疗

［解析］该中年男性患者有1年多病史，表现乏力、腰部不适、易疲倦和下肢水肿，未诊治，查体发现血压高，化验尿有少量蛋白、红细胞和偶见颗粒管型，化验血有贫血和肾功能不全，综合分析该患者最可能的诊断是慢性肾小球肾炎，其余三个诊断（慢性肾盂肾炎、肾病综合征和急进性肾小球肾炎）均不支持；该患者病史较久，双肾可能会缩小，能确定肾的大小最简便易行的检查方法是腹部B超；该患者有血压增高，一般应首选ACEI类降压药物，但当血肌酐＞350μmol/L时应为禁忌，该患者血肌酐485μmol/L，因贝那普利属于ACEI类降压药物，所以不宜选用。

88.［答案］A　89.［答案］D

90.［答案］C

［考点］缺铁性贫血的诊断和治疗

［解析］该青年女性患者，缓慢起病，有面色苍白、乏力等贫血症状，有十二指肠溃疡病史，而无贫血家族史，化验血象呈现小细胞（MCV＜80fl）低色素（MCHC＜32%）性贫血，白细胞和血小板数正常，骨髓铁染色显示细胞外铁缺乏，细胞内铁减低，综合分析符合缺铁性贫血；患者既往有十二指肠溃疡病史，是一个年轻女性未婚患者，其缺铁原因可能是月经过多，可能是十二指肠溃疡病致消化道失血，也可能是由于女性偏食，而最不可能的原因是需铁量增加，因为该患者已是成年人，不再长身体，而且亦非妊娠；缺铁性贫血的治疗除应去除病因外，主要是补充铁剂，可以口服，也可以肌肉注射，重度贫血（Hb＜60g/L）时可输注浓缩红细胞，口服稀盐酸有利于铁的吸收，但是由于该患者有十二指肠溃疡病史，所以最不适宜口服稀盐酸。

91.［答案］B　92.［答案］B

93.［答案］D

［考点］原发性醛固酮增多症的诊断

［解析］该青年女性患者患高血压半年，无高血压家族史，化验血钾减低，而且有肌无力的低钾表现。当发现高血压患者伴低钾时，一般首先应考虑原发性醛固酮增多症，因此该患者最可能的诊断是原发性醛固酮增多症，其余三种诊断（原发性高血压、嗜铬细胞瘤和慢性肾炎）的可能性均小。原发性醛固酮增多症时血醛固酮水平增高，而肾素活性下降，可帮助确定诊断，尿VMA（香草基杏仁酸）检查是为诊断嗜铬细胞瘤提供依据，尿常规和肾功能检查无特异性诊断价值。诊断性治疗的最佳选择是选用螺内酯，因为螺内酯是醛固酮拮抗剂，用后能降低血压和纠正低钾紊乱。钙通道阻滞剂可使部分原发性醛固酮增多症患者醛固酮产生量减少，血钾和血压恢复正常，因为不是全部患者有效，所以不是最佳选择。α-受体阻滞剂是用于嗜铬细胞瘤的治疗，氢氯噻嗪是利尿剂，可以降压，但会使血钾下降，因此不适用。

94.［答案］A　95.［答案］D

96.［答案］D

［考点］浅部软组织及手部感染的诊断与治疗

［解析］患者鱼刺扎伤右手示指，右手示指末节轻度肿胀、压痛，提示指头炎。应避免手下垂，以免加重淤血和感染。行切开引流时，若脓腔较大，宜做对口引流。右手示指末端不能做鱼口形切口，而应做纵行切口。末节指侧面纵切口，远侧不应超过甲沟的1/2。右手两侧面纵切口，远侧应不超过指节横纹。

97.［答案］A　98.［答案］A

99.［答案］A

［考点］甲状腺功能亢进的治疗

［解析］111题B、C、D项已达要求，心率90～100次/分尚未达要求，应在90次/分以下。患者手术后最危急的并发症是呼吸困难和窒息，系手术时止血不完善或血管结扎线滑脱，切口内出血压迫气管所致；手术创伤或气管插管引起喉头水肿也可造成。如发生必须立即处理，敞开伤口清除血肿解除压迫，或行气管切开。如患者出现手足抽搐，说明手术伤及甲状旁腺，患者发生了低钙血症，发作时静注10%葡萄糖酸钙或氯化钙10～20ml能迅速缓解，其余三项起效慢，仅用于症状轻者。

100.［答案］B　101.［答案］D

［考点］脾破裂，出血性休克

［解析］左上腹钝器伤，迅速出现休克表现，全腹轻度腹膜刺激征，移动性浊音（＋），应想到是脾破裂，出血性休克，如行腹腔穿刺抽得血性液体，可进一步证实诊断。脾破裂重度低血容量休克患者的治疗原则是迅速补充血容量和积极治疗原发病，单独补充血容量，脾仍在持续出血，休克不易纠正，因此应边治疗休克边手术止血。

102.［答案］D　103.［答案］B

［考点］胃十二指肠术后并发症

［解析］胃大部切除毕Ⅱ式为十二指肠断端缝闭，胃和空肠吻合，如十二指肠残端处理不当可发生十二指肠残端破裂，是该术式最严重的近期并发症。胃大部切除术后，食物快速进入空肠，葡萄糖吸收迅速，血糖升高刺激胰岛素分泌，血糖下降后仍处于高胰岛素状态，引起低血糖，一般发生于餐后2～3小时。倾倒综合征一般发生于饮食中或餐后5～30分钟。

104.［答案］A　105.［答案］D

［考点］动脉栓塞的诊断与治疗

［解析］患者有心脏病史伴有房颤，突然出现5P征象（疼痛、感觉异常、麻痹、无脉和苍白），诊断首先应考虑动脉栓塞。动脉栓塞除非肢体已经发生坏疽或已建立良好的侧支循环，只要患者全身情况允许，应早期施行动脉切开取栓术。

106.［答案］C　107.［答案］B

［考点］膀胱肿瘤的诊断与治疗

［解析］50岁男性患者，有间歇性肉眼血尿，B超显示膀胱内新生物，较小，有蒂。为进一步明确诊断可做膀胱镜检查，可直接看到肿物位置、大小、形态和初步估计浸润深度，并可同时做活检，了解肿物组织类型和分化程度。该患者肿物较小有蒂，可经尿道电切治疗。

108.［答案］C　109.［答案］A

110.［答案］D

［考点］脊柱骨折的处理原则

［解析］根据题干介绍，应想到脊柱骨折伴脊髓损伤可能性大。现场搬运的方法至关重要。一人抬头另一人抬下肢或一人搂抱式的方法十分危险。因为增加了脊柱弯曲，有时碎骨片挤入椎管内加重脊髓损伤的危险。将伤员架起行走的方式同样不可取，可使骨折移位加重脊柱脊髓损伤。正确的方法是C项，或使伤员保持平直成一整体，滚动至担架上。到医院后为明确诊断首选的检查方法是损伤部位X线正侧位片，了解损伤部位、类型和移位情况。必要时加照斜位X线片，了解椎弓有无骨折。但X线片有局限性，不能显示椎管内受压情况和脊髓损伤情况，故凡有脊柱损伤和神经症状者应作CT检查，MRI可显示椎管内有无血肿和脊髓有无损伤。如患者出现腹胀、腹痛、肠蠕动减慢，是椎体出血形成腹膜后血肿，刺激了腹腔神经节所致。

111.［答案］B

［考点］尊重原则

［解析］尊重原则是指医务人员要尊重患者及其作出的理性决定，其中包括尊重患者保密的要求，但并不是指满足患者的一切保密的要求，如果患者要求保密的信息对他人、社会可能造成伤害或与法律的规定及要求冲突，医生可以超越患者的这种权利，所以B违背了尊重原则。

112.［答案］D

［考点］患者知情权

［解析］该青年女性患者因双侧扁桃体反复化脓感染伴高热到医院就诊。医生考虑病情顽固不愈，给她开了价格昂贵的新型抗生素，但患者根据经济状况要求改用平时常用的较便宜而有效的清凉解毒的中药和青霉素。对此案例，说法正确的是“医生应向患者解释如何使用新型抗生素，若患者不同意应考虑患者的要求”，若无效再换也可以。

113.［答案］C

［考点］临床诊疗的道德原则

［解析］临床诊疗的道德原则包括患者第一原则（知情同意、患者自主）、最优化原则、身心统一原则和协同一致原则。医务人员在诊疗活动中，既要重视患者的躯体性疾病，也要理解和关注患者的心理状态及社会环境，以整体的观点对待疾病和患者，这遵循临床诊疗的道德原则是身心统一原则。

114.［答案］D

［考点］人体试验的伦理原则

［解析］人体试验必须合理保护受试者

利益，这一准则是人体试验的核心性伦理准则，其具体要求包括：必须以动物实验为基础；试验中有专家参与或指导；对受试者做到知情同意；一旦在试验中出现严重危害受试者利益的情况，无论试验多么重要，都要立即停止，并采取有效措施使受试者身心受到的不良影响减少到最低限度。

115. [答案] A

[考点] 发生医疗纠纷或医疗事故的时候，患者有权复印或复制的病历资料所包括的范围

[解析] 参见《医疗事故处理条例》第十条：患者有权复印或者复制其门诊病历、住院志、体温单、医嘱单、化验单（检验报告）、医学影像检查资料、特殊检查同意书、手术同意书、手术及麻醉记录单、病理资料、护理记录以及国务院卫生行政部门规定的其他病历资料。使用排除法即可得到本题答案。

二、B 型题

116. [答案] B　117. [答案] C

[考点] 肌肉收缩的机制

[解析] 根据肌肉收缩的肌丝滑行理论，横纹肌的收缩是由构成肌原纤维的粗、细肌丝在肌节内的相互滑动而发生的。当肌细胞上的动作电位引起胞质中 Ca^{2+} 浓度升高时，Ca^{2+} 与细肌丝上的钙受体肌钙蛋白结合，使原肌凝蛋白分子改变，将细肌丝上的结合位点肌动蛋白（又称为肌纤蛋白）暴露出来，横桥得以与它们结合，进而摆动、复位、再结合……形成肌丝滑行（能量来自 ATP 分解）。

118. [答案] A　119. [答案] C

[考点] 心动周期

[解析] 心室开始收缩后，室内压很快上升超过房内压，房室瓣立即关闭。此时室内压尚未超过主动脉内压力，动脉瓣仍处于关闭状态，心室内血流不进不出，容积不变，故为等容收缩期初。心室开始舒张后，室内压下降，低于主动脉内压力时，主动脉瓣立即关闭，以阻止血液由动脉反流入心室。此时心室内压尚高于心房内压，房室瓣仍处于关闭状态，心室容积不变，为等容舒张期初。

120. [答案] C　121. [答案] D

[考点] RNA 的组成

[解析] tRNA 含有大量的稀有碱基如甲基化的嘌呤 mG 和 mA、二氢尿嘧啶 DHU 以及次黄嘌呤等。hnRNA 即不均一核 RNA，是 mRNA 的前体，DNA 转录时基因的非编码片段内含子和编码片段外显子都一齐转录成为 hnRNA，要剪去内含子、接起外显子才成为 mRNA（当然还要戴“帽”加“尾”）。

122. [答案] D　123. [答案] B

[考点] DNA 复制的酶

[解析] 真核生物 DNA 聚合酶现已发现至少有 5 种，分别称为 DNA-polα、β、γ、δ、ε。其中 DNA-polα、δ 都是在复制延长中起催化作用的，DNA-polε 起校读、修复和填补缺口的作用。DNA-polβ 只在没有其他聚合酶存在时才发挥催化作用。DNA-polγ 是存在于线粒体内的 DNA-pol。

124. [答案] B　125. [答案] C

[考点] 卵巢肿瘤

[解析] 卵巢肿瘤分为三大类：①卵巢表面上皮肿瘤，包括浆液性肿瘤和黏液性肿瘤。②卵巢性索间质肿瘤，包括颗粒细胞瘤和卵泡膜细胞瘤。③生殖细胞肿瘤，包括无性细胞瘤、绒毛膜癌、畸胎瘤和内胚窦瘤。

126. [答案] B　127. [答案] D

[考点] 肠溃疡病变特点

[解析] 肠伤寒以回肠下段的集合淋巴结和孤立淋巴结的病变最为显著。其溃疡外形与受侵淋巴组织相似，回肠下段多为集合淋巴结，此淋巴结呈长椭圆形，其长轴与肠管的长轴一致。溃疡如侵蚀血管则致肠出血。溃疡如向深部侵蚀，穿透肌层及浆膜则致肠空孔。细菌性痢疾的溃疡形状、大小不

一，比较浅表，呈地图状，一般仅限于黏膜层，极少有穿过黏膜层到达肌层而引起肠穿孔的并发症。溃疡之间的肠黏膜表现为充血、水肿、炎细胞浸润等改变。溃疡呈环形与肠的长轴垂直是肠结核的病变特征。溃疡呈烧瓶状、口小底大是肠阿米巴病的病变特征。溃疡边缘呈堤状隆起是溃疡型肠癌的病变特征。

128.［答案］D　129.［答案］A

［考点］肺脓肿和肺炎球菌肺炎的诊断

［解析］141 题为中年男性患者，急性病程，醉酒后出现发热、咳嗽等肺部感染表现，1 周后咳黏液脓性痰伴胸痛，结合胸部 X 线片提示下叶背段大片浓密阴影，内有圆形透亮区和气液平面，最可能的诊断是肺脓肿。其他三个诊断（肺炎球菌肺炎、肺炎支原体肺炎和支气管扩张）均不支持。142 题为青年女性，急性病程，受凉后出现发热、咳嗽、痰少，查体有高热，口周疱疹，右下肺实变征，最可能的诊断是肺炎球菌肺炎。其他三个诊断（肺脓肿、肺炎支原体肺炎和支气管扩张）均不支持。

130.［答案］A　131.［答案］D

［考点］炎症性肠病的 X 线表现

［解析］X 线表现对炎症性肠病的诊断很有帮助，溃疡性结肠炎 X 线钡剂灌肠主要征象有多发性浅溃疡，黏膜粗乱或细颗粒改变，结肠袋消失，肠壁变硬呈铅管状。克罗恩病 X 线钡剂灌肠主要征象有黏膜粗乱、纵行溃疡等，病变呈节段分布，由于病变肠段激惹钡剂很快通过遗留一细线状影称为线样征。

132.［答案］B　133.［答案］A

［考点］乳房疾病的鉴别诊断

［解析］乳腺囊性增生病的临床表现是乳房胀痛和肿块，其疼痛发作与程度和月经周期相关。查体可发现乳房内有触痛的肿块。乳管内乳头状瘤绝大多数发生在大乳管近乳头的壶腹部，瘤体小、带蒂而有绒毛；患者通常无自觉症状，由于肿瘤小，常不能触及，唯一引起患者重视和就医的原因就是乳头血性溢液，因之也成为本病诊断的要点。

134.［答案］B　135.［答案］D

［考点］骨肿瘤的好发部位

［解析］各种骨肿瘤有其特定的好发部位，掌握此对诊断有帮助。骨肉瘤好发于长骨干骺端。骨瘤好发于扁骨。

三、X 型题

136.［答案］ACD

［考点］正反馈调节

［解析］正反馈是指受控部分发出的反馈信息不是制约控制部分的活动，而是促进与加强控制部分的活动。本题的四个选项中，只有肺牵张反射不是正反馈，其余三项活动的实现均存在有正反馈。

137.［答案］BCD

［考点］“全或无”现象

［解析］“全或无”现象是动作电位的特征，是指刺激强度未达到阈值时，动作电位不会发生（“无”），当刺激达到阈值后就引发动作电位，动作电位一经出现，其幅度就达到一定的数值，不因刺激的增强而增大（“全”）。感受器电位、终板电位和突触后电位都属于局部电位性质，其反应幅度随刺激强度的增加而增大，不表现“全或无”的特征。

138.［答案］AC

［考点］血压的反射性调节

［解析］颈动脉窦和主动脉弓压力感受性反射是安静时维持血压相对稳定的重要反射。压力感受器不能直接感受血压的变化，而是感受血管壁的机械牵张程度。从压力感受性反射的功能曲线中可以看出，颈动脉窦内的血压在正常范围内发生变化时，压力感受性反射最敏感，表明其在正常血压范围内调节能力最强。切除动物两侧压力感受器的传入神经后，血压出现较大范围的波动，但一天的平均血压并不比正常动物高，因而认为此反射在动脉血压的长期调节中不起重要

作用。

139.［答案］BD

［考点］影响肺顺应性的因素

［解析］肺的顺应性与肺泡表面张力有关，该张力降低时，肺的顺应性便增加；肺泡表面活性物质可降低表面张力，因而它能增加肺的顺应性，若表面活性物质减少，顺应性则降低。肺的弹性阻力减少，也使肺的顺应性增加。

140.［答案］AB

［考点］小肠内营养物质的吸收原理

［解析］水在小肠的重吸收是被动的（渗透压梯度是吸收的动力），不需钠泵参与；脂溶性维生素是溶在脂肪中与脂肪一起吸收的，脂肪的吸收不需钠泵，因此，脂溶性维生素的吸收也不需钠泵；葡萄糖和氨基酸的吸收都是耗能的主动过程（继发性主动转运），转运系统均与钠的转运耦联，故均需钠泵参加。

141.［答案］ABCD

［考点］应激反应

［解析］当机体受到各种有害刺激，如缺氧、创伤、手术、饥饿、疼痛、寒冷以及精神紧张和焦虑不安等的作用时，血中ACTH和糖皮质激素相应增多的反应称为应激。在这一反应中，除垂体-肾上腺皮质系统参与外，交感-肾上腺系统也参加，所以血中儿茶酚胺的含量也增加。现已证明，在应激反应中，除了ACTH、糖皮质激素与儿茶酚胺的分泌增加外，内啡肽、生长素、催乳素、胰高血糖素、抗利尿激素、醛固酮等均增加。说明应激反应是以ACTH、糖皮质激素与儿茶酚胺的分泌增加为主，多种激素参与的使机体抵抗力增强的非特异性反应。

142.［答案］ACD

［考点］组成蛋白质的20种氨基酸的化学结构和分类

［解析］组成蛋白质的20种氨基酸可分为非极性脂肪族（疏水性）氨基酸（包括甘氨酸、丙氨酸、缬氨酸、亮氨酸、异亮氨酸、脯氨酸）、极性中性氨基酸、芳香族氨基酸、酸性氨基酸、碱性氨基酸（包括赖氨酸、精氨酸、组氨酸）。

143.［答案］BC

［考点］脂肪酸分解代谢过程

［解析］脂肪酸β-氧化是脂肪酸氧化的重要阶段，包括脱氢、加水、再脱氢及硫解4步反应，催化脱氢反应的脱氢酶的辅基是FAD，其分子中含核黄素（维生素B_2），催化再脱氢反应的酶其辅酶是NAD^+，NAD^+分子中含维生素PP（尼克酰胺），硫解反应需辅酶A（CoASH），其分子中含泛酸，故应选B、C。

144.［答案］ACD

［考点］甲硫氨酸代谢、嘌呤合成原料及血红素合成

［解析］甘氨酸是嘌呤合成的原料，嘌呤环中第4、5位碳及第7位氮是由甘氨酸提供的。肌酸是以甘氨酸为骨架，由精氨酸提供脒基，S-腺苷甲硫氨酸提供甲基合成的。血红素是以琥珀酰CoA、甘氨酸及Fe^{2+}为原料合成的。嘧啶的合成原料是天冬氨酸和氨基甲酰磷酸，和甘氨酸无关。

145.［答案］CD

［考点］RNA转录的酶

［解析］真核生物RNA聚合酶Ⅲ催化转录过程的产物有：tRNA、5S-rRNA、snRNA，故应选C、D。而28S-rRNA及18S-rRNA是RNA聚合酶Ⅰ催化的转录产物45S-rRNA经剪接修饰后生成的。

146.［答案］AC

［考点］蛋白质生物合成过程

［解析］在氨基酸活化阶段消耗ATP，因为此时ATP→AMP等于消耗2个高能键。翻译起始阶段，延长阶段的进位、成肽等各消耗1个GTP。

147.［答案］ABCD

［考点］基因诊断的概念、技术和应用

［解析］基因诊断就是利用现代分子生

物学和分子遗传学的技术方法，直接检测基因结构及其表达水平是否正常，从而对疾病作出诊断的方法。基因诊断常用的技术包括：核酸分子杂交技术、聚合酶链反应（PCR）、基因测序、基因芯片等等。故本题应选 ABCD。

148. [答案] AB

[考点] 肥大

[解析] 不伴有细胞增生的肥大有高血压病性心肌病理性肥大和运动员骨骼肌生理性肥大。伴有细胞增生的肥大有妊娠子宫生理性肥大和哺乳期乳腺生理性肥大。

149. [答案] CD

[考点] 纤维素样坏死

[解析] 以纤维素样坏死为基本病变的动脉炎有狼疮性动脉炎和结节性多动脉炎。而梅毒性主动脉炎和巨细胞性动脉炎都不是以纤维素样坏死为基本病变的动脉炎，梅毒性主动脉炎是以闭塞性滋养小动脉内膜炎引起的主动脉中膜变性萎缩为特点。巨细胞性动脉炎是以动脉壁肉芽肿形成为特点，主要累及颞动脉。

150. [答案] ABD

[考点] 肺炎，间质性肺炎

[解析] 间质性肺炎包括肺支原体性肺炎、衣原体性肺炎和病毒性肺炎。这些肺炎的特点是炎症主要累及肺泡壁和支气管、血管周围的间质，以淋巴细胞、单核细胞浸润为主。而军团菌性肺炎是以累及肺泡为主的炎症。

151. [答案] BC

[考点] 酒精性肝炎的病理改变

[解析] 酒精性肝炎包括三种病变：肝细胞脂肪变性、酒精透明小体形成和灶状肝细胞坏死伴中性粒细胞浸润。

152. [答案] ACD

[考点] 结核病，肾结核病

[解析] 肾结核病是血源播散性结核病，多单侧受累，从肾皮髓质交界处发病，不断蔓延扩大，干酪样坏死物质从肾盂排出，形成空洞，可引起输尿管和膀胱结核，可蔓延到男性生殖器官。

153. [答案] ABC

[考点] 梅毒的病理改变

[解析] 梅毒螺旋体侵入人体后 3 周左右，侵入部位发生炎症反应，形成硬性下疳（表面可发生糜烂或溃疡，溃疡底部及边缘质硬）。下疳发生后 7～8 周，梅毒螺旋体又大量繁殖，由于免疫复合物的沉积引起全身皮肤、黏膜广泛的梅毒疹和全身性非特异性淋巴结肿大。梅毒引起的神经系统病变主要累及中枢神经及脑脊髓膜，可导致麻痹性痴呆和脊髓痨。黏液性水肿不属于梅毒的病变。

154. [答案] ABCD

[考点] 动脉粥样硬化的易患因素

[解析] 动脉粥样硬化是多病因的疾病，即多种因素作用于不同环节所致，这些因素即危险因素或易患因素。它包括高血压、糖尿病、高血脂、吸烟、肥胖及家族史等，动脉粥样硬化患者有 60%～70% 有高血压；高血脂，尤其低密度脂蛋白增高与高密度脂蛋白降低者；有糖尿病者动脉粥样硬化的发病率较无糖尿病者高出数倍；吸烟者与不吸烟者比较，本病发病率和病死率增高 2～6 倍。

155. [答案] ABD

[考点] 细菌感染性肺炎的治疗

[解析] 绿脓杆菌感染可先选用氨基苷类抗生素，如妥布霉素、阿米卡星（丁胺卡那霉素）等；或半合成青霉素，如哌拉西林（氧哌嗪青霉素）、替卡西林等；此外，三代头孢菌素对绿脓杆菌也有效。而阿奇霉素属于大环内酯类抗生素，主要用于革兰氏阳性球菌引起的感染，对绿脓杆菌无效。

156. [答案] ABD

[考点] 肝硬化出血

[解析] 肝硬化食管静脉曲张破裂大出血后病情会加重，所以腹水应增加，而不是减少，可诱发肝性脑病，出血后可出现肠性氮质血症，所以 BUN 会升高，门脉压力减

低致脾缩小。

157.［答案］ABC

［考点］血尿的定义

［解析］这是关于血尿定义的记忆型试题，肉眼血尿是指尿中含血量＞1ml/L，正常人尿每高倍视野下红细胞＜3个和正常人1小时尿沉渣Addis计数红细胞＜10万个，若超过这些规定的数值则称为血尿。而正常人12小时尿沉渣Addis计数应＜50万个。所以ABC的描述均为正确。

158.［答案］BCD

［考点］重型再生障碍性贫血的诊断标准

［解析］这是一道关于重型再生障碍性贫血的诊断标准的记忆型试题，重型再生障碍性贫血血象异常的诊断标准包括：网织红细胞绝对值＜15×10^9/L、中性粒细胞＜0.5×10^9/L和血小板＜20×10^9/L。而血红蛋白的具体数值没有具体规定，因为红细胞的寿命可长达120天，若重型再生障碍性贫血患者就诊早，很可能血红蛋白正常而没有贫血。

159.［答案］ABCD

［考点］尿糖阳性的鉴别诊断

［解析］严重肝病、胰腺病变时，葡萄糖转化为肝糖原的功能减弱，肝糖原贮存减少，进餐后0.5～1小时血糖高于正常，可出现尿糖。肾小管病变可使肾糖阈降低，引起肾性糖尿。内分泌疾病如皮质醇增多症、肢端肥大症等由于对抗胰岛素的激素分泌过多，也可出现血糖升高和尿糖阳性。某些非葡萄糖尿如妊娠后期的乳糖、果糖、半乳糖尿等也有尿糖阳性。

160.［答案］ABD

［考点］麻醉方式的选择

［解析］内镜检查只需要与内镜接触处的黏膜被麻醉，应选择表面麻醉。其余几项均正确。

161.［答案］ABC

［考点］急症抢救

［解析］在创伤急救时，必须优先抢救的急症有：心脏骤停、窒息、大出血、开放性气胸、休克、腹部内脏脱出。骨折不属于优先抢救的急症。

162.［答案］BCD

［考点］急性脓胸

［解析］急性脓胸的排脓方法B、C、D均可采用，但从不应用开放引流术。

163.［答案］ABC

［考点］急性腹膜炎的临床表现

［解析］急性腹膜炎时，由于受腹腔内炎性渗出物刺激，肠管蠕动减弱，出现不同程度肠麻痹，故肠鸣音应当减弱甚至消失，不应增强。

164.［答案］ABD

［考点］门静脉高压症并发症的治疗原则

［解析］门静脉高压症食管-胃底静脉曲张破裂大出血的患者可以下三腔管压迫止血，也可选择胃镜下硬化剂注射、出血点电凝、套扎等方法止血，在非手术治疗无效的情况下，也可以选择手术止血治疗。但服用制酸药物本身，不能控制门静脉高压症食管-胃底静脉曲张破裂引起的大出血。

165.［答案］ABC

［考点］腰椎间盘突出症的治疗

［解析］根据题干提示，该患者应诊断为腰椎间盘突出症。病史3天，未经治疗，故首选非手术治疗，A、B、C三项均可用，无手术适应证。

模拟试卷（六）答案及精解

一、A 型题

1.［答案］C

［考点］神经-体液调节

［解析］体液调节一般是指某内分泌腺分泌的激素，通过血液循环到达靶器官，调节其功能活动。但是很多内分泌腺并不独立于神经系统，它们直接或间接受神经系统调节，因此可以把体液调节看成是神经调节的一个环节，并把这种调节称为神经-体液调节。寒冷信号在传入下丘脑体温中枢时，还与附近的促甲状腺激素释放激素（TRH）神经元发生联系，促使 TRH 释放增多，进而促进腺垂体释放促甲状腺激素（TSH），促进甲状腺激素的合成与释放。故寒冷时神经系统对甲状腺分泌的调节为神经-体液调节。

2.［答案］A

［考点］组织兴奋后兴奋性的变化

［解析］可兴奋组织兴奋后，兴奋性会发生一系列变化。以哺乳动物的粗大神经纤维为例，相继出现绝对不应期、相对不应期、超常期和低常期。绝对不应期相当于动作电位的锋电位时期，相对不应期和超常期大约相当于负后电位的时期；低常期相当于正后电位的时期。

3.［答案］C

［考点］骨骼肌收缩的形式及形成条件

［解析］骨骼肌的收缩包括单收缩、不完全强直收缩和强直收缩三种形式。当下一个刺激落在前一次收缩的完全舒张期时，即为单收缩；下一次刺激落在前一次收缩的舒张期时即为不完全强直收缩；下一次刺激落在前一次收缩的收缩期时即为完全强直收缩。本题 C 项刺激的间隔小于收缩期，下一次刺激必落在前一次收缩的收缩期，可使骨骼肌发生完全强直收缩。

4.［答案］A

［考点］凝血因子

［解析］凝血因子中，有一些是在肝合成的蛋白质分子，肝硬化患者的肝功能不好，不能合成足够的凝血因子Ⅱ、Ⅶ、Ⅸ、Ⅹ，因此血液凝固障碍。肝硬化患者的血小板、凝血因子Ⅲ均不缺乏，血中的抗凝物质也没有增加，故 B、D 和 C 不是本题的答案。

5.［答案］C

［考点］心肌的电生理特性

［解析］心肌自动节律性高低主要表现为兴奋频率的高低，故衡量心肌自动节律性的主要指标是单位时间内心肌兴奋的次数，它主要决定于 4 期膜电位自动去极化速率。去极化速率增快时，达到阈电位水平所需时间短，单位时间内发生兴奋的次数就多。选项中最大复极电位水平和阈电位水平之间的差值是影响自律性的重要因素，但它们各自单独均不能用于衡量心肌自动节律性的高低。

6.［答案］D

［考点］影响静脉回流的因素

［解析］心肌收缩力加强是导致静脉回心血量增加的主要机制。因为心肌收缩力强时，射血引起的心室排空较完全，在心室舒张期心室内压就较低，对心房和大静脉内血液的抽吸力量也就较大。

7.［答案］B

［考点］肺换气

［解析］通气/血流比值是指每分肺泡通气量和每分肺血流量的比值，只有适宜的通气/血流比值，才能实现适宜的肺换气。健康成人肺的通气/血流比值平均为 0.84。如果比值增大，意味着通气过剩，血流不足，部分血液流经通气不良的肺泡，致使肺泡无

效腔增大；比值减小，则意味着通气不足，血流过剩，部分血液流经通气不良的肺泡，混合静脉血中的气体未得到充分更新，犹如发生了动-静脉短路。但正常人肺泡通气量和肺毛细血管血流量的分布并不是很均匀的，故各个局部的通气/血流比值也不相同。例如，人在直立时，因重力作用，肺尖部的血流量减少比通气量的减少显著，比值可高达2.5，而肺底部的比值较小，可低至0.6。

8.［答案］B

［考点］肺容积和肺容量

［解析］其潮气量为500ml，减去无效腔150ml，实际每次肺泡换气量为350ml。功能余气量为平静呼气末尚存于肺内的气体量，接近肺泡的容积，即2500ml。每次实际肺泡换气量与功能残气量之比，即350÷2500，为0.14，接近1/7。

9.［答案］C

［考点］胃液分泌的调节

［解析］本题是检验考生关于胃液分泌的抑制性调节的知识。不论是胃内或小肠内的pH，对胃酸分泌均有负反馈调节作用，当胃窦的pH≤2.0或十二指肠内pH≤2.5时，就可显示出这种作用。小肠内脂肪和高渗溶液也是胃酸分泌的抑制性调节因素，但脂肪在胃内不是。

10.［答案］A

［考点］分节运动的生理意义

［解析］分节运动是一种以环行肌为主的节律性收缩和舒张运动。在食糜所在的一段肠管上，环行肌在许多点同时收缩，把食糜分割成许多节段；随后，原来收缩处舒张，而原来舒张处收缩，使原来的节段分为两半，而相邻的两半则合拢来形成一个新的节段；如此反复进行，食糜得以不断地分开，又不断地混合。分节运动的主要作用是使食糜与消化液充分混合，便于进行化学性消化，它还使食糜与肠壁紧密接触，为吸收创造了良好的条件。分节运动还能挤压肠壁，有助于血液和淋巴的回流。但分节运动对食物推动作用较小。

11.［答案］C

［考点］肾近端小管H^+的分泌

［解析］肾近端小管上皮通过Na^+-H^+交换分泌H^+，H^+的分泌并非依赖质子泵。进入小管液中的H^+与HCO_3^-结合为H_2CO_3，又很快解离成CO_2和水，这一反应由上皮细胞顶端膜表面的碳酸酐酶催化，CO_2很快以单纯扩散的方式进入上皮细胞，在细胞内，CO_2和水又在碳酸酐酶的作用下形成H_2CO_3，后者又很快解离成H^+和HCO_3^-。H^+通过顶端膜中的Na^+-H^+交换逆向转运进入小管液，碳酸酐酶在H^+分泌和HCO_3^-重吸收过程中起重要作用，碳酸酐酶抑制剂可以抑制H^+的分泌，所以C选项正确。在近端小管NH_3重吸收与H^+分泌具有相互促进作用。

12.［答案］B

［考点］醛固酮分泌的调节

［解析］醛固酮的分泌主要受肾素-血管紧张素系统调节，血管紧张素Ⅱ增多时，醛固酮分泌增加。交感神经兴奋时，释放的去甲肾上腺素作用于近球细胞可直接刺激肾素的释放，使醛固酮分泌增多。循环血量减少时，可反射性兴奋肾交感神经，也使醛固酮分泌增加。此外，血钠和血钾浓度的改变可通过直接作用于球状带细胞，影响醛固酮的分泌，当血钠浓度降低、血钾浓度升高时醛固酮分泌增加；血钠浓度升高、血钾浓度降低时醛固酮分泌减少。

13.［答案］D

［考点］骨骼肌的牵张反射

［解析］在骨骼肌的牵张反射中，支配效应器（梭外肌）收缩的运动神经元是α运动神经元，γ运动神经元是支配感受器（肌梭）的梭内肌的神经元，后者发出神经冲动时，梭内肌收缩，所起的作用是使肌梭感受器敏感性增加。

14.［答案］B

［考点］自主神经系统的功能

［解析］副交感神经系统兴奋时，支气管平滑肌收缩；而心率加快、瞳孔开大肌收缩、胃肠运动减弱属于交感神经系统兴奋的表现。

15.［答案］C

［考点］激素的允许作用

［解析］激素之间存在一种特殊的关系，激素对特定器官、组织或细胞没有直接作用，但它的存在却是另一种激素发挥生物学效应的必要基础，这称为允许作用。例如糖皮质激素，如皮质醇，本身对心肌和血管平滑肌并无直接增强收缩的作用，但只有当它存在时，儿茶酚胺才能充分发挥调节心血管活动的作用。

16.［答案］D

［考点］甲状腺激素的生理作用

［解析］甲状腺激素的生理作用包括三个方面：①促进生长发育，主要是促进脑和骨骼的发育，婴幼儿时期缺乏甲状腺激素可导致呆小症。②调节新陈代谢，增强能量代谢，调节糖和脂类的代谢；无特异性地加强蛋白质的合成，表现为氮的正平衡。③影响多个器官系统的功能，包括增强神经系统兴奋性；使心率加快、心肌收缩力加强等。四个选项中，只有减少蛋白质合成一项是错误的。

17.［答案］B

［考点］蛋白质的理化性质

［解析］蛋白质在某些理化因素作用下，空间结构被破坏，结构松散，分子不对称性变大，所以黏度应增大，而不是减小，故B项是错误的。其他选项均正确。

18.［答案］D

［考点］核酸的空间结构与功能

［解析］不同类型的DNA双螺旋结构不同，Z型DNA为左手双螺旋，其他选项均为右手螺旋结构。

19.［答案］D

［考点］酶的活性中心

［解析］酶活性中心是酶分子的特定空间结构区域，它能与底物特异地结合并使其转化为产物，所以不能被隐藏在酶分子内部。对结合酶而言，辅酶（或辅基）参与酶活性中心的组成。酶活性中心内有必需基团，而活性中心外也有必需基团。酶发挥催化作用须先与底物密切结合，当二者接触时，其结构相互诱导、变形和相互适应，进而相互结合，酶构象改变有利于与底物结合，底物的变形易受酶的催化攻击，故D是正确的。

20.［答案］D

［考点］磷酸戊糖途径、糖有氧氧化

［解析］6-磷酸葡萄糖脱氢酶的辅酶是$NADP^+$，它催化6-磷酸葡萄糖脱氢生成6-磷酸葡萄糖酸内酯，脱下的氢由$NADP^+$接受转变为$NADPH+H^+$，该酶是磷酸戊糖途径的限速酶。琥珀酸脱氢酶的辅基是FAD，其余2个酶的辅酶均为NAD^+。

21.［答案］C

［考点］胆固醇的转化、胆色素的代谢

［解析］胆固醇为具有环戊烷多氢菲结构的化合物，其在体内不能被降解生成CO_2和H_2O。但其可以转化生成其他含环戊烷多氢菲母核的化合物，如转变成胆汁酸，转化为类固醇激素（醛固酮、皮质醇、睾酮、雌二醇、孕酮等），转化为7-脱氢胆固醇，其经紫外线照射转变为维生素D_3。而胆色素是血红素代谢的产物，其与胆固醇代谢无关。故答案应选C。

22.［答案］A

［考点］氨基酸的一般代谢（氧化脱氨基、转氨基及联合脱氨基）

［解析］因为肌肉中L谷氨酸脱氢酶的活性很弱，氨基酸很难通过联合脱氨基作用脱去氨基。在这些组织中氨基酸先经连续的转氨基作用，将氨基转移给草酰乙酸生成天冬氨酸。此后天冬氨酸与次黄嘌呤核苷酸（IMP）反应生成腺苷酸代琥珀酸，后者再裂解成延胡索酸和腺嘌呤核苷酸（AMP），AMP经腺苷酸脱氨酶催化脱去氨基生成IMP，这样才最终完成了氨基酸的脱氨基作

用，此即嘌呤核苷酸循环。故本题应选 A。谷氨酰胺酶催化谷氨酰胺水解脱氨基生成谷氨酸和氨，此反应仅在从脑和骨骼肌等组织向肝和肾转运氨时起主要作用，不是肌肉中氨基酸脱氨基作用的主要方式。单独的转氨基作用是不能将氨基脱去生成氨的，只是氨基的转移。

23.［答案］D

［考点］一碳单位代谢

［解析］四氢叶酸是一碳单位的运载体，人体内四氢叶酸可由叶酸经二氢叶酸还原酶催化先转变为二氢叶酸，后者继续经此酶作用转变生成四氢叶酸。生物素、维生素 B_{12} 可参与构成某些酶的辅酶，但这些辅酶与一碳单位代谢无关。

24.［答案］C

［考点］嘧啶的分解

［解析］尿嘧啶和胞嘧啶分解的产物是β丙氨酸、CO_2 和 NH_3，胸腺嘧啶分解的产物是β氨基异丁酸、CO_2 和 NH_3，因此嘧啶碱分解的共同产物是 CO_2 和 NH_3，故应选 C。嘧啶分解过程中消耗 NADPH 和 H_2O，所以不会有 H_2O 的产物；尿酸是嘌呤碱分解的终产物；尿素是蛋白质分解代谢的产物。

25.［答案］B

［考点］DNA 损伤与修复

［解析］只有 DNA 上碱基缺失或插入可导致三联体密码阅读方式改变，称为框移突变，由此造成氨基酸排列顺序发生改变，其后果是翻译出的蛋白质可能完全不同。本题应选 B。其他三种情况只是 DNA 链上某个碱基被置换，导致一个三联体密码改变，最终仅造成一个氨基酸的改变，这称为点突变。

26.［答案］D

［考点］蛋白质生物合成过程

［解析］EFTu、EFTs 和 EFG 是原核生物翻译延长因子，而真核生物的翻译延长因子是 EF_1（又分为 α，β，γ）和 EF_2。其他三种在真核生物蛋白质生物合成过程中是需要的，故应选 D。

27.［答案］A

［考点］膜受体介导的信息传递

［解析］肾上腺素是通过 cAMP-蛋白激酶途径发挥作用的，当激素与膜特异受体结合后，受体被激活，活化的受体可催化 Gs（激动型 G 蛋白）的 GDP 与 GTP 交换，导致 Gs 的 α 亚基与 β、γ 亚基解离，释出 α-GTP，后者能激活腺苷酸环化酶，促使 ATP 转化为 cAMP，使细胞内 cAMP 浓度升高。

28.［答案］D

［考点］肝在物质代谢中的作用

［解析］糖异生作用、酮体生成、尿素合成及胆汁酸生成等，是肝特有的代谢功能，在正常情况下，这些代谢过程仅在肝中进行。肝能合成胆固醇，且量也不少，可肝外组织同样能合成，故应选 D。

29.［答案］D

［考点］玻璃样变性

［解析］血管壁玻璃样变主要累及细动脉，常见于高血压病，肾、脑、脾和视网膜的细动脉受累，由于细动脉痉挛，血浆蛋白沉积于血管壁，使血管壁变硬、管腔狭窄，可引起组织缺血。

30.［答案］A

［考点］液化性坏死

［解析］液化性坏死发生于含脂质多、蛋白酶多的组织或病变中，脾梗死不属液化性坏死。

31.［答案］D

［考点］再生，完全性再生

［解析］再生是指组织坏死形成缺损，周围正常的组织细胞增生修复的过程。分完全性再生和不完全性再生两类。完全性再生可恢复原有组织结构和功能。不完全性再生则常有较多的纤维组织增生，不同程度地影响原器官的结构和功能。胃溃疡的修复、脑梗死的修复、肺空洞的修复、心肌梗死灶的修复都是不完全性再生。肝细胞灶状坏死的修复属完全性再生，一般不影响肝功能。

32.［答案］C

［考点］空气栓塞

［解析］胎盘早期剥离、胸部外伤并损伤深静脉、锁骨下静脉插管输液、颈部外伤并损伤深静脉都可引起空气栓塞。而静脉穿刺输液不会引起空气栓塞。

33.［答案］C

［考点］肿瘤异型性

［解析］在恶性肿瘤异型性中，最主要的表现是肿瘤细胞核的变化。

34.［答案］C

［考点］动脉粥样硬化症，粥瘤

［解析］粥瘤是动脉粥样硬化症的基本病变，是脂质沉积于大、中动脉内膜而引起的病变。表面为纤维瘢痕帽，其内为无定形的坏死物质，并有胆固醇结晶形成，周围可见泡沫状细胞（可由巨噬细胞或平滑肌细胞演化而来），病变内可见散在的T淋巴细胞，而不见B淋巴细胞。

35.［答案］B

［考点］肺癌

［解析］肺腺癌多为周围型，与吸烟关系不密切。腺癌可分为高、中、低分化，细支气管肺泡细胞癌也是肺腺癌的一个亚型。癌组织可形成腺腔、乳头，可伴有黏液分泌。常有肺门淋巴结转移。

36.［答案］D

［考点］消化性溃疡

［解析］支持消化性溃疡诊断的内镜表现包括溃疡直径小于2cm、溃疡边缘整齐、溃疡底部平坦和溃疡呈椭圆形。而溃疡周围黏膜皱襞中断、结节状肥厚则支持胃癌诊断。

37.［答案］C

［考点］急性弥漫性增生性肾小球肾炎的病理改变

［解析］急性弥漫性增生性肾小球肾炎又称为毛细血管内增生性肾小球肾炎，增生的细胞是肾小球系膜细胞和内皮细胞。

38.［答案］A

［考点］乳腺癌的病理改变

［解析］乳腺导管内癌的特点是癌细胞位于导管基底膜内，属于原位癌。

39.［答案］B

［考点］肠伤寒溃疡的形态

［解析］伤寒时坏死肠黏膜脱落后形成溃疡。在集合淋巴小结发生的溃疡，其长轴与肠的长轴平行。孤立淋巴小结处的溃疡小而圆。因此肠伤寒溃疡的形态取决于肠黏膜淋巴小结的形态。

40.［答案］A

［考点］甲状腺癌的转移途径

［解析］乳头状癌是甲状腺癌中最常见的类型，恶性程度低，早期可发生局部淋巴结转移。滤泡状癌比乳头状癌恶性程度高，预后差，早期易血道转移。

41.［答案］D

［考点］呼吸困难的病因

［解析］左心衰竭是指左心室代偿功能不全而发生的心力衰竭，临床上常见以肺循环淤血为特征，早期症状是劳力性呼吸困难。心悸为非特异性症状，下肢水肿和食欲不振常常是右心衰竭的表现。

42.［答案］A

［考点］慢性支气管炎的胸部X线片表现

［解析］慢性支气管炎反复发作，引起支气管壁增厚，细支气管或肺泡间质炎症细胞浸润或纤维化，胸部X线片可见双肺纹理增粗、紊乱，成网状或条索状，以下肺野较明显。双肺透亮度增加和心影狭长是阻塞性肺气肿的胸部X线片表现；肺局部透亮度增加可能为肺大疱或气胸；双肺蜂窝状改变可为支气管扩张症或肺间质纤维化的晚期表现。

43.［答案］D

［考点］洋地黄中毒的心律失常

［解析］洋地黄中毒最重要的表现是心律失常，其机制是由异位起搏点兴奋性增强与传导系统的传导阻滞构成。各种类型心律失常均可发生，若在一份心电图上既有异位心律又有传出阻滞则这种心律失常是最具洋地黄中毒的特征性表现，如心房颤动伴三度

房室传导阻滞。洋地黄可引起心电图 ST-T 呈鱼钩形改变，但不代表洋地黄中毒，频发房性期前收缩和心房颤动或扑动也不是洋地黄中毒具特异性的心律失常。

44. [答案] C

[考点] 风心病二尖瓣狭窄的心律失常

[解析] 风湿性心脏病二尖瓣狭窄血流动力学障碍的结果是左心房扩大，右心室肥厚扩大，左房压升高，故最常发生的是房性心律失常，尤以房颤最常见。其余三种心律失常（房室传导阻滞、室性期前收缩和室性心动过速）在风湿性心脏病二尖瓣狭窄患者不常见。

45. [答案] D

[考点] 急进性高血压

[解析] 急进性高血压临床表现为血压显著升高，舒张压持续≥130mmHg，病理上以肾小动脉纤维样坏死为突出特征，肾损害突出，表现为持续性蛋白尿、血尿、管型尿，伴有肾功能不全，病程进展迅速。本题各项（脑血管意外、心力衰竭、主动脉夹层破裂和肾衰竭）均可能是本病的死亡原因，但以肾衰竭为受累最严重的靶器官和最常见的死因。

46. [答案] B

[考点] 慢性阻塞性肺疾病失代偿期，Ⅱ型呼吸衰竭的给氧原则

[解析] 慢性阻塞性肺疾病失代偿期出现Ⅱ型呼吸衰竭时，其给氧原则是持续低浓度吸氧，保持血氧饱和度在 90%以上即可，以避免高浓度吸氧引起二氧化碳潴留。氧流量应控制在 1～2L/min，氧浓度应控制在 25%～30%。不能间断给氧，氧浓度不能在 35%以上。所以答案是 B。

47. [答案] D

[考点] 肺炎球菌肺炎的诊断和治疗

[解析] 该青年男性患者的病史和胸部 X 线片所示，为典型肺炎球菌肺炎，头孢哌酮对革兰氏阴性菌，特别是对绿脓杆菌敏感，所以不宜选用此药治疗可能为肺炎球菌感染的炎症性疾病。其他几种抗生素均可能对革兰氏阴性双球菌有效。

48. [答案] A

[考点] PPD 试验的特点和提示信息

[解析] PPD 试验阴性的儿童可提示未感染结核。痰找结核菌阴性仅能提示可能非开放性肺结核，不能排除结核感染。活动性结核多有红细胞沉降率增快，但红细胞沉降率正常不能排除结核感染。胸部 X 线片未见结核病灶可能见于结核杆菌尚未累及肺组织或病灶较小，胸部 X 线片不易发现。

49. [答案] C

[考点] 十二指肠溃疡的诊断

[解析] 该中年女性患者间断上腹痛，餐前空腹时痛，餐后缓解，查体和钡餐造影（十二指肠球变形）均支持十二指肠溃疡。其余三种疾病均不像，其中十二指肠球后溃疡是在十二指肠球部以下的溃疡，夜间痛明显，难以治疗，易发生出血。十二指肠球炎和慢性胃炎无此有规律的腹痛和钡餐造影表现。

50. [答案] B

[考点] 急性胰腺炎的治疗

[解析] 急性胰腺炎是多种病因导致胰腺组织自身消化所致的胰腺水肿、出血及坏死等炎性损伤。禁食、补液以减少胃酸与食物刺激的胰液分泌，是急性胰腺炎最基本的治疗方法。抗生素和生长抑素可以作为急性胰腺炎的治疗，但不是最基本的治疗方法；肾上腺皮质激素不能用于急性胰腺炎的治疗。

51. [答案] A

[考点] 慢性肾衰竭时的电解质紊乱

[解析] 慢性肾衰竭为各种慢性肾病持续进展的共同结局，是肾小球滤过率下降及与此相关的代谢紊乱和临床症状组成的综合征。慢性肾衰竭时常有电解质紊乱，最常见的电解质紊乱是代谢性酸中毒、高血磷、低血钙、高血钾。

52. [答案] C

[考点] 肾小球源性与非肾小球源性血尿的鉴别方法

［解析］临床上有两种方法可帮助区分血尿来源：一种是新鲜尿沉渣相差显微镜检查，变形红细胞血尿为肾小球源性，均一形态正常红细胞血尿为非肾小球源性，此方法最简单；另一种是尿红细胞容积分布曲线。而其他三种方法（新鲜尿离心沉渣高倍镜检查、新鲜尿离心沉渣油镜检查和新鲜尿离心沉渣显微镜检查）只能证明有血尿，但不能鉴别肾小球源性与非肾小球源性血尿。

53.［答案］A

［考点］缺铁性贫血和巨幼细胞贫血的鉴别

［解析］缺铁和维生素 B_{12} 缺乏均可引起贫血，因此红细胞、血红蛋白减少不能区分二者。血网织红细胞均正常。因此选项 B、C、D 均不能作为缺铁还是维生素 B_{12} 缺乏的鉴别依据。缺铁主要影响红系，一般很少引起粒细胞和血小板减少，而维生素 B_{12} 缺乏则可影响粒系和巨核系，引起全血细胞减少，因此血小板减少可作为鉴别缺铁和维生素 B_{12} 缺乏的依据。

54.［答案］C

［考点］急性粒细胞白血病与其他白血病的鉴别

［解析］该青年女性患者患急性白血病，严重贫血和血小板减少是急性白血病的非特异性表现。Auer 小体常见于急性粒细胞白血病细胞质中，但不见于急性淋巴细胞白血病。非特异性酯酶染色主要用于鉴别急性粒细胞白血病和急性单核细胞白血病，急性单核细胞白血病呈阳性反应。未成熟细胞过氧化物酶和苏丹黑染色阳性多见于急性粒细胞白血病，急性淋巴细胞白血病呈阴性反应。因此，选项 C 为本题的正确答案。

55.［答案］B

［考点］糖尿病的饮食与运动疗法

［解析］糖尿病患者的总热量计算应按患者理想体重为标准进行，休息状态下每日每 kg 理想体重给予热量 25～30kcal，糖类产生热量应占总热量的 50%～60%，脂肪含量应占总热量的 30%。糖尿病患者的运动锻炼应在餐后进行，运动量不宜过大，时间不宜过长。

56.［答案］C

［考点］类风湿关节炎的关节症状

［解析］类风湿关节炎是以侵蚀性、对称性多关节炎为主要临床表现的慢性、全身性的自身免疫性疾病，可伴有关节外的系统性损害。其最早出现的关节症状是关节痛，是主要累及小关节尤其是手关节的对称性多关节炎，基本病理改变是滑膜炎，可累及颞颌关节、肩关节、髋关节、颈椎的可动小关节等特殊关节。风湿性关节炎的特点为四肢大关节游走性肿痛。

57.［答案］B

［考点］外科感染

［解析］败血症为全身性外科感染，常见的致病菌有革兰氏阴性杆菌和革兰氏阳性球菌，此外还可有无芽孢厌氧菌和真菌，后者属条件性感染。引起革兰氏阴性杆菌败血症常见的有大肠杆菌、铜绿假单胞菌、变形杆菌、克雷白杆菌、肠杆菌等，此类细菌的主要毒性在于内毒素，多数抗生素虽能杀菌，但对内毒素及其介导的多种炎症介质却无能为力，因此由革兰氏阴性杆菌所致的败血症一般比较严重。多以突发寒战开始，热型呈间歇热，可出现三低现象（低体温、低白细胞、低血压），休克发生早，持续时间长，患者四肢厥冷、发绀、少尿或无尿。引起革兰氏阳性球菌败血症较常见的是金黄色葡萄球菌、表皮葡萄球菌和肠球菌。临床上一般无寒战，热型呈稽留热或弛张热，患者面色潮红，四肢温暖，常有皮疹，易并发心肌炎。此类细菌倾向于血行播散，可在体内形成转移性脓肿，发生休克较晚。

58.［答案］A

［考点］肠内营养并发症

［解析］肠内营养相对于肠外营养最大的优势之一是并发症较少，主要是误吸、腹泻和腹胀；而肝功能损害、胆囊结石、必需

脂肪酸缺乏是肠外营养的并发症。

59.［答案］A

［考点］椎管内阻滞麻醉

［解析］椎管内麻醉根据局麻药注入的部位不同，可分为蛛网膜下腔阻滞（又称为腰麻或脊椎麻醉）和硬脊膜外间隙阻滞（又称硬膜外阻滞或硬膜外麻醉）。麻醉药主要作用部位是脊神经根。每条脊神经由前、后根合并而成。前根又称腹根，从脊髓前角发出，由运动神经纤维和交感神经传出纤维（骶段为副交感神经传出纤维）组成；后根又称背根，由感觉神经纤维和交感神经传入纤维（骶段为副交感神经传入纤维）组成，进入脊髓后角。各种神经纤维粗细不同，运动神经纤维最粗，依次为感觉神经纤维及交感和副交感神经纤维。因此交感神经最先被阻滞，且阻滞平面比感觉神经高 2～4 个节段，运动神经最晚被阻滞，其平面比感觉神经也低 1～4 个节段。

60.［答案］D

［考点］甲状腺功能亢进术后并发症处理

［解析］甲状腺功能亢进手术中若误伤甲状旁腺，会使患者术后出现血钙浓度下降，神经肌肉应激性增高，而出现手足抽搐，因此应给予钙制剂以提高血钙浓度和治疗由于甲状旁腺损伤而导致的手足抽搐。

61.［答案］D

［考点］乳腺占位性病变的临床诊断

［解析］乳腺癌和乳腺纤维腺瘤的肿块常为无痛性肿块，乳腺导管内乳头状瘤的临床表现是乳头溢液。只有乳腺囊性增生症的临床表现是乳房胀痛和存在有触痛的肿块，且症状与月经周期有关。

62.［答案］C

［考点］膈下脓肿的诊断要点

［解析］膈下是平卧时的最低位置，有利于感染脓液的聚积。其诊断要点是腹膜炎病情稳定后重新出现发热、上腹痛及呼吸受限、X 线胸片报告有膈肌移动受限或抬高、肋膈角模糊或积液。结合此患者表现，符合膈下脓肿的诊断。

63.［答案］A

［考点］阿米巴肝脓肿治疗方式选择

［解析］阿米巴肝脓肿的首选治疗是非手术治疗，以抗阿米巴药物（甲硝唑、氯喹、依米丁）治疗。必要时应穿刺吸脓以及支持疗法，多可获得良好效果。只有当：①非手术治疗无效；②脓肿破入胸腔或邻近器官；③脓肿位于肝左外叶，有穿破入心包危险，穿刺吸脓可能误伤或导致腹腔感染时，才考虑各种手术治疗。

64.［答案］C

［考点］胰腺假性囊肿

［解析］胰腺假性囊肿多继发于胰腺炎，也可发生于腹部外伤后（但不是“多继发于”）。其形成是由于胰管破裂，胰液流出积聚在网膜囊内，刺激周围组织形成纤维包膜。囊内壁无上皮细胞，不可能分泌黏液。主要临床表现是上腹部包块及其引起的压迫症状。手术治疗指征是：①持续腹痛不能忍受；②囊肿增大（大于或等于 6cm）出现压迫症状；③出现感染或出血等并发症。常用手术方法是内引流术或外引流术。

65.［答案］D

［考点］前列腺增生的临床表现

［解析］尿频是前列腺增生最常见的早期症状，夜间尤甚，伴有尿急，是增生的前列腺充血刺激所致。前列腺增生排尿困难的表现有排尿迟缓、断续、尿流细、无力、尿不尽等。并可有尿潴留和尿失禁，膀胱过度充盈使少量尿液从尿道口溢出，称为充溢性尿失禁。不会有尿痛，出现并发症如感染、结石时才会有。

66.［答案］C

［考点］断肢再植

［解析］断肢在行再植手术前，应在无菌干燥容器中冷藏保存。

67.［答案］D

［考点］急性血源性骨髓炎的鉴别诊断

［解析］此两病有时不易鉴别。从备选

项 A、B、C 考虑：急性血源性骨髓炎全身毒血症症状重，局部疼痛重；而急性软组织蜂窝织炎轻。前者好发于干骺端；后者不常见于此部位。前者因病灶深在位于骨内，表面红肿不明显，压痛深在，出现症状与体征分离现象；而后者局部炎症表现明显。另外 MRI 可早期发现骨内炎性病灶及其范围和有无脓肿存在，有早期诊断价值，而 X 线片急性骨髓炎在起病 14 天内无异常所见，用过抗生素者可延迟至 1 个月左右，故无早期鉴别意义。

68.［答案］A　69.［答案］C

［考点］昏迷的病因和辅助检查

［解析］该中年男性患者是因烦躁不安、意识不清来急诊，查体发现浅昏迷。引起昏迷的原因有多种，该患者有蜘蛛痣、黄疸和脾大，而肝未触及，考虑患有肝硬化，腹泻作为诱因导致意识不清，因此该患者最可能是肝性脑病导致昏迷，虽然其余三种疾病（糖尿病酮症酸中毒、尿毒症和脑血管病）均可导致昏迷，但病史和化验结果均不支持；对诊断最有意义的检查是血氨检查，因为肝硬化肝性脑病患者常有血氨升高。其余三种检查（头颅 CT、肾功能和血气分析）对鉴别诊断均有意义。

70.［答案］B　71.［答案］A

72.［答案］C

［考点］支气管扩张的诊断

［解析］该青年男性患者为慢性病程，长期反复的支气管化脓性感染，抗感染治疗后可好转，不支持支气管内膜结核，无脓臭痰，也不支持肺脓肿，慢性支气管炎不常有脓痰，所以最可能的诊断是支气管扩张，左下肺支气管最常受累，因此左下肺的湿性啰音也支持该病诊断。支气管扩张患者多数童年有麻疹、百日咳或支气管肺炎迁延不愈病史，因此在采集病史时，需特别注意询问是否有麻疹、百日咳病史，其余三项（过敏性鼻炎病史、吸烟史和个人职业）虽然亦应询问，但与该病的关系较小。此次发病因有发热，故首先应确定有无肺部感染，所以应首先进行胸部 X 线片检查，肺功能检查不适于急性感染，其余检查（心电图和纤维支气管镜检查）意义小。

73.［答案］A　74.［答案］B

75.［答案］A

［考点］慢性肺源性心脏病的诊断和治疗

［解析］该中年女性患者有长期 COPD 和慢性肺源性心脏病病史，近 2 天来加重，出现右心衰竭表现（如颈静脉怒张、肝大和下肢中度凹陷性水肿等）。根据有受凉后发热达 38.5℃，明显的呼吸系统症状如咳嗽、咳痰和感染表现如咳黄痰、WBC 总数和中性粒细胞比例升高等，考虑加重的主要原因是肺部感染。COPD 伴慢性肺源性心脏病主要是通气功能障碍，可引起 CO_2 潴留，所以最可能发生的酸碱平衡失调是呼吸性酸中毒。由于主要的加重原因是肺部感染，所以最重要的治疗是应用有效抗生素控制感染，其余三种治疗（利尿药、强心药和呼吸兴奋药）也可采用，但较次要。

76.［答案］B　77.［答案］D

78.［答案］C

［考点］高血压合并心力衰竭的治疗

［解析］该老年男性高血压患者，因有烦心事，血压突然升高为高血压急症，血压很高伴急性左心衰竭，必须要迅速降压，硝普钠可直接扩张动脉和静脉，使血压迅速下降，同时因降低了心脏的前后负荷而使急性左心衰竭得以缓解，因此首选的降压药物是硝普钠，其余药物（硝酸甘油、卡托普利和哌唑嗪）亦可降压，但均非首选；多巴酚丁胺可兴奋 β_1 肾上腺受体，有正性肌力作用，可增加心肌收缩力和心搏出量，对心力衰竭有治疗作用，但因其有升高血压的作用，所以该患者应列为禁忌，而其余三种药物（吗啡、利尿剂和 β 受体阻滞剂）均非禁忌；该患者出现急性左心衰竭的最可能原因是血压急骤升高，左心室不能适应急剧增加的心脏后负荷而引起急性左心衰竭，该患者无其余

三种原因（感染、心律失常和电解质紊乱）的临床证据，所以可能性很小。

79.［答案］C 80.［答案］A

81.［答案］B

［考点］十二指肠溃疡的诊断

［解析］该中年男性患者的病史中，呈间断上腹痛，有时夜间痛醒伴反酸，而且于出血后腹痛减轻，均提示为典型的十二指肠溃疡，而慢性胃炎、胃溃疡和胃癌均无此临床表现。为了确定诊断，首选的检查是胃镜检查，可给予直接确诊依据，而其他检查方法均不能给予直接的确诊依据。若患者出现黑便，每日出血量最少应超过 50ml，这是一道记忆型题。

82.［答案］A 83.［答案］C

84.［答案］B

［考点］急性肾小球肾炎的病理和诊断

［解析］该青年男性患者急性病程，先有上呼吸道感染，10 天后出现水肿、高血压、蛋白尿和显微镜下血尿等表现，提示急性肾小球肾炎的可能性最大。因为肾功能正常，所以不考虑急进性肾小球肾炎，尿蛋白不够多，也不支持肾病综合征，隐匿型肾小球肾炎也称为无症状性血尿和（或）蛋白尿，患者无水肿、高血压等，该患者显然不是。急性肾小球肾炎肾病理检查病变的类型是毛细血管内增生性肾小球肾炎，而系膜毛细血管性肾小球肾炎常伴肾病综合征，系膜增生性肾小球肾炎通常为 IgA 肾病，新月体肾小球肾炎常为急进性肾小球肾炎的病变类型。血清 C3 水平对鉴别诊断有帮助，急性肾小球肾炎的血清 C3 水平下降，但在 8 周内可恢复正常，若 8 周内不恢复正常见于系膜毛细血管性肾小球肾炎，急进性肾小球肾炎可伴血清 C3 降低，而系膜增生性肾小球肾炎血清 C3 一般正常。

85.［答案］A 86.［答案］C

87.［答案］D

［考点］急性早幼粒细胞白血病

［解析］该青年男性患者急性病程，以出血为主要临床表现，化验血 WBC 增高，有贫血和血小板减小，骨髓检查有大量早幼粒细胞（胞浆内有大小不等颗粒和成堆 Auer 小体的细胞占 85%，POX 染色呈强阳性），因此诊断为急性早幼粒细胞白血病，其余三种（急性淋巴细胞白血病、急性单核细胞白血病和急性巨核细胞白血病）均不像。此种白血病容易发生 DIC，这是因为早幼粒细胞可以释放出大量促凝物质所致。全反式维 A 酸作为分化诱导剂可诱导早幼粒细胞分化成熟，是急性早幼粒细胞白血病诱导缓解的首选治疗。DA 方案用于急性早幼粒细胞白血病外的急性粒细胞白血病，VP 方案用于急性淋巴细胞白血病，而羟基脲常用于慢性粒细胞白血病。

88.［答案］A 89.［答案］B

90.［答案］C

［考点］甲状腺功能亢进症的诊断和治疗

［解析］该年轻女性患者有出汗多、心悸、易饥和体重下降等高代谢症状及有脉压大和心动过速等高代谢体征，甲状腺肿大呈弥漫性，而且可闻及血管杂音，所以最可能的诊断是 Graves 病，其余三种疾病（桥本甲状腺炎、结节性甲状腺肿伴甲状腺功能亢进症和单纯性甲状腺肿）与此表现均不符。诊断甲状腺功能亢进症（Graves 病）需要测定甲状腺功能，因此 T_3、T_4 测定最有助诊断，而 TPOAb 和 TgAb 是甲状腺自身抗体，Graves 病可有滴度增高，但非诊断所必需，其余两项检查（甲状腺扫描和甲状腺 B 超）亦非必需。该年轻患者为初诊轻、中度甲状腺功能亢进症，首选宜用抗甲状腺药物，其余三种治疗（手术治疗、碘剂和放射碘治疗）均不宜首选，放射碘治疗属禁忌。

91.［答案］C 92.［答案］B

93.［答案］A

［考点］系统性红斑狼疮（SLE）的诊断

［解析］该青年女性患者有口腔溃疡、多关节痛、面部蝶形红斑，化验血 ANA

（＋），抗 dsDNA 抗体（＋），所以符合 SLE 的诊断，SLE 发病中可以有高热伴有双颈部和右腋窝淋巴结肿大，而贝赫切特病虽有口腔溃疡，但还有复发性外阴溃疡、眼炎和针刺试验阳性等，患者的临床表现也不支持风湿性关节炎和类风湿关节炎。该患者气短可能是肺部病变或心脏病变，查体双肺未见异常，心率正常，无杂音，双下肢无水肿等，基本上排除了肺内感染、狼疮肺炎和心功能不全，而肺动脉瓣区第二心音亢进，提示合并的病变最可能是肺动脉高压。进一步应该做的检查是肺动脉压力测定以明确肺动脉高压程度，行尿蛋白定量以明确肾脏是否受累，行超声心动图检查以明确心脏情况，而唾液腺流率是用于干燥综合征患者检测唾液腺功能。

94.［答案］C　95.［答案］B

96.［答案］A

［考点］外科休克

［解析］根据题干中所述患者表现，该患者目前的情况属于中度休克。休克代偿期患者血压正常，脉搏 100 次/分以下，皮肤温度正常，体表血管正常；重度休克患者意识模糊，脉搏速而细弱，或者摸不到。血容量减少，尤其是有效循环血量减少，是休克发生的最主要原因。该患者双下肢挤压伤，由于软组织肿胀，血管通透性增加，静脉回流障碍，毒素吸收等原因，使大量体液丧失或渗入软组织中，造成血容量减少。应采取的最有效措施是补充血容量，这是纠正休克引起的组织低灌注和缺氧的关键，收缩血管药物的应用应在充分容量复苏的前提下。

97.［答案］C　98.［答案］D

［考点］张力性气胸的诊断及处理

［解析］胸部闭合性损伤，患者极度呼吸困难，发绀，患侧胸饱满，叩之鼓音，呼吸音几乎听不到，血压低，脉搏快，说明胸膜腔内有大量气体，右肺已完全萎陷，严重影响呼吸循环功能，首先应想到是张力性气胸。张力性气胸是可迅速致死的危急重症，急救措施是迅速用粗针头穿刺胸膜腔排气减压，并外接单向活瓣装置，使外界空气不能进入胸腔。进一步处理是安置胸腔闭式引流、使用抗生素等。

99.［答案］C　100.［答案］B

［考点］乳腺癌的诊断与治疗

［解析］青年女性，右乳房出现橘皮样改变及腋窝可触及肿大的淋巴结，此为乳腺癌的典型表现，结合患者局部乳房红肿，故诊断为炎性乳腺癌。炎性乳腺癌是乳腺癌中恶性程度最高的癌症，首选治疗方案为化疗，然后是手术和放疗。因乳腺癌的 ER、PR 阳性，还可行内分泌治疗，首选药物是他莫昔芬（三苯氧胺）。

101.［答案］A　102.［答案］C

103.［答案］D

［考点］溃疡病合并穿孔的诊断

［解析］中青年男性患者，上腹饥饿性隐痛反复发作已 10 年，伴反酸、嗳气，进食和抗酸药物能缓解，最可能的诊断是胃十二指肠溃疡，十二指肠溃疡可能性大。患者在夜间突然上腹剧痛，迅速波及全腹，可能并发了溃疡病穿孔。空腔脏器穿孔，气体可进入腹膜腔内，立位腹部 X 线检查 80％的患者可有膈下新月状游离气体。

104.［答案］B　105.［答案］C

106.［答案］D

［考点］细菌性肝脓肿

［解析］患者有畏寒高热，右上腹痛，肝大叩痛（＋），血白细胞升高，B 超肝有直径 8cm 的液性暗区，有胆道感染病史，其诊断首先应考虑细菌性肝脓肿，在 B 超引导下行肝穿刺抽出脓液可确诊。肝脓肿可向胸腔穿破形成右胸腔脓肿；向腹腔穿破形成腹膜炎，如局限则形成右膈下脓肿；穿破血管壁造成大出血，血液可由胆道排出；但不会造成幽门梗阻。

107.［答案］B　108.［答案］D

［考点］腰椎间盘突出症

［解析］根据题干所示，腰部外伤后，

腰痛和坐骨神经放射痛，查体腰活动受限，患侧直腿抬高试验阳性，患侧下肢有轻度坐骨神经受损征，其诊断应是腰椎间盘突出症。青壮年患者初次发病，病史短，无马尾神经受压症状，应采用非手术治疗，80%可望缓解或治愈。A、B、C三项均可采用，不应立即采用手术治疗。

109.［答案］C　110.［答案］C

［考点］骨肉瘤的诊断及治疗

［解析］青少年患者，有膝扭伤史，膝痛迅速加重，夜间痛重，检查局部肿胀，皮肤发亮，有压痛、皮温高、浅静脉怒张，说明血运丰富。X线片示干骺端骨破坏和“日光射线”样成骨，为典型骨肉瘤的临床表现；另外有的患者还可见到三角形骨膜反应(Codman三角)，骨破坏可以是溶骨性、成骨性或混合性。骨肉瘤的治疗目前采用综合治疗，$G_2T_{1-2}M_0$ 者术前大剂量化疗，然后行根治性切除术，根据患者具体情况保肢或截肢，术后继续大剂量化疗。有肺转移属 $G_2T_{1-2}M_1$ 者可行转移灶切除术。由于早期诊断和化疗的迅速发展，5年存活率已提高到50%以上。

111.［答案］C

［考点］医务工作者的崇高职业道德

［解析］医务工作者献身于医学事业，崇高的道德境界就体现在他们所从事的具体的认识疾病、治疗疾病的医疗活动中。故从本题提供的选项中，利用排除法，C为正确答案。

112.［答案］B

［考点］公正更强调内容

［解析］在医疗实践中，公正不仅指形式上的类似，更强调公正的内容，如在稀有卫生资源分配上，必须以每个人的实际需要、能力和对社会的贡献为依据。故本题正确答案为B。

113.［答案］C

［考点］临床诊疗伦理

［解析］该青年女性患者来医院神经科坚决要求作PET-CT检查，被医师拒绝。医师说先行全面的体格检查和脑电图检查后再定，这是对的，为患者全面负责，应该由简到繁按需要进行相关检查，但应与患者进行认真的沟通，说服患者先行体格检查和脑电图检查的意义，患者可能就不会“大为不满”了。

114.［答案］D

［考点］器官移植中的伦理问题

［解析］本案例涉及的是器官移植中的伦理问题。由于我国尚没有器官移植的统一准则，医生符合伦理的行为应该是遵循国际器官移植的准则和坚持医学伦理学的基本原则。在本案例中，医师在进行器官移植时，摘取的是尸体器官，对尸体器官摘取，如果死者生前没有捐赠意愿，应该坚持亲属的知情同意，这是本案例应当首先坚持的一个最基本的伦理原则。故本题答案为D。

115.［答案］C

［考点］《执业医师法》规定的执业医师应当履行的义务

［解析］参见《执业医师法》第二十二条：医师在执业活动中履行下列义务：（一）遵守法律、法规，遵守技术操作规范；（二）树立敬业精神，遵守职业道德，履行医师职责，尽职尽责为患者服务；（三）关心、爱护、尊重患者，保护患者的隐私；（四）努力钻研业务，更新知识，提高专业技术水平；（五）宣传卫生保健知识，对患者进行健康教育。使用排除法可以得到本题答案。

二、B型题

116.［答案］D　117.［答案］C

［考点］跨膜物质转运

［解析］钠泵也称为 Na^+，K^+-ATP酶。每分解1分子ATP产生的能量可将3个 Na^+ 由细胞内泵出细胞外，并摄入2个 K^+。钠泵转运 Na^+、K^+ 是消耗能量、逆电-化学梯度进行的跨膜转运，属于主动转运。静息状态下，细胞内 K^+ 浓度高于细胞外，细胞

膜对K^+的通透性大，故细胞内的K^+便顺浓度差由钾通道向膜外扩散，属不消耗能量的通道中介的易化扩散方式。

118.［答案］B 119.［答案］C

［考点］呼吸的反射性调节

［解析］CO_2升高和低O_2对呼吸运动都有影响。一般来说，动脉血CO_2升高可通过两种反射途径（刺激外周化学感受器和刺激中枢化学感受器）使呼吸运动增强，其中，主要的机制是刺激中枢化学感受器。低O_2可刺激外周化学感受器使呼吸运动加强，但对中枢的直接作用是抑制呼吸。

120.［答案］C 121.［答案］B

［考点］酮体的生成、利用和意义，胆固醇的主要合成途径及调控

［解析］在肝外组织具有很强的酮体利用的酶，将酮体重新裂解成乙酰CoA，通过柠檬酸循环彻底氧化。在心、肾、脑及骨骼肌线粒体，有琥珀酰CoA转硫酶催化乙酰乙酸转变为乙酰乙酰CoA，然后其硫解生成2分子乙酰CoA继续氧化分解。在肾、心和脑线粒体由乙酰乙酸硫激酶催化乙酰乙酸直接活化为乙酰乙酰CoA，以后再硫解生成2分子乙酰CoA继续氧化分解。胆固醇合成的关键酶是HMG-CoA还原酶，该酶活性受别构调节、化学修饰调节和酶含量调节。

122.［答案］D 123.［答案］A

［考点］DNA复制及复制的酶

［解析］端粒酶可看做是一种逆转录酶，在端粒的复制上，端粒酶以本身含的RNA为模板，催化合成DNA。引物酶是在DNA复制起始阶段，在DNA模板的复制起始部位催化互补碱基的聚合形成短片段的RNA引物。DNA-pol是催化以DNA为模板合成DNA的酶；核酸酶是指所有可以水解核酸的酶，一般分为DNA酶（DNase）和RNA酶（RNase）。

124.［答案］C 125.［答案］B

［考点］化脓性炎；肉芽肿性炎

［解析］化脓性炎包括急性蜂窝织炎、脓肿和表面化脓。结核、麻风、梅毒、伤寒和结节病等都属于肉芽肿性炎。

126.［答案］D 127.［答案］C

［考点］病毒性肝炎的特征性病变

［解析］病毒性肝炎的临床病理分型重要而且复杂，但是如果认真将肝细胞坏死的类型与肝炎分型相对应记忆，就较容易掌握。急性重型肝炎的特征性病变是大片坏死。亚急性重型肝炎的特征性病变是亚大片坏死和结节状再生。急性普通性肝炎的特征性病变是肝细胞点、灶状坏死。慢性肝炎的病变特点是碎片状坏死伴桥接坏死。轻度慢性肝炎的病变特点是碎片状坏死，中度慢性肝炎的特征性病变是碎片状坏死伴桥接坏死，重度慢性肝炎的病变特点是重度碎片状坏死和重度桥接坏死。

128.［答案］A 129.［答案］B

［考点］心律失常的心电图特点

［解析］三度房室传导阻滞与室性心动过速在心电图上均存在房室分离，即其心房（P波）呈独立活动，与心室（QRS波群）活动无固定关系。三度房室传导阻滞为全部心房活动（P波）均不能传至心室，心房与心室活动各自独立，互不相关，心房频率大于心室频率，心室率较慢，一般在40～60次/分。室性心动过速系心室异位节律点兴奋性增高，其频率超过窦房结频率。心房颤动心电图上无P波；二度房室传导阻滞部分心房活动（P波）可下传至心室，可见有关的P-QRS波群；预激综合征合并室上速，QRS波群呈宽大畸形、频率快，不存在房室分离。

130.［答案］A 131.［答案］B

［考点］Zollinger-Ellison综合征和慢性胰腺炎患者的腹泻机制

［解析］Zollinger-Ellison综合征是胰腺非B细胞瘤，能分泌大量的胃泌素，刺激壁细胞增生，分泌大量胃酸，并伴发腹泻。慢性胰腺炎可出现胰腺外分泌功能不全，因化

学性消化功能障碍可引起腹胀、腹泻等。

132.［答案］A　133.［答案］B

［考点］周围血管疾病手术治疗选择

［解析］对于大隐静脉曲张患者应选用高位结扎及剥脱术，以改善局部症状，防止并发症。而血栓闭塞性脉管炎，可选择旁路转流术以改善远端肢体的血运。

134.［答案］A　135.［答案］C

［考点］先天性髋脱位的治疗

［解析］本病治疗的关键是早期诊断，早期治疗。治疗越早，病理改变轻，预后越好。1岁以内小儿，无须手术，用带蹬吊带法即可。1～3岁则须手法复位，石膏固定。4岁以上手法复位难以成功，应采用手术治疗，行骨盆截骨（Salter）术。成人应考虑行骨盆内移截骨（Chiari）术。

三、X型题

136.［答案］AD

［考点］细胞膜的物质转运

［解析］细胞膜静息电位的维持需钠泵参加，需要耗能；递质释放时的胞裂外排是更复杂的主动活动，也是要耗能的。膜去极化时的Na^+内流和动作电位复极化时的K^+外流均为易化扩散，其能量来自电化学梯度，不需细胞本身耗能。

137.［答案］ACD

［考点］心血管活动神经调节

［解析］人体内多数血管只接受交感缩血管纤维的单一神经支配。在安静状态下交感缩血管神经有一定的紧张性活动，使支配的血管平滑肌保持一定程度的收缩状态。交感缩血管紧张性降低时，血管舒张。反之，则血管收缩。心脏活动受交感和副交感神经支配，两者都有紧张性活动，但心迷走神经紧张占优势。

138.［答案］BCD

［考点］胃的运动功能

［解析］容受性舒张和蠕动是胃运动的两种主要形式。容受性舒张的作用是使胃接受和容纳食物。胃蠕动的作用是研磨食物、使食物与消化液混合和促进胃排空。

139.［答案］ABC

［考点］促使机体产热活动的体液因子

［解析］甲状腺激素具有增强能量代谢的功能，甲状腺激素大量分泌，可使代谢率增加20%～30%。甲状腺激素作用的特点是起效缓慢，但持续时间较长。肾上腺素、去甲肾上腺素和生长激素等也可刺激产热，它们的特点是起效快，但维持时间较短。糖皮质激素对机体的产热活动影响不大。

140.［答案］ABCD

［考点］神经胶质细胞的功能

［解析］神经系统中有大量神经胶质细胞，过去对它们的了解很少，近年来逐渐认识到它们有许多功能，其中，包括了本题中四个选项所述的功能。

141.［答案］ABC

［考点］肾上腺皮质激素的生物学作用

［解析］糖皮质激素有多种生物学作用，其中，对血细胞的影响是：使血中红细胞、血小板和中性粒细胞的数量增加，而使淋巴细胞和嗜酸性粒细胞减少。

142.［答案］ABC

［考点］氨基酸的脱氨基作用

［解析］属生糖兼生酮氨基酸的有异亮氨酸（Ile）、苯丙氨酸（Phe）、色氨酸（Trp）、酪氨酸（Tyr）及苏氨酸（Thr）。赖氨酸（Lys）属生酮氨基酸。

143.［答案］ACD

［考点］糖、脂代谢及血红素合成

［解析］琥珀酰CoA可沿三羧酸循环转变成草酰乙酸，然后经磷酸烯醇式丙酮酸羧激酶催化生成磷酸烯醇式丙酮酸，后者经丙酮酸转变为乙酰CoA，其进入三羧酸循环被彻底氧化为CO_2和H_2O。琥珀酰CoA在琥珀酰CoA转硫酶作用下将辅酶A转给乙酰乙酸（酮体）使其活化为乙酰乙酰CoA，后者硫解生成两分子乙酰CoA，经三羧酸循环被彻底氧化。合成血红素的基本

原料是琥珀酰 CoA、甘氨酸和 Fe^{2+}。但琥珀酰 CoA 不能转变为亚油酸，其为必需脂肪酸，体内不能合成，必须从食物摄取。

144.［答案］ABC

［考点］嘌呤核苷酸的抗代谢物

［解析］6-巯基嘌呤（6MP）的结构与次黄嘌呤（I）相似，其在体内经磷酸核糖化而生成6MP核苷酸，并以这种形式抑制 IMP 转变为 GMP 及 AMP 的反应。另外 IMP 转变为 GMP 时需谷氨酰胺参加，而氮杂丝氨酸及 6-重氮-5-氧正亮氨酸的结构与谷氨酰胺相似，从而抑制 IMP 转变为 GMP。甲氨蝶呤是叶酸类似物，影响二氢叶酸及四氢叶酸的生成，干扰一碳单位参与的代谢反应，与 IMP 转变为 GMP 的反应无关。

145.［答案］AB

［考点］DNA 复制

［解析］真核及原核生物复制时其合成方向均为 $5'\rightarrow3'$。一般原核生物的冈崎片段大小在 1000～2000 个核苷酸，而真核生物的冈崎片段只有 100～200 个核苷酸，较原核生物的要短。真核生物复制延长速度慢于原核生物，但真核生物有多个复制起始点，是多于原核生物的。因此只有 AB 正确。

146.［答案］ABCD

［考点］参加蛋白质生物合成的物质

［解析］氨基酰-tRNA 合成酶对氨基酸及 tRNA 两种底物都能高度特异地识别，具有绝对特异性。它催化氨基酸的羧基与 tRNA 的 3′-羟基间脱水形成酯键相连。此酶还有校正活性，实际上是催化酯键水解的活性。另外其催化氨基酸与 tRNA 反应时，还需要有 ATP 参加，在合成氨基酰-tRNA 的同时，ATP 转变为 AMP 并放出 PPi。

147.［答案］ABD

［考点］癌基因的基本概念及活化机制

［解析］c-myc 基因属 MYC 家族，其编码核内转录因子，有直接调节其他基因转录的作用。c-jun 属 JUN 家族，其编码产物为核内转录因子 AP 1 的一个亚基。c-fos 属 FOS 家族，其编码产物为核内转录因子 AP 1 的另一个亚基。c-jun 蛋白和 c-fos 蛋白形成异源二聚体转录因子，则具有更强大的 DNA 结合能力。而 c-sis 基因属 SIS 家族，也是唯一的成员，其编码的 P28 与人血小板源生长因子（PDGF）结构相似，能刺激间叶组织的细胞分裂繁殖。

148.［答案］AD

［考点］化生

［解析］上皮组织及纤维组织易发生损伤，组织在再生的过程当中易出现化生。

149.［答案］ABCD

［考点］超敏反应

［解析］Ⅱ型超敏反应是抗体依赖性细胞毒免疫损伤。其病理特点有：可导致交叉免疫反应，可导致靶细胞溶解，可导致靶细胞功能异常，可介导对肿瘤细胞的杀伤。

150.［答案］ABCD

［考点］肺气肿

［解析］累及肺泡的肺气肿类型有腺泡中央型、全腺泡型、腺泡周围型和不规则型。

151.［答案］ABCD

［考点］霍奇金病的病理特点

［解析］题目中四个选项均为结节硬化型霍奇金淋巴瘤的病理特点。

152.［答案］ABC

［考点］新月体性肾小球肾炎分型

［解析］新月体性肾小球肾炎又称急进性肾小球肾炎，组织学特征是肾小球壁层上皮细胞增生，新月体形成。根据免疫学和病理学结果，可分为三型：Ⅰ型抗肾小球基膜抗体型，Ⅱ型免疫复合物型，Ⅲ型免疫反应缺乏型。致密沉积物型见于膜增生性肾小球肾炎。

153.［答案］ACD

［考点］流行性乙型脑炎

［解析］流行性乙型脑炎的基本病变包括神经细胞变性坏死、胶质细胞增生、血管周围淋巴细胞套袖状浸润，病变主要累及大脑灰质和神经核团。

154.［答案］ABCD

［考点］高血压的靶器官损害

［解析］高血压是一个全身性疾病，可引起全身小动脉玻璃样变，中层平滑肌细胞增殖、管壁增厚、管腔狭窄，使高血压维持与发展，并进而导致重要靶器官心、脑、肾、大血管缺血损伤，促进动脉粥样硬化形成。

155.［答案］ABCD

［考点］大叶性肺炎的致病菌

［解析］可引起大叶性肺炎的病原菌以肺炎链球菌最常见，但是军团菌、金黄色葡萄球菌、肺炎克雷伯杆菌和溶血性链球菌也可引起大叶性肺炎。

156.［答案］ABC

［考点］有机磷中毒的诊断

［解析］有机磷进入人体，与胆碱酯酶结合，使胆碱酯酶活力下降；呼气蒜臭味可见于有机磷农药中毒者；出现烟碱样表现时发生肌纤维颤动。毒蕈碱样表现为瞳孔缩小，而非散大。

157.［答案］ACD

［考点］肾病综合征的诊断

［解析］这是一道记忆型试题。肾病综合征由以下临床表现组成：①尿蛋白大于3.5g/d；②血浆白蛋白低于30g/L，而不是35g/L；③水肿；④血脂升高。

158.［答案］AC

［考点］再生障碍性贫血的治疗

［解析］雄激素应用于治疗慢性再生障碍性贫血，适用于造血微环境健全，尚有残余造血干细胞者，其对红细胞的生成有两方面的作用：促进肾合成红细胞生成素，从而促进红细胞生成；直接作用于造血干细胞，促进其增殖。而无改善骨髓微环境、减少骨髓原位溶血的作用。

159.［答案］ABC

［考点］糖尿病患者妊娠的特点

［解析］糖尿病患者在妊娠期间，易合并泌尿系感染、羊水过多和子痫等。此外，胎儿畸形、流产、死产、巨大儿和新生儿呼吸窘迫综合征的发生率均明显升高。且胎儿出生后容易发生低血糖，而非高血糖。

160.［答案］ABD

［考点］良性肿瘤的诊断

［解析］对于良性肿瘤，其特点是细胞分化程度高，多呈膨胀性生长，有包膜，与周围有明显界限。良性肿瘤不一定单发，有很多良性肿瘤是多发的，如脂肪瘤等。

161.［答案］ABC

［考点］股股沟斜疝、直疝的鉴别

［解析］A、B、C答案均是正确的，只有D不正确，按照直疝是由答案B所述的直疝三角处突出，则其疝囊颈应在腹壁下动脉的内侧。

162.［答案］ABD

［考点］胆道疾病的临床表现

［解析］胆道出血的三联征是：胆绞痛、梗阻性黄疸、消化道出血。

163.［答案］BC

［考点］痔的临床表现与治疗原则

［解析］痔是直肠下端、肛管的静脉曲张，粪便成形后经过直肠下端和肛管导致出血，因此便血特点是血与便不混，位于便表面。内痔表面是黏膜，痛觉不敏感，因此，内痔的出血是无痛性间歇性便后出血。混合痔是指直肠上下静脉丛吻合处的静脉曲张。注射硬化剂治疗只能用于内痔。

164.［答案］ABCD

［考点］腹膜炎的临床表现

［解析］腹膜炎引起腹膜刺激征，包括压痛、反跳痛、肌紧张，腹式呼吸常受腹膜刺激的影响而减弱或消失。

165.［答案］ABD

［考点］骨折愈合

［解析］骨折临床愈合的标准，包括A、B、D三项。还有拆除外固定后，上肢骨折向前平举1kg重物能持续1分钟，下肢骨折不扶拐平地行走能连续3分钟。局部有无畸形是复位的标准，不是愈合的标准。

模拟试卷（七）答案及精解

一、A型题

1. [答案] D

[考点] 生理功能调节的基本方式

[解析] 通过交感肾上腺髓质系统兴奋引起血压升高的调节是由于交感神经系统兴奋引起肾上腺髓质激素分泌增加，最终引起血压升高，这种调节方式属于神经-体液调节。

2. [答案] A

[考点] 组织兴奋后兴奋性的变化

[解析] 可兴奋组织兴奋后，兴奋性会发生一系列变化。以哺乳动物的粗大神经纤维为例，相继出现绝对不应期、相对不应期、超常期和低常期。绝对不应期相当于动作电位的锋电位时期，相对不应期和超常期大约相当于负后电位的时期；低常期相当于正后电位的时期。

3. [答案] A

[考点] 血液凝固与抗凝

[解析] 肝素是一种有效的抗凝血物质。它可与血浆中的一些抗凝蛋白质结合，增强抗凝蛋白质的抗凝活性。如它与抗凝血酶Ⅲ结合，使抗凝血酶Ⅲ与凝血酶的亲和力增强100倍。在缺乏抗凝血酶Ⅲ的条件时，肝素的抗凝作用很弱。故增强抗凝血酶Ⅲ的活性是肝素抗凝的主要机制。

4. [答案] D

[考点] 动脉脉搏压

[解析] 心率的变化影响舒张压。当心率减慢时，虽然收缩压也降低，但不及舒张压下降明显，故动脉脉搏压（收缩压与舒张压之差）增加。

5. [答案] A

[考点] 心交感神经心肌效应的机制

[解析] 心交感神经末梢释放的递质是去甲肾上腺素，能明显增加钙离子通透性，增加自律细胞4期的内向电流，促使肌钙蛋白对钙的释放，使心缩期缩短。所以A正确，B、D错误。C错误是因为去甲肾上腺素对K^+通道无作用。

6. [答案] C

[考点] 肺的静态顺应性及其影响因素

[解析] 顺应性与弹性阻力呈反变关系。肺弹性阻力降低，肺的静态顺应性增加，故C是正确的。表面活性物质减少（D）使肺泡表面张力增加（A），最终导致肺弹性阻力增加（B），都使肺顺应性降低。

7. [答案] A

[考点] CO_2在血液中的运输

[解析] B选项错误是因为CO_2和Hb的结合不需要酶的催化，而且迅速可逆。C选项错误是因为从组织扩散进入血液的CO_2，大部分进入红细胞内与水反应生成H_2CO_3，而不是在血浆中反应。D选项错误是因为在红细胞内含有较高浓度的碳酸酐酶，而不是血浆中。

8. [答案] A

[考点] 食管下段括约肌

[解析] 食管与胃之间，在解剖上不存在括约肌，但在此处有一段长4～6cm的高压区，其内压比胃内压高5～10mmHg，这一高压区在正常情况下阻止胃内容物逆流进入食管，起到了类似生理性括约肌的作用，故通常将这一段食管称为食管下括约肌。当食物进入食管，刺激食管壁上的机械感受器，可反射性引起食管下括约肌舒张，允许食物进入胃内。食物入胃后，刺激幽门部黏膜，使促胃液素释放，后者可加强食管下括约肌收缩，对防止胃内食物的倒流起一定作用。

9.［答案］D

［考点］体温调节中枢

［解析］体温调节的基本中枢位于下丘脑。

10.［答案］D

［考点］肾小球的滤过功能及其影响因素

［解析］动脉压在 80～180mmHg 范围内，通过肾的自身调节，使血流量保持相对恒定，在其他条件不变的情况下，肾小球滤过率基本保持不变。

11.［答案］B

［考点］视杆细胞

［解析］视杆细胞和视锥细胞形态上的区别在于外段，视杆细胞的外段呈圆柱状，视锥细胞的外段呈圆锥状。所有的视细胞都不能产生动作电位。

12.［答案］B

［考点］声波在中耳传递的特点

［解析］声波由鼓膜经听骨链到达卵圆窗时，其振动的压强增大，而振幅稍减小，这是中耳增压作用的结果。压强增加的原因有二：鼓膜的振动面积与卵圆窗膜的面积之比为 17.2∶1，如果听骨链传递时总压力不变，则卵圆窗的压强比鼓膜增加了 17.2 倍；通过听骨链的放大作用，压强也被增加了 1.3 倍；所以二者相乘压力增加了 22.4 倍。与中耳传音功能有关的还有鼓膜张肌和镫骨肌，当声强过大时，可反射性地引起这两块肌肉收缩，导致鼓膜紧张，听骨链传递的振动幅度减小。

13.［答案］A

［考点］周围神经系统中的递质及其受体

［解析］瞳孔扩大是由 α 受体介导的；心率加快为 β_1 受体介导；支气管扩张和糖酵解加速均为 β_2 受体介导。

14.［答案］C

［考点］感觉的非特异投射系统

［解析］在中脑头端切断网状结构时，非特异投射系统的上行通路阻断，失去了对大脑皮质的激动作用，动物将出现类似睡眠的昏睡现象。在脊髓与高位中枢之间离断，动物将出现脊休克现象；在中脑上、下丘之间切断脑干，动物出现去大脑僵直现象；切断绒球小结叶，动物出现站立不稳现象。

15.［答案］B

［考点］与睡眠有关的主要神经递质

［解析］慢波睡眠与脑干内 5-羟色胺递质系统活动有关，异相睡眠与脑干内 5-羟色胺和去甲肾上腺素有关。

16.［答案］C

［考点］卵巢的生卵作用和内分泌功能

［解析］下丘脑 GnRH 神经元释放的 GnRH 促进腺垂体 LH 的合成和释放，进而使卵巢雌激素浓度升高，同时雌激素与抑制素对腺垂体进行负反馈调节，抑制 FSH 的释放，这对优势卵泡的形成和雌激素第一高峰的出现起重要作用。随后雌激素第一高峰对下丘脑发挥正反馈调节，LH 峰出现并引起排卵。

17.［答案］C

［考点］蛋白质的一级结构和高级结构

［解析］在蛋白质 α 螺旋结构中，多个肽平面通过氨基酸的 α-碳原子旋转，相互间紧密卷曲成稳固的右手螺旋。多肽链呈螺旋上升，每隔 3.6 个氨基酸残基螺旋上升一圈，螺距为 0.54nm,，氨基酸侧链分布在螺旋外侧。α 螺旋的每个肽键的 N－H 和第四个肽键的羰基氧形成氢键，氢键的方向与螺旋长轴基本平行，肽链中的全部肽键都可形成氢键，以稳固 α 螺旋结构。故本题应选 C。

18.［答案］D

［考点］核酸的一级结构，核酸的空间结构与功能

［解析］大多数真核细胞 mRNA 的 5′-末端都以 7-甲基鸟嘌呤-三磷酸核苷（^{m7}GpppN）为起始结构，即称为帽子结构。3′-末端有一段由 80～250 个腺苷酸连接而成的多聚腺

苷酸结构，称为多聚 A 尾。mRNA 依照自身的碱基顺序指导蛋白质氨基酸按序的合成，从 mRNA 分子 5′-末端起的第一个 AUG 开始，每 3 个核苷酸为一组，定义一个密码子，即三联体密码。合成 RNA 的原料均为 NTP（ATP、GTP、UTP、CTP），故 mRNA 中不会含 dTMP 的。

19.［答案］C

［考点］参与组成辅酶的维生素

［解析］CoA 即辅酶 A，是由 4 磷酸泛酰巯基乙胺（含 B 族维生素泛酸）与 3 磷酸腺苷借磷酸酯键相连而成的。而 NAD^+ 是尼克酰胺（烟酰胺）腺嘌呤二核苷酸，含维生素 PP（尼克酰胺和尼克酸）。FAD 为黄素腺嘌呤二核苷酸，含维生素 B_2 即核黄素。TPP 为焦磷酸硫胺素，即维生素 B_1（硫胺素）的焦磷酸酯。故本题应选 C。

20.［答案］D

［考点］糖酵解的过程，糖异生过程

［解析］己糖激酶、丙酮酸激酶是糖酵解的关键酶，催化的反应是不可逆的。丙酮酸羧化酶是糖异生的关键酶，催化的反应是不可逆的。3-磷酸甘油醛脱氢酶催化的反应是可逆的，在糖酵解过程中促进脱氢氧化，在糖异生过程中促进加氢还原。故本题应选 D。

21.［答案］C

［考点］酮体的生成和利用

［解析］酮体是由 2 分子乙酰 CoA 经硫解酶催化生成乙酰乙酰 CoA，后者再与另一分子乙酰 CoA 在 HMG-CoA 合成酶催化下生成 HMG-CoA。然后 HMG-CoA 再经 HMG-CoA 裂解酶作用，裂解为乙酰乙酸和乙酰 CoA。乙酰乙酸经 β-羟丁酸脱氢酶催化加氢还原为 β-羟丁酸（酮体之一）。乙酰乙酸脱羧可转变为丙酮（酮体之一）。HMG-CoA 还原酶是胆固醇合成的限速酶，与酮体生成无关。

22.［答案］D

［考点］尿素的生成——鸟氨酸循环

［解析］尿素的生成首先在胞液中由氨、二氧化碳和水反应生成氨基甲酰磷酸，其与鸟氨酸经氨基甲酰基的转移生成瓜氨酸，后者移入线粒体后与天冬氨酸缩合生成精氨酸代琥珀酸，然后再裂解成精氨酸及延胡索酸。结果是天冬氨酸的氨基转给瓜氨酸生成精氨酸。最后精氨酸在精氨酸酶催化下水解生成鸟氨酸并放出尿素。故尿素合成时其分子中的 1 个氮来自游离氨，另 1 个直接来自天冬氨酸。

23.［答案］D

［考点］嘌呤和嘧啶核苷酸抗代谢物的作用机制

［解析］dUMP→dTMP 需由 TMP 合酶催化经甲基化生成，由 N^5,N^{10}-甲烯四氢叶酸提供甲基。而甲氨蝶呤是叶酸的类似物，干扰叶酸代谢，使 dUMP 不能利用 N^5,N^{10}-甲烯四氢叶酸进行甲基化生成 dTMP。IMP→GMP 受氮杂丝氨酸及 6-巯基嘌呤干扰。UTP→CTP 受氮杂丝氨酸干扰。CDP→dCDP 受阿糖胞苷干扰。

24.［答案］D

［考点］逆转录的过程

［解析］逆转录过程是在逆转录酶催化下，以 RNA 为模板催化 dNTP 聚合成一条与 RNA 互补的单链 DNA（cDNA）；产物与模板形成 DNA/RNA 杂交分子（杂化双链）。然后杂交分子中的 RNA 被水解。其后再以余下的单链 DNA 为模板合成另一条互补 DNA 链，从而产生双链 DNA 分子。反应仅需由逆转录酶催化完成，因逆转录酶具有逆转录酶、RNA 酶、DNA 聚合酶等三种酶活性。故本题 D 是不正确的。

25.［答案］A

［考点］RNA 的生物合成（转录的模板、酶及基本过程）

［解析］对原核生物基因操纵子转录上游区段进行的碱基序列分析，证明 RNA 聚合酶保护区存在共有序列。以开始转录的 5′端第一位核苷酸位置转录起点为＋1，用

负数表示其上游的碱基序号，发现-35和-10区A-T配对比较集中，-10区的一致性序列为TATAAT，又称为Pribnow盒。GC盒（GGGCGG）是真核生物启动子中转录起始点上游的功能组件。UAA是翻译的终止密码子。

26.［答案］B

［考点］基因表达调控的概念和原理

［解析］基因表达具有时间特异性（又称阶段特异性）和空间特异性（又称组织特异性或细胞特异性）。在一定调节机制控制下，大多数基因经历基因转录和翻译过程，产生具有特异生物学功能的蛋白质分子，但有的如rRNA、tRNA编码基因转录生成RNA的过程也属基因表达。另外有些基因表达水平是受环境因素影响的，如常饮酒则体内醇氧化酶活性增高，这与相应基因表达水平升高有关。但不是所有基因表达都受环境因素影响，如管家基因很少受环境因素影响。故B是不正确的。

27.［答案］B

［考点］膜受体和胞内受体介导的信息传递

［解析］心钠素是心房分泌的可作用于血管平滑肌及肾小管的激素，其受体为具有鸟苷酸环化酶活性的受体。心钠素与细胞膜表面受体结合后，使鸟苷酸环化酶（GC）活化，促使GTP脱去焦磷酸而产生cGMP，cGMP继而激活蛋白激酶G（PKG），后者使其效应蛋白的丝氨酸/苏氨酸残基磷酸化，产生生物学效应。故本题应选B。

28.［答案］C

［考点］成熟红细胞的代谢特点

［解析］成熟红细胞内经磷酸戊糖途径生成的NADPH是红细胞内重要的还原当量，具有抗氧化功能，能维持细胞内还原型谷胱甘肽（GSH）的含量，使红细胞免遭外源性和内源性氧化剂的损伤。另外可保护细胞膜蛋白、血红蛋白和酶蛋白的巯基不被氧化，从而维持红细胞的正常功能。故本题应选C。具调节血红蛋白运氧功能的是2,3-BPG。2,3-BPG支路过程中只是变位与水解反应与NADPH无关。成熟红细胞不具有脂类合成能力，只能通过主动参与和被动交换不断地与血浆进行脂质交换，以维持正常的脂类组成、结构与功能。

29.［答案］D

［考点］细胞坏死的形态学特征

［解析］核碎、核溶、核缩、核消失是细胞坏死的最重要的形态学特征。

30.［答案］D

［考点］病理性钙化

［解析］病理性钙化是指在骨和牙以外的其他部位的组织内出现固体的钙盐沉积。营养不良性钙化无全身钙、磷代谢障碍，常见于干酪样坏死、异物、血栓内的钙盐沉积。

31.［答案］B

［考点］充血的病理变化：肺淤血

［解析］慢性肺淤血时，肺泡腔除有水肿液及出血外，还可见大量吞噬含铁血黄素的巨噬细胞，称为心力衰竭细胞。

32.［答案］B

［考点］羊水栓塞

［解析］羊水栓塞是指在分娩过程中，羊膜破裂、早破或胎盘早期剥离，又逢胎儿阻塞产道时，由于子宫强烈收缩，可将羊水压入子宫壁破裂的静脉窦内，经血循环进入肺动脉分支、小动脉及毛细血管内引起栓塞。

33.［答案］B

［考点］纤维素性炎

［解析］白喉、细菌性痢疾等疾病时，在黏膜形成纤维素性炎，纤维素、白细胞和坏死的黏膜混合在一起，形成白色的膜状物，称为假膜。其中纤维素是主要渗出物。

34.［答案］D

［考点］动脉粥样硬化症

［解析］动脉粥样硬化症的脂纹期、斑块期的病灶内均可见泡沫细胞。

35.［答案］B

［考点］中晚期胃癌的肉眼类型

［解析］胃癌弥漫浸润可使胃壁普遍增厚，变硬，状如皮革，称为革囊胃。

36.［答案］A

［考点］慢性肝炎的病理变化

［解析］慢性肝炎患者及乙型肝炎病毒表面抗原携带者的肝内，部分肝细胞胞浆内充满嗜酸性细颗粒物质，这些细胞叫做毛玻璃细胞。电镜检查，这些细胞的胞浆内光面内质网大量增生，乙型肝炎病毒表面抗原呈线状或小管状存在于扩张的光面内质网池内。

37.［答案］D

［考点］膜增生性肾小球肾炎

［解析］膜增生性肾小球肾炎又称系膜毛细血管性肾小球肾炎，由于系膜细胞和系膜基质增生，基底膜增厚，系膜基质插入增厚基底膜，使基底膜呈双轨状。临床多表现为肾病综合征，部分患者低补体血症。约50％患者在10年内发展为慢性肾衰竭。

38.［答案］C

［考点］子宫体癌的组织学类型

［解析］子宫体癌镜下癌组织可呈高、中、低分化，以高分化腺癌居多。

39.［答案］A

［考点］乳腺粉刺性导管内癌

［解析］粉刺性导管内癌属于导管内原位癌，不属于浸润性癌，不发生腋窝淋巴结转移。细胞异型性大，坏死明显。有一半以上的肿瘤位于乳腺中央部。

40.［答案］A

［考点］肺外器官结核的病理特点

［解析］骨结核的病变常由骨松质内的小结核病灶开始，逐渐发展为干酪样坏死型或增生型。干酪样坏死型可见明显的干酪样坏死和死骨形成。坏死物液化后于骨旁形成结核性“脓肿”，由于局部并无红、热、痛等症状，故称“冷脓肿”。

41.［答案］B

［考点］胸部触诊检查

［解析］肺泡气体含量和胸膜厚度影响语颤传导，肺泡含气量多和肺气肿及胸膜严重肥厚则语颤减弱，肺泡含气量少则增强，因此答案是B。

42.［答案］A

［考点］主动脉瓣关闭不全的体征

［解析］该中年男性患者有心脏病史，查体见脉压明显增大（BP 140/50mmHg），心叩诊浊音界向左下扩大呈靴形，胸骨左缘第3肋间舒张期杂音等应为主动脉瓣关闭不全。心脏各房室的增大不同，其浊音界亦异，心浊音界向左下扩大呈靴形，见于左心室增大；左心房增大时心浊音界外形呈梨形，右心室增大时心浊音界向右扩大，由于同时心脏有顺时针向转位，心浊音界亦向左扩大，但不向左下扩大。主动脉瓣狭窄患者心浊音界也向左下扩大呈靴形，但心脏杂音不支持；动脉导管未闭和二尖瓣关闭不全各自都有不同的杂音，均不支持。

43.［答案］C

［考点］心房颤动的心脏听诊特点

［解析］心房颤动是十分常见的一种心律失常，心脏听诊检查特点为第一心音强弱不一、心律极不规则和心率＞脉率（脉短绌）。但不可能产生第四心音，因为第四心音产生的机制是舒张晚期的心房肌在克服心室舒张末期压力时加强收缩产生振动的声音，当心房颤动时，心房肌失去正常的收缩功能，因而不可能听到第四心音。

44.［答案］D

［考点］利尿剂的副作用

［解析］利尿剂是治疗心力衰竭的常用药物，通过排钠排水缓解淤血症状，减轻水肿。临床上常用的利尿剂如噻嗪类与袢利尿剂，它们最主要的副作用是发生低钾、低钠、低氯、低镁。这些副作用可导致严重后果，如引发心律失常、加重心力衰竭等。虽然这些利尿剂可抑制尿酸排泄，干扰糖与血脂代谢，长期应用亦应监测，但危害最严重的是低血钾、低血镁。

45.［答案］B

［考点］劳力性心绞痛的临床诊断

［解析］临床上若具有典型劳力性心绞痛症状即可确诊为心绞痛，最常见的病因是冠心病，少数见于肥厚型心肌病、严重主动脉瓣狭窄或关闭不全等。心绞痛发作时心电图可无心肌缺血改变，平时心电图往往正常，超声心动图检查见不到节段性室壁运动异常，运动心电图负荷试验存在假阳性与假阴性。

46.［答案］B

［考点］支气管哮喘的临床特点

［解析］支气管哮喘是以气道变应性炎症和气道高反应性为特征的呼吸系统疾病，最主要的临床表现是反复发作性的伴有哮鸣音的呼气性呼吸困难和双肺哮鸣音、胸闷或咳嗽，可自行或治疗后缓解。题中其余表现均不是典型支气管哮喘发作时最主要的临床表现。

47.［答案］D

［考点］支气管扩张的临床特点

［解析］该中年男性患者有慢性咳嗽、咳痰病史近20年，近1周来加重，咳脓性痰，量多，伴咯血。无吸烟史。查体可见杵状指及肺部固定性湿啰音。根据以上症状和体征，考虑患者有慢性肺疾病，感染后急性加重。由于患者平日痰量较多，有杵状指，此次有咯血，考虑支气管扩张感染可能性最大。其他疾病（慢性支气管炎、肺脓肿和支气管肺炎）均不支持。

48.［答案］D

［考点］消化道疾病的检查

［解析］该老年男性患者病程3个月，伴消瘦、贫血等危险因素，首先应除外胃癌，选择胃镜检查。本项检查直观、安全，既可作定位诊断，又可作定性诊断，特别是可以通过活组织病理学检查证实。X线上消化道造影诊断的假阳性和假阴性率均较胃镜检查为高，故准确性不如内镜检查。B超对空腔器官病变的准确性更差。血清促胃液素检查不具特异性，不能作为定性诊断的检查手段。

49.［答案］C

［考点］肝性脑病的治疗

［解析］氨代谢紊乱引起氨中毒是肝性脑病特别是门-体分流手术性肝性脑病的重要发病机制。肠道氨来源于：①谷氨酰胺在肠上皮细胞代谢后产生；②肠道细菌对含氮物质（摄入的蛋白质及分泌的尿素）的分解。肠道抗生素可通过抑制肠内细菌减少氨在肠道的产生，从而达到治疗肝性脑病的目的。

50.［答案］A

［考点］溃疡性结肠炎的临床表现

［解析］溃疡性结肠炎的临床表现是反复发作的腹泻、黏液脓血便和腹痛，因此溃疡性结肠炎的主要症状是腹泻，其他（腹胀、食欲不振和便秘）均为非特异的全身症状，而且便秘很少见。

51.［答案］C

［考点］微小病变型肾病的诊断

［解析］该少年男性患者肾组织活检的电镜下改变是微小病变型肾病的特征性改变和主要诊断依据，因此答案是C，而其他各种情况（系膜增生性肾小球肾炎、局灶性节段性肾小球硬化和系膜毛细血管性肾小球肾炎）的病理改变与此截然不同。

52.［答案］D

［考点］各种血液系统疾病外周血涂片检查的特点

［解析］巨幼细胞贫血在外周血涂片中偶可见到中、晚幼巨红细胞；自身免疫性溶血性贫血时，骨髓幼红细胞代偿性增生，外周血中可出现幼红细胞，但一般不超过1%，以晚幼红为主；骨髓增生异常综合征的RAEB-t型，外周血中原始细胞大于5%。只有再生障碍性贫血表现为造血功能低下，全血细胞减少，网织红细胞减少，外周血涂片中一般不出现原始和幼稚细胞。

53.［答案］B

［考点］铁剂治疗缺铁性贫血的原则

［解析］口服铁剂是治疗缺铁性贫血最主要的方法。口服铁剂同时可加用维生素C，可保护铁不被氧化，效果较好。有效的铁剂治疗，2周后血红蛋白开始升高，症状好转。为了预防复发必须补足贮备铁，即血红蛋白正常后，再延长服用4～6个月。注射铁剂应慎用，只适用于有消化吸收障碍、严重胃肠道反应和妊娠晚期的患者。

54.［答案］B

［考点］Graves病的药物治疗

［解析］Graves病患者TRAb阳性率最高可达95%，对本病不但有诊断意义，而且对判断病情活动、复发等均有价值，还可作为治疗停药的重要指标。甲状腺功能亢进患者甲状腺激素水平明显升高，TSH受到反馈抑制，不受TRH的调控。当血清甲状腺激素水平恢复正常后，TSH能被TRH兴奋，因此也能够作为停药指征。

55.［答案］B

［考点］类风湿关节炎的关节表现

［解析］类风湿关节炎的受累关节常从四肢远端的小关节开始，但是最先是近端指间关节，其次是掌指、趾、腕、肘、踝和髋关节等。

56.［答案］D

［考点］SLE的特点

［解析］SLE为自身免疫性疾病，青年女性多见，多有光过敏，可先累及一个系统以后扩展至各系统，并非过敏性疾病。

57.［答案］B

［考点］烧伤面积及深度的判断

［解析］该患者为右足和右小腿烫伤，烧伤面积为（双小腿13%＋双足7%）/2＝10%。创面基底部肿胀发红有水疱，剧痛，属浅Ⅱ度。

58.［答案］D

［考点］全身麻醉并发症的防治

［解析］全身麻醉可由气管导管扭曲、异物阻塞气管和支气管、支气管痉挛等引起，β受体阻断药作用于支气管时表现为收缩作用，会加重支气管痉挛，所以急性下呼吸道梗阻时禁止使用。

59.［答案］C

［考点］外科感染的临床表现

［解析］革兰氏阳性细菌败血症临床上一般无寒战，热型呈稽留热或弛张热。面色潮红，四肢温暖，常有皮疹、腹泻、呕吐。可出现转移性脓肿，易并发心肌炎。休克出现晚，血压下降慢，多出现谵妄和昏迷。

60.［答案］D

［考点］挤压综合征

［解析］挤压综合征是指四肢或躯干肌肉丰富的部位受外部重物或重力长时间挤压后，造成受压肌肉组织缺血缺氧坏死，产生大量毒素和有害物质，这些毒素和有害物质进入血液循环后，引起局部肢体肿胀和全身出现以肌红蛋白尿及高血钾为特点的急性肾衰竭（ARF）的综合征。急性肾衰竭在短时间内可出现血中氮质代谢产物积聚，水、电解质和酸碱平衡失调，及因此而引起一系列全身并发症，是一种严重的临床综合病征。急性呼吸窘迫综合征（ARDS）是因肺实质发生急性弥漫性损伤而导致的急性缺氧性呼吸衰竭，临床上以进行性呼吸困难和顽固性低氧血症为特征，诱发原因是肺直接损伤（如误吸、溺水、吸入毒气、肺挫伤、肺炎等等）及间接损伤（各类休克、全身性感染、全身炎性反应综合征、脓毒症等）。

61.［答案］B

［考点］乳房良性肿瘤

［解析］本例的诊断是乳房纤维腺瘤。本例30岁为乳房纤维腺瘤的好发年龄，乳房外上象限为好发部位，质如硬橡皮球、表面光滑易推动，符合乳房纤维腺瘤的临床表现。

62.［答案］C

［考点］继发性腹膜炎的治疗原则

［解析］继发性化脓性腹膜炎是最常见的腹膜炎，继发于腹部脏器穿孔、炎症、腹部外伤引起腹壁或内脏破裂、手术中污染及

某些手术并发症等。绝大多数继发性腹膜炎需要及时手术治疗。手术适应证包括：非手术治疗 6～8 小时后不缓解反而加重者；腹腔内原发病严重如空腔脏器穿孔破裂、绞窄性肠梗阻等；腹腔内炎症重，有严重中毒症状、尤其有休克表现者；腹膜炎病因不明且无局限趋势者。A、B 项是非手术治疗的措施，也是手术前后的治疗措施。

63. [答案] A

[考点] 直肠肛管周围脓肿

[解析] 题干病例是肛门周围急性炎症的病例。皮肤发红、压痛明显说明炎症部位表浅。最可能的诊断是肛门旁皮下脓肿。

64. [答案] A

[考点] 急腹症的鉴别诊断

[解析] 夜间空腹时突发上腹部剧痛，20 分钟后波及右下腹。检查上腹肌紧张，肝浊音界消失，右下腹有压痛和反跳痛。该患者最可能的诊断是胃十二指肠溃疡急性穿孔。还应追问有无溃疡病史，做腹部 X 线检查有无膈下游离气体，诊断性腹穿抽出含食物残渣或胆汁的液体，可以帮助诊断。穿孔后，胃内容物如波及全腹，则出现全腹腹膜炎的表现；如内容物沿右结肠外侧沟向下流注至右下腹，则出现右下腹的压痛、反跳痛和肌紧张。本病例属后者。

65. [答案] D

[考点] 泌尿系损伤的诊断和治疗

[解析] 骨盆骨折、会阴部撕裂伤男性患者，无尿道损伤，术后出现尿潴留、烦躁不安。分析尿潴留的原因最可能是会阴伤口疼痛刺激，引起膀胱和后尿道括约肌反射性痉挛所致。因此最佳的处理方法是在无菌条件下导尿并留置导尿管。

66. [答案] B

[考点] 股骨上端骨折

[解析] 股骨颈骨折与股骨转子间骨折同属股骨上端骨折，好发于中、老年人。骨折后，骨折远端受附着于大转子的臀中、小肌和臀大肌的牵拉，和附着于小转子的髂腰肌、内收肌群的牵拉，患肢出现外旋内收畸形。股骨颈骨折为囊内骨折，转子间骨折为囊外骨折，故外旋畸形程度不同，股骨颈骨折外旋畸形一般在 45°～60°，而转子间骨折可达 90°。正确答案是 B。

67. [答案] C

[考点] 运动系统慢性损伤

[解析] 年轻羽毛球运动员，用力旋转前臂和屈伸腕的活动多，出现与运动有关的右肘外侧痛，检查右肘外侧有压痛，其诊断最可能是肱骨外上髁炎。此病系肱骨外上髁处、伸肌总肌腱起点附近的慢性损伤性炎症，受累结构包括骨膜、腱膜、关节滑膜等，但骨质正常。病因就是长期反复用力活动腕部和旋转前臂，因此有职业性，又称网球肘。临床表现主要就是肘外侧痛，与活动有关，严重者不能伸腕持物，拧毛巾、扫地均感困难。压痛局限，在肱骨外上髁、桡骨头及二者之间，局部皮肤正常，肘关节活动正常，伸肌腱牵拉试验（Mills 征）阳性。

68. [答案] D

[考点] 急性血源性化脓性骨髓炎

[解析] 急性血源性化脓性骨髓炎好发于小儿长骨干骺端，骺板是一道屏障，使脓液不易穿破骺板进入关节腔引起化脓性关节炎。但股骨颈的干骺端在关节囊内，脓液可穿破干骺端的骨皮质而进入髋关节，引起化脓性关节炎。

69. [答案] B 70. [答案] D

[考点] 十二指肠溃疡穿孔的体征

[解析] 该中年女性患者呈慢性病程，上腹饥饿性隐痛反复发作已 15 年，伴反酸、嗳气，进食和抗酸药物能缓解，最可能的诊断是十二指肠溃疡。患者在午餐后 2 小时突然上腹剧痛，呈持续性进行性加重，迅速波及全腹，可能并发了溃疡病穿孔，其余三个诊断（胃溃疡穿孔、重症急性性胰腺炎和急性胆囊炎）均不符合。空腔脏器穿孔，气体可进入腹膜腔内，患者可有膈下游离气体，所以肝浊音界消失对该患者诊断最有意义。

腹式呼吸应该减弱而不是增强，Murphy 征阳性见于急性胆囊炎，Cullen 征阳性见于重症急性胰腺炎。

71.［答案］C　72.［答案］A

73.［答案］B

［考点］肺炎链球菌肺炎（大叶性肺炎）的临床表现、诊断和治疗

［解析］该青年男性患者淋雨后急性起病，高热、寒战、头痛 2 天后出现右侧胸痛、咳嗽，胸部 X 线片见右上肺大片实变影，由于右上肺叶肺炎致肺实变，所以右上肺会出现语颤增强，叩诊呈浊音，闻及支气管呼吸音，但肺实变时肺泡呼吸音应减弱，所以不会出现肺泡呼吸音增强。该患者高热、寒战和急性起病，右上肺叶肺实变最可能的诊断为肺炎链球菌肺炎（大叶性肺炎），肯定不是结核性胸膜炎胸腔积液，因为胸腔积液不会查体出肺实变征，胸部 X 线片也不会见右上肺大片实变影。肺炎链球菌肺炎的最主要治疗是静脉给青霉素（皮试阴性），因该患者青霉素皮试阳性，所以考虑静脉给红霉素，而甲硝唑是用于厌氧菌感染，口服抗结核药物和口服抗结核药物加胸穿放液是用于治疗肺结核和结核性胸膜炎。

74.［答案］A　75.［答案］B

76.［答案］D

［考点］慢性肺源性心脏病的诊断和治疗

［解析］该中年女性患者有长期 COPD 和慢性肺源性心脏病病史，近 3 天来加重，出现右心衰竭表现如颈静脉怒张、肝大和下肢水肿等。根据有受凉后发热达 38.5℃，明显的呼吸系统症状如咳嗽、咳痰和感染表现如咳黄痰、WBC 总数和中性粒细胞比例升高等，考虑加重的主要原因是呼吸道感染。COPD 伴慢性肺源性心脏病主要是通气功能障碍，可引起 CO_2 潴留，所以最可能发生的酸碱平衡失调是呼吸性酸中毒。由于主要的加重原因是呼吸道感染，所以最重要的治疗是应用有效抗生素控制感染，其余三种治疗（利尿药、强心药和呼吸兴奋药）也可采用，但较次要。

77.［答案］B　78.［答案］A

79.［答案］C

［考点］变异型心绞痛的诊断和治疗

［解析］该老年男性患者胸骨后疼痛的发作呈定时性，常在半夜或凌晨发作，而劳累运动或情绪激动等心肌耗氧量增加的情况则较少诱发，符合变异型心绞痛；心电图可见符合冠状动脉分布的相关导联的 ST 段抬高，这是由于正常冠状动脉突然痉挛所致，此型心绞痛患者发生心肌梗死的危险性较大；变异型心绞痛的发病机制是冠状动脉痉挛，所以首选的治疗是钙通道阻滞剂，抗血小板治疗也可选用，但不是首选，而β受体阻滞剂和硝酸酯类疗效不佳。

80.［答案］D　81.［答案］C

82.［答案］B

［考点］亚急性感染性心内膜炎的诊断和治疗

［解析］该中年男性患者，既往有心脏杂音，出现慢性发热、食欲不振、乏力，查体有中度发热，轻度贫血貌，心脏有杂音和脾大，手指可见 Osler 斑，化验血白细胞增高、镜下血尿，首先考虑诊断为亚急性感染性心内膜炎，其他（风湿热、自身免疫性溶血性贫血和慢性肾小球肾炎）的可能性均小。亚急性感染性心内膜炎的确诊是靠血培养，药敏是为了选择更有效的抗生素。因为亚急性感染性心内膜炎的常见致病菌是草绿色链球菌，所以最主要的治疗是大剂量青霉素。

83.［答案］C　84.［答案］B

85.［答案］D

［考点］肠结核的诊断

［解析］该青年男性患者有肠外结核（有肺结核病史），临床表现有右下腹痛、腹泻、右下腹肿块有压痛，伴有低热（T 37.6℃）等结核毒血症状，因此最可能的诊断是肠结核。最具有诊断意义的检查是结肠

镜检查，可以对全结肠和回肠末段进行直接观察，如能发现病变如肠黏膜充血、水肿、溃疡形成，形态各异的炎症息肉，肠腔变窄等，对诊断有重要价值，若活检能找到干酪样坏死性肉芽肿或结核杆菌具有确诊意义；X线检查也有诊断意义但较结肠镜检查意义小，血常规和红细胞沉降率检查无特异性。右侧结肠癌虽也可在右下腹触及肿块，但患者年龄一般较大，常在40岁以上，一般无发热和结核病史，结肠镜检查也可帮助鉴别。肠结核最常见的病变部位是回盲部。

86.［答案］C　87.［答案］D

88.［答案］B

［考点］IgA肾病的诊断和治疗

［解析］该青年男性患者急性起病，有急性化脓性扁桃体炎（发热、咽痛，扁桃体Ⅲ度肿大，有脓点，白细胞和中性分叶核粒细胞比例增高），1天后出现肉眼血尿，化验尿沉渣红细胞满视野，血压正常，因此该患者除有急性化脓性扁桃体炎外，最可能的诊断是IgA肾病；病史及检查都不支持急性肾小球肾炎和急进性肾小球肾炎；而无症状性血尿是指仅表现为肾小球源性血尿的一组疾病，该患者也不太可能。对确诊最有意义的检查是肾穿刺活检，超声检查、尿红细胞相差显微镜检查和膀胱镜无确诊意义，尿红细胞相差显微镜检查只能确定血尿是否为肾小球源性血尿。该患者目前有急性化脓性扁桃体炎，因此首选治疗是抗感染治疗。

89.［答案］B　90.［答案］C

91.［答案］B

［考点］急性淋巴细胞白血病的诊断、中枢神经系统白血病的诊断

［解析］该青年男性患者急性发病，有发热、出血、浅表淋巴结肿大和脾大，血常规检查显示全血细胞减少，最可能是急性淋巴细胞白血病，其余诊断（再生障碍性贫血、急性粒细胞白血病和肝硬化伴脾功能亢进）均可能性小。对诊断有意义的检查是骨髓检查；白细胞分类虽然对诊断有一定的帮助，但不是最有意义的，其他检查也不是主要的。该急性淋巴细胞白血病患者易发生中枢神经系统白血病，头痛、呕吐和Kernig征阳性均支持患者并发中枢神经系统白血病，其余三种（DIC、颅内感染、颅内出血）均可能性小。

92.［答案］B　93.［答案］D

94.［答案］A

［考点］2型糖尿病的诊断和治疗及并发症

［解析］该中年男性患者一直肥胖，最近5个月出现糖尿病症状（口渴、多饮、易饥），化验尿糖（＋），空腹血糖＞7.0mmol/L，餐后血糖＞11.1mmol/L，已达到糖尿病诊断标准，中年肥胖患者一般均为2型糖尿病。糖尿病2型的最基础治疗是饮食治疗，该患者因初发，而且无任何合并症，可先行饮食控制，观察血糖变化；如血糖不能控制，因该患者肥胖，则选用双胍类降糖药。糖尿病的急性并发症包括糖尿病酮症酸中毒和高渗高血糖综合征昏迷，所以今后可能会发生的急性并发症是糖尿病酮症酸中毒，而其余三种并发症（糖尿病肾病、糖尿病性视网膜病变和糖尿病足）均为慢性并发症。

95.［答案］A　96.［答案］C

97.［答案］B

［考点］肺癌的诊断与鉴别诊断

［解析］老年男性患者，有长期吸烟史，咳嗽、痰中带血、消瘦，发热，X线胸片检查右肺上叶片状阴影，怀疑肺癌，为明确诊断，首先要做的检查是痰细胞学检查，痰细胞学检查找到癌细胞，可以明确诊断。晚期肺癌侵犯颈交感神经，可出现题中所述症状（颈交感神经综合征），亦称Pancoast瘤。Pancoast瘤从病变起源来讲，应属周围型肺癌。

98.［答案］C　99.［答案］A

100.［答案］B

［考点］胃癌合并幽门梗阻

［解析］患者呕吐物中含有宿食，查体

上腹部可见胃型，可闻及振水音，首先考虑幽门梗阻，综合考虑患者为中年男性，上腹隐痛，贫血貌，消瘦，最可能的诊断是胃癌合并幽门梗阻。胃镜可直接观察胃黏膜病变的部位和范围，并可获取病变组织学做病理检查，是诊断胃癌最有价值的辅助检查。幽门梗阻患者由于呕吐导致胃液（胃酸）大量丢失，导致代谢性碱中毒，而呕吐不能进食可导致低血钾，因此该患者最可能出现的酸碱失衡和水、电解质紊乱类型是低钾血症，代谢性碱中毒。

101.［答案］B　102.［答案］C

［考点］疝的诊断及治疗

［解析］老年男性患者，右腹股沟区可复性肿块8年，应考虑为腹股沟疝。耻骨结节外上方半球形肿块，不进入阴囊，表明系经直疝三角突出，应诊断为腹股沟直疝。斜疝多见于儿童及青壮年，经腹股沟管突出进入阴囊内，故呈上部蒂柄状椭圆形或梨形。手术时探查疝囊颈与腹壁下动脉的关系，若疝囊颈在腹壁下动脉外侧为斜疝，疝囊颈在腹壁下动脉内侧为直疝。腹股沟疝一般应行手术治疗，行疝修补术。老年体弱或伴有其他严重疾病而禁忌手术者可用疝带。半岁以下婴幼儿可暂不手术，随躯体生长疝有自动消失的可能。此患者从提供的备选项考虑，最有效的治疗方法是疝修补术。

103.［答案］D　104.［答案］D

［考点］阑尾炎术后并发症及治疗

［解析］急性阑尾炎行阑尾切除术后5天，体温升高，大便稀，每日10余次，伴有里急后重感，最可能的诊断是盆腔脓肿。盆腔脓肿早期可采用非手术治疗，脓肿较大时可经直肠或阴道壁切开引流。经腹切开引流创伤大。

105.［答案］C　106.［答案］D

107.［答案］D

［考点］急性梗阻性化脓性胆管炎的诊断及治疗

［解析］根据题干介绍，该患者腹痛、寒战高热和黄疸，为典型的Charcot三联征，再加上神志淡漠、嗜睡、BP 78/50mmHg等休克、神经中枢系统受抑制表现，即Reynolds五联征，最可能的诊断为急性梗阻性化脓性胆管炎。该患者病情危重，床旁B超为首选，可发现胆管内结石及胆管扩张。PTC（经皮肝穿刺胆管造影）及ERCP（内镜逆行胰胆管造影）或MRCP（磁共振胆管造影）可提供结石的部位、数量、大小以及胆管梗阻的部位和程度，必要时可加用。本病危重，治疗原则是紧急手术解除胆道梗阻并引流，及早而有效地降低胆管内压力。只有解除梗阻，才能控制感染，制止病情进展。因此手术的目的是抢救患者生命，手术应力求简单有效，通常采用胆总管切开减压、T管引流术。

108.［答案］C　109.［答案］A

110.［答案］C

［考点］髋关节脱位的诊断、并发症及治疗

［解析］坐位、膝前受较大外力，髋剧痛，功能受限，出现屈曲、内收、内旋畸形，应诊断为髋关节后脱位。股骨颈骨折和股骨转子间骨折受伤机制为摔倒后髋部痛、功能障碍，患肢呈内收、外旋畸形，可除外。髋关节前脱位患肢呈屈曲、外展、外旋畸形，也可除外。髋关节后脱位时，向后脱出的股骨头可挫伤或压迫坐骨神经，出现相应的临床表现，因大多数为挫伤，2～3个月后可自行恢复，无须特殊处理。髋关节后脱位绝大多数用手法复位治疗，为保持肌肉松弛，复位常在全麻或椎管内麻醉下进行，常用Allis法。应尽早、尽可能在24小时内进行。如超过48小时复位将十分困难。

111.［答案］D

［考点］医务人员的同情感

［解析］医务人员的同情感是医务人员发自内心的情感，是医务人员最起码的情感，作为最基本的道德情感，其生理成分较大，是促使医务人员为患者服务的原始动

力。同情感是责任感的基础，相对而言，责任感使医务人员的行为具有稳定性。故从本题提供的选项中可以看到D是符合题干要求的选项。

112. [答案] D

[考点] 医患关系伦理

[解析] 该中年男性患者因工作中不慎从高处坠落，不省人事送入医院抢救，医院虽积极大力抢救，而1周后病情转危，极难再恢复，家属和单位对继续抢救态度不同。面对家属和单位的意见冲突，医生最符合伦理原则的选择是从公益论原则出发，可在取得家属和单位的支持下，停止抢救。其余均不完全符合。

113. [答案] B

[考点] 患者的权利和义务

[解析] 患者权利是其在就医期间所拥有和应该享受的权益，其中患者的疾病认知权是指患者对其所患疾病的性质、治疗情况及预后有知悉的权利。

114. [答案] D

[考点] 人体试验的伦理原则

[解析] 知情同意是人体试验进行的前提。这一原则的具体要求包括：首先，必须保证受试者充分知晓真实的信息，即试验者必须将试验的目的、方法、预期的好处、潜在的风险等信息如实告知受试者或其代理人（A错误）；在知情的基础上，受试者表示自愿同意参加并履行书面的承诺手续后，才能在其身体上进行人体试验（B错误）；如果受试者缺乏或丧失自主能力，则由其家属、监护人或代理人代替行使知情同意权（C错误）；已同意参加试验的受试者签署知情同意书后，仍享有不需要陈述任何理由而随时退出人体试验的权利（D正确）。

115. [答案] D

[考点] 医疗事故构成要件中的危害结果为给患者造成人身损害

[解析] 参见《医疗事故处理条例》第二条对医疗事故的定义、第四条医疗事故的分级。熟练掌握医疗事故的构成要件：主体——医疗机构和医务人员；主观方面——过失；客观方面——实施了违法行为；客体——侵害了患者的生命健康权，造成了患者的人身损害。

二、B型题

116. [答案] C 117. [答案] A

[考点] 红细胞生理

[解析] 红细胞沉降率快慢主要决定于血浆的性质，而不在红细胞本身。因此将红细胞沉降率快的人的红细胞放入红细胞沉降率正常的人的血浆中，红细胞沉降率在正常范围，而将红细胞沉降率正常的人的红细胞放入红细胞沉降率快的人的血浆中，红细胞沉降率加快。

118. [答案] A 119. [答案] C

[考点] 肾小管的吸收和分泌

[解析] 肾小球滤液中的氨基酸主要在近端小管被重吸收。髓袢降支细段对 Na^+ 不易通透而对水易通透，在渗透压作用下，水被“抽吸”入内髓部组织间液。小管液被浓缩，于是其中的 NaCl 浓度愈来愈高。

120. [答案] D 121. [答案] C

[考点] 脂肪酸分解代谢过程，胆固醇的主要合成途径及调控

[解析] 脂肪酸β氧化分解需先经活化为脂酰 CoA，后脂酰 CoA 经肉碱转移进入线粒体，再经β氧化步骤生成大量乙酰 CoA。脂酰 CoA 进入线粒体是脂肪酸β氧化的主要限速步骤，肉碱脂酰转移酶Ⅰ是脂肪酸β氧化的限速酶（关键酶）。胆固醇合成的限速步骤是由 HMG-CoA（羟甲基戊二酸单酰 CoA）还原生成甲羟戊酸的反应，此反应是由 HMG-CoA 还原酶催化的，HMG-CoA 还原酶为胆固醇合成的关键酶。

122. [答案] C 123. [答案] B

[考点] 原核和真核基因的表达调控

[解析] 决定真核基因表达特异性的是增强子。它是远离转录起始点、决定基因的

时间、空间特异性表达，增强启动子转录活性的DNA序列，其发挥作用的方式通常与方向、距离无关。包括转录起始点在内的DNA序列是启动子（原核为启动序列），其指RNA聚合酶结合位点周围的一组转录控制组件，包括至少一个转录起始点，及一个以上的功能组件。在这些功能组件中最具典型意义的是TATA盒。

124.［答案］A　125.［答案］B

［考点］癌的分类

［解析］女性肺癌多为周边型腺癌；皮肤、口腔、唇、子宫颈、阴道、食管、喉等处常发生鳞癌。

126.［答案］B　127.［答案］C

［考点］肺硅沉着病和特发性肺纤维化的病理变化

［解析］肺硅沉着病早期主要表现为肺门淋巴结肿大，有硅结节形成和纤维化改变。特发性肺纤维化表现为正常肺、间质炎症和纤维化混杂性病变，该病治疗困难，最终发展为蜂窝肺。

128.［答案］A　129.［答案］B

［考点］肺疾病典型肺容量和通气功能的特征性变化

［解析］慢性阻塞性肺疾病是以持续气流受限为特征的可以预防和治疗的疾病，在吸入支气管扩张剂后，第一秒用力呼气容积（FEV_1）/用力肺活量（FVC）（FEV_1/FVC）<0.70表明存在持续气流受限，因此慢性阻塞性肺疾病的典型肺容量和通气功能的特征性变化是FEV_1/FVC减低。特发性肺纤维化是一种慢性、进行性、纤维化性间质性肺炎，组织学和（或）胸部HRCT特征性表现为普通型间质性肺炎，肺功能主要表现为限制性通气功能障碍，肺总量（TLC）减低。

130.［答案］A　131.［答案］D

［考点］肝性脑病的临床表现

［解析］肝性脑病是由严重的肝病或门-体分流引起的以代谢紊乱为基础的中枢神经系统功能失调的综合征，临床表现轻者可仅有轻微的智力减退，严重者出现意识障碍、行为失常和昏迷。临床根据意识障碍程度、神经系统体征和脑电图改变，将肝性脑病的临床过程分为5期（潜伏期、前驱期、昏迷前期、昏睡期和昏迷期）。肝性脑病的前驱期可有扑翼样震颤，但脑电图多数正常；肝性脑病昏迷期由于患者不能合作，所以扑翼样震颤无法引出，但是脑电图有明显异常，其余各期（潜伏期、昏迷前期和昏睡期）均不符合。

132.［答案］A　133.［答案］C

［考点］下肢血管病变检查法

［解析］当下肢急性动脉栓塞时，由于栓塞远端肢体急性缺血，会出现突发剧痛、皮肤苍白、温度降低、动脉搏动减弱或消失、下肢感觉异常或消失、运动困难或麻痹等一组症状和体征，即5“P”表现：疼痛（pain）、苍白（pallor）、无脉（pulseless）、感觉异常（paresthesia）和麻痹（paralysis）。深静脉血栓形成则是由于血栓堵塞造成的静脉回流障碍，检查深静脉是否通畅的Perthes试验是阳性结果。

134.［答案］A　135.［答案］B

［考点］颈椎病、肱骨外上髁炎主要体征

［解析］颈椎病神经根型患者压头试验阳性，患者坐位头后仰并偏向患侧，检查者用手掌在头顶加压，出现颈痛并向患肢手部放射为阳性，系使已变小的椎间孔更小压迫相应神经根出现放射痛。肱骨外上髁炎伸肌腱牵拉试验（Mills征）阳性。肱骨外上髁是前臂伸腕、伸指肌总腱的起点，这些肌肉过度活动和牵拉使其起点附近产生慢性损伤性炎症，称肱骨外上髁炎。

三、X型题

136.［答案］AC

［考点］细胞膜的物质转运

［解析］肺泡内O_2含量高，分压高，

氧顺分压差进入血液，肌细胞内 O_2 的运输也不需耗能，因此也不属于主动转运。A 和 C 项都需离子泵参与。

137.［答案］ABD

［考点］脑血流量的调节

［解析］脑组织各部分的血流量与该部分脑组织的代谢活动程度有关，在同一时间内脑的不同部分的血流量是不同的。所以 C 错误。其他选项均正确。

138.［答案］ABCD

［考点］肺通气的弹性阻力

［解析］肺泡表面活性物质使肺泡液-气界面的表面张力降低很多，可比血浆表面张力低，因而减弱了表面张力对肺毛细血管中液体的吸引作用，防止了液体渗入肺泡；肺泡表面活性物质的密度随肺泡半径变小而增大，所以在小肺泡，降低表面张力的作用强，小肺泡不塌陷；而在大肺泡，降低表面张力的作用弱，大肺泡不至于过度膨胀，从而保持了大小肺泡的稳定性；成年人患肺炎、肺血栓等疾病时，可因表面张力物质减少而发生肺不张，新生儿也可因缺乏此物质发生肺不张和肺泡内表面透明质膜形成，造成“呼吸窘迫综合征”。

139.［答案］ABC

［考点］基底神经节的运动调节功能

［解析］舞蹈病主要表现为不自主的上肢和头部的舞蹈样动作，伴有肌张力的降低，其病因是纹状体神经元病变，新纹状体严重萎缩，黑质-纹状体通路完整。神经生化研究表明舞蹈病患者纹状体内胆碱能和 γ-氨基丁酸能神经元功能减退。

140.［答案］ABC

［考点］促性腺激素释放激素

［解析］GnRH 属于肽类激素，与 TRH、CRH 一样，GnRH 也呈脉冲式释放，引起腺垂体 LH 和 FSH 相应激素的分泌也出现脉冲式波动。GnRH 在月经周期活动中，可通过垂体激发排卵和孕激素的生成。GnRH 对性腺没有直接刺激作用。

141.［答案］ABCD

［考点］睾酮的生理作用

［解析］睾酮是由睾丸间质细胞分泌的激素。题中 A、B、C、D 四项均是睾酮的生理作用。

142.［答案］ABD

［考点］细胞水平代谢调节

［解析］绝大多数属于这类调节方式的酶都具无（或低）活性和有（或高）活性两种形式。二者间在不同的酶催化下发生相互转变。化学修饰是由酶催化引起的共价键变化，因是酶促反应故有放大效应。酶化学修饰主要有磷酸化与脱磷酸化、乙酰化与脱乙酰化、甲基化与脱甲基化、腺苷化与脱腺苷化及—SH 与—S—S—互变等无泛素化修饰。酶化学修饰调节是常见的快速调节方式之一。故本题应选 ABD。

143.［答案］AC

［考点］血浆脂蛋白的分类、组成、生理功能及代谢

［解析］LDL 是在血浆中由 VLDL 转变生成的。LDL 受体广泛存在于肝等全身各组织细胞膜表面，LDL 与其结合后，则受体聚集成簇，内吞入细胞与溶酶体融合，进而被溶酶体中的酶水解。LDL 组成中含胆固醇及胆固醇酯多，约占 1/2。其生理功能是转运内源性胆固醇。故本题中 AC 是正确的。

144.［答案］BD

［考点］糖酵解过程、意义及调节

［解析］6-磷酸果糖激酶-1 是调节糖酵解途径的重要的酶，ATP 和柠檬酸是该酶的变构抑制剂。而 AMP、ADP、1,6-二磷酸果糖和 2,6-二磷酸果糖为其变构激活剂。且 2,6-二磷酸果糖为此酶最强的变构激活剂。故本题应选 BD。

145.［答案］BCD

［考点］DNA 半保留复制及复制的酶

［解析］DNA-pol Ⅰ 其功能是催化磷酸二酯键形成和使磷酸二酯键水解。其具有

5′→3′聚合酶活性、3′→5′核酸外切酶活性、5′→3′核酸外切酶活性。DNA-pol Ⅰ只能催化延长约20个核苷酸，故它不是复制延长过程中起主要作用的酶。其功用主要是对复制中的错误进行校读，对复制和修复中出现的空隙进行填补。故本题BCD是正确的。

146.［答案］ACD

［考点］生物转化的类型和意义

［解析］肝生物转化第二相反应即结合反应，是体内最重要的生物转化方式。常见的有：①葡糖醛酸结合反应，其葡糖醛酸基的活性供体是UDPGA（尿苷二磷酸葡糖醛酸），而不是UDPG（尿苷二磷酸葡萄糖）。②硫酸结合反应，其硫酸基的活性供体为PAPS（3′-磷酸腺苷5′-磷酸硫酸）。③酰基化反应，其乙酰基的活性供体为乙酰CoA。④甲基化反应，其甲基的活性供体为SAM（S-腺苷甲硫氨酸）。故本题应选ACD。

147.［答案］ACD

［考点］真核和原核基因的表达调控

［解析］siRNA即小干扰RNA，是细胞内一类双链RNA在特定情况下通过一定酶切机制，转变为具有特定长度（21～23个碱基）和特定序列的小片段RNA。双链siRNA参与RISC（RNA诱导的沉默复合体）组成，与特异的靶mRNA完全互补结合，导致靶mRNA降解，阻断翻译过程。这种由siRNA介导的基因表达抑制作用称为RNA干扰（RNAi）。RNAi实际上是通过降解特异mRNA，在转录后水平发生的一种基因表达调节机制，是机体固有的一种对抗外源基因侵害的自我保护现象。故ACD是正确的。

148.［答案］AB

［考点］变性

［解析］肝细胞可以发生水变性和脂肪变性。黏液样变性和纤维素样变性只发生在间质，不发生在实质细胞中。

149.［答案］ACD

［考点］炎性肉芽肿

［解析］肺结核中的结核性肉芽肿是由结核杆菌引起形成的炎性肉芽肿。瘤型麻风则由麻风杆菌引起形成的炎性肉芽肿。梅毒形成的树胶肿则是由梅毒螺旋体感染形成的炎性肉芽肿。而矽肺是硅尘粒子刺激肺组织形成的硅结节，属于异物性肉芽肿。

150.［答案］ABCD

［考点］良性和恶性肿瘤

［解析］精原细胞瘤是起源于生殖细胞的低度恶性肿瘤；卵黄囊瘤又称内胚窦瘤，是婴幼儿生殖细胞肿瘤中最常见的高恶性肿瘤；髓母细胞瘤是来源于原始神经上皮的高恶性肿瘤；尤文瘤是软组织的恶性肿瘤

151.［答案］BCD

［考点］非霍奇金淋巴瘤的病理学类型

［解析］在所述肿瘤中，套细胞淋巴瘤、Burkitt淋巴瘤和滤泡性淋巴瘤均为B细胞来源的，而蕈样霉菌病为T细胞来源的主要累及皮肤的恶性淋巴瘤。

152.［答案］ACD

［考点］伤寒肉芽肿

［解析］伤寒杆菌引起的炎症是以巨噬细胞增生为特征的急性增生性炎，这种巨噬细胞称为伤寒细胞。伤寒细胞常聚集成团，形成小结，称为伤寒肉芽肿或伤寒小结。肠、肝、脾及骨髓由于巨噬细胞的活跃增生均可出现伤寒肉芽肿和灶性坏死。

153.［答案］AB

［考点］急性细菌性痢疾的病理特点

［解析］急性细菌性痢疾时，溃疡是由结肠黏膜襞顶部的假膜脱落所致，多较表浅，且形状大小不一。肠伤寒时，溃疡多深达肌层。肠阿米巴病形成的溃疡多呈口小底大的烧瓶状。

154.［答案］ABC

［考点］扩张型心肌病与缺血性心肌病的临床表现异同

［解析］扩张型心肌病与缺血性心肌病均以心脏扩大为基础，临床上均表现有各种心律失常，晚期心肌收缩力降低出现心功能

不全。心绞痛可见于缺血性心肌病，它是冠心病的一种类型，而扩张型心肌病一般无典型心绞痛发作史，除非合并有冠心病。

155.［答案］AC

［考点］继发型肺结核的特点

［解析］这是一道记忆型题。继发型肺结核最常见于上叶尖后段和下叶背段，常有锁骨上下和肩胛间区叩诊略浊，咳嗽后闻及湿啰音，对诊断有参考意义。

156.［答案］ABD

［考点］轻型急性胰腺炎的表现

［解析］上腹部有压痛、反跳痛与肌紧张提示有局限性腹膜炎，不应在轻型急性胰腺炎中出现。其余几项（上腹部持续疼痛、轻度发热和轻度黄疸）均为轻型急性胰腺炎的临床表现。

157.［答案］ACD

［考点］肾的内分泌功能

［解析］肾可产生许多内分泌激素，如肾素由近球旁器产生，红细胞生成素由球旁细胞产生，前列腺素在肾皮质和髓质产生，激肽释放酶由肾皮质产生，1-α 羟化酶由肾间质产生。血管紧张素原在肝产生，经肾素和血管紧张素酶的作用转化为血管紧张素。

158.［答案］BC

［考点］缺铁性贫血、巨幼细胞贫血、溶血性贫血和白血病的诊断依据

［解析］巨幼红细胞性贫血和急性白血病均有其特异的骨髓象表现，可通过骨髓象即可初步确定诊断；而缺铁性贫血和溶血性贫血的骨髓象仅能提示诊断，进一步确诊缺铁性贫血还需结合骨髓铁染色或血清铁、铁蛋白和总铁结合力的测定来确诊，溶血性贫血主要需找到红细胞破坏增多的证据才能明确诊断。

159.［答案］ABC

［考点］Graves 病甲状腺次全切除手术的适应证

［解析］Graves 病的手术治疗的适应证：①甲状腺肿大显著（80g），有压迫症状；②中、重度甲状腺功能亢进症，长期服药无效，或停药复发，或不能坚持服药者；③胸骨后甲状腺肿；④细针穿刺细胞学检查怀疑恶变；⑤ATD 治疗无效或过敏的妊娠患者，手术需要在妊娠 T2 期（4～6 个月）施行。而合并恶性突眼并非手术指征。因此答案是 ABC。

160.［答案］ABC

［考点］甲状腺功能亢进症术前准备

［解析］为了避免甲状腺功能亢进症患者在基础代谢率高亢的情况下进行手术的危险，术前应进行充分完善的准备，以保证手术顺利进行和预防手术并发症的发生。术前准备包括：(1) 一般准备，即针对患者情况进行相应处理，如紧张失眠给镇静安眠药，心率过快给利血平等等；(2) 术前检查，包括：①颈部 X 线检查，了解气管有无受压和移位；②详细检查心脏情况；③喉镜检查了解声带情况；④测定基础代谢率，了解甲状腺功能亢进症程度，选择手术时机；⑤化验血清钙、磷、碱性磷酸酶，了解甲状旁腺功能情况；(3) 药物准备，是术前降低基础代谢率的主要手段，常用硫脲类药物、碘剂、普萘洛尔等，须待甲状腺功能亢进症状得到基本控制（患者情绪稳定、睡眠良好、体重增加、脉率 90 次/分以下、基础代谢率 20%以下），甲状腺缩小变硬、血管数减少后方可手术；(4) 测定 T_3、T_4，以了解甲状腺功能亢进症控制情况，甲状腺功能亢进情况与 T_3、T_4 成正相关。给予氢化可的松是不对的。

161.［答案］ABD

［考点］食管癌的临床表现

［解析］食管癌早期可有咽下食物哽噎感，食物通过时停滞感或异物感，胸骨柄后烧灼样、针刺样或牵拉摩擦样疼痛。进行性吞咽困难是中晚期食管癌的典型变现。

162.［答案］ABCD

［考点］克罗恩病的手术适应证

［解析］克罗恩病一般采用内科治疗。

约70%的患者一生中需要接受手术治疗。克罗恩病手术适应证包括：肠梗阻、狭窄，慢性肠穿孔后形成腹腔脓肿、肠内瘘或肠外瘘，肛周病变，长期持续出血，以及难以排除癌肿、结核者，内科治疗无效者也可考虑手术。

163.［答案］ABD

［考点］门静脉高压症的并发症

［解析］门静脉系与腔静脉系之间存在四个交通支，即胃底、食管下段交通支，直肠下端、肛管交通支，前腹壁交通支，腹膜后交通支。门静脉高压症形成后交通支扩张，形成A、B、D项及腹膜后静脉丛出血等并发症。下肢静脉回流入下腔静脉，与门静脉无关，故门静脉高压症不会出现下肢静脉曲张。

164.［答案］AC

［考点］桡神经损伤

［解析］桡神经来自臂丛神经后束，经肱骨干后方桡神经沟至臂外侧，沿肱三头肌外侧下行，然后在肱肌与肱桡肌之间至肘前外侧，再于肱桡肌与桡侧腕长伸肌之间进入前臂，分成深、浅两支；浅支（感觉支）与桡动脉伴行，于桡骨茎突上5cm处转向背侧，分支至手背桡侧皮肤及桡侧三个半手指背侧皮肤；深支（运动支）又称骨间背侧神经，分支支配桡侧腕短伸肌、旋后肌、尺侧腕伸肌、指总伸肌、示指和小指固有伸肌、拇长展肌和拇长、短伸肌。桡神经在腋部还分支支配肱三头肌。在肘上还分支支配肱桡肌和桡侧腕长伸肌。肱骨干骨折易伤及桡神经，此处受损主要表现为伸腕、伸拇、伸指、前臂旋后不能和手背桡侧皮肤及桡侧三个半手指背侧皮肤感觉丧失，由于感觉支配区常有重叠，主要是手背虎口区皮肤麻木。正确答案是AC。D项是正中神经受损的表现。

165.［答案］BCD

［考点］骨肿瘤的治疗

［解析］骨肉瘤对放疗不敏感，目前多采用术前大剂量化疗加根治性手术加术后大剂量化疗的综合治疗。另外，骨肉瘤肺转移发生率极高，除上述治疗外，可行手术切除转移灶。脊椎血管瘤、骨巨细胞瘤、尤文肉瘤对放疗均敏感。尤文肉瘤对放疗极为敏感，能有效控制局部病灶，但尤文肉瘤易早期转移，单纯放疗远期疗效差，化疗也很有效，但预后仍差，现采用放疗加化疗和手术的综合治疗，生存率提高达50%以上。骨巨细胞瘤的治疗以手术为主，对手术困难部位的骨巨细胞瘤可行放疗，但放疗后易肉瘤变，应高度重视。脊椎血管对放疗敏感，过去多采用放疗，目前有采用注射骨水泥治疗的方法，疗效较好。

模拟试卷（八）答案及精解

一、A型题

1.［答案］C

［考点］细胞膜的物质转运

［解析］尿素可通过单纯扩散跨膜转运；肾小管通过易化扩散重新收Na^+；血液中的糖进入组织细胞也属于易化扩散；肾小管重新收氨基酸则属于继发性主动转运。

2.［答案］D

［考点］动作电位的形成机制

［解析］神经细胞的动作电位主要由锋电位和后电位构成，其中锋电位是主要的组成部分。锋电位的上升支是由于Na^+开放形成正反馈，Na^+快速内流形成的，若将细胞外液中的Na^+用其他物质取代或给予钠通道阻断剂TTX后，神经纤维动作电位的幅度将下降或消失，因此A选项主要不是影响动作电位的时程，而是影响其幅度。选项D部分阻断钾通道，使得K^+外流的速度降低，复极化的时间延长，故动作电位时间延长，符合题干问题，为正确答案。选项B影响的是细胞的兴奋性，选项C也与问题无关。

3.［答案］C

［考点］凝血因子

［解析］因子Ⅳ是Ca^{2+}，不属于蛋白质。

4.［答案］B

［考点］心脏的泵血过程

［解析］在一次心动周期中，左心室收缩时，室内压升高，以等容收缩期升高速度最快。因为这时房室瓣与动脉瓣都是关闭的，心室容积难以压缩，故此期压力急剧升高。直至心室压超过动脉压使动脉瓣打开后，尽管心室还在收缩，但因其中的部分血液可以流到动脉，心室压的升高速度开始减慢。

5.［答案］D

［考点］肺泡表面活性物质

［解析］肺顺应性与肺的弹性阻力成反变关系。肺泡表面活性物质可使肺泡回缩力减小，降低吸气阻力，因而增加肺顺应性，故D是本题的答案。其余三项均是正确的。

6.［答案］C

［考点］氧解离曲线

［解析］红细胞中含有很多有机磷化合物，特别是2,3-二磷酸甘油酸在调节Hb与O_2的亲和力中起重要作用。当它的浓度升高时，Hb对O_2的亲和力降低，氧解离曲线右移。

7.［答案］A

［考点］影响胃排空的因素

［解析］影响胃排空的因素来自两方面：胃的促进因素和小肠的抑制因素。促胃液素对胃运动有刺激作用，可促进胃排空。十二指肠壁上有多种感受器，食糜进入后出现抑制胃运动的肠-胃反射，从而抑制胃排空；食糜，特别是酸性食糜进入十二指肠后小肠黏膜释放多种激素，包括促胰液素、抑胃肽等，均可抑制胃运动和胃排空。

8.［答案］A

［考点］小肠营养物质的吸收

［解析］铁主要在十二指肠和空肠（而不是在小肠下部）被吸收。食物中的铁绝大部分为高价铁，不易被吸收，需还原为亚铁才能被吸收。铁在酸性环境中易溶解而便于吸收，故胃液中的盐酸有促进铁吸收的作用。维生素C可与铁形成可溶性复合物，并能使Fe^{3+}还原为Fe^{2+}，因此可促进铁的吸收。

9.［答案］D

［考点］醛固酮的生理作用

［解析］远曲小管和集合管对Na^+的重吸

收是逆浓度差的主动重吸收，是由醛固酮进入这里的主细胞后，与胞浆受体结合形成激素-受体复合物，后者再进入细胞核，调节特异性 mRNA 转录，最后合成多种醛固酮诱导蛋白而实现的。目前尚未了解本题中的 A、B、C 与此项活动有何关系。

10. [答案] D

[考点] 测定肾清除率的意义

[解析] 测定肾清除率可以了解肾的功能，还可以测定肾小球滤过率、肾血流量和推测肾小管转运功能。如果某物质可以由肾小球自由滤过，但既不被肾小管重吸收，又不被分泌，该物质的清除率即肾小球滤过率。如果血浆中某物质在经过肾循环一周后可以被完全清除掉（通过滤过和分泌），即在肾静脉中的浓度接近于 0，则该物质的清除率即为每分钟通过肾的肾血浆流量。

11. [答案] B

[考点] 老视眼的形成原因

[解析] 人到中年以后，随着年龄的增长，晶状体核逐渐硬化，晶状体的可塑性和弹性下降，睫状肌功能变弱，从而使眼的调节力减退，以致近距离工作和阅读发生困难，此即为老视眼。

12. [答案] C

[考点] 骨骼肌的牵张反射

[解析] 肌梭是一种感受肌肉长度变化的感受器，它是梭形结构，肌梭囊内为梭内肌纤维，囊外为梭外肌纤维。整个肌梭附着在梭外肌纤维上，并与其呈并联关系。梭内肌纤维的收缩成分位于纤维的两端，而感受装置位于中间部，两者呈串联关系。因此，当梭外肌纤维收缩时，梭内肌感受装置所受到的牵拉刺激减小，经传入纤维Ⅰa 类和Ⅱ类纤维传入的冲动减少。当梭内肌收缩时，肌梭传入冲动不增加，但使梭内肌感受装置对刺激的敏感性提高。

13. [答案] A

[考点] 小脑的运动调节功能

[解析] 小脑对于维持姿势，调节肌紧张，协调随意运动均有重要作用。根据小脑的神经纤维联系和功能不同，可将小脑分为三个部分：前庭小脑、脊小脑和新小脑。前庭小脑与前庭系统的感受器有纤维联系，因此，这一部分小脑的功能与调节躯体平衡有密切关系。如果这部分发生病变，则患者站立不稳，但肌肉运动协调性仍良好。

14. [答案] B

[考点] 下丘脑调节肽

[解析] 由下丘脑促垂体区肽能神经元分泌的、主要调节腺垂体活动的肽类激素，称为下丘脑调节肽。它们分别是促甲状腺激素释放激素（TRH）、GnRH、生长抑素（GHRIH）、促肾上腺皮质激素释放激素（CRH）及生长素释放激素（GHRH），还有 4 种对腺垂体催乳素和促黑激素的分泌起促进或抑制作用的物质，因此，迄今为止共发现 9 种下丘脑调节肽。血管升压素是由下丘脑视上核和室旁核内大神经内分泌细胞合成、经下丘脑垂体束轴浆运输、至神经垂体贮存的，不属于下丘脑调节肽。

15. [答案] B

[考点] 生长激素的作用

[解析] 生长激素是腺垂体分泌的激素，其生理作用是促进物质代谢与生长发育。在促进物质代谢的作用中，它促进氨基酸进入细胞，加速蛋白质的合成；促进脂肪分解，组织脂肪量减少；抑制外周组织对葡萄糖的利用，减少葡萄糖的消耗。促进生长的作用是由于促进骨、软骨、肌肉及其他组织细胞分裂增殖而实现的。实验证明，生长激素能诱导靶细胞生成具有促生长作用的生长素介质。

16. [答案] C

[考点] 睾丸功能的调节

[解析] 当血中睾酮浓度达到一定水平后，可作用于下丘脑和腺垂体，通过负反馈机制抑制 GnRH 和 LH 的分泌。深入研究表明，睾酮可降低大鼠腺垂体对 GnRH 的反应性。睾酮对腺垂体的促性腺激素的影响只限于 LH 合成与分泌，对 FSH 分泌无影

响。因此，C是错误的。

17.［答案］C

［考点］蛋白质一级结构和高级结构

［解析］α螺旋和无规卷曲属于蛋白质二级结构。结构域属蛋白质三级结构，是蛋白质在三级结构层次上的局部折叠区。锌指结构是一个常见的蛋白质模体例子，其属于超二级结构，是两个以上具有二级结构的肽段，在空间上相互接近形成一个有规则的二级结构组合。

18.［答案］C

［考点］tRNA的结构与功能

［解析］tRNA是细胞内分子量最小的一类核酸，分子中含10%～20%的稀有碱基，是RNA中含稀有碱基最多的。tRNA的二级结构呈三叶草形，位于左右两侧的环状结构，分别称为DHU环和T_{ψ}环；位于下方的环，因环中间的3个核苷酸与mRNA上相应的三联体密码子可形成碱基互补，故称为反密码子，而非遗传密码子，此环即称为反密码环，故C是错误的。一种tRNA只能携带和转运一种氨基酸；而一种氨基酸可被数种tRNA转运。

19.［答案］A

［考点］酶抑制的类型和特点

［解析］琥珀酸是琥珀酸脱氢酶的底物，丙二酸与琥珀酸结构相似，也可与琥珀酸脱氢酶的活性中心结合，由于抑制剂与底物相互竞争与酶活性中心结合，从而阻碍琥珀酸脱氢酶与其底物琥珀酸形成中间产物，抑制了酶的催化活性，这种抑制作用称为竞争性抑制作用。故本题应选A。不可逆抑制是抑制剂与酶活性中心的必需基团共价结合，使酶失活。非竞争性抑制是抑制剂与酶活性中心外的结合位点结合，不影响酶与底物的结合，二者之间无竞争关系，但抑制剂酶底物三者形成的复合物不能进一步释放出产物，从而抑制酶活性。反竞争性抑制也是抑制剂与酶活性中心外的位点结合，但抑制剂不与游离酶结合，仅与酶底物复合物结合，使酶底物中间产物的量减少，从而影响酶活性。

20.［答案］B

［考点］糖代谢各途径的联系

［解析］6-磷酸葡萄糖是糖酵解、糖异生、磷酸戊糖途径、糖原合成及糖原分解各条代谢途径的交汇点。其他化合物如1-磷酸葡萄糖、1,6二磷酸果糖不参与磷酸戊糖途径，而3-磷酸甘油醛又不参与糖原合成和糖原分解，只有6-磷酸葡萄糖参与上述四条代谢途径，通过它使四条代谢途径相互联系。

21.［答案］B

［考点］酮体的生成和利用

［解析］酮体包括乙酰乙酸、β羟丁酸及丙酮。它是脂肪酸在肝中氧化的正常中间产物。酮体由两分子乙酰辅酶A缩合成乙酰乙酰辅酶A后，再与一分子乙酰辅酶A缩合生成HMG-CoA，HMG-CoA裂解后生成乙酰乙酸，后者再转变生成丙酮和β羟丁酸。肝能生成酮体，但缺乏氧化酮体的琥珀酰CoA转硫酶和乙酰乙酰硫激酶，不能氧化酮体，而肝外组织含有这些酶，能氧化酮体。故B是不正确的。

22.［答案］D

［考点］胆固醇代谢、脂肪酸氧化及磷脂代谢

［解析］葡萄糖、脂肪酸及磷脂都能经氧化分解产生乙酰CoA，最后经三羧酸循环被彻底氧化成CO_2及H_2O。只有胆固醇因其分子中的环戊烷多氢菲母核在体内不能被降解，只能侧链被氧化、还原或降解成其他具有环戊烷多氢菲母核的生理活性化合物。

23.［答案］D

［考点］呼吸链的组成、氧化磷酸化及影响氧化磷酸化的因素

［解析］CO可与复合体Ⅳ中还原型Cyt a_3结合阻断电子传递给O_2，从而使呼吸链被抑制。其与复合体Ⅰ、Ⅱ、Ⅲ无直接关系。

24.［答案］C

［考点］脱氧核苷酸的生成

[解析] dTMP是由dUMP在TMP合酶催化下，加氢还原生成的，所以其合成的直接前体是dUMP。而dUMP可由dUDP或dCMP转变生成，故dUDP、dCMP可间接转变为dTMP。而TMP与dTMP生成无关。

25. [答案] B

[考点] DNA复制

[解析] DNA复制的特征是半保留复制，以四种dNTP为原料，在复制起始时需引物酶（它是依赖DNA的RNA聚合酶），复制延长时需DNA聚合酶Ⅲ（依赖DNA的DNA聚合酶），在DNA复制过程中不需要依赖RNA的DNA聚合酶（逆转录酶属此类酶）。

26. [答案] C

[考点] 核酶（酶RNA）

[解析] 在研究一种叫四膜虫的简单真核生物的rRNA剪接中发现，rRNA剪接是一种自我剪接方式，这种剪接不需要任何蛋白质参与即可发生，这说明RNA本身就有酶的催化作用，由于RNA发挥酶催化作用，因此把具有酶促活性的RNA命名为核酶，所以C是正确的。核酶除具有RNase的断裂磷酸二酯键作用外，还有使其再连接的作用，另外其分子不包含蛋白质，它不是RNase，更不是DNase。其本身的RNA除结合底物还催化底物产生化学反应。

27. [答案] C

[考点] 蛋白质生物合成过程

[解析] 蛋白质生物合成过程包括翻译的起始、肽链延长及肽链合成终止。肽链延长过程也称核蛋白体循环（广义的核蛋白体循环可指翻译全过程），每次核蛋白体循环又可分为3个阶段，即进位（或称注册）、成肽和转位。转位实际上是整个核蛋白体的相对位置移动，催化转位作用的酶是转位酶，已知转位酶活性存在于EFG（延长因子G），故本题应选C。

28. [答案] D

[考点] 抑癌基因的基本概念及其作用机制

[解析] 抑癌基因p53转录2.8kb的mRNA，编码蛋白质为P53，是一种核内磷酸化蛋白，其发挥作用的部位是细胞核，一旦细胞DNA遭到损害，P53蛋白与基因的DNA相应部位结合，起特殊转录因子作用，所以应选D。P53蛋白分子的中部功能重要，称核心区，有与DNA结合的特异性氨基酸序列，N端易被蛋白酶水解，含有一些特殊的磷酸化位点，C端可单独具备转化活性，起癌基因作用，也有多个磷酸化位点，可被多种蛋白激酶识别。野生型P53蛋白在维持细胞正常生长、抑制恶性增殖中起重要作用。

29. [答案] A

[考点] 玻璃样变性

[解析] 酒精性肝病患者肝细胞内可见大小不等的红染的半透明小体，即Mallory小体，又称为酒精小体，这些透明小体的成分为前角蛋白。

30. [答案] D

[考点] 慢性肝淤血

[解析] 肉眼下，慢性肝淤血呈槟榔状；镜下，肝窦扩张，肝细胞萎缩、脂肪变性，晚期可有纤维组织增生。不会出现肝细胞大片状坏死。

31. [答案] D

[考点] 干酪样坏死

[解析] 干酪样坏死多由结核杆菌引起。由于坏死灶内含有多量脂质，因此肉眼下呈淡黄色、干燥、易碎；镜下，呈红染、颗粒状、无结构的物质。由于坏死彻底，原有结构影像消失。

32. [答案] C

[考点] 细胞的再生能力

[解析] 肌肉组织的再生能力较弱，骨骼肌肌原纤维部分受损还能完全再生，但是骨骼肌肌纤维断裂后由纤维组织修复。心肌坏死后由瘢痕修复。肠吻合后，肌层由纤维组织修复。肌型动脉吻合后，肌层由纤维组

织修复。

33.［答案］D

［考点］血栓形成

［解析］尸体解剖时，尸体心脏内与心壁粘连不紧密的凝血块是死后凝血块，不是血栓形成。其他几种都是血栓形成。

34.［答案］D

［考点］肉芽肿性炎的特点

［解析］肉芽肿性炎是巨噬细胞及其衍生细胞增生而形成结节状病变的炎症。某些病原体（结核杆菌、麻风杆菌、伤寒杆菌、梅毒螺旋体、真菌等）、某些原因不明的炎症（结节病、Crohn 病等）、异物（缝线、铍等）都可以表现为肉芽肿性炎。典型的肉芽肿是结核结节，中央为干酪样坏死，周围包绕着类上皮细胞、Langhans 巨细胞。最外层可见散在的成纤维细胞和淋巴细胞。

35.［答案］C

［考点］风湿病

［解析］风湿病常见的联合瓣膜损害是二尖瓣和主动脉瓣。

36.［答案］B

［考点］动脉粥样硬化的基本病理变化

［解析］脂纹是动脉粥样硬化肉眼可见的最早病变。肉眼观，为点状或条纹状黄色不隆起或微隆起于内膜的病灶。光镜下，病灶处的内膜下有大量泡沫细胞聚集。泡沫细胞体积大，圆形或椭圆形，泡质内含有大量小空泡。泡沫细胞来源于巨噬细胞和平滑肌细胞。

37.［答案］A

［考点］大叶性肺炎的病理特点

［解析］肺炎链球菌性肺炎引起大叶性肺炎，典型的病变经过充血水肿期、红色肝样变期、灰色肝样变期和溶解消散期。红色肝样变期、灰色肝样变期的肺呈现大叶性实变，累及整个大叶或大叶大部。

38.［答案］D

［考点］NK/T 细胞淋巴瘤的免疫表型

［解析］NK/T 细胞淋巴瘤侵袭性强，病变局部组织坏死明显。肿瘤细胞表达 NK 细胞相关抗原 CD56，也表达部分 T 细胞分化抗原如 CD2、胞质型 CD3，以及细胞毒性分子，如 T 细胞内抗原-1、穿孔素和颗粒酶 B 等。

39.［答案］C

［考点］前列腺增生症的病理变化

［解析］前列腺增生症增生的成分主要是纤维、平滑肌和腺体三种，腺腔内可见淀粉小体。前列腺增生症极少发生恶变。但前列腺增生症时基膜完整，前列腺癌时基膜不完整。

40.［答案］C

［考点］甲状腺癌

［解析］甲状腺癌中，乳头状癌最多见（约占 75%），其次为滤泡癌较少（约占 15%），未分化癌少见（约占 5%）和髓样癌少见（约占 5%）。不同组织学类型的甲状腺癌，其恶性度不同。乳头状癌恶性度最低，滤泡癌居中，未分化癌最高，而髓样癌的恶性度与肿瘤的大小、分化有关。

41.［答案］C

［考点］急性心包炎的心包摩擦音

［解析］急性心包炎为心包脏层和壁层的急性纤维蛋白性炎症，这两层心包膜因炎症而变得粗糙，在心脏活动时相互摩擦而产生一种抓刮样粗糙声音，称为心包摩擦音。它在胸骨左缘 3～4 肋间，坐位身体前倾、深吸气时更易听到。当心包渗液增多将两层心包分开时则心包摩擦音即消失，心包摩擦音是急性心包炎的特异性体征。

42.［答案］A

［考点］夜间阵发性呼吸困难的发生机制

［解析］夜间阵发性呼吸困难是一种常见的呼吸困难，其发生机制为睡眠时迷走神经兴奋性增高，平卧时膈肌上升，肺活量减少，平卧时静脉回心血量增多，致使肺淤血加重而出现呼吸困难，与外周小动脉扩张无关。

43.［答案］C

［考点］缺血性心肌病与扩张型心肌病的鉴别点

［解析］缺血性心肌病与扩张型心肌病临床表现均可为心脏扩大、充血性心力衰竭、心律失常。而缺血性心肌病是冠心病的一种类型，多为3支冠状动脉病变引起。所以病史中若有典型心绞痛发作史或心电图上有陈旧性心肌梗死证据，对确诊为缺血性心肌病是重要依据，它尚可以通过冠脉造影确定冠状动脉病变情况，可通过介入治疗改善其预后。

44.［答案］D

［考点］缩窄性心包炎的治疗

［解析］我国引起缩窄性心包炎最常见的病因是结核病，它使心包膜增厚、纤维化，心脏在舒张时因而不能充分扩展，心室充盈受限，从而引起一系列循环障碍的临床表现，此时仅靠抗结核治疗无助于改善血流动力学障碍，只有早期施行心包剥离术方可改善临床表现，并避免发展到心源性肝硬化和心肌萎缩。通常在结核活动静止时即应手术，术后继续抗结核治疗1年。

45.［答案］C

［考点］劳力性心绞痛的治疗

［解析］劳力性心绞痛是劳力时或情绪激动时心肌需氧量增加的情况下引起心肌缺血、缺氧而诱发的。β受体阻滞剂可阻断交感胺类对影响心率和心肌收缩力的受体的刺激作用，从而减慢心率，降低心肌收缩力，达降低心肌耗氧量目的，从而缓解心绞痛，故应首选β受体阻滞剂。它可与硝酸酯类药物、钙通道阻滞剂合用增强疗效。

46.［答案］B

［考点］平喘药的作用机制

［解析］β_2受体激动剂是通过兴奋支气管平滑肌上的β_2受体，激活腺苷酸环化酶，增加cAMP的合成，提高细胞内cAMP浓度，舒张支气管平滑肌，稳定肥大细胞膜，对速发性哮喘作用显著，是缓解支气管痉挛作用最快的药物。其余药物（茶碱、色苷酸钠和糖皮质激素）均较β_2受体激动剂作用慢。

47.［答案］D

［考点］阻塞性肺气肿的并发症

［解析］自发性气胸常继发于阻塞性肺气肿，该老年男性患者有患气胸的基础（慢性支气管炎、肺气肿12年），且有剧烈咳嗽的诱因，症状为突发一侧胸痛和呼吸困难均提示本病。其余情况（结核性胸膜炎、肺栓塞和心肌梗死）均不支持。

48.［答案］A

［考点］慢性胃炎的诊断

［解析］该中年男性患者呈慢性病程，近1年多来反复上腹部不适、胀痛伴嗳气，无反酸，查体发现上腹轻压痛，据此可诊断慢性胃炎，而胃镜检查对确定类型非常重要，胃镜检查结果符合慢性浅表性胃炎的改变，因此答案是A。

49.［答案］B

［考点］肝性脑病的分期

［解析］临床根据患者意识障碍程度、神经系统体征和脑电图改变，可将肝性脑病的临床过程分为5期：0期（潜伏期）：又称轻微肝性脑病，无行为、性格的异常，无神经系统病理征，脑电图正常，只在心理测试或智力测试时有轻微异常；1期（前驱期）：轻度性格改变和精神异常，如焦虑、欣快激动、淡漠、睡眠倒错、健忘等，可有扑翼样震颤，脑电图多正常。此期临床表现不明显，易被忽略；2期（昏迷前期）：嗜睡、行为异常（如衣冠不整或随地大小便）、言语不清、书写障碍及定向力障碍。有腱反射亢进、肌张力增高、踝阵挛及Babinski征阳性等神经体征，有扑翼样震颤，脑电图有特征性异常；3期（昏睡期）：昏睡，但可唤醒，各种神经体征持续或加重，有扑翼样震颤，肌张力高，腱反射亢进，锥体束征常阳性，脑电图有异常波形；4期（昏迷期）：昏迷，不能唤醒。浅昏迷时，腱反射和肌张力仍亢进；深昏迷时，各种反射消

失，肌张力降低，脑电图有明显异常。

50. [答案] D

[考点] 肠结核的好发部位

[解析] 这是一道记忆型题。肠结核主要好发于回盲部，其次为升结肠、空肠、横结肠。

51. [答案] A

[考点] 急进性肾小球肾炎与急性肾小球肾炎临床特征的异同

[解析] 急进性肾小球肾炎的起病过程与急性肾小球肾炎相似，表现为急性肾炎综合征。其余表现（肾功能急剧恶化、重度贫血和早期出现少尿性急性肾衰竭）均是急进性肾小球肾炎的临床特征。

52. [答案] C

[考点] 蛋白尿的类型

[解析] 肾小管性蛋白尿为小分子量蛋白尿，包括 β_2 微球蛋白、溶菌酶、核糖核酸酶等。微小病变型肾病为肾小球性病变，可出现肾小球性蛋白尿。肾小球性蛋白尿是由于肾小球滤过膜损伤，导致通透性增加及负电荷丧失，以分子量较小的白蛋白为主，损伤严重时可出现球蛋白和其他大分子。血管内溶血时血红蛋白浓度超过了肾吸收阈，从尿中排出，为溢出性蛋白尿。

53. [答案] B

[考点] 慢性粒细胞白血病慢性期的骨髓象特点

[解析] 慢性粒细胞白血病慢性期骨髓象表现为骨髓增生明显活跃至极度活跃，以粒细胞为主，粒红比例明显增高，其中中性中幼、晚幼及杆状核粒细胞明显增高，原粒细胞一般不超过10%。嗜酸、嗜碱性粒细胞增多，红系细胞相对增多。

54. [答案] C

[考点] 血管内溶血与血管外溶血的鉴别

[解析] 血管内溶血和血管外溶血均可造成贫血，血红蛋白下降，红细胞破坏增加导致血中游离胆红素增加。同时骨髓代偿性造血旺盛，表现为网织红细胞计数增加，因此血红蛋白、血清游离胆红素和网织红细胞计数均不能作为鉴别血管外溶血和血管内溶血的依据。而血红蛋白尿仅见于血管内溶血。

55. [答案] A

[考点] 糖尿病酮症酸中毒的临床表现和治疗

[解析] 该青年女性患者患 1 型糖尿病 5 年，近几日来感食欲减退、烦渴、多饮、多尿明显，时有呕吐。化验检查空腹血糖明显增高（24.7mmol/L），尿糖阳性，尿酮体强阳性，血碳酸氢根明显减低（14mmol/L）。由病史和实验室检查考虑为糖尿病酮症酸中毒，最合理的治疗应予普通胰岛素小剂量持续静脉点滴，用量为平均 0.1U/(kg·h)。其余治疗（饮食控制＋口服降糖药、饮食控制＋中效胰岛素和长效胰岛素＋口服降糖药）均不是最合理的。

56. [答案] C

[考点] SLE 的浆膜炎

[解析] SLE 的浆膜炎包括心包炎、腹膜炎、胸膜炎，但不包括关节炎。

57. [答案] C

[考点] 风湿性疾病总论

[解析] 风湿性疾病的临床特点之一是对治疗反应的个体差异大，其余（病程多呈慢性经过、临床反复发作与缓解交替出现和有复杂的生物化学和免疫学异常）均为风湿性疾病的临床特点。

58. [答案] C

[考点] 输血

[解析] 外伤性脾破裂患者，术中采用回收式自体输血，即用血液回收机收集失血，经抗凝、过滤等处理后，去除血浆和有害物质，回输给患者的是浓缩红细胞。可得到 Hct 达到 50%～65%的浓缩红细胞。

59. [答案] B

[考点] 体表感染的临床表现

[解析] 痈是相邻的多个毛囊及其周围

软组织的急性化脓性感染。

60.［答案］D

［考点］烧伤严重性分度

［解析］根据烧伤分度方法，重度烧伤是指烧伤总面积 30%～49%，或Ⅲ度烧伤面积 10%～19%，或Ⅱ度、Ⅲ度烧伤面积虽达不到上述百分比，但已发生休克等并发症、呼吸道烧伤或有较重的复合伤。因此，患者出现休克即属于重度烧伤。

61.［答案］A

［考点］各型甲状腺癌的治疗原则

［解析］甲状腺未分化癌的恶性度高，发展迅速，通常在发病的 2～3 个月后即出现压迫症状或远处转移，又因其无甲状腺上皮细胞的功能，摄取放射性碘极少，对化疗不敏感，故通常选用外放射治疗。

62.［答案］A

［考点］腹股沟疝的治疗

［解析］根据题干提示，应诊断为腹股沟斜疝、可复性。6 个月以下婴儿腹肌随躯体生长逐渐强壮，疝有自行消失的可能，故可暂不手术，用棉线束带或绷带压住腹股沟管内环，防止疝块突出即可。

63.［答案］B

［考点］溃疡病穿孔的诊断

［解析］溃疡病穿孔的典型 X 线表现为：站立位检查约 80%的患者右膈下可见到游离气体影。

64.［答案］B

［考点］胃大部切除术后并发症

［解析］中年女性患者，胃癌根治术后 10 天，已进流食 7 天。近 3 天来出现餐后半小时右上腹胀痛，伴大量呕吐，吐出物为大量胆汁，不含食物，吐后症状缓解，符合慢性不全性输入袢梗阻。产生原因是输入袢过长、扭曲或受牵拉，在吻合口处呈锐角影响到肠道排空。消化液潴积在输入袢内，进食时消化液分泌增加，输入袢内压力突增，出现胀痛或绞痛，并刺激肠管剧烈收缩引发呕吐，将输入袢内潴留的含大量胆汁的消化液吐出，症状缓解消失。急性输入袢梗阻临床表现为上腹剧烈疼痛、呕吐，吐出物量少，上腹部有压痛，有时可及包块。输入袢梗阻属闭袢性肠梗阻，易发生肠绞窄。输出袢梗阻临床表现为上腹部饱胀，呕吐物为含胆汁的胃内容物。

65.［答案］A

［考点］直肠癌的治疗原则

［解析］肠道肿瘤的根治术要求切除肿瘤及上下各一段肠管及其系膜淋巴结，因此，直肠癌根治术是否能保留肛门取决于肿瘤距肛门的距离，而非病理类型。对于即使局部有浸润或远处有转移而无法行根治术的直肠癌，也要视肿瘤距肛门的距离，采取保留或切除肛门，或单纯造瘘等姑息性手术。

66.［答案］A

［考点］细菌性肝脓肿的鉴别诊断

［解析］此患者考虑诊断时的依据是高热、肝区疼痛、肝肿大伴白细胞升高、核左移，结合既往有胆道蛔虫史应首先诊断肝脓肿。虽然阿米巴肝脓肿也可有发热、肝区疼痛和肝肿大，但临床表现不如细菌性肝脓肿急重，其次阿米巴肝脓肿病原体来自肠道的阿米巴原虫感染，而不像细菌性肝脓肿源于胆道感染。所以应选 A。此外，根据患者无胆囊炎的体征，也无胆绞痛表现，因此可以排除急性胆囊炎、胆管炎的诊断。

67.［答案］A

［考点］肾结核血尿特点

［解析］血尿是肾结核的重要症状，常为终末血尿，由于结核性膀胱炎及溃疡，在排尿终末膀胱收缩时出血所致。常在尿频、尿急、尿痛膀胱刺激症状发生后出现，因为疾病早期病灶仅局限在肾时，含有结核杆菌的脓尿刺激膀胱黏膜即可出现膀胱刺激症状。少数肾结核病变侵及血管也可出现全程血尿，出血多形成血块通过输尿管时也可引起肾绞痛，但伴有其他肾结核的症状。一般说来全程无痛性肉眼血尿常提示泌尿系恶性肿瘤可能，伴肾绞痛的血尿多见于泌尿系

结石。

68.［答案］C

［考点］骨折并发症

［解析］骨折后患肢长期固定，易发生的并发症是关节僵硬，系患肢静脉和淋巴回流不畅，关节周围组织中浆液纤维素渗出和纤维蛋白沉积，产生纤维粘连，并伴有关节囊和周围肌肉挛缩所致，使关节活动障碍。

69.［答案］D

［考点］慢性骨髓炎的治疗

［解析］急性骨髓炎治疗不当，形成死骨、死腔及窦道，即为慢性骨髓炎。其治疗以手术为主。清除死骨和炎性肉芽组织，用各种方法消灭死腔，称病灶清除术。但当窦道闭合、有积脓、体温升高等急性发作时，不宜行病灶清除术，以免炎症扩散，应以抗生素治疗为主，切开引流，待急性炎症消退后再行病灶清除术。另外如死骨较大，包壳尚未充分生成，过早取掉死骨可造成骨缺损和骨折，此时应患肢石膏固定开窗换药，待包壳生成后再手术。

70.［答案］D

［考点］骨肿瘤

［解析］X线片所见是骨肿瘤最重要的诊断手段之一。A、B、C备选项的描述均正确。良性骨肿瘤通常无骨膜反应，D备选项所述又称“葱皮”现象，多见于恶性骨肿瘤中的尤文肉瘤。

71.［答案］A　72.［答案］D

［考点］热型的特点和肺炎球菌肺炎的临床表现

［解析］该青年女性患者体温持续在39～40℃或以上，24小时内波动＜1℃，所以最可能的热型是稽留热。该患者受凉后高热伴寒战，咳嗽有铁锈色痰，伴右侧胸痛，咳嗽和深呼吸时明显，胸部X线片显示右上肺大片状阴影，所以该患者最可能的诊断是肺炎球菌肺炎，其他均不支持。

73.［答案］A　74.［答案］B

［考点］风湿性心脏病二尖瓣狭窄的体征和诊断

［解析］该青年女性患者慢性病程，有长期劳累后心悸、气短及最近咯血等肺淤血的表现，根据患者有典型的二尖瓣面容及心脏检查所见，可诊断为风湿性心脏病二尖瓣狭窄，其余三种疾病（风湿性心脏病二尖瓣关闭不全、室间隔缺损和扩张型心肌病）均不支持。风心病二尖瓣狭窄还可以出现的心脏体征是肺动脉瓣区闻及Gaham-Steell杂音，这是因为二尖瓣狭窄导致肺动脉高压引起相对性肺动脉瓣关闭不全而产生的舒张期杂音。心尖部第一心音减弱见于风心病二尖瓣关闭不全；胸骨左缘第3、4肋间触及收缩期震颤见于室间隔缺损；室性奔马律可见于扩张型心肌病发生心力衰竭时。

75.［答案］C　76.［答案］D

77.［答案］D

［考点］急性左心衰竭的诊断和治疗

［解析］该老年男性患者慢性病程，有陈旧性广泛前壁心肌梗死病史，有活动后胸闷、心悸、气短等心力衰竭表现3年，近3天出现典型急性左心衰竭表现，即端坐呼吸、双肺散在哮鸣音和双肺底湿啰音，心电图和血清肌钙蛋白检查不支持再次急性心肌梗死，病史也不支持肺动脉栓塞和支气管哮喘。目前该患者心功能分级为NYHA分级Ⅳ级，即患者不能从事任何体力活动，休息状态下也有心力衰竭表现，Killip分级是对急性心肌梗死患者心功能的分级，该患者已为陈旧性心肌梗死，所以不适用Killip分级。急性左心衰竭适宜静脉给予硝普钠、呋塞米和毛花苷C，而不适宜给予普萘洛尔，急性左心衰竭时禁用或慎用。

78.［答案］A　79.［答案］B

80.［答案］B

［考点］自发性气胸的诊断

［解析］该青年男性患者突然发病，右侧胸痛伴呼吸困难，病重已出大汗和伴缺氧，结合有肺结核病史和气管向健侧移位，最可能的诊断是自发性气胸。胸腔积液虽然

也可使气管移向健侧，但病史不会如此突然；肺栓塞若范围大及急性左心衰竭可以突然呼吸困难，但一般不会使气管移位。最方便、迅速确诊的方法是进行胸部X线片检查，同时还能了解肺被压缩的程度，其他检查（心电图、超声心动图和血气分析）仅对鉴别诊断有帮助。右侧气胸的体征是语颤减弱，叩诊呈鼓音，听诊呼吸音减弱或消失，因此叩诊呈鼓音是正确的。

81.［答案］D　82.［答案］B

83.［答案］C

［考点］溃疡性结肠炎的诊断和并发症

［解析］该青年女性患者呈慢性病程，反复腹泻、黏液脓血便1年余，近10天急性加重伴里急后重，粪便培养未见病原菌，广谱抗生素治疗1周无效，不支持细菌性痢疾；结合左下腹压痛的体征和钡灌肠检查提示左侧结肠及直肠弥漫性黏膜颗粒样改变，可见多发小龛影，因此该患者最可能的诊断是溃疡性结肠炎；患者无结核病史，钡灌肠检查不符合肠结核改变；反复腹泻、黏液脓血便、病变部位及钡灌肠检查改变均不支持克罗恩病。重症溃疡性结肠炎患者常因低钾、钡剂灌肠、使用抗胆碱药物或阿片类制剂而诱发中毒性巨结肠，这是该病最严重的并发症。中毒性巨结肠行腹部平片可见结肠扩张，结肠袋消失，因此是最具有诊断意义的检查，其他检查均意义较小。

84.［答案］C　85.［答案］D

86.［答案］B

［考点］食管-胃底静脉曲张破裂出血的诊断和治疗

［解析］该中年男性患者突然大量呕血和黑便，血压已经下降，结合过去有“肝功能异常”史和目前查体有黄疸，最可能的出血原因是食管-胃底静脉曲张破裂出血，其余三种疾病（急性胃黏膜病变、消化性溃疡和胃癌）均很少会突然发生这样大量出血。大量上消化道出血后应该腹部肠鸣音活跃，至少是正常，不会消失，因为肠鸣音代表活动性出血的程度；该患者有肝硬化，所以肝未触及和腹部移动性浊音阳性是会有的；应该有脾大，但因大出血后，脾可能摸不到。紧急治疗是输液和输血，纠正低血压，手术或内镜止血只能等血压控制后，可以静脉给予质子泵抑制剂，但不是最重要的紧急治疗。

87.［答案］B　88.［答案］A

89.［答案］C

［考点］急性肾小球肾炎临床表现和诊断

［解析］该青年女性患者患急性化脓性扁桃腺炎后2周左右出现眼睑水肿、少尿和血压增高，最支持急性肾小球肾炎的诊断；由于该病急性起病，尿少伴血压增高，左心负荷加重，出现呼吸困难，不能平卧，支持急性左心衰竭。所以化验应首先查尿常规，对急性肾小球肾炎诊断有重要价值；该患者血压增高主要是由于尿少致水钠潴留所致，低蛋白血症和心功能不全一般不会引起血压增高，青年患者很少患原发性高血压。

90.［答案］A　91.［答案］C

92.［答案］A

［考点］骨髓增生异常综合征的诊断和治疗

［解析］该青年女性患者为慢性病程，化验血象呈全血细胞减少，骨髓形态学检查提示有病态造血（表现为粒系核分叶过多，红系有核浆发育不平衡，呈巨幼样变，有点彩红细胞，可见淋巴样小巨核细胞），染色体检查有骨髓增生异常综合征的特异性染色体异常+8，这些都支持该患者最可能的诊断是骨髓增生异常综合征。根据骨髓中原始粒细胞只有3%，尚未达到RAEB型的标准，环状铁粒幼细胞占11%，尚未达到RAS型的标准，属于FAB分型中的RA型，属于WHO分型中的RCMD型，所以首选的治疗为应用EPO和沙利度胺治疗。因尚未达到RAEB型，所以不用联合化疗，其他治疗亦均不适合该患者。

93.［答案］A　94.［答案］C

95.［答案］B

［考点］库欣综合征和库欣病

［解析］该中年女性患者有多食、肥胖、闭经等症状，查体见皮肤脂肪（腹、臀部）堆积，有紫纹和血压增高，初诊为库欣综合征，确诊该病最有意义和最敏感的检查是皮质醇节律测定，皮质醇失去昼夜分泌规律，即患者血皮质醇浓度早晨高于正常，晚上不明显低于早晨，表示正常的昼夜节律消失，可确定为库欣综合征；库欣病是指垂体ACTH分泌过多，伴肾上腺皮质增生，垂体多有微腺瘤，少数为大腺瘤，也有未能发现肿瘤者，小剂量地塞米松抑制试验对确定是否为库欣病无意义，因为此检查只用于鉴别肾上腺皮质功能正常与亢进，而其余三种检查（CRF兴奋试验、ACTH兴奋试验和大剂量地塞米松抑制试验）均对鉴别库欣病与其他库欣综合征有意义。对垂体微腺瘤引起的库欣病的首选治疗是经蝶窦切除垂体微腺瘤，多数切除瘤后可治愈。

96.［答案］C　97.［答案］D

［考点］食管癌的诊断

［解析］根据题干提示，在吞咽粗硬食物时有食物哽噎感、胸骨后疼痛，应高度怀疑早期食管癌。对可疑病例，均应做食管吞稀钡X线双重对比造影。早期病例可见到食管黏膜皱襞紊乱、粗糙或中断；局限性管壁僵硬，蠕动中断；小的充盈缺损或小龛影。中晚期病例则有明显的不规则充盈缺损、狭窄、管壁僵硬等。因此，应首选此检查。如尚不能明确诊断，则可做纤维食管镜检查，可直视下观察病变、取活组织做病理检查，还可同时做染色检查。食管拉网脱落细胞检查是普查筛选时的检查方法，阳性率90%～95%；超声内镜检查用来判断食管癌的浸润层次，向外扩展深度，以及有无纵隔淋巴结或腹腔内脏器官转移，对估计外科手术可能性有帮助。胸部X线平片对早期食管癌诊断无帮助。若患者病情逐渐加重，进行性咽下困难，并出现持续性胸痛或背痛，表示癌已侵犯食管外组织，是食管癌的晚期症状。

98.［答案］D　99.［答案］C

100.［答案］A

［考点］乳腺癌的诊断与治疗

［解析］可疑乳腺癌患者，定性诊断最可靠的是活组织病理学检查，细针穿刺细胞学检查最好，多数病例可获得细胞学诊断。如未得肯定结果，可做切除活检，不宜作切取活检。该患者肿瘤4cm×3cm大小，侵及胸肌（双手叉腰即不能推动），腋窝淋巴结未及，无远隔转移，为$T_4N_0M_0$，为Ⅲ期。手术方式应选择乳癌根治术。

101.［答案］C　102.［答案］A

103.［答案］B

［考点］腹部损伤的诊断与治疗

［解析］患者有明确的外伤史，表现为血压下降及腹膜刺激征，考虑腹部实质脏器及空腔脏器损伤。粪便中有大量红细胞说明肠道破裂，血细胞比容下降、红细胞及血红蛋白下降说明可能为脾等实质脏器大出血所致，而白细胞及中性粒细胞的检查对本病的诊断意义不大。腹部闭合性损伤，探查次序原则上是先探查肝、脾等实质性器官，同时探查膈肌、胆囊等有无损伤，然后从胃开始，逐段探查十二指肠第一段、空肠、回肠、大肠及其系膜，接着探查盆腔脏器，最后切开胃结肠韧带显露网膜囊，检查胃后壁和胰腺。如有必要，还应切开后腹膜探查十二指肠第二、三、四段。患者目前出现血压降低等休克表现，故应快速补充血容量。

104.［答案］C　105.［答案］A

106.［答案］C

［考点］泌尿系统结石的诊断和治疗

［解析］活动多时腰痛伴血尿，首先考虑为泌尿系统结石。是腰部钝痛而不是肾绞痛，估计结石位置较高、体积较大而移动性不大。B超证实右肾盂内有2.5cm×2cm不规则强回声伴声影，应诊断右肾盂结石。为进一步确诊还应做备选项A的检查。泌尿

系统结石95%为阳性结石，KUB上可显影。透X线的阴性结石（如尿酸结石）IVU上可表现为充盈缺损，另外还可显示结石所造成的肾结构及功能改变，有无引起结石的局部因素。24小时尿液分析可测定尿钙、尿酸、肌酐、草酸含量，判断患者有无代谢内分泌异常。2.5cm×2cm不规则肾盂结石，非手术治疗不会有效，最适宜体外冲击波碎石，故应首选。在治疗失败或无条件时，可采用肾盂切开取石，但不是首选。

107.［答案］A　108.［答案］B

［考点］股骨近端骨折及其治疗

［解析］股骨近端骨折，头下型最易引起支配股骨头的血管损伤，引起股骨头坏死，因而愈合最差。65岁以上老年人的股骨近端头下型骨折，由于股骨头的血液循环已严重破坏，股骨头坏死发生率很高，宜采用人工关节置换治疗。

109.［答案］B　110.［答案］C

［考点］脊髓型颈椎病

［解析］男性，55岁，四肢出现锥体束症状及体征已1年，排尿费力半年，逐渐进展，病变应定位在颈髓。颈椎X线片有颈椎管狭窄，MRI见C4～7脊髓腹背受压，其诊断应该是脊髓型颈椎病。主要与脊髓侧索硬化症鉴别，肌萎缩性脊髓侧索硬化症是一种原因不明的神经元疾病，表现为对称性发病，进行性肌萎缩，从手向近端发展，最后可侵及舌肌和咽部，无感觉障碍，可与脊髓型颈椎病鉴别。诊断确立后，应及早行手术治疗，解除对脊髓的压迫，以利其恢复。此例脊髓受压范围是C4～7，范围较广，宜后路手术，切除椎板减压。

111.［答案］B

［考点］医德规范

［解析］A项是推卸责任，D、E项是怕承担责任，B项则是将患者利益放在首位而医生甘愿承担风险，体现了高度负责的精神。

112.［答案］C

［考点］患者及家属的知情权

［解析］该青年女性患者体检发现左侧乳房有一包块，某医院外科活检证实为乳腺癌，在取得患者及家属同意后立即手术治疗。术中对右侧乳房也做作了检查，结果为“乳腺瘤性肿块”，将来有癌变危险。此时医生的做法正确的是将实际病情告知患者及家属，并就是否切除右侧乳房征求意见。其余均不准确。

113.［答案］A

［考点］医患关系

［解析］医患关系模式有三种：主动-被动型、指导-合作型和共同参与型。其中主动-被动型是医患关系的传统模式，其要点和特征是：“为患者做什么”，主要适用于急症抢救治疗的情况，比如患者受重伤或意识丧失而难于表述主观意识。所以A是符合题干要求的选项。

114.［答案］B

［考点］医患沟通方法

［解析］医患交往的两种形式：言语形式的交往和非言语形式的交往。前者顾名思义，是用语言传递信息，后者包括语调、表情等。依题意，这位女医生是非言语形式的交往做得好。

115.［答案］B

［考点］人类辅助生殖技术伦理原则

［解析］我国规定的实施人工辅助生殖技术的伦理原则有：知情同意原则、维护供受双方和后代利益的原则、互盲和保密的原则、维护社会公益的原则、严防商品化的原则和伦理委员会审查原则。其中维护社会公益的原则要求医务人员不得实施任何形式的代孕技术。故B选项符合题干要求。

二、B型题

116.［答案］C　117.［答案］C

［考点］局部电位

［解析］终板电位与兴奋性突触后电位的性质是一样的，都是去极化的局部电位，

有等级性，可以总和，并且只有电紧张性扩布，而不能传导。

118.［答案］D 119.［答案］C

［考点］心泵功能的评定

［解析］由于人体安静时的心输出量与体表面积成正比例，不同个体的身高和体重不同，体表面积就不同，因此，在评定不同个体的心泵功能时，应当采用心指数；射血分数在一定程度上可以反映心脏的收缩能力，因而，心室扩大早期，泵血功能减退时，宜选用射血分数作为评定指标。

120.［答案］D 121.［答案］A

［考点］辅酶

［解析］在转氨基过程中，磷酸吡哆醛先从氨基酸接受氨基而转变成磷酸吡哆胺，后者将其氨基转予一种 α-酮酸使之成为氨基酸，磷酸吡哆胺又恢复成为磷酸吡多醛。琥珀酸脱下的氢由 FAD 接受成为 $FADH_2$。

122.［答案］A 123.［答案］B

［考点］蛋白质生物合成的干扰和抑制

［解析］干扰素对病毒有两方面的作用：其一是它在双链 RNA（如 RNA 病毒）存在下，可诱导一种蛋白激酶，后者使 eIF_2 发生磷酸化，由此抑制蛋白质生物合成。其二是它还可诱导生成一种罕见的寡聚核苷酸，称为 2′-5′A，2′-5′A 可活化一种称为 RNaseL 的核酸内切酶，后者可降解病毒 RNA，从而使病毒蛋白质无法合成。嘌呤霉素对原核生物及真核生物的翻译过程均有干扰作用，故难用作抗菌药物。

124.［答案］D 125.［答案］A

［考点］炎症的分类及其特点

［解析］根据炎症的基本病变性质分类可分为变质性炎、渗出性炎和增生性炎。任何炎症都在一定程度上包含变质、渗出和增生三种基本病变，以变质为主时称为变质性炎，以渗出为主时称为渗出性炎，以增生为主时称为增生性炎。乙型肝炎以肝细胞的变性、坏死为主，属于变质性炎。急性炎症根据渗出物的主要成分和病变特点，可分为浆液性炎、纤维素性炎、化脓性炎和出血性炎。黏膜发生纤维素性炎，渗出的纤维素、中性粒细胞和坏死黏膜组织以及病原菌等可在黏膜表面形成一层灰白色膜状物，称为“假膜”，故又称假膜性炎，白喉时可发生假膜性炎。淋巴结结核属于慢性肉芽肿性炎，急性蜂窝织性阑尾炎属于化脓性炎。

126.［答案］A 127.［答案］B

［考点］梅毒的分期及病理变化

［解析］梅毒是由梅毒螺旋体引起的传染病。硬性下疳在梅毒螺旋体侵入人体 3 周左右出现，属于Ⅰ期梅毒的病变；下疳发生后 7～8 周，体内螺旋体又大量繁殖，由于免疫复合物的沉积可引起全身皮肤、黏膜广泛的梅毒疹和全身非特性淋巴结肿大，此时属Ⅱ期梅毒；Ⅲ期梅毒常发生于感染后 4～5 年，特征性的树胶样肿形成，如累及神经系统，可致脊髓痨。

128.［答案］C 129.［答案］B

［考点］高血压的治疗

［解析］ACEI 用于高血压治疗，不仅降低血压，而且可逆转高血压引起的左室肥厚，可增加胰岛素敏感性改善代谢异常，对早期糖尿病肾病可减少蛋白尿，具有肾保护作用。β 受体阻滞剂可增加胰岛素抵抗，还可能掩盖和延长低血糖反应，虽然钙通道阻滞剂亦可逆转左室肥厚，但综合起来应首选 ACEI。利尿剂的副作用是引起高尿酸血症，故不宜用于痛风患者。

130.［答案］B 131.［答案］A

［考点］急性胰腺炎和肝性脑病的实验室检查

［解析］急性胰腺炎是多种病因导致胰腺组织自身消化所致的胰腺水肿、出血及坏死等炎性损伤，是常见的消化系统急症之一，临床以急性上腹痛和血淀粉酶增高为特点，所以急性胰腺炎时血清淀粉酶常增高，在重症急性胰腺炎时常有血钙的降低。肝性脑病是由严重的肝病或门-体分流引起的以代谢紊乱为基础的中枢神经系统功能失调的

综合征，临床表现轻者可仅有轻微的智力减退，严重者出现意识障碍、行为失常和昏迷，实验室检查可有血氨增高。原发性肝细胞癌时血清 AFP 增高明显。

132.［答案］B　133.［答案］D

［考点］甲状腺功能亢进症的用药原则

［解析］妊娠期甲状腺功能亢进症的治疗原则是在妊娠期及产后在力争对母亲及胎儿无影响的条件下，使甲状腺功能恢复正常。普萘洛尔可使子宫持续收缩而引起胎盘和胎儿发育不良，应慎用或不用；妊娠期一般不宜做甲状腺次全切除。故妊娠期甲状腺功能亢进症主要选择内科药物治疗，首选丙硫氧嘧啶，药物剂量不宜过大，且产后不宜哺乳。甲状腺次全切除术前准备，为防止术中出血过多，术前 2 周开始加服复方碘溶液，减少甲状腺充血，抑制甲状腺激素的合成和释放。

134.［答案］C　135.［答案］B

［考点］上腹痛的鉴别诊断

［解析］当急性胰腺炎时由于胰腺的水肿、出血、坏死、胰管内的压力增高，胰液外溢，刺激脏器和腹膜而发生剧烈的腹痛，呈持续性，并放射至腰背部是它的特点。而急性胆囊炎时，常在进油腻食物后发作右上腹部剧烈绞痛，阵发性加重，常放散至右肩或右背部，伴有消化道症状，与胆道蛔虫症的发作性钻顶样腹痛不同。

三、X 型题

136.［答案］BC

［考点］体液调节的特点

［解析］体液调节的特点是作用范围广、作用持续时间久，反应速度慢。体液调节不仅通过血液发挥作用，其他的还有旁分泌、神经分泌、外分泌等方式。

137.［答案］BC

［考点］骨骼肌-神经肌肉接头处兴奋的传递

［解析］在本题中 A 选项导致突触前膜释放 ACh 促进兴奋从神经细胞传向肌肉细胞。B 选项则引起兴奋不能从突触前膜传递到突触后膜上，即导致肌肉松弛；C 选项引起不能在突触后膜上产生终板膜电位，也就不能在骨骼肌细胞膜上形成动作电位，导致肌肉松弛；D 选项引起发挥作用后的 ACh 不能被及时清除，导致 ACh 在突触间隙内蓄积，引起所支配的骨骼肌多重收缩。

138.［答案］BC

［考点］肺的弹性阻力

［解析］肺通气的弹性阻力包括肺的弹性阻力和胸廓的弹性阻力，其中肺的弹性阻力来自肺组织本身的弹性回缩力和肺泡内侧的液体层同肺泡内气体之间的液-气界面的表面张力所产生的回缩力，两者均使肺具有回缩倾向。气道阻力是肺通气的非弹性阻力，不引起肺回缩。胸内负压是使肺扩张、防止肺回缩的力量。

139.［答案］ABD

［考点］胃液分泌的调节

［解析］空腹时胃液不分泌或很少分泌，进食是胃液分泌的自然刺激，它通过神经体液因素调节胃液的分泌。食物入胃后对胃黏膜产生机械和化学刺激，通过迷走-迷走神经长反射或壁内神经丛的短反射，以及引起幽门部细胞分泌促胃液素引起胃液分泌。胃酸是胃液的重要成分，是胃液分泌的一种负反馈调节机制。

140.［答案］BC

［考点］突触传递的原理

［解析］进入突触前膜 Ca^{2+} 的数量是引起递质释放量的决定因素，突触前膜的 Ca^{2+} 通道是电压门控的，去极化的幅度大时，Ca^{2+} 内流增加，因而到达突触前膜处锋电位的幅度高时，递质释放量多；递质小泡的大小（是固定的）和动作电位的传导速度不影响递质的释放量。

141.［答案］ABCD

［考点］与水盐代谢调节有关的激素

［解析］雌激素可增强成骨细胞的活动

和钙、磷沉积，高浓度雌激素可因使醛固酮分泌增加而导致水钠潴留。醛固酮可通过对肾远曲小管和集合管的作用，增加钠和水的重吸收和钾的分泌。糖皮质激素可降低肾小球入球小动脉的阻力，增加肾血浆流量，使肾小球滤过率增加，有利于水的排出；糖皮质激素还有较弱的保钠排钾作用。血管升压素又称抗利尿激素，可通过改变肾远曲小管和集合管的通透性而调节水的重吸收，在维持机体水平衡及渗透压相对稳定中有重要作用。

142.［答案］ABC

［考点］脂肪酸分解代谢及能量的生成

［解析］脂肪酸β氧化是在供氧充足时，脂肪酸经脂肪酸活化、转移至线粒体、β氧化生成乙酰CoA及乙酰CoA进入柠檬酸循环彻底氧化4个阶段。脂肪酸经存在于内质网及线粒体外膜的脂酰CoA合成酶催化，活化为脂酰CoA，其后需由肉碱脂酰转移酶Ⅰ及肉碱脂酰转移酶Ⅱ等酶的协助被转移进入线粒体。在线粒体，脂酰CoA经脂酰CoA脱氢酶催化脱氢生成反Δ^2烯酰CoA，后者继续经加水、脱氢及硫解放出1分子乙酰CoA，并转变为比原来短了2个碳原子的脂酰CoA，后者可继续进行脱氢、加水、再脱氢及硫解反应等。

143.［答案］BD

［考点］一碳单位代谢

［解析］一碳单位主要来源于丝氨酸（Ser）、甘氨酸（Gly）、色氨酸（Trp）及组氨酸（His），因此本题应选B、D。

144.［答案］ACD

［考点］尿素的生成

［解析］尿素是由NH_3、CO_2先合成氨基甲酰磷酸，后者与鸟氨酸反应生成瓜氨酸，瓜氨酸再从天冬氨酸获得氨基后转变为精氨酸，随后精氨酸水解放出尿素，本身又转变为鸟氨酸，这就是鸟氨酸循环。鸟氨酸、瓜氨酸、精氨酸是尿素合成的中间产物。此外，天冬氨酸提供氨基后转变为延胡索酸，后者继续转变为苹果酸、草酰乙酸等，但与甘氨酸无关。

145.［答案］CD

［考点］嘌呤和嘧啶核苷酸的抗代谢物

［解析］干扰dUMP→dTMP的抗代谢物是5-FU（5-氟尿嘧啶）和MTX（甲氨蝶呤）。氮杂丝氨酸可干扰IMP的合成及IMP→GMP，还干扰UTP→CTP等反应。阿糖胞苷干扰CDP→dCDP。

146.［答案］ABC

［考点］复制的酶、逆转录、DNA损伤修复及基因重组

［解析］DNA连接酶连接DNA链3′-OH末端和相邻DNA链的5′-P末端，使二者生成磷酸二酯键，从而把两段相邻的DNA链连接成完整的链。连接酶连接碱基互补基础上的双链中的单链缺口，它并没有连接单独存在的DNA单链或RNA单链的作用，故DNA复制、修复及重组均需要DNA连接酶。

147.［答案］ABD

［考点］基因重组常用工具酶

［解析］重组DNA技术中常用的工具酶有：限制性核酸内切酶、DNA连接酶、反转录酶、DNA聚合酶Ⅰ、多聚核苷酸激酶、末端转移酶、碱性磷酸酶等。但不需用DNA解链酶类，该酶在DNA复制过程中起作用。

148.［答案］ABC

［考点］不稳定细胞

［解析］表皮、消化道、呼吸道上皮细胞及淋巴造血细胞均为不稳定细胞，这类细胞总在不断增殖，以代替衰亡或破坏的细胞。汗腺上皮细胞属于稳定细胞，正常情况下增殖现象不明显，在受到刺激时表现出较强的再生能力。

149.［答案］ACD

［考点］癌前病变

［解析］癌前病变是指具有较高癌变潜能的一类病变。包括黏膜白斑病、膀胱乳头

状瘤、阴茎乳头状瘤、家族性腺瘤性息肉病、慢性萎缩性胃炎、慢性子宫颈炎、乳腺增生症等。甲状腺腺瘤不是癌前病变。

150. [答案] ABCD

[考点] 系统性红斑狼疮

[解析] 系统性红斑狼疮可以引起面部蝶形红斑、肾小球肾炎、肝炎和非细菌性心内膜炎。

151. [答案] ACD

[考点] 急性细菌性心内膜炎

[解析] 急性细菌性心内膜炎的瓣膜赘生物中的成分包括中性粒细胞、细菌菌团和肉芽组织。其内无纤维素样坏死。

152. [答案] ABCD

[考点] 肝硬化假小叶的病理特点

[解析] 肝硬化时，假小叶内可见肝细胞变性坏死、可见汇管区、中央静脉偏位、缺如或有两个，并见小胆管增生。

153. [答案] AC

[考点] 肾小球肾炎的病理类型及其特点

[解析] 急进性肾小球肾炎又称快速进行性肾小球肾炎，组织学特征是多数肾小球球囊内有新月体形成。电子显微镜检查除见新月体为，Ⅱ型病例可见电子致密物沉积。几乎所有病例均可见肾小球基底膜的缺损和断裂。

154. [答案] AC

[考点] 洋地黄应用的适应证

[解析] 洋地黄制剂延长房室结不应期，故用于减慢心房颤动合并快速心室率；洋地黄增加心肌收缩力作用，故用于治疗心肌收缩功能减退的心力衰竭；洋地黄延长房室结不应期，对预激旁道不应期无作用，故不宜用于预激综合征合并房颤，否则会加速旁道的传导，导致心室率更加快；洋地黄对舒张性心功能障碍无效。

155. [答案] ABC

[考点] 垂体后叶素治疗大咯血的禁忌证

[解析] 大咯血时，可以采用垂体后叶素静脉点滴，主要是由于垂体后叶素可收缩小动脉，包括心脏冠状动脉、毛细血管和肺小血管等，从而减少肺血流量，达到减少咯血的目的。但对患有高血压、冠状动脉粥样硬化性心脏病和妊娠的患者忌用。

156. [答案] ABCD

[考点] 消化性溃疡的腹痛节律

[解析] 穿透性溃疡改变疼痛节律，腹痛变得顽固而持续；癌变、溃疡出血和幽门梗阻时均可改变消化性溃疡的疼痛节律。

157. [答案] ABCD

[考点] 肾小球肾炎的血尿

[解析] 肾小球肾炎尿液检查有血尿、蛋白尿，常有红细胞管型，血尿为肾小球性血尿、变形红细胞尿、全程血尿。

158. [答案] ABCD

[考点] 慢性淋巴细胞白血病的临床表现

[解析] 慢性淋巴细胞白血病早期症状可表现为乏力、食欲减退、消瘦、贫血等，伴有浅表和腹膜淋巴结的肿大，半数以上患者有轻度脾大。晚期患者可出现严重贫血、血小板减少、皮肤黏膜紫癜、皮肤增厚、荨麻疹、结节，以至全身红皮病等。由于免疫功能减退，常并发感染和肿瘤，可并发皮肤癌、结肠癌等。

159. [答案] ABCD

[考点] 嗜铬细胞瘤的临床表现

[解析] 高血压是嗜铬细胞瘤主要的临床表现，有阵发性和持续性两型，持续性亦可有阵发性加剧。患者发作时血压波动较大，可有体位性低血压。发作时大量儿茶酚胺释放入血，有交感神经兴奋症状，并可有期前收缩、阵发性心动过速等心律失常表现。酚妥拉明试验阳性有助于诊断，但阴性不能排除此病。

160. [答案] ABD

[考点] 幽门梗阻的术前准备

[解析] 瘢痕性幽门梗阻是手术绝对适

应证。此种患者，胃内常有大量宿食及消化液，由于长期进食不良及反复呕吐，常有营养不良、消瘦、贫血、皮肤干燥脱水、水电解质失调等表现，因此术前应充分准备，包括禁食、胃肠减压、温盐水洗胃、纠正贫血与低蛋白血症、改善营养状况、纠正脱水低钾低氯性酸中毒、维持水电平衡等等，胃大部切除术切口属Ⅱ类切口，手术前可给适量抗生素预防感染。

161.［答案］ABCD

［考点］腹部闭合性损伤的临床诊断

［解析］在腹部闭合性损伤时，B超和CT检查可以发现实质脏器的损伤和腹腔积液；腹腔穿刺可以直接了解腹腔内是否有积液及积液的性状和数量；立位腹平片可以观察腹腔内是否有游离气及多少。因此，上述方法均可用于明确腹部闭合性损伤性质的检查。

162.［答案］BC

［考点］肛瘘的临床表现

［解析］肛瘘在检查时可在肛周皮肤上见到单个或多个外口，呈乳头状突起，挤压时有脓液或脓血性分泌物排出；肛瘘的外口被粪便或分泌物堵塞后，会出现肛周脓肿的表现，脓肿从外口穿破或引流后，感染消退，此情况可反复出现，是肛瘘的典型临床表现。

163.［答案］ABCD

［考点］阑尾炎手术后并发症

［解析］阑尾炎手术后若阑尾动脉结扎线脱落可出现腹腔出血；若阑尾残端炎症或包埋不满意可导致粪瘘；手术粘连可引起肠梗阻；最后，阑尾残端过长还可于术后出现阑尾残株炎。

164.［答案］ABCD

［考点］胆囊结石症

［解析］当胆囊结石嵌顿于胆囊颈部时，可导致囊内压力增高，加之胆汁酸刺激胆囊黏膜，使之发炎、水肿、充血、渗出，引起急性胆囊炎，乃出现一系列临床症状。较小的胆囊结石，可能进入胆总管，若嵌顿于胆总管下端壶腹部，会导致急性梗阻性化脓性胆管炎和全身感染。若胆囊结石长期嵌顿于胆囊管而又不引起继发感染时，即导致胆囊积液。静止性胆囊结石不易发生嵌顿，很少发生严重症状，一般认为可不施行胆囊切除术。

165.［答案］BC

［考点］腰椎间盘突出症的治疗

［解析］腰椎间盘突出症根据病理变化和发现，结合治疗方法，可分为题干所示4型。突出型纤维环完全破裂，髓核突向椎管，表面不平，常需手术。脱垂游离型破裂突出的间盘组织或碎块，完全游离在椎管内，压迫神经根或马尾，非手术治疗往往无效。膨隆型纤维环仅部分破裂，表面光滑，非手术治疗大多可缓解或治愈。Schmorl结节型及经骨突出型不压迫神经，无需手术。

模拟试卷（九）答案及精解

一、A型题

1.［答案］D

［考点］反馈控制系统

［解析］所谓负反馈，即受控部分发出的反馈信息调整控制部分的活动，最终使受控部分的活动朝着与它原先活动相反的方向改变。选项中的A、B、C均属于正反馈，即受控部分发出的反馈信息促进与加强控制部分的活动，最终使受控部分的活动朝着与它原先活动相同的方向改变，与题干问题不符。只有血糖浓度的调节是通过一系列负反馈调节机制使血糖稳定在一个恰当的浓度范围内。

2.［答案］C

［考点］细胞信号转导方式

［解析］细胞信号转导方式共包括：①离子通道型受体介导的信号转导；②G蛋白耦联受体介导的信号转导；③酶联型受体介导的信号转导三大类型。其中G蛋白耦联受体介导的信号转导又包括受体G蛋白AC途径和受体G蛋白PLC途径两类；酶联型受体介导的信号转导则包括酪氨酸激酶受体和酪氨酸激酶结合型受体、鸟苷酸环化酶受体两类。神经-肌肉接头终板膜上，是通过乙酰胆碱激活乙酰胆碱门控的Na^+通道导致大量Na^+内流，引起终板膜电位升高，诱发动作电位，因此属于离子通道受体介导的信号转导。

3.［答案］B

［考点］内源性和外源性血液凝固

［解析］发生血液凝固的途径有两种，即内源性和外源性血液凝固，它们最后形成的血凝块是相同的。在凝血过程中都有凝血酶原复合物形成和都需要稳定因子。由于两种血液凝固途径的速度不同，参与血液凝固的因子也不完全相同。但它们的根本不同在于启动因子不同，内源性的途径由因子Ⅻ启动，而外源性的由因子Ⅲ启动。

4.［答案］D

［考点］心脏泵血功能的评价

［解析］射血分数是每搏输出量和心舒末期容量的百分比，它是心脏泵血功能的一个重要指标。射血分数的大小，与每搏输出量和舒张末期容积有关。在本题的选答项中，只有心肌收缩力增强（D），可使每搏输出量增加，能引起射血分数增大。

5.［答案］C

［考点］颈动脉窦和主动脉弓压力感受性反射

［解析］颈动脉窦和主动脉弓压力感受器最敏感的血压变化刺激是100mmHg左右，此时反射最灵敏，与安静状态下的血压水平一致，因此，在平时安静状态下，颈动脉窦和主动脉弓压力感受性反射是经常在起作用的。本题其他三项叙述均是正确的。

6.［答案］D

［考点］胸内压的形成原理

［解析］胸膜腔是密闭的，胸膜腔内的压力是负压。它是由肺的弹性回缩力形成的，它的压力大小等于大气压－肺回缩力。

7.［答案］D

［考点］肺通气量与肺泡通气量

［解析］每分通气量是指每分钟进或出肺的气体总量，它等于潮气量乘以呼吸频率。肺泡通气量是每分钟吸入肺泡的新鲜空气量，等于（潮气量－无效腔气量）×呼吸频率。本题目中，两种呼吸的每分通气量相等，而肺泡通气量却不同。前者的肺泡通气量为（500－150）×12＝4200 ml/min，而

后者的肺泡通气量为（250－150）×24＝2400ml/min，因此，本题的答案为D。

8.［答案］D

［考点］唾液分泌的调节

［解析］唾液分泌的调节完全是神经反射性的。参与唾液分泌的反射包括条件反射和非条件反射。唾液分泌的初级中枢在延髓，更高级的中枢在下丘脑和大脑皮质。支配唾液腺的传出神经主要是副交感神经，兴奋时使唾液分泌增加，交感神经对唾液腺也有支配，兴奋时不是引起唾液分泌抑制，也是引起分泌增加，动物实验中发现交感神经对不同唾液腺的作用不同。

9.［答案］A

［考点］胃和小肠的运动形式

［解析］胃的运动形式包括容受性舒张、紧张性收缩、蠕动；小肠的运动形式包括紧张性收缩、分节运动和蠕动。胃和小肠共有的运动形式包括紧张性收缩和蠕动，但是备选答案中没有蠕动，故正确答案为A。袋状往返运动是大肠的运动方式。

10.［答案］A

［考点］胰液分泌的调节

［解析］促胰液素主要作用于胰腺小导管上皮细胞，导管细胞主要分泌水分和HCO_3^-。胰酶主要由胰腺泡细胞分泌。

11.［答案］C

［考点］肾小管管液渗透压明显降低的部位

［解析］在肾小管液流经肾小管各个阶段时，只有在髓袢升支粗段大量的Na^+和Cl^-被主动重吸收，而对水不具有通透性，故髓袢升支粗段内小管液向皮质方向流动时，管内NaCl浓度逐渐降低，小管液渗透浓度逐渐下降，呈现出被明显稀释的状态。

12.［答案］C

［考点］NH_3的分泌与H^+、HCO_3^-的转运关系

［解析］NH_3的分泌与H^+的分泌密切相关。生理情况下，肾分泌的H^+约50%由NH_3缓冲，故NH_3的分泌也是肾调节酸碱平衡的重要机制之一。所以应该选择C。

13.［答案］D

［考点］声波在中耳传递时的特点

［解析］声波由鼓膜经听骨链到达卵圆窗时，其振动的压强增大，而振幅稍减小。这主要因为：①鼓膜与卵圆窗的面积之比为18.6：1，如果听骨链传递时总压力不变，则作用于卵圆窗膜上的压强为鼓膜上的压强的18.6倍。②听骨链杠杆的长臂与短臂之比为1.3：1，通过杠杆作用在短臂一侧的压力将增大至原来的1.3倍。通过以上两方面的作用，在整个中耳传递过程中增压效应为24.2倍。这样不仅提高了传音的效率，而且避免了对内耳的损害。

14.［答案］B

［考点］副交感神经系统的生理功能

［解析］副交感神经系统兴奋时可以导致支气管平滑肌收缩；虹膜环行肌收缩，瞳孔缩小；分泌稀薄唾液，促进胃液、胰液分泌，促进胃肠运动和胆囊收缩，使括约肌舒张；对汗腺的分泌没有明显影响。

15.［答案］B

［考点］激素的作用机制

［解析］甲状腺激素虽属于含氮激素，但其作用机制却与类固醇激素相似。激素进入细胞后直接与核受体结合，调节基因表达。

16.［答案］A

［考点］胰高血糖素对糖代谢的调节

［解析］胰高血糖素调节糖代谢的主要靶器官是肝。

17.［答案］B

［考点］核酸的变性及复性

［解析］在某些理化因素作用下，DNA分子互补碱基对之间的氢键断裂，双螺旋结构松散，两条多核苷酸链分离变成单链，此即为DNA变性。它不涉及共价键的变化，因此核苷酸间相连接的磷酸二酯键是不会断裂的，故B是错误的。DNA变性从开始解链到完全解链，是在一个相当窄的温度内完

成的，在这一范围内，紫外光吸收值达到最大值的 50%时的温度称为 DNA 的解链温度或变性温度（T_m）。DNA 分子 T_m 值的大小与其所含碱基中 G+C 比例有关，G+C 比例越高，T_m 值越高。不同的 DNA 分子中其 G+ C 所占的比例不同，所以 T_m 值不同。

18. [答案] D

[考点] 酶的基本概念，全酶、辅酶及辅基

[解析] 酶按组成可分为单纯酶和结合酶，只有结合酶是由酶蛋白和辅酶（或辅基）两部分组成，二者单独存在均无催化活性，只有二者共存结成全酶才显活性。酶蛋白决定反应的特异性，辅酶（或辅基）直接参与反应，决定反应种类和性质。酶蛋白种类多而辅酶（或辅基）种类少，所以一种辅酶（或辅基）可以与多种酶蛋白结合成多种全酶，而一种酶蛋白只能与一种辅酶（或辅基）结合成一种特异的酶，

19. [答案] D

[考点] 糖有氧氧化的调节

[解析] 三羧酸循环的关键酶为柠檬酸合酶、异柠檬酸脱氢酶及 α-酮戊二酸脱氢酶复合体。目前一般认为异柠檬酸脱氢酶和 α-酮戊二酸脱氢酶复合体才是三羧酸循环的调节点。故本题应选 D。柠檬酸合酶虽催化单向反应，但因柠檬酸还可转移至胞液分解成乙酰 CoA，参与脂肪酸合成，故此酶活性高低不一定是加速三羧酸循环运转，所以不是主要调节位点。苹果酸脱氢酶、琥珀酸脱氢酶催化的为可逆反应，一般不是调节部位。

20. [答案] B

[考点] 磷酸戊糖途径的意义

[解析] 磷酸戊糖途径的生理意义在于为机体提供核糖和大量 NADPH。糖酵解途径的生理意义在于为机体迅速提供能量，尤其在肌肉收缩时更为重要。糖有氧氧化是高效供能的代谢途径。糖异生的生理意义在于维持血糖浓度的恒定、调节酸碱平衡等。

21. [答案] B

[考点] 胆固醇的主要合成途径及调控

[解析] HMG-CoA 合酶、HMG-CoA 还原酶参与胆固醇合成，且 HMG-CoA 还原酶催化的反应为限速步骤，所以其为胆固醇合成的限速酶。而 HMG-CoA 裂解酶参与酮体生成的过程，不参与胆固醇合成。ALA 合酶参与血红素合成，与胆固醇合成无关。

22. [答案] C

[考点] 过氧化物酶体和微粒体中的酶系

[解析] 存在于微粒体中的氧化酶系主要为单加氧酶，其催化一个氧原子加到底物分子上（羟化），另一个氧原子被 NADPH 还原成水，故又称混合功能氧化酶或羟化酶。此酶系至少包含：细胞色素 P_{450}、NADPH、黄素蛋白及铁氧还蛋白。该酶系的羟化作用不仅增加药物或毒物的水溶性，有利排泄，还参与体内很多重要物质的羟化过程，如维生素 D_3 羟化成为具有生物学活性的 1,25-$(OH)_2D_3$、胆汁酸和类固醇激素合成过程中的羟化作用等。故本题 C 是不正确的。

23. [答案] D

[考点] 氨基酸脱氨基作用及嘌呤、嘧啶合成原料

[解析] 参与嘌呤、嘧啶合成的是甘氨酸、谷氨酰胺及天冬氨酸，与 α-酮酸无关，而且在合成时它们为嘌呤及嘧啶环提供氮，α-酮酸分子中无氨基，不能为嘌呤及嘧啶环提供氮，它是不直接参与嘌呤、嘧啶合成的，故 D 是不正确的。

24. [答案] A

[考点] 苯丙氨酸、酪氨酸代谢

[解析] 苯丙氨酸是必需氨基酸，体内是不能合成的，它可经苯丙氨酸羟化酶催化转变成酪氨酸，但没有酶能催化酪氨酸脱羟基成为苯丙氨酸。酪氨酸经酪氨酸羟化酶作用可转变成儿茶酚胺（多巴胺、去甲肾上腺

素及肾上腺素）；经酪氨酸转氨酶作用生成对羟苯丙酮酸，后者经尿黑酸等中间产物进一步裂解成延胡索酸和乙酰乙酸。因此本题应选 A。

25.［答案］B

［考点］核苷酸合成主要过程

［解析］5-磷酸核糖是磷酸戊糖途径的中间产物，其经基团转移作用（转酮醇、转醛醇）后可生成3-磷酸甘油醛、6-磷酸果糖等，它们为糖氧化分解（糖酵解和有氧氧化）、糖异生等的重要中间代谢物。另外5-磷酸核糖经酶催化从 ATP 获得焦磷酸后生成磷酸核糖焦磷酸（PRPP），它是嘌呤、嘧啶合成过程中不可缺少的物质。故本题应选 B。其他3个选项只与糖代谢有关，与核苷酸合成无直接关系。

26.［答案］C

［考点］RNA 转录后加工修饰

［解析］tRNA 的转录初级产物需经转录后加工剪除某些核苷酸；3′末端加工生成 CCA-OH 末端；还包括各种稀有碱基的修饰。稀有碱基的生成可经甲基化、还原反应、脱氨反应等，只是不进行酯化反应。

27.［答案］D

［考点］遗传密码

［解析］反密码子与密码子互补，反密码子的5′位与密码子的3′位配对，而密码子与反密码子配对时，会出现不遵从碱基配对规律的情况，称为遗传密码的摆动现象。这一现象常见于密码子的第三位碱基（3′位）对反密码子的第一位碱基（5′位）。按遗传密码的摆动性，反密码子 UGA 的5′位 U 可与 A、G 相配对，即 mRNA 上密码子可为 UCA 或 UCG，故只能选 D。

28.［答案］C

［考点］蛋白质的生物合成

［解析］氨基酸参与蛋白质生物合成时，需先由 tRNA 携带，在有 ATP 存在下由氨基酰-tRNA 合成酶催化，氨基酸以其羧基与 tRNA 的3′羟基生成酯键而相连，形成氨基酰-tRNA。故被活化的是氨基酸的羧基。

29.［答案］B

［考点］坏死，液化性坏死

［解析］脑梗死属于液化性坏死。肾梗死、心肌梗死和脾梗死属于凝固性坏死。肠梗死属于坏疽。

30.［答案］B

［考点］萎缩

［解析］肾结核的肾不属萎缩器官。其余几项引起的肾改变均属萎缩性病变。

31.［答案］C

［考点］细胞再生能力

［解析］属于稳定细胞的是肾小管上皮细胞及肝细胞。神经细胞、心肌细胞和骨骼肌细胞属于永久性细胞。男性及女性生殖管道被覆上皮细胞、淋巴造血细胞、表皮细胞都是不稳定细胞。

32.［答案］A

［考点］血栓形成

［解析］混合性血栓可见于静脉血栓体部。

33.［答案］A

［考点］炎症

［解析］病毒性肝炎病变中，属于渗出病变的是汇管区淋巴细胞增多。

34.［答案］B

［考点］炎症，炎性假瘤

［解析］肺炎性假瘤的病变包括：增生的纤维组织，增生的小血管，单核、淋巴细胞浸润和增生的肺泡上皮。肺炎性假瘤内无肉芽肿形成。

35.［答案］C

［考点］癌前病变，非典型增生

［解析］在癌前病变中，上皮组织会发生非典型增生（又称异型增生）。即增生的上皮具有非典型性，主要表现为细胞大小不一、核增大、深染，核分裂增多。病理学上分为轻度、中度、重度三级。轻度和中度非典型增生是可逆转的病变，积极治疗轻度和

中度非典型增生病变在预防癌症中具有重要意义。但是重度非典型增生容易发展为原位癌，需要积极外科治疗。

36. [答案] A

[考点] 风湿病病理变化

[解析] 白色血栓常位于血流较快的心内膜、心腔内、动脉内，风湿病时心内膜上的疣状赘生物即属于白色血栓。

37. [答案] D

[考点] 慢性支气管炎的病理

[解析] 慢性支气管炎引起支气管黏膜上皮变性坏死，支气管黏膜上皮杯状细胞增多，支气管黏液腺肥大，支气管软骨变性萎缩。但不会引起支气管壁弹力纤维增生。

38. [答案] C

[考点] 慢性肝炎

[解析] 病毒性肝炎是由一组肝炎病毒引起的以肝细胞变性坏死为病理特点的传染病。尽管病毒性肝炎的肝病变复杂多样，但是肝细胞坏死的范围和严重程度决定着病毒性肝炎的临床病理分型。急性普通型肝炎以肝细胞灶状坏死为特点。慢性肝炎以不同程度的碎片状坏死和桥接坏死为特点。轻度慢性肝炎的特点是轻度碎片状坏死；中度慢性肝炎的特点是中度碎片状坏死和桥接坏死；重度慢性肝炎的特点是重度碎片状坏死和大范围桥接坏死，并有纤维间隔形成。亚急性重型肝炎以亚大片状坏死（累及肝小叶大部分肝细胞）和结节状再生为特点，而急性重型肝炎以大片状坏死（几乎累及肝小叶绝大部分肝细胞）为特点。

39. [答案] B

[考点] IgA 肾病的病理变化

[解析] IgA 肾病的组织学改变差异很大，镜下特征性的病变为肾小球系膜区细胞增生，也可表现为局灶性阶段性增生或硬化。免疫荧光的特征是系膜区有 IgA 沉积，常伴有 C3 和备解素，也可出现少量 IgG 和 IgM。

40. [答案] A

[考点] 乳腺癌病理分类

[解析] 原位癌可分为导管内原位癌和小叶原位癌。导管内原位癌是指癌细胞局限于扩张的导管内，导管基膜完整，根据组织学改变可分为粉刺癌和非粉刺型导管内癌。髓样癌、黏液癌和小管癌属于特殊类型癌。

41. [答案] B

[考点] 肺动脉瓣关闭不全的病因

[解析] 风湿性心脏病侵犯肺动脉瓣极少见，最常见的病因是继发于肺动脉高压的肺动脉干根部扩张，引起瓣环扩大发生肺动脉瓣关闭不全，如风心病二尖瓣狭窄者。其他少见病因是特发性和 Marfan 综合征的肺动脉扩张。

42. [答案] D

[考点] 阻塞性肺气肿的肺功能检查

[解析] 阻塞性肺气肿的发病主要是由于支气管和小气道的慢性炎症，造成肺组织弹性减退，肺泡腔持续扩大，回缩障碍，造成残气容积和残气容积占肺总量的百分比增加，因此残气容积占肺总量的百分比大于40％说明肺组织存在过度充气，对阻塞性肺气肿的早期诊断具有重要意义。而潮气量、肺活量及血氧分压降低均非阻塞性肺气肿的特异性改变，不能作为诊断依据。

43. [答案] C

[考点] 肺水肿的胸部 X 线片表现

[解析] 左心功能不全主要表现为肺淤血。早期肺静脉压增高时表现为肺门血管影增强，上肺血管影增多甚至多于下肺野；急性肺泡性肺水肿见于急性左心衰竭，表现为肺门呈蝴蝶状，肺野呈大片融合的阴影；两肺纹理增加见于慢性支气管炎；肺透明度增加见于肺气肿。

44. [答案] C

[考点] 室性心动过速的治疗

[解析] 室性心动过速伴有明显血流动力学障碍如低血压、休克、心力衰竭或脑心供血不足等症状时，应迅速终止室速，否则

危及生命。只要无电复律的禁忌证如病态窦房结综合征、洋地黄中毒等则应迅速进行体外直流电同步电复律，这是最简便、快速且有效的治疗。其余治疗（利多卡因静脉点滴、立即进行射频消融术和毛花苷C静脉注射）均不是首选的治疗。

45.［答案］A

［考点］肥厚型心肌病的诊断

［解析］肥厚型心肌病是以心肌非对称性肥厚、心室腔变小、舒张期顺应性下降为基本特点的一种心肌病。左心室形态学以不均等的心室间隔肥厚为特征，超声心动图检查对本病的诊断有重要意义，它显示舒张期室间隔厚度与左室后壁厚度之比≥1.3即可确诊。本病在临床上听诊在胸骨左缘3～4肋间闻及喷射性收缩期杂音，心电图可见有窄、长的Q波，心脏舒张功能障碍，但这些表现均为非特异性，不能作为确诊依据。

46.［答案］C

［考点］各型肺炎的致病机制和鉴别

［解析］肺炎球菌不产生毒素，不引起原发组织坏死或形成空洞，其致病力是由于含有高分子多糖体的荚膜对组织的侵袭，首先引起肺泡水肿，后出现细胞的渗出。过敏性肺炎由变态反应引起，肺部形成嗜酸性粒细胞浸润。病毒性肺炎多为间质性肺炎，支气管壁和支气管周围受累，主要表现为肺泡壁增生和间质水肿。而金黄色葡萄球菌易引起组织坏死、化脓，造成肺泡壁和其他结构损伤，最终形成单个或多发肺脓肿。

47.［答案］B

［考点］哮喘急性发作期的治疗

［解析］该中年男性患者患哮喘病多年，加重2天，喘憋重，痰多且黏稠，尿少，查体温度稍高，双肺呼吸音低，可闻及少量哮鸣音。考虑患者存在感染后的哮喘急性加重，并有循环血容量不足，造成痰黏稠且尿少，呼吸音低可能与支气管痉挛和痰液阻塞气道有关，应给予抗感染及雾化吸入排痰，可在抗感染的基础上给予糖皮质激素缓解气道高反应性，解痉平喘。但不应给予镇静剂，以避免抑制呼吸中枢，加重气道梗阻，甚至诱发肺性脑病。

48.［答案］D

［考点］溃疡性结肠炎并发症

［解析］中毒性巨结肠多发生在暴发型或重症溃疡性结肠炎患者。结肠病变严重而广泛，累及肌层及肠肌神经丛，结肠蠕动消失，肠内容物大量积聚，引起急性结肠扩张，一般以横结肠最为严重。常因低钾、钡灌肠、使用抗胆碱能药或鸦片酊而诱发，是溃疡性结肠炎最严重的并发症。

49.［答案］D

［考点］重症急性胰腺炎的诊断

［解析］腹腔内有出血时，红细胞被破坏释放出血红素，经脂肪酸和弹力蛋白酶作用，变为正铁血红素，与白蛋白结合成正铁白蛋白。正铁白蛋白在重症胰腺炎起病72小时内常为阳性，此点有助于判断急性胰腺炎的病情和预后。

50.［答案］D

［考点］IgA肾病的临床表现

［解析］几乎所有IgA肾病患者均有血尿，肉眼血尿有反复发作的特点。急性链球菌感染后肾小球肾炎和急进性肾小球肾炎也可有血尿，但不是最常见，糖尿病肾病则很少有血尿。

51.［答案］D

［考点］特发性血小板减少性紫癜的实验室检查

［解析］特发性血小板减少性紫癜外周血小板计数减少，束臂试验阳性，出血时间延长，血块回缩不良，但APTT和PT一般正常。骨髓象表现为巨核细胞数增多，但产板型巨核细胞减少，即血小板成熟障碍。

52.［答案］C

［考点］再生障碍性贫血的骨髓象表现

［解析］再生障碍性贫血的骨髓象一般表现为增生低下，有核细胞减少，慢性再障有时可见较多幼粒、幼红细胞，而早期幼稚

细胞少见，可见多分叶核粒细胞，但巨核细胞减少或缺乏，血小板散在少见，非造血细胞增加。因此答案是C。

53. [答案] A

[考点] 1型糖尿病与2型糖尿病的鉴别

[解析] 目前认为1型糖尿病是自身免疫性疾病，患者体内可存在多种胰岛细胞的自身抗体，其中谷氨酸脱羧酶抗体即GAD抗体即为其中之一，一般仅存在于1型糖尿病患者体内，是鉴别1型糖尿病与2型糖尿病的重要指标。OGTT试验、空腹血糖水平、是否有糖尿病家族史均不能作为鉴别指标。

54. [答案] C

[考点] 库欣综合征的鉴别诊断

[解析] 该中年男性患者患库欣综合征，基础水平尿17-羟、17-酮水平均明显升高，血浆ACTH水平比正常明显升高，可排除肾上腺腺瘤。小剂量地塞米松抑制试验不能被抑制可排除单纯性肥胖，大剂量地塞米松抑制试验不能被抑制可排除库欣病。因此考虑患者异位ACTH综合征可能性较大。

55. [答案] D

[考点] 狼疮危象的治疗

[解析] 激素冲击疗法用于急性爆发性SLE，如急性肾衰竭、狼疮心肌损害、狼疮脑病癫痫发作，这样能较快地控制SLE爆发。而多发性浆膜炎不是激素冲击疗法指征。

56. [答案] C

[考点] 水和电解质平衡

[解析] 根据题干介绍该患者有大量消化液丢失史，出现少尿、尿比重增高、眼窝凹陷、肢端湿冷、血压偏低等缺水、血容量不足的表现，血清Na^+正常，应考虑该患者为等渗性缺水。补液应首选平衡盐溶液。

57. [答案] C

[考点] 围术期处理原则

[解析] 择期手术患者的手术应尽可能安排在患者身体状态最好的时间。术前如患者出现与手术疾病无关的发热，应暂停手术，再寻找发热原因，给予治疗。

58. [答案] C

[考点] 破伤风的治疗原则

[解析] 破伤风的治疗为：①应在良好麻醉、控制痉挛下进行彻底清创，敞开伤口；②尽早应用抗毒素中和游离的毒素；③隔离患者，避免刺激，必要时使用镇静、解痉药物，减少痉挛；④防治并发症：主要是呼吸道的并发症，保持呼吸道通畅，必要时气管切开；⑤营养支持；⑥抗生素治疗：大剂量青霉素静脉治疗，可以抑制破伤风梭菌。

59. [答案] C

[考点] 麻醉并发症的防治

[解析] 麻醉期间出现收缩压低于80mmHg应在减浅麻醉同时补充血容量；麻醉期间舒张压高于100mmHg应根据原因适当治疗；一旦发现小儿麻醉后体温升高，应积极进行物理降温；术中牵拉胆囊可出现心动过缓，应及时解除刺激，必要时可使用阿托品治疗。

60. [答案] C

[考点] 肋骨骨折

[解析] 胸外伤后，全身情况良好，左右胸均有压痛及胸廓挤压试验阳性，说明两侧均有肋骨骨折，无反常呼吸，应诊断为多根肋骨骨折。

61. [答案] B

[考点] 乳房囊性增生病的诊断

[解析] 此病例的特点是数年来双侧乳腺胀痛，有多个大小不等质韧结节，腋窝淋巴结无肿大，挤压乳头有乳白色液体流出，细胞学检查未见异常细胞，故最可能的诊断应是乳腺囊性增生病。此病是妇女多发病，常见于中年妇女，是乳腺实质的良性增生。增生可发生于腺管周围，并伴大小不等的囊肿形成；或腺管内不同程度的乳头状增生伴乳管囊性扩张；或乳管及腺泡上皮增生。系体内女性激素代谢障碍，雌、孕激素比例失调，使乳房各部分发生程度参差不齐的增生

和复旧不全。突出的临床表现是乳房胀痛和肿块。此外，部分患者胀痛有周期性，与月经周期有关，可一侧或双侧，增生可分散于整个乳房或仅局限于一部分，病程较长，发展缓慢。本病诊断不难，但有与乳腺癌同时存在的可能，局限性肿块也应与乳腺癌鉴别。后者为无痛、常单发、质硬、表面不光滑、与周围组织分界不很清楚的肿块，有时腋窝淋巴结肿大。乳管内乳头状瘤75%发生在大乳管近乳头侧的壶腹部，瘤体很小，常不能触及，偶有较大者在乳晕区可及直径数毫米的小结节，质软、圆形、可推动；由于肿瘤有很多壁薄的血管，故易出血，乳头溢液为临床特点，溢液可为血性、暗棕色或黄色。

62. ［答案］B

［考点］腹股沟疝的鉴别诊断

［解析］疝囊颈与腹壁下动脉的关系是术中腹股沟直疝和斜疝的鉴别要点之一，直疝的疝囊颈位于腹壁下动脉的内侧，斜疝的疝囊颈位于腹壁下动脉的外侧；其他疝的疝囊颈均与腹壁下动脉无关。

63. ［答案］D

［考点］肠梗阻的病因和诊断

［解析］乙状结肠扭转多见于老年人，常有便秘习惯，临床表现除有腹部绞痛外，有明显的腹胀，呕吐不明显；钡灌肠可见"鸟嘴"样改变。乙状结肠扭转是一种严重的闭袢性肠梗阻，常会在短期内发生肠绞窄、坏死。

64. ［答案］C

［考点］上消化道出血的鉴别

［解析］引起上消化道出血的主要疾病是溃疡病出血和食管静脉曲张破裂出血。当出血量小、速度较慢时，均可表现为黑便，出血量大时表现为呕吐暗色血性样物或鲜血。结合此题中患者有肝炎史及鼻衄、牙龈出血表现，应想到有合并脾功能亢进的可能，故首先应考虑食管静脉曲张破裂引起的出血。

65. ［答案］B

［考点］急性梗阻性化脓性胆管类的临床表现

［解析］Reynolds五联征是指急性梗阻性化脓性胆管炎时，患者出现腹痛、寒战高热、黄疸、休克、中枢神经系统受抑制。

66. ［答案］B

［考点］常见骨折的诊断

［解析］中老年人摔倒后，感髋部疼痛，下肢活动受限不能站立行走，应考虑是股骨上端股骨颈或转子间骨折。骨折远段受附着于大转子的臀中、小肌和臀大肌以及附着于大转子的髂腰肌和内收肌群的牵拉，产生外旋和内收畸形。股骨颈骨折为关节囊内骨折，远折段受关节囊的制约，外旋一般在45°～60°之间，而转子间骨折可达90°，外旋度数是两者间的鉴别点。髋关节后脱位常发生在强大暴力如交通事故后，股骨头脱至髋臼后方，患肢出现内收内旋畸形。

67. ［答案］C

［考点］骨折并发症

［解析］肱骨干后方有桡神经沟，桡神经行经沟内，在肱骨中下1/3处，桡神经紧贴骨向前绕行，该处骨折易伤及桡神经。

68. ［答案］C

［考点］关节脱位的诊断

［解析］根据题干，应诊断为肩关节前脱位。肱骨外科颈骨折和锁骨骨折局部应有骨折的体征；肩锁关节脱位有锁骨远端抬高和局部压痛，这几种骨折Dugas征都是阴性，可与肩关节前脱位鉴别。

69. ［答案］C　70. ［答案］B

［考点］支气管哮喘的体征和诊断

［解析］该青年男性患者既往有过敏性鼻炎史，提示为过敏体质。1天来接触非特异性刺激物（油漆）后发生喘息，因此最可能的诊断是支气管哮喘。所以查体时两肺可闻及广泛哮鸣音，其余诊断和体征均不支持。

71. ［答案］A　72. ［答案］D

73.［答案］B

［考点］肺癌的诊断和治疗

［解析］该中年男性患者每年一次常规体检时发现右肺上叶周边有2cm直径肿物，胸部CT亦证实，最可能诊断是周围型肺癌，早期周围型肺癌常没有任何症状，大多在胸部X线片检查时发现。根据X线片及CT所见，肿瘤位于周边，轮廓不规则，呈明显分叶状，纵隔淋巴结增大，因此考虑周围型肺癌是最可能诊断。肺良性肿瘤边界整齐不分叶；肺结核球多见于青年，病程较长发展慢，X线片上阴影密度不均匀、有透光区和钙化点，肺内常另有散在结核灶；肺脓肿更不符合。该患者为明确诊断，不首选的检查是开胸肺活检，因为这是比较大的有创检查，应先做其他检查（痰细胞学检查、痰细菌学检查和纤维支气管镜检查）。小细胞肺癌（未分化小细胞癌）恶性程度高，生长快，较早出现淋巴和血行广泛转移，手术很难治愈，其治疗以化疗和放疗为主，在各型肺癌中预后较差。

74.［答案］C　75.［答案］B

76.［答案］A

［考点］扩张型心肌病心力衰竭的类型和诊断

［解析］该老年男性患者呈慢性病程急性加重。有长期活动后气短、心慌，1个月来加重，有夜间憋醒和两肺底湿性啰音，提示有左心衰竭，同时有肝大和下肢可凹性水肿，提示有右心衰竭，因此该患者存在全心衰竭。该患者为老年男性，无风心病史，心尖部的2/6级收缩期吹风样杂音可用心脏扩大引起的相对性二尖瓣关闭不全来解释，因此不像风心病二尖瓣关闭不全；老年男性可发生退行性心脏病和冠状动脉粥样硬化性心脏病（冠心病），但老年退行性心脏病的心脏扩大不明显，而且多有主动脉瓣受累，该患者无心绞痛病史，亦无明显冠心病危险因素，所以结合心脏扩大和全心衰竭最可能的诊断为扩张型心肌病。为确定诊断首选超声心动图检查，心电图和动态心电图的诊断价值较小，冠状动脉造影为诊断冠心病的“金标准”，但不首选。

77.［答案］B　78.［答案］C

79.［答案］A

［考点］急性心肌梗死的诊断和治疗

［解析］该中年男性患者有1年典型的劳力性心绞痛病史，近1个月来发作频繁，称为恶性劳力性心绞痛，属不稳定型心绞痛，极易发生心肌梗死。3小时来心前区疼痛持续不能缓解，所以首先应考虑急性心肌梗死，其余诊断（不稳定心绞痛、急性肺栓塞和主动脉夹层）均可能性小。急性心肌梗死的诊断除根据典型的临床表现外，辅助检查对诊断有重要价值，起病数小时内心电图尚可无异常或仅有高T波，而某些心肌坏死标记物在起病4小时内会增高，其增高的程度能反映心肌梗死的范围，尤其是在心电图上无病理性Q波和小的透壁性心肌梗死，心肌坏死标记物的测定就更有意义。心肌梗死起病12小时内无禁忌证者一般均应采取溶栓使心肌再灌注治疗，越早进行越好，起病3～6小时内最佳，可使濒临坏死的心肌得以存活或使坏死范围缩小，对梗死后心肌重塑有利，改善预后，其余治疗（肝素静脉点滴、吗啡皮下注射和硝酸甘油静脉点滴）也可采用，但不是首选最重要的治疗。

80.［答案］A　81.［答案］C

82.［答案］D

［考点］十二指肠溃疡的诊断和治疗

［解析］该青年男性患者间断腹痛、反酸5年余，近来出现夜间痛，进食后可缓解，因此最可能的诊断是十二指肠溃疡。腹痛的特点不支持胃溃疡、胃癌和慢性胃炎。胃镜是确诊消化性溃疡最有意义的检查，不仅可以对胃、十二指肠黏膜直接观察和摄像，而且可以取标本做病理检查和幽门螺杆菌检查。目前对活动性消化性溃疡的最佳治疗是口服质子泵抑制剂，保守治疗无效的并发症才考虑手术治疗。

83.［答案］D　84.［答案］A

85.［答案］B

［考点］狼疮性肾炎的诊断和治疗

［解析］该青年女性患者有蛋白尿和血尿及水肿、尿少支持肾疾病，该患者同时有面部蝶形红斑，免疫学检查自身抗体ANA和抗dsDNA阳性，提示有系统性红斑狼疮，因此综合考虑最可能的诊断是狼疮性肾炎，其余三个诊断（过敏性紫癜肾炎、急性肾小球肾炎和慢性肾小球肾炎）均不太可能。肾活检病理检查对各种肾病的诊断和鉴别意义最大，而且对治疗亦可提供病理依据，腹部B超和CT检查均无特异性，尿红细胞位相检查仅对鉴别肾小球源性血尿与非肾小球源性血尿有价值。狼疮性肾炎可采用甲泼尼龙冲击、泼尼松口服和针对水肿的利尿治疗，而输入白蛋白无指征。

86.［答案］D　87.［答案］C

88.［答案］C

［考点］急性白血病的诊断

［解析］该青年男性患者急性病程，有发热和出血倾向，化验血有贫血和血小板减少，白细胞明显增高，分类见大量原始细胞，因此最可能的诊断是急性白血病，其余三种疾病（再生障碍性贫血、巨幼细胞贫血和骨髓增生异常综合征）均不含有如此大量的原始细胞出现在外周血象中。查体时应特别注意的体征是胸骨压痛，因为胸骨压痛为急性白血病的浸润表现，是急性白血病诊断的重要依据之一，其余体征（睑结膜苍白、皮肤出血点和心脏杂音）均无特异性。为明确诊断，最有意义的检查是骨髓穿刺，骨髓细胞的形态学、免疫学和细胞遗传学检查结果为确诊急性白血病的主要依据和必做检查，特别是当外周血检查未发现原始和幼稚细胞时。

89.［答案］D　90.［答案］B

91.［答案］A

［考点］Graves病的诊断和治疗

［解析］该青年女性患者有怕热、多汗和焦虑、失眠等明显甲状腺功能亢进症表现，结合有甲状腺弥漫性肿大，质软，无压痛，可闻及血管杂音，脉压增大、心动过速和双手细颤，这些都是Graves病的临床特点。Graves病的症状包括高代谢症状和交感神经兴奋性增高的表现，所以可有大便次数多、消瘦和进食多，应该是有月经量减少或闭经，因此不会出现月经量多。根据上述症状和体征特点，该患者最可能的临床诊断是Graves病；结节性甲状腺肿伴甲状腺功能亢进症可有上述症状，但甲状腺是结节性肿大，而不是弥漫性肿大；地方性甲状腺肿一般无甲状腺功能亢进症表现；桥本甲状腺炎一般有甲状腺压痛，该患者也不像。该青年女性Graves病患者首选的治疗措施是口服抗甲状腺药物；不首选手术治疗，其他均不是针对Graves病的治疗。

92.［答案］B　93.［答案］D

94.［答案］D

［考点］类风湿关节炎（RA）的诊断和治疗

［解析］该青年女性患者有典型的对称性小关节痛、肿胀，晨僵约1小时左右，双手X线检查见小囊性破坏样改变，提示诊断RA可能性最大；而骨关节炎主要表现大关节（如膝关节和髋关节）疼痛和畸形，脊柱也常累及；系统性红斑狼疮虽有部分患者因手指关节肿痛为首发症状而被误诊为RA，但其关节病变较RA轻，且有蝶形红斑、脱发、蛋白尿等；强直性脊柱炎是以侵犯中轴（脊柱）为主的慢性炎性疾病，可引起脊柱纤维化、钙化而强直，造成弯腰障碍，有明显的家族聚集现象，与HLA-B27有强相关性。在RA的活动期，多数患者可以出现类风湿因子阳性，且其滴度的高低与疾病病情活动性呈正相关，而其他检查（抗核抗体、ASO和补体C3、C4）则与疾病病情活动性无关。该患者应选择的治疗方案是应用NSAID（非甾体抗炎药）＋甲氨蝶呤＋柳氮磺胺吡啶，其中NSAID具有镇痛消

肿作用，甲氨蝶呤和柳氮磺胺吡啶属于改变病情抗风湿药，具有阻止关节结构的破坏作用，目前主张早期应用，NSAID和改变病情抗风湿药的联合应用既可以快速缓解关节疼痛，又能阻止或缓解病情的发展，同时至少两种改变病情抗风湿药联合应用可达到阻止关节结构破坏的作用。

95. [答案] D 96. [答案] A

[考点] 乳腺癌的诊断与治疗

[解析] 该患者左乳外上象限4cm×3cm肿物，双手叉腰时肿块活动度明显受限（说明肿物与胸大肌粘连），怀疑乳腺癌。最佳的定性诊断方法是细针穿刺细胞学检查。肿瘤已侵犯胸大肌，已无法行保乳手术，胸大肌也应一并切除，所以最好行乳癌根治术（乳房，胸大、小肌，腋窝及锁骨下淋巴结的整块切除）。

97. [答案] B 98. [答案] D

99. [答案] D

[考点] 壶腹癌的诊断

[解析] 该患者最适合的检查方法是B超，方便、快捷又准确。B超见肝内外胆管扩张，说明胆总管下段有梗阻。若患者大便隐血阳性，则壶腹癌可能性最大，做ERCP或MRCP检查在诊断上有重要价值。

100. [答案] B 101. [答案] B

102. [答案] B

[考点] 急性阑尾炎的诊断与治疗

[解析] 根据题干提示，患者病史仅6小时，疼痛刚转移至右下腹部，伴恶心、呕吐，白细胞高，应想到急性阑尾炎的可能；该患者无溃疡病史，不是突然发作的上腹剧痛，不像溃疡病穿孔；病史短，也不是阑尾周围脓肿；腹痛是第一症状，不发热，也无上呼吸道感染病史，也不像肠系膜淋巴结炎；患者既往有类似情况，有慢性阑尾炎急性发作可能。此时给患者做腹部体检，最可能出现的体征应该是右下腹固定压痛。急性阑尾炎一旦确诊后，如无特殊情况，应早期施行阑尾切除术，手术操作简易，术后并发症少。

103. [答案] D 104. [答案] B

105. [答案] B

[考点] 周围血管疾病的诊断及鉴别诊断

[解析] 下肢静脉功能不全包括下肢静脉倒流性疾病和下肢静脉回流障碍性疾病两类，下肢静脉倒流性疾病以下肢大隐静脉曲张为主要表现。根据患者的临床表现，初步判断引起下肢大隐静脉曲张的原因可能是交通静脉瓣出现问题，因为交通静脉瓣破坏后可出现踝部轻度肿胀和足靴区皮肤营养性变化，包括皮肤萎缩、脱屑、瘙痒、色素沉着、皮肤和皮下硬结、湿疹和溃疡形成，所以该患者应进行深静脉瓣功能试验。足靴区是承受压力较高的部位，一旦瓣膜功能破坏，皮肤发生营养性改变，易形成溃疡，并发感染。

106. [答案] B 107. [[答案]] B

[考点] 前尿道损伤

[解析] 骑跨伤造成的尿道损伤为尿道球部损伤，系硬物将尿道挤向耻骨联合下方所致。题干介绍的临床表现，也符合尿道球部损伤。尿道损伤可以是挫伤、裂伤或完全断裂，导尿不成功说明尿道连续性已不完整，应行尿道吻合术（尿道断裂）或尿道修补术（尿道裂伤）。

108. [答案] D 109. [答案] A

110. [答案] D

[考点] 手外伤的诊断与处理

[解析] 患者左手中指掌指关节处掌面被锐器刺伤，中指呈伸直位，考虑左中指屈指肌腱损伤；中指感觉障碍，考虑指两侧固有神经损伤；手指苍白发凉，考虑指动脉开放性损伤。该患者的治疗方案应先清创，一期吻合肌腱、神经和血管（如果损伤较重，肌腱和神经可二期修复）。患者术后48小时突然出现中指色泽发白、凉，皮温较健侧低2.5℃，提示动脉异常，可能是吻合处的血管堵塞，需要立即手术探查吻合的指动脉。

111.［答案］A

［考点］医德修养

［解析］医德修养是指医务人员在医学道德方面所进行的自我教育、自我锻炼和自我陶冶，以及在此基础上达到的医学道德境界。

112.［答案］A

［考点］医患关系

［解析］在处理维护医患双方利益的关系时，要把维护患者的利益放在优先的地位，因为在医患双方的医学知识和能力上存在着事实上的不平等，患者存在着“求医”心理且处于弱势地位，只有维护了患者的利益才有利于建立起指导-合作或共同参与的信托关系，医务人员的利益才能得到切实维护。同时，还应认识到维护患者利益的关键是保证医疗的质量和安全，而维护医务人员利益的关键是尊重其人格尊严和人身安全。所以答案是A选项。

113.［答案］D

［考点］胚胎干细胞研究和应用的伦理原则

［解析］胚胎干细胞研究近年争议很大。中西方的差异在于胚胎是否是人，这不是科学问题，而是伦理学问题，基本的共识是尊重生命，严防商品化。

114.［答案］C

［考点］《执业医师法》：注销执业医师注册的情况

［解析］参见《执业医师法》第十六条：医师注册后有下列情形之一的，其所在的医疗、预防、保健机构应当在三十日内报告准予注册的卫生行政部门，卫生行政部门应当注销注册，收回医师执业证书：（一）死亡或者被宣告失踪的；（二）受刑事处罚的；（三）受吊销医师执业证书行政处罚的；（四）依照本法第三十一条规定暂停执业活动期满，再次考核仍不合格的；（五）中止医师执业活动满二年的；（六）有国务院卫生行政部门规定不宜从事医疗、预防、保健业务的其他情形的。

115.［答案］A

［考点］患者的知情同意权

［解析］参见《医疗事故处理条例》第十一条：在医疗活动中，医疗机构及其医务人员应当将患者的病情、医疗措施、医疗风险等如实告知患者，及时解答其咨询；但是，应当避免对患者产生不利后果。

二、B型题

116.［答案］D　117.［答案］B

［考点］动脉血压的体液调节

［解析］同时满足可以作为交感神经递质或内分泌激素、强烈升高血压三个条件的生物活性物质只有一个，即去甲肾上腺素。血管紧张素、升压素与内皮素均不是交感神经的递质。血管升压素是已知最强的缩血管物质之一，但在生理情况下，血浆中血管升压素浓度升高时首先表现抗利尿效应，因此当血浆胶体渗透压升高，或禁水、脱水及失血等导致细胞外液量减少时，血管升压素释放增加，才表现出明显的缩血管升压效应。

118.［答案］D　119.［答案］C

［考点］脑电波形的变动

［解析］δ波常见于成年人深度睡眠时或麻醉状体下；θ波可见于成年人困倦时。人在安静状态下，脑电图的主要波形可随年龄而发生改变。在婴儿期，可见到β快波活动，而在枕叶却常记录到0.5～2Hz的慢波。在整个儿童期，枕叶的慢波逐渐加快，在幼儿期一般常可见到θ波形，到青春期开始时才出现成人型α波。

120.［答案］B　121.［答案］C

［考点］核酸的结构与功能

［解析］真核生物mRNA的3′末端有多聚腺苷酸（polyA）尾，是在转录进行加工、修饰时加上的。所有tRNA的3′末端都有相同的CCA—OH结构，tRNA所转运的氨基酸就连接在此末端。

122.［答案］A　123.［答案］C

［考点］DNA的复制与损伤修复

［解析］原核生物DNA切除修复主要由DNA聚合酶Ⅰ及连接酶执行，此外尚需其他蛋白和酶参与。原核生物催化复制延长的只有DNA聚合酶Ⅲ一种，但它是多亚基的不对称二聚体，各亚基功能虽未逐一了解，但这一二聚体各有核心酶组分，可能在连续和不连续复制中分别执行功能。DNA聚合酶Ⅱ只是在无DNA聚合酶Ⅰ及DNA聚合酶Ⅲ的情况下才起作用，且其真正的功能尚未完全清楚。拓扑异构酶的主要功能是理顺DNA链，在复制起始时需要它。

124.［答案］C　125.［答案］C

［考点］肺炎的病理类型

［解析］肺炎支原体肺炎是由肺炎支原体引起，病变主要发生于肺间质。病毒性肺炎常由上呼吸道病毒感染向下蔓延所致，主要表现为肺间质炎症。

126.［答案］A　127.［答案］B

［考点］肠道传染病的好发部位

［解析］肠结核好发于回盲部，因该处淋巴组织丰富，细菌易入侵，且此处肠内容物停留时间较长，接触机会较多。伤寒杆菌可通过小肠黏膜上皮细胞而侵入肠壁淋巴组织，尤其是回肠末端的集合淋巴小结或孤立淋巴小结。

128.［答案］B　129.［答案］D

［考点］急性和亚急性感染性心内膜炎的致病菌

［解析］这是两道记忆型题。草绿色链球菌是引起亚急性感染性心内膜炎最常见的致病菌。金黄色葡萄球菌是引起急性感染性心内膜炎最常见的致病菌。

130.［答案］B　131.［答案］D

［考点］肺结核的类型

［解析］开放性肺结核是指结核杆菌可以从肺内结核病灶进入呼吸管道而自由出入的结核病，这种结核病不但通过呼吸道发生肺内的气道播散，导致病变扩散，而且可以通过咳嗽等方式污染空气，传播他人。急性或慢性空洞性肺结核属于开放性肺结核。原发性肺结核是指初次接触结核杆菌而发生的肺结核病，表现为由原发病灶、结核性淋巴管炎和肺门淋巴结结核三种病变构成的原发综合征。

132.［答案］A　133.［答案］C

［考点］甲状腺癌

［解析］甲状腺癌中，乳头状癌最常见，约占成人甲状腺癌的60％和儿童甲状腺癌的全部，恶性度较低，80％为多中心性，1/3累及双侧，颈淋巴结转移出现较早，但预后较好。预后很差的是未分化癌，高度恶性、发展迅速，约50％早期便有颈淋巴结转移，除侵犯气管和（或）喉返神经或食管外，还能经血运向肺、骨远处转移，平均存活率3～6个月，一年存活率仅5％～15％。

134.［答案］B　135.［答案］C

［考点］肛瘘的治疗

［解析］肛瘘不能自愈，多需手术治疗。手术原则是将瘘管切开，形成敞开的创面，促使愈合。手术方法很多，根据内口位置、瘘管与肛门括约肌的关系来选择。关键是尽量减少肛门括约肌的损伤，防止肛门失禁，避免肛瘘复发。高位单纯性肛瘘只有一个瘘管，但位于外括约肌深部以上，应选用挂线疗法，以免一次切断肛门直肠环，造成肛门失禁。低位单纯性肛瘘瘘管位于外括约肌深部以下，只有一个瘘管，可选用肛瘘切除术治疗。

三、X型题

136.［答案］ABD

［考点］影响离子跨膜转运速度的因素

［解析］离子跨膜转运的速度是由细胞膜对这种离子的通透性、该离子膜两侧的浓度差及所受的电场力决定的。

137.［答案］ABC

［考点］骨骼肌的兴奋-收缩耦联过程

［解析］骨骼肌的兴奋-收缩耦联过程包括：①肌膜上的动作电位通过横管传播到骨骼肌深处；②三联管的信息传递，导致终池 Ca^{2+} 释放；③肌浆内 Ca^{2+} 浓度升高，与肌钙蛋白结合触发肌丝滑行而引起收缩；④ Ca^{2+} 浓度升高的同时，激活肌质网上的钙泵，将肌浆中的 Ca^{2+} 回收入肌质网，降低胞质 Ca^{2+} 浓度，肌肉舒张。

138.［答案］ABC

［考点］胃液分泌的抑制因素

［解析］盐酸既是胃腺活动的产物，又对胃腺活动有负反馈调节作用，当胃窦的 pH 降到 1.2～1.5 时，便对胃液分泌产生抑制作用。其机制可能是盐酸抑制 G 细胞，减少促胃液素的释放。盐酸也能引起生长抑素的释放，生长抑素可抑制促胃液素的分泌和盐酸的分泌。脂肪进入十二指肠后可以引起肠抑胃素、抑胃肽和神经降压素的释放，通过它们抑制胃液分泌。高张溶液也可抑制胃液分泌。所以本题答案为 A、B、C。

139.［答案］ABC

［考点］排尿反射

［解析］排尿反射的初级中枢在脊髓的骶部，在健康成人，该反射活动受大脑皮质的控制，当环境不适宜排尿时，皮质发出抑制性冲动，使初级排尿反射活动抑制。当尿液进入后尿道，刺激后尿道感受器，冲动沿阴部神经传入脊髓初级排尿中枢，使其活动增强，再经传出神经使逼尿肌加强收缩，外括约肌舒张，尿液被强大的膀胱内压驱出，这是一种正反馈，可以促进排尿反射过程，直至尿液排尽。膀胱受盆神经和腹下神经支配，盆神经为副交感神经，腹下神经的传出纤维属交感神经。腹下神经兴奋时使膀胱逼尿肌松弛，尿道内括约肌收缩，抑制排尿。

140.［答案］ABCD

［考点］TSH 对甲状腺的调节作用

［解析］腺垂体分泌的 TSH 是调节甲状腺激素合成与释放的主要激素。给予 TSH，最早出现的效应是甲状腺球蛋白水解和 T_3、T_4 释放。给 TSH 数分钟内，甲状腺腺泡上皮细胞吞饮甲状腺球蛋白胶质小滴，加速 T_3 和 T_4 释放，随后碘的摄取和甲状腺激素的合成增加。TSH 的长期效应是刺激甲状腺腺细胞增生，腺体增大，这是由于 TSH 刺激甲状腺腺泡上皮细胞核酸与蛋白质合成增强的结果。

141.［答案］ABC

［考点］雄激素的作用与调节

［解析］雄激素是由睾丸间质细胞分泌的，睾丸间质细胞分泌的雄激素主要是睾酮。睾酮除有维持生精作用外，还可刺激生殖器官的生长发育和男性副性征出现与维持、维持正常的性欲和促进蛋白质合成、促进骨骼生长与钙磷沉积和红细胞生成等。腺垂体分泌的 LH 促进间质细胞合成与分泌睾酮，血中睾酮达一定浓度后，可作用于下丘脑和腺垂体抑制 LH 的分泌。

142.［答案］ACD

［考点］脂酸分解过程及能量的生成

［解析］脂酸 β 氧化包括脂酸的活化、转移（脂酰 CoA 进入线粒体）及 β 氧化。脂酸的活化过程中需要 CoASH 参与。β 氧化需经脱氢、加水、再脱氢及硫解 4 步反应，第一次脱氢有 FAD 参与；第二次脱氢需 NAD^+ 参与，硫解反应也需 CoASH 参与。$NADP^+$ 不参与脂酸 β 氧化。

143.［答案］ABC

［考点］氨基酸脱氨基作用

［解析］属生酮氨基酸的是亮氨酸（Leu）和赖氨酸（Lys），属生糖兼生酮的氨基酸是异亮氨酸（Ile）、苯丙氨酸（Phe）、色氨酸（Trp）、酪氨酸（Tyr）及苏氨酸（Thr），因此选项中除 Ala（丙氨酸）外，其他三种氨基酸经代谢转变都能生成酮体。

144.［答案］AC

［考点］尿素合成过程

［解析］NH_3 和 CO_2 是合成尿素的原料，通过鸟氨酸循环在肝合成尿素。鸟氨酸循环的步骤为：①氨基甲酰磷酸的合成；

②瓜氨酸的合成；③精氨酸的合成；④精氨酸水解生成尿素。氨基甲酰磷酸的合成需要氨基甲酰磷酸合成酶的同工酶，精氨酸的合成需要精氨酸代琥珀酸，后者是由瓜氨酸＋天冬氨酸在精氨酸代琥珀酸合成酶的作用下生成的。

145. [答案] AC

[考点] 嘌呤的合成原料和分解产物

[解析] 参与嘌呤环合成的原料是天冬氨酸、甘氨酸、谷氨酰胺、甲酰基（一碳单位）及 CO_2。同型半胱氨酸和氨基甲酰磷酸与嘌呤环合成无关。

146. [答案] ABD

[考点] 逆转录及逆转录酶

[解析] 逆转录酶具有以 RNA 为模板催化 DNA 合成的活性，故属依赖 RNA 的 DNA 聚合酶；还有水解杂化链上 RNA 的活性，此即为 RNA 酶活性；它还具有催化以 DNA 为模板合成 DNA 的活性，这就是 DNA 聚合酶活性。但它不能催化以 DNA 为模板合成 RNA，即无 RNA 聚合酶活性。因此除 C 外 A、B、D 均正确。

147. [答案] ABD

[考点] 肝在物质代谢中的作用

[解析] 清蛋白、结合珠蛋白及 LCAT（卵磷脂胆固醇脂酰转移酶）都是由肝合成后分泌入血发挥作用的，当肝受损时则合成减少，分泌入血中的量也必降低。而 LDL（低密度脂蛋白）是在血浆中由 VLDL 转变生成的，所以肝受损时不一定降低。

148. [答案] ABD

[考点] 系统性红斑狼疮的病理特点

[解析] 系统性红斑狼疮是一种自身免疫性疾病，患者出现多种自身抗体，以抗核抗体为主，伴有全身系统性损害，累及皮肤、关节、肾、肝、脾、心脏等。狼疮性肾炎内可见苏木素小体，脾小动脉出现洋葱皮样改变，心脏发生无菌性心内膜炎。

149. [答案] ABC

[考点] 慢性瓣膜病，主动脉瓣狭窄

[解析] 引起主动脉瓣狭窄的疾病有风湿性心内膜炎、非感染性心内膜炎、动脉粥样硬化和主动脉瓣钙化。而梅毒引起主动脉瓣关闭不全。

150. [答案] ABD

[考点] 白血病，慢性粒细胞白血病

[解析] 慢性粒细胞白血病的特点是周围血象和骨髓象中白细胞大量增多，增多的主要是较成熟的中、晚幼和杆状核粒细胞，原始粒细胞少见。

151. [答案] AB

[考点] 微小病变性肾小球肾炎

[解析] 微小病变性肾小球病常发生于儿童，是儿童肾病综合征的主要原因，激素治疗效果好。很少儿童患者发展为慢性硬化性肾小球肾炎。光镜下，肾小球无明显病变。

152. [答案] ACD

[考点] 绒毛膜癌的病理特点

[解析] 绒毛膜癌是滋养层细胞来源的高度恶性肿瘤，约 50%继发于葡萄胎，镜下成片增生及分化不良的滋养层细胞侵入肌层和血管。肿瘤组织无间质，依靠侵袭宿主血管获取营养，癌细胞不形成绒毛和水泡状结构，早期可血行转移。

153. [答案] ABCD

[考点] 肺结核，干酪性肺炎

[解析] 干酪性肺炎是严重的肺结核病。其特点是在广泛渗出病变的基础上发生大片干酪样坏死，病变可累及一个甚至几个大叶，可由浸润型肺结核发展而来，也可由空洞气道播散引起。病死率高。

154. [答案] ABCD

[考点] 洋地黄中毒的诱因

[解析] 洋地黄过量肯定会促进洋地黄中毒；洋地黄制剂地高辛从肾排泄，当肾功能不全时，它从肾排泄减少，造成体内储积，洋地黄在血液中浓度升高，易引起中毒；低血钾、心脏极度扩大者均对洋地黄耐受性降低，应减量使用。

155. [答案] CD

[考点] 各种胸腔积液的鉴别诊断

[解析] 心力衰竭和肝硬化引起的胸腔积液均为漏出性胸腔积液，葡萄糖含量通常在3.34mmol/L以上。脓性胸腔积液的葡萄糖含量明显减低，类风湿关节炎所伴胸腔积液中葡萄糖含量亦减低。

156. [答案] BC

[考点] 肠结核、克罗恩病的好发部位

[解析] 肠结核好发于回盲部，末段回肠（包括回盲部）是克罗恩病的主要受累部位。溃疡性结肠炎是自直肠开始可发生于全结肠；结肠癌也可发生于结肠的任何部位。

157. [答案] ACD

[考点] 急性肾小球肾炎的并发症

[解析] 急性肾小球肾炎的严重并发症是心力衰竭、高血压脑病和急性肾衰竭。

158. [答案] BC

[考点] 霍奇金淋巴瘤的临床表现

[解析] 霍奇金淋巴瘤多发于青年，儿童少见。原发部位可在淋巴结，也可在结外淋巴组织，如扁桃体、鼻咽部、胃肠道等。首见症状常是无痛性颈部或锁骨上淋巴结肿大。骨髓细胞涂片找到Reed-Sternberg细胞有助于诊断，但不能确诊。脾受累表明有血源播散，肝实质受侵系脾通过静脉播撒而来，所以肝肿大较脾肿大为少。

159. [答案] ABCD

[考点] 甲亢危象的表现

[解析] 甲亢危象多见于感染、应激等，临床表现一般为高热、心率快，常有房颤或房扑，焦虑、烦躁不安，大汗，呕吐，脱水，甚至休克等，外周血白细胞和中性粒细胞一般可升高。

160. [答案] ABD

[考点] 输血传播的疾病

[解析] 输血传播的疾病其病原体均应存在于血液中，乙型肝炎、丙型肝炎、疟疾和巨细胞病毒感染的病原体均可存在于血液中，并随血液传播，而甲型肝炎病毒存在于胃肠道内，是经粪-口途径传播的疾病。

161. [答案] ABC

[考点] 腹部闭合性损伤的临床处理

[解析] 腹部闭合性损伤时如患者状态良好，未发现明确的组织脏器损伤，可考虑观察治疗，但如出现以下情况则应考虑手术治疗：X线检查发现膈下游离气，提示存在空腔脏器损伤，应手术修补或切除；化验红细胞计数迅速下降，提示腹腔内有进行性出血，为手术探查指征；腹膜刺激征进行性加重，提示存在化学性或感染性腹膜炎，并且进行性加重，应手术探查。腹腔穿刺未抽出血性液体、渗出性液体或消化液，则不具备手术指征。

162. [答案] AD

[考点] 直肠脱垂的临床表现

[解析] 便秘和排便不尽感是直肠脱垂的临床表现。排便时肛门痉挛性疼痛是肛裂的症状；肛周红肿是肛周感染的表现。

163. [答案] BCD

[考点] 胆囊切除手术的适应证

[解析] 胆囊切除手术的适应证：对于有症状和（或）并发症的胆囊结石应行胆囊切除术。无症状的胆囊结石一般不需要积极手术治疗，可观察随诊。但有下列情况也应考虑手术治疗：①结石直径≥3cm；②合并需要开腹的手术；③伴有直径大于1cm的胆囊息肉；④胆囊壁增厚；⑤胆囊壁钙化或瓷化胆囊；⑥胆囊积水；⑦儿童胆囊结石；⑧合并糖尿病；⑨有心肺功能障碍；⑩边远或交通不发达地区，野外工作人员；⑪发现胆囊结石10年以上。

164. [答案] ABCD

[考点] 骨折的特有体征

[解析] 骨折的特有体征是畸形、异常活动和骨擦音或骨擦感。四项备选项所列骨折均是稳定骨折，不出现骨折的特有体征。

165. [答案] ABC

[考点] 腰椎间盘突出的临床表现

[解析] 不同节段间盘的突出，累及其

相应的神经根，出现相应的临床表现。腰3、4神经根参与股神经构成，腰2～3及腰3～4间盘突出累及腰3、4神经根，引起股神经受累的临床表现。腰5、骶1神经根参与坐骨神经构成，腰4～5及腰5～骶1间盘突出累及腰5、骶1神经根，引起坐骨神经受累的临床表现。髓核向正后方突出或脱垂，游离的间盘组织可累及马尾，出现马尾神经受累的临床表现。脊髓在腰1以下为马尾，因此一般不会出现脊髓受压表现。

模拟试卷（十）答案及精解

一、A型题

1. [答案] D

[考点] 正反馈调节

[解析] 正反馈是指受控部分发出的反馈信息促进与加强控制部分的活动，最终使受控部分的活动朝着与原先活动相同的方向改变。其意义在于产生“滚雪球”效应，或促使某一生理过程很快达到高潮并发挥最大效应。选项A属于非自动控制；选项B、C属于负反馈。

2. [答案] B

[考点] 神经-肌肉接头处兴奋的传递过程

[解析] 当神经纤维动作电位到达突触前膜时，使接头前膜去极化，激活电压门控的 Ca^{2+} 通道，导致 Ca^{2+} 内流。

3. [答案] B

[考点] 凝血酶原复合物的组成

[解析] 由内源性和外源性凝血途径所生成的FⅩa，在 Ca^{2+} 存在的情况下可在磷脂（PL）膜表面形成FⅩa-FⅤa-Ca^{2+}-PL，即凝血酶原酶复合物，进而激活凝血酶原。

4. [答案] D

[考点] 心肌细胞的跨膜电位

[解析] 4期自动去极化的离子机制包括外向电流的减弱和内向电流的增强。K^+ 通道在膜的去极化时即开始激活开放，在复极化接近最大复极电位时便开始关闭，K^+ 外流进行性衰减。当4期自动去极化到－50mV时，T型 Ca^{2+} 通道被激活开放，Ca^{2+} 内流，继续去极到－40mV时又激活L型钙通道，引起慢内向 Ca^{2+} 电流，形成0期去极。递增性 Na^+ 内流在窦房结起搏活动中所起的作用很小。

5. [答案] C

[考点] 心肌的兴奋性

[解析] 静息电位等于钾离子平衡电位。利用Nernst方程式得知钾离子平衡电位和细胞外钾浓度与细胞内钾浓度比值的对数成正比。血钾升高，即细胞外钾浓度升高，利用公式算得钾的平衡电位绝对值减小，静息电位和阈电位之间的距离变小，兴奋性增加。当血钾进一步升高，静息电位的绝对值小于阈电位，Na通道失活，兴奋性下降。

6. [答案] A

[考点] 肺换气的过程

[解析] 肺内压是指肺泡内的压力。吸气时，肺的容积增大，肺内压下降，低于大气压，外界的空气在肺内压与大气压之差的推动下进入肺泡，随着肺内气体逐渐增加，肺内压也逐渐升高，至吸气末，肺内压升高到与大气压相等，气流也就停止。在呼气时，肺的容积减少，肺内压升高并超过大气压，气体由肺内流出，肺内气体逐渐减少，肺内压逐渐下降，至呼气末，肺内压又降到与大气压相等。所以A为正确答案。

7. [答案] D

[考点] 气体扩散速率

[解析] 溶解度与分子量的平方根之比称为扩散系数。CO_2 在血浆中的溶解度约为 O_2 的24倍，而分子量仅比 O_2 的略大，所以 CO_2 的扩散系数是 O_2 的20倍。可见，溶解度是一个主要因素。

8. [答案] B

[考点] 胃液分泌的调节

[解析] 十二指肠黏膜内有G细胞，分泌的促胃液素可引起肠期胃液分泌。在切除胃窦后，进食时血中促胃液素仍有升高。促胰液素、肠抑胃肽和生长抑素都是抑制胃液分

泌的激素。

9.［答案］D

［考点］小管液中溶质浓度对重吸收的影响

［解析］静脉推注少量高浓度葡萄糖，造成血糖浓度升高而使超滤液中的葡萄糖浓度超过 近端小管对糖的最大转运率，导致小管液溶质浓度升高（选项 D)，结果使水和 NaCl 的重吸收减少，尿量增加，这种现象称为渗透性利尿。

10.［答案］C

［考点］肾素-血管紧张素-醛固酮系统

［解析］肾素分泌增多时，肾素-血管紧张素-醛固醇系统活动增强，醛固酮增多。由于醛固酮的主要作用是保钠、保水和排钾，导致留在体内的钠和水增多，因而细胞外液量增多。

11.［答案］B

［考点］暗适应

［解析］暗适应是人眼在暗处对光的敏感度逐渐提高的过程。一般在进入暗处的最初 5～8min 内，人眼感知光线的阈值出现一次明显的下降，以后出现更为明显的下降；进入暗处 25～30min 时，阈值下降到最低点，并稳定于这一水平。暗适应主要与视杆细胞中视紫红质合成增强有关，视杆细胞主要分布在视网膜周边部位，故外周视觉要高于中央视觉。

12.［答案］D

［考点］引起后发放效应的结构基础

［解析］所谓后发放是指即使原来的刺激已经停止，传出通路仍可在一定时间范围内持续发放冲动的现象。中间神经元的环式联系是后发放效应的结构基础。

13.［答案］C

［考点］牵涉痛

［解析］牵涉痛为某些（不是所有）内脏疾病引起的远隔（不是周边区）体表部位感觉疼痛或痛觉过敏，不是所有内脏痛都有牵涉痛的表现。体腔壁痛为内脏疾患引起邻近体腔壁骨骼肌的痉挛和疼痛。

14.［答案］A

［考点］肌梭的生理功能

［解析］当肌肉受到外力牵拉时，梭内肌感受装置被动拉长，导致传入的冲动增加，冲动的频率与肌梭被牵拉的程度呈正比，肌梭传入冲动增加可引起支配同一肌肉的 α 运动神经元活动加强和梭外肌收缩，形成一次牵张反射，所以 A 选项正确。

15.［答案］C

［考点］激素的概念和作用

［解析］激素是由内分泌腺或散在的内分泌细胞所分泌的高效能生物活性物质，其化学成分复杂，不全是蛋白质，还有肽类、胺类、类固醇类和脂肪酸衍生物等。激素只能对靶细胞的生理生化过程起到加强或减弱的作用，不能添加成分，也不能提供能量，仅起到信使作用。激素通过血液循环或组织外液到达各种组织，与靶细胞上特异性受体结合而引起各种效应。

16.［答案］D

［考点］1,25-$(OH)_2D_3$的生理作用

［解析］1,25-$(OH)_2D_3$一方面可通过增加破骨细胞的数量，增强骨的溶解，使骨钙、骨磷释放入血；另一方面又能刺激成骨细胞的活动，促使骨钙沉积和骨形成，因此对动员骨钙入血和钙在骨中的沉积都有作用。1,25-$(OH)_2D_3$还可促进小肠黏膜上皮细胞对钙的吸收和促进肾小管对钙和磷的重吸收。

17.［答案］C

［考点］核酸的空间结构与功能

［解析］DNA 分子是由两条反向平行的多核苷酸链以右手螺旋方式围绕同一个中心轴盘曲成双螺旋结构。碱基位于双螺旋的内侧，两条多核苷酸链的碱基间形成氢键，即 A 与 T 配对形成 2 个氢键；G 与 C 配对形成 3 个氢键，这种氢键是横向维持双螺旋稳定的化学键。碱基对处于同一平面，几乎垂直于螺旋中心轴，平面间相互重叠，形成纵

向碱基堆积力，是纵向维持双螺旋结构稳定的化学键。

18. [答案] B

[考点] 核酸的变性、复性、杂交及应用

[解析] 某些理化因素（如加热）导致DNA双链互补碱基对间的氢键断裂，使双链DNA解离为单链，这种现象称为DNA变性。由于双链解为单链使更多碱基暴露，而嘌呤及嘧啶环具有共轭双键对280nm波长的紫外光有较强的吸收，因此DNA受热变性时对280nm波长处的吸光度增加。DNA变性由双螺旋解开成单链，单链可呈不规则卷曲，与周围分子间的阻力减小，故黏度下降而不是增加。因此本题应选B。

19. [答案] B

[考点] 糖异生过程，酮体的生成，胆固醇的主要合成途径

[解析] 乙酰CoA分子中含有高能硫酯键，属高能化合物。酮体专指乙酰乙酸、β-羟丁酸及丙酮，由3分子乙酰CoA可缩合生成HMG-CoA，其经HMG-CoA裂解酶催化可生成乙酰乙酸，后者再加氢还原为β-羟丁酸，脱羧生成丙酮。此外HMG-CoA经HMG-CoA还原酶催化可转变生成甲羟戊酸，然后再经高度缩合生成含30碳的鲨烯，最后经环化、氧化、脱去3个甲基转变成含27碳的胆固醇。因丙酮酸氧化脱羧反应不可逆行，故乙酰CoA不能转变为丙酮酸，所以不能沿糖酵解过程逆行，因此乙酰CoA不能异生为葡萄糖。

20. [答案] C

[考点] 胞浆中NADH的氧化

[解析] 因NADH不能穿透线粒体内膜，所以在胞质中生成的NADH在苹果酸脱氢酶催化下，使草酰乙酸还原生成苹果酸，其可进入线粒体，在线粒体内苹果酸经脱氢再生成草酰乙酸并释放出NADH。此时NADH则可经呼吸链进行氧化磷酸化。为了继续穿梭作用，在线粒体内生成的草酰乙酸，需经谷草转氨酶作用生成天冬氨酸，后者能穿出线粒体至胞质，再转变成草酰乙酸继续穿梭作用。

21. [答案] B

[考点] 苯丙氨酸与酪氨酸的代谢

[解析] 苯丙氨酸经苯丙氨酸羟化酶催化可生成酪氨酸，此酶催化的反应不可逆，故酪氨酸不能转变成苯丙氨酸，苯丙氨酸是体内不能合成、需由食物提供的必需氨基酸。酪氨酸经酪氨酸羟化酶催化可转变为儿茶酚胺（多巴胺、去甲肾上腺素、肾上腺素）。酪氨酸经转氨基变成对羟苯丙酮酸，后者经尿黑酸等中间产物进一步转变成延胡索酸和乙酰乙酸。故本题应选B。

22. [答案] D

[考点] DNA的半保留复制及复制的酶

[解析] 真核生物基因组庞大而复杂，由多个染色体组成，全部染色体均需复制，每个染色体有多个复制起始点，是多复制子的复制。复制子的长度差别很大，在13～900kbp之间。原核生物是单复制子完成的复制，称复制体。所以真核所需的RNA引物较小，随从链的冈崎片段较原核生物的短。已证明真核生物的冈崎片段长度大致与一个核小体所含DNA的量（135bp）或其几倍相等。真核生物复制延长中主要起作用的是DNA-polδ。

23. [答案] C

[考点] RNA转录后的加工修饰

[解析] mRNA前体剪接的场所发生在剪接体。剪接体由snRNP（是一种特异的RNA-蛋白质复合体）组成，它与hnRNA结合，使内含子形成套索并拉近上、下外显子。每一种snRNP含一种snRNA（核内小RNA），snRNA有5种：U_1、U_2、U_4、U_5和U_6，分子中富含尿嘧啶，因而以U作分类命名。剪接体是一种超大分子复合体，主要由上述5种snRNA和大约50种蛋白质装配而成。故本题应选C。

24.［答案］C

［考点］真核基因的表达调控

［解析］在真核细胞中，核小体是染色质的主要结构元件，四种组蛋白（H2A、H2B、H3 和 H4）各 2 分子组成的八聚体构成核小体的核心区，其外面盘绕着 DNA 双螺旋链。每个组蛋白的氨基端都伸出核小体外，形成组蛋白尾。这些尾巴可形成核小体间相互作用的纽带，同时也是发生组蛋白修饰的位点。这些修饰包括：乙酰化、甲基化、磷酸化、泛素化和 ADP-核糖基化，无羟基化修饰，故本题应选 C。各种不同修饰的效应可能是协同的，也可是相反的，可同时发生，也可在不同时间。修饰的组蛋白底物可能相同，也可能不同。经过修饰使核小体结构变得不稳定或松弛，降低核小体对 DNA 的亲和力，易于基因转录。

25.［答案］D

［考点］癌基因的基本概念及活化机制

［解析］Ras 是第一个被发现的低分子量 G 蛋白（21kD），现已知的 Ras 家族成员有 50 多种，这类蛋白质均由一个 GTP 酶结构域构成，故又称 Ras 样 GTP 酶。在细胞内分别控制不同的信号转导途径，本题应选 D。鸟苷酸交换因子、GTP 酶活化因子（蛋白）是细胞内存在的专门控制低分子量 G 蛋白活性的调节因子。鸟苷酸交换因子可增强低分子量 G 蛋白活性，而 GTP 酶活化因子（蛋白）则可降低低分子量 G 蛋白活性。蛋白激酶 G 为一种变构酶，当第二信使 cGMP 与其调节部位结合后，酶蛋白构象发生变化，催化部位表现催化活性，致使其效应蛋白的苏氨酸/丝氨酸残基磷酸化，产生生物学效应。

26.［答案］B

［考点］基因重组的概念，基本过程

［解析］首先 mRNA 应在反转录酶的作用下，反转录生成目的 DNA。然后将目的 DNA 组装到已选好的载体（如质粒）中。构建时需要用限制性核酸内切酶将载体切开，后用 DNA 连接酶把载体 DNA 与目的 DNA 连接起，形成 DNA 重组体。可见拓扑酶是不需要的。

27.［答案］B

［考点］肝在物质代谢中的作用

［解析］VLDL 即极低密度脂蛋白，也称前 β-脂蛋白，是由肝细胞合成的。LDL 即低密度脂蛋白，也称 β-脂蛋白，是在血浆中由 VLDL 转变成的。LCAT 为卵磷脂-胆固醇脂酰基转移酶，其是由肝合成后分泌入血中，其在血浆中催化胆固醇转变为胆固醇酯以利运输。鹅脱氧胆酸是在肝细胞中以胆固醇为原料转变生成的初级胆汁酸之一。故本题应选 B。

28.［答案］C

［考点］血红素的合成

［解析］合成血红素的原料为甘氨酸、琥珀酰 CoA 和 Fe^{2+}，首先在线粒体内，由甘氨酸和琥珀酰 CoA 在 ALA 合酶催化下生成 ALA（δ 氨基 γ-酮戊酸），ALA 生成后由线粒体进入胞液，继续反应后生成粪卟啉原Ⅲ，后者再进入线粒体经脱羧、脱氢并与 Fe^{2+} 结合生成血红素。所以血红素合成起始于线粒体，最后完成也在线粒体，中间部分过程在胞液。ALA 合酶是血红素合成的限速酶，受血红素的反馈抑制。EPO（促红细胞生成素）其可加速有核红细胞的成熟以及血红素和血红蛋白的合成。

29.［答案］C

［考点］玻璃样变性

［解析］Rusell 小体是浆细胞胞质粗面内质网中蓄积的免疫球蛋白形成的小体。

30.［答案］C

［考点］凋亡

［解析］细胞发生凋亡时，细胞皱缩，胞质致密，染色质边集，最后胞核裂解，凋亡小体形成。

31.［答案］C

［考点］再生

［解析］骨组织再生能力很强，平滑肌

有一定的分裂再生能力，神经细胞无再生能力，属永久性细胞。

32.［答案］B

［考点］炎症的病理类型及特点

［解析］蜂窝组织炎是一种弥漫性化脓性炎症，多由溶血性链球菌引起，常发生在皮肤、肌肉和阑尾。

33.［答案］D

［考点］鼻咽癌的转移途径

［解析］鼻咽癌早期常发生淋巴道转移，一般经咽后壁淋巴结转移到颈上深淋巴结，同侧多见，对侧极少发生。

34.［答案］D

［考点］类风湿关节炎滑膜病变特点

［解析］类风湿关节炎时受累关节表现为慢性滑膜炎，滑膜细胞增生肥大，为慢性增生性炎。

35.［答案］B

［考点］大叶性肺炎

［解析］大叶性肺炎多由肺炎球菌引起，是纤维素性炎，呈大叶分布，主要累及肺泡，细小支气管很少受累。肺肉质变、肺脓肿、中毒性休克、败血症是常见的并发症。

36.［答案］C

［考点］霍奇金淋巴瘤

［解析］霍奇金淋巴瘤的病理组织学特点是R-S细胞为代表的肿瘤细胞的增生，以及多种炎细胞的反应。陷窝细胞、霍奇金细胞、多形性细胞、R-S细胞都是肿瘤细胞，但是只有R-S细胞具有诊断意义。

37.［答案］D

［考点］子宫颈癌的病理特点

［解析］子宫颈原位癌累及腺体是指子宫颈原位癌内的癌细胞沿基底膜生长，进入子宫颈腺体内，并取代了腺上皮细胞，而腺体的基底膜仍完整。

38.［答案］C

［考点］流行性脑脊髓膜炎

［解析］流脑，即流行性脑脊髓膜炎，病原体主要是脑膜炎双球菌，在蛛网膜下腔内形成脓性炎，病变以大脑顶部最显著。

39.［答案］A

［考点］血吸虫病

［解析］血吸虫卵引起的急性虫卵结节，虫卵周围出现一片无结构的颗粒状坏死物质及大量嗜酸性粒细胞浸润，被称为嗜酸性小脓肿。

40.［答案］C

［考点］甲状腺癌的病理特点

［解析］甲状腺癌组织学类型可分为乳头状癌、滤泡癌、髓样癌和未分化癌。乳头状癌光镜下可见乳头分支多，乳头中心有纤维血管间质，间质内常见呈同心圆状的钙化小体，即砂粒体，有助于诊断。

41.［答案］A

［考点］心脏瓣膜病的听诊特点

［解析］开瓣音又称二尖瓣开放拍击音，见于二尖瓣狭窄且瓣膜尚柔软时。其余情况（二尖瓣关闭不全、二尖瓣脱垂和主动脉瓣关闭不全）只产生杂音，不会出现开瓣音。

42.［答案］D

［考点］心肌梗死与心绞痛的心电图鉴别

［解析］心肌梗死心电图的特征性改变是在面向透壁心肌梗死区的导联上出现病理性Q波，而心绞痛发作时心电图上可有ST段抬高（如变异型心绞痛），或ST段压低，或T波改变，但不会出现病理性Q波。

43.［答案］A

［考点］阻塞性肺气肿的体征

［解析］阻塞性肺气肿晚期可出现桶状胸，双肺呼吸运动减弱，双肺语颤对称减弱，双肺叩诊过清音，心浊音界缩小或不易叩出，肺下界和肝浊音界下降，双肺底移动度对称减小，听诊呼吸音普遍减弱，呼气相延长。

44.［答案］D

［考点］舒张性心功能不全的治疗

［解析］舒张性心功能不全系由于心室舒张不良使左室舒张末压升高而致肺淤血。

客观检查示左室舒张末压（LVEDP）升高，左心室腔不大，左室射血分数（LVEF）正常。治疗原则与收缩性功能不全有所差别，它禁用正性肌力药物，洋地黄制剂是加强心肌收缩力的正性肌力药物，是禁用的，但可以用于收缩性心功能不全。

45. [答案] C

[考点] 缩窄性心包炎的诊断

[解析] 缩窄性心包炎与各种心脏病引起的右心衰竭临床表现相同，若临床未发现器质性心脏病，心界不扩大，经治疗静脉压仍持续保持在高水平，则应想到缩窄性心包炎之可能，通过超声心动图检查发现增厚、钙化的僵硬心包便可确诊，而其他各项检查无特殊性，不是鉴别手段。

46. [答案] B

[考点] 高血压的治疗原则

[解析] 高血压的降压治疗原则之一即需终身服药治疗，使血压保持在目标水平，以此延缓或逆转高血压对靶器官的损害，达到改善预后、降低致残率与死亡率的目的，目前尚无根治高血压病的手段。其他高血压的治疗原则都是正确的。

47. [答案] C

[考点] 院外获得性肺炎的治疗

[解析] 该青年男性急性病程，咳嗽、咳铁锈色痰，发热39℃，胸部X线片示左下肺大片渗出影，考虑肺炎球菌肺炎可能性大。予青霉素静脉点滴，如有效则最先出现的应是体温下降，其次是咳嗽、咳痰症状减轻，最后是胸片渗出性病灶吸收。

48. [答案] D

[考点] 支气管扩张的临床表现及诊断

[解析] 支气管扩张大多是继发于急、慢性呼吸道感染和支气管阻塞后，反复发生支气管炎症，致使支气管壁结构破坏，引起支气管异常和持久性扩张。支气管扩张患者常有幼年时麻疹肺炎的病史；由于左下叶支气管细长，又受心脏血管的压迫，影响引流，易发生感染，更易发病。因此，支气管扩张左肺多见于右肺。有些患者仅表现为咯血，而平时无咳嗽、咳大量脓痰等呼吸道症状，临床称为“干性支扩”，多位于引流好的部位，不易感染。纤维支气管镜仅能到达5级支气管，难以到达支气管扩张部位，对诊断支气管扩张无意义。

49. [答案] D

[考点] 抗结核药物的作用机制

[解析] 抗结核药物异烟肼杀菌力强，其作用主要是抑制结核菌DNA的合成，并阻碍细菌细胞壁的合成；利福平杀灭结核菌的机制在于抑制菌体的RNA聚合酶；链霉素杀菌机制是能干扰结核菌的酶活性，阻碍蛋白质合成；乙胺丁醇是抑菌剂。

50. [答案] D

[考点] 肝硬化的类型

[解析] 该青年女性患者的症状（持续黄疸伴皮肤瘙痒）、体征（巩膜、皮肤明显黄染）及结合胆红素和GGT明显升高，均支持胆汁淤积，结合肝肿大且硬和脾大及血清抗线粒体抗体阳性均支持胆汁性肝硬化，未见原因，所以最可能的诊断是原发性胆汁性肝硬化。

51. [答案] C

[考点] 重症急性胰腺炎的表现

[解析] 重症急性胰腺炎时血清淀粉酶可以增高，但也可以正常，甚至还可以低于正常，因此血清淀粉酶的变化不是急性胰腺炎患者病情危重的指标。其他几项（血钙1.5mmol/L、血糖≥11.2mmol/L和血BUN、肌酐升高）均为重症急性胰腺炎的表现。

52. [答案] D

[考点] 上消化道出血的病因

[解析] 肝硬化患者发生急性上消化道大出血时，出血的病因可以是肝硬化食管-胃底静脉曲张破裂出血，但除食管-胃底静脉曲张破裂出血外，部分为并发急性胃黏膜糜烂或消化性溃疡。而慢性浅表性胃炎不会引起急性上消化道大出血。

53.［答案］A

［考点］急性肾小球肾炎的高血压原因

［解析］急性肾小球肾炎的高血压主要是由于钠水潴留所致。其余原因（肾素-血管紧张素-醛固酮系统激活、抗利尿激素分泌增加和交感神经系统活性增加）均不是。

54.［答案］A

［考点］特发性血小板减少性紫癜的临床特点

［解析］该患者青年女性患者反复出现皮肤紫癜，月经量多 1 年余，血常规示轻度贫血，血小板明显减少。患者以前无服药史，可排除药物性血小板减少性紫癜。尿常规和肝功能正常，轻度贫血考虑由月经量多引起，因此可排除 Evans 综合征。患者抗核抗体谱阴性，可排除系统性红斑狼疮。同时患者骨髓象仅有颗粒型巨核细胞增多，符合特发性血小板减少性紫癜。

55.［答案］B

［考点］急性血管内溶血的临床特点

［解析］急性血管内溶血多见于血型不合的输血、输注低渗液体等，少见于遗传性疾病。起病急，大量游离胆红素短期内不易被肝清除，因此黄疸明显，常有全身症状，如腰酸背痛、血红蛋白血症和血红蛋白尿等。慢性血管内溶血常见尿含铁血黄素阳性。血管外溶血主要是在肝、脾和骨髓发生溶血。

56.［答案］D

［考点］口服降糖药物的特点

［解析］磺脲类药物主要是能够刺激胰岛 β 细胞分泌胰岛素，其作用依赖于 30% 以上有功能的胰岛 β 细胞。而 1 型糖尿病患者主要表现为胰岛 β 细胞的破坏，如使用磺脲类药物则易引起残留的胰岛 β 细胞的耗竭，因此不宜应用。格列喹酮大部分从胆汁排泄，很少经过肾，对肾功能不全患者较安全。而高乳酸血症和乳酸酸中毒表示双胍类药物而非磺脲类药物治疗有危险，特别是有肾病和肝病时。

57.［答案］D

［考点］甲状腺功能亢进症的治疗

［解析］甲状腺功能亢进症患者，在用丙硫氧嘧啶治疗的过程中，出现甲状腺较治疗前增大，突眼明显，抗甲状腺药物可酌情减量，并加用甲状腺片，反馈性抑制 TSH 释放，调整下丘脑-垂体-甲状腺轴功能。因此答案是 D。

58.［答案］B

［考点］系统性红斑狼疮的血液系统异常

［解析］系统性红斑狼疮是一种自身免疫性结缔组织病，大量致病性自身抗体和免疫复合物造成组织损伤，出现多个系统和器官损害。血液系统是经常受累的系统，外周血化验常出现贫血（血红蛋白减低），多表现为为溶血性贫血（网织红细胞增高），同时患者有白细胞减少或淋巴细胞减少及血小板减少。因此系统性红斑狼疮患者的外周血化验结果中，一般不可能出现的是网织红细胞减低。

59.［答案］D

［考点］输血发热反应的治疗

［解析］输血发热反应是最常见的早期输血并发症之一。主要表现为畏寒、寒战和高热，同时伴有头痛、出汗、恶心、呕吐及皮肤潮红。原因包括免疫反应、致热原、细菌污染和溶血。发热反应出现后，应首先分析可能的原因。对于症状较轻的发热反应，可先减慢输血速度，严重者则应停止输血。畏寒与寒战时应注意保暖，出现发热时可服用乙酰水杨酸，伴寒战者可肌内注射异丙嗪或派替啶，一般不需使用氯化钙。

60.［答案］D

［考点］麻醉前患者准备

［解析］为了保障术中患者的麻醉安全和手术顺利，做好麻醉前和术前准备非常重要。有心脏病史，术前一直以洋地黄类药物治疗者，药物应一直用到手术当天，不应过早停药。

61.［答案］D

［考点］腐蚀性食管烧伤的治疗原则

［解析］腐蚀性食管烧伤后结肠代食管手术应在伤后6个月病变稳定后进行。食管扩张宜在受伤2～3周后食管急性炎症、水肿消退后进行。

62.［答案］A

［考点］常见原发纵隔肿瘤

［解析］前上纵隔常见的肿块是胸腺瘤和胸骨后甲状腺肿。边界清晰、与周围组织界线明显、互不相连、密度均匀的椭圆形阴影最可能是胸腺瘤。

63.［答案］D

［考点］乳腺癌治疗方法

［解析］乳腺癌扩大根治术即在乳腺癌根治术的基础上，同时切除胸廓内动、静脉和其周围的淋巴结（胸骨旁淋巴结）。乳腺癌根治术的切除范围包括整个乳房、胸大肌、胸小肌、同侧腋窝及锁骨下淋巴结的整块切除。

64.［答案］B

［考点］腹部损伤

［解析］司机急刹车上腹受碰撞可发生上腹部脏器的闭合性损伤。此患者伤后即有上腹痛，2小时后就诊时即有大汗、血压低(85/55mmHg)、心率快（110次/分）等休克表现，说明有较大量的内出血（迅速失血超过全身总血量的20%、约1000ml时，即可出现休克），系实质性脏器破裂的表现。上腹部局限性压痛表明受伤脏器位于上腹部。无明显肌紧张及反跳痛、腹稍胀、肠鸣音弱，表明有轻度腹膜刺激征，符合血液刺激所致，故诊断应考虑是脾破裂。肝脏虽也位于上腹部，但肝破裂后除出血外，胆汁也流出，引起胆汁性腹膜炎，应出现严重的腹膜刺激征，故不考虑肝破裂。胰腺也位于上腹部，但为腹膜后器官，位置深而隐蔽，不易受伤，常系上腹部强大挤压暴力直接作用于脊柱所致，损伤后流出的胰液可积聚于网膜囊内而表现为上腹明显压痛和肌紧张，刺激膈肌出现肩部疼痛，外渗胰液经网膜孔或破裂的小网膜进入腹腔后可很快出现弥漫性腹膜炎，胰腺损伤引起内出血数量一般不大，也可除外。诊断性腹腔穿刺抽到液体后进行检查可协助明确诊断。

65.［答案］C

［考点］胃癌的诊断

［解析］本例40岁以上男性。有上消化道症状1年、加剧2个月，大便隐血阳性表明消化道有慢性失血，应考虑胃癌可能。已做上消化道造影，显示病变在胃窦部小弯侧，黏膜紊乱胃壁僵硬，未见充盈缺损。胃癌好发部位以胃窦为主，占一半，上消化道造影胃壁僵硬黏膜紊乱为肿瘤常见的表现，也支持胃癌，不是隆起型可以没有明显的充盈缺损。因此正确答案是C。可做纤维胃镜检查并取活体做病理检查，以明确诊断。胃溃疡多发生在胃小弯，以胃角切迹附近最多，钡餐造影可见溃疡圆形或椭圆形，边缘整齐，蠕动波可通过病灶。与此例不同可鉴别。

66.［答案］A

［考点］胰腺癌的临床表现

［解析］A、B、C、D四项都是胰腺癌的临床表现。腹痛、黄疸和消瘦最常见。上腹痛和上腹饱胀不适是常见的首发症状，但特异性差，常被忽视而延误诊断。

67.［答案］D

［考点］动脉瘤

［解析］腹主动脉瘤是最常见的一种动脉扩张性疾病，发病率在所有动脉瘤疾病中占第一位。

68.［答案］C

［考点］骨折的并发症

［解析］肱骨中段斜形骨折，系间接暴力引起，常有不同程度的移位。肱骨干中1/3段后外侧有桡神经沟，桡神经经此沟由内后方紧贴骨面斜向外前方进入前臂，因此此处骨折本身即有可能损伤桡神经，手法复位时也有可能伤及，应特别注意。小夹板固

定优点很多，如掌握不好，绑扎过松可导致骨折再移位，绑扎过紧可产生压迫性溃疡、前臂缺血性肌挛缩等可能。

69.［答案］D

［考点］腰椎间盘突出症的鉴别诊断

［解析］腰椎间盘突出症和腰椎椎管狭窄症均可有腰痛、受累神经根支配区的放射痛以及运动感觉反射等改变。神经源性间歇跛行是腰椎椎管狭窄症的特点，但1/3的腰椎间盘突出症患者也可发生。两者的主要鉴别需用X线片、造影、CT、MRI等确立。

70.［答案］C　71.［答案］A

［考点］主动脉瓣关闭不全的心脏体征

［解析］胸骨左缘第3肋间（即主动脉瓣第二听诊区）闻及叹气样、递减型、舒张期杂音，向胸骨左下方和心尖区传导，前倾坐位最清楚，应考虑为主动脉瓣关闭不全。室间隔缺损、主动脉瓣狭窄、肺动脉瓣狭窄均不能闻及此杂音。主动脉瓣关闭不全时和主动脉瓣狭窄时主要是左心室增大，因此心脏叩诊时该患者的心脏外形是呈靴形。而梨形心主要见于二尖瓣狭窄；烧瓶样心主要见于大量心包积液；室间隔缺损时因左、右心室均扩大，应呈普大形心；肺动脉瓣狭窄时主要是右心室增大。

72.［答案］B　73.［答案］C

74.［答案］A

［考点］急性心肌梗死的诊断和治疗

［解析］该中年男性患者有1年典型的劳力性心绞痛病史，近2周来发作频繁，称为恶性劳力性心绞痛，属不稳定型心绞痛，极易发生心肌梗死。2小时来心前区疼痛持续不能缓解，所以首先应考虑急性心肌梗死，其余诊断（急性肺栓塞、自发性气胸和主动脉夹层）均可能性小。急性心肌梗死的诊断除根据典型的临床表现外，辅助检查对诊断有重要价值，起病数小时内心电图尚可无异常或仅有高T波，而某些心肌坏死标记物在起病4小时内会增高，其增高的程度能反映心肌梗死的范围，尤其是在心电图上无病理性Q波和小的透壁性心肌梗死，心肌坏死标记物的测定就更有意义。心肌梗死起病12小时内无禁忌证者一般均应采取溶栓使心肌再灌注治疗，越早进行越好，起病3～6小时内最佳，可使濒临坏死的心肌得以存活或使坏死范围缩小，对梗死后心肌重塑有利，改善预后，其余治疗（肝素静脉点滴、吗啡皮下注射和硝酸甘油静脉点滴）也可采用，但不是首选最重要的治疗。

75.［答案］B　76.［答案］C

77.［答案］D

［考点］肺结核的诊断和治疗

［解析］该青年男性患者有呼吸道症状和非急性感染症状（乏力、食欲减退、咳嗽、低热、盗汗），胸部X线片见右上肺片状模糊阴影伴有空洞，此部位为肺结核好发部位，痰抗酸染色是最需做的检查，其不仅为诊断提供依据，对预防和隔离传染源也有重要意义。根据病史和胸部X线片所见，该患者最可能的诊断是浸润性肺结核，病史很短，结合胸部X线片所见可排除慢性纤维空洞性肺结核，其余两个诊断（肺炎球菌肺炎和支气管肺癌）亦不像。若发现抗酸杆菌即结核杆菌一定要正规抗结核治疗，常用异烟肼、利福平和乙胺丁醇，其余治疗均不合适。

78.［答案］A　79.［答案］C

80.［答案］A

［考点］肺血栓栓塞症的诊断

［解析］该中年女性患者突然发生胸痛伴呼吸困难，痰中带血，查体发现血压降低(70/40mmHg)，最可能的诊断是肺血栓栓塞症。双侧不对称性下肢肿胀提示栓子可能来源于下肢深静脉血栓，而急性心肌梗死、主动脉夹层和肺炎链球菌肺炎虽然都可以有突然胸痛伴呼吸困难，但结合双侧不对称性下肢肿胀，均不应首先考虑。因为肺血栓栓塞症的血栓发生纤溶时可产生D-二聚体，所以D-二聚体测定可作为筛查肺血栓栓塞症的辅助检查，胸部X线片对于肺炎链球

菌肺炎有诊断意义，超声心动图检查对急性心肌梗死和主动脉夹层有诊断意义。该患者肺血栓栓塞症的栓子是来源于下肢深静脉的血栓，阻塞了肺动脉及其分支，引起了肺循环障碍和呼吸功能损害的临床综合征，肺动脉造影是诊断肺血栓栓塞症的金标准，但是随着CT技术的发展，CT肺动脉造影作为无创检查，其准确性和肺动脉造影相当，因此现在临床上已用CT肺动脉造影代替了肺动脉造影，而动脉血气分析和肺通气灌注显像虽然对诊断有帮助，但不能确定诊断，心电图是针对急性心肌梗死的诊断。

81.［答案］A　82.［答案］B

83.［答案］C

［考点］胃溃疡癌变的诊断

［解析］该老年男性患者患胃溃疡20年，有典型的临床表现，腹痛呈周期性和节律性，近来又犯，经充分的内科保守治疗无效，粪隐血持续阳性提示有大溃疡且未愈合，最可能溃疡发生癌变，所以腹痛的节律性会发生变化，不再呈餐后1小时上腹痛的典型胃溃疡节律性腹痛的特点，抑酸药和进餐不会缓解。最有助于诊断的检查是胃镜与活检，既可直视下观察胃溃疡情况，又可取活检进行病理学诊断，其余检查均意义较小。

84.［答案］B　85.［答案］D

86.［答案］A

［考点］肝性脑病的诊断和治疗

［解析］该中年男性患者慢性病程，患乙型肝炎多年，根据病史（消瘦、乏力，近5天来发热、嗜睡，1天来不省人事）和体征（蜘蛛痣、巩膜黄染、脾大、移动性浊音阳性）符合乙型肝炎肝硬化，并引起肝性脑病，其他引起昏迷的疾病（肺性脑病、尿毒症昏迷和脑血管意外）均不符合。为明确肝性脑病的诊断，首选的检查是血氨。因为肝性脑病的发病机制可能是氨中毒，所以应选择的治疗措施是降血氨药物如谷氨酸钾，其余均不是针对该患者的发病机制择的治疗措施。

87.［答案］C　88.［答案］D

89.［答案］A

［考点］急性肾盂肾炎的诊断

［解析］该青年女性患者呈急性病程，有全身感染症状如高热、寒战，有尿路感染症状如腰痛、尿频、尿痛、肾区叩击痛，尿中有蛋白、白细胞，特别是白细胞管型的出现支持急性肾盂肾炎的诊断，腰痛和肾区叩击痛也支持急性肾盂肾炎的诊断，但不是最主要的依据，尿道炎和膀胱炎均属尿路感染，但不会有白细胞管型。若要确定诊断，则必须有细菌学检查，即尿细菌培养发现致病菌，其余检查（血肌酐、腹部B超和静脉肾盂造影）均不能确定诊断。

90.［答案］B　91.［答案］D

92.［答案］B

［考点］淋巴瘤的分期和治疗

［解析］该中年男性患者患非霍奇金淋巴瘤（NHL），病变发现在横膈同一侧，有2个或2个以上淋巴结区受累（该患者是双侧颈部和右腋下3个淋巴结区），因此分期属于Ⅱ期，又因有发热超过38℃，为B组，所以该患者的临床分期为Ⅱ期B。该患者腹股沟淋巴结不大，肝脾不大，但不知是否有腹腔淋巴结肿大，若腹部B超发现腹腔淋巴结肿大，则临床分期应改为Ⅲ期，所以腹部B超检查对进一步临床分期有意义，其余三项检查（血白细胞计数、血清乳酸脱氢酶和红细胞沉降率）均意义小。NHL的首选治疗是化学治疗，方案首选CHOP，而MOPP和ABVD一般用于霍奇金淋巴瘤。

93.［答案］C　94.［答案］C

95.［答案］A

［考点］高渗高血糖综合征昏迷

［解析］该老年男性患者先有多饮、多尿，但多食不明显，随着脱水而出现神经精神症状即嗜睡，临床上支持高渗高血糖综合征昏迷，实验室检查的主要依据是血糖明显升高，一般为33.3～66.8mmol/L，该患者为36.2mmol/L，而血浆渗透压显著增高应

达 320～430mOsm/L，尿糖强阳性支持诊断，但不是主要依据。治疗宜用小剂量胰岛素＋等渗盐水，若血钠＞155mmol/L，可考虑用低渗盐水（0.45％氯化钠），血糖不能降低太快，故应给小剂量胰岛素。在治疗过程中，患者可稍好转后又陷入昏迷，可能是由于血浆渗透压迅速下降时，水向细胞内转移，导致脑水肿所致。

96.［答案］C 97.［答案］A

［考点］有芽孢厌氧菌感染的诊断

［解析］根据病史及临床表现，此患者的诊断应考虑是气性坏疽。伤口渗出液涂片有革兰氏阳性粗大杆菌和 X 线检查软组织间有积气可确诊。气性坏疽是梭状芽孢杆菌感染所致，属厌氧菌，在人体内生长繁殖需要缺氧环境，因此多见于伴深部肌肉损伤的挤压伤、有血管损伤的开放骨折等。估计本例发病原因可能与下肢砸伤，肌肉等软组织受挫伤重，失活肌肉多，清创不彻底有关。

98.［答案］B 99.［答案］A

［考点］血胸的诊断和治疗

［解析］青年男性，明确外伤史，患者出现胸部术后出血。如果胸腔中每小时出血量大于 200ml，即可诊断为进行性血胸。该患者 1 小时引流量高达 300ml，故诊断为进行性血胸。进行性血胸出血较多，可能导致失血性休克，最佳的治疗方案是开胸探查，有效止血。

100.［答案］C 101.［答案］B

102.［答案］B

［考点］溃疡病胃大部切除术后并发症

［解析］黑便表明有胃出血，术后 5 天左右出现常为吻合口黏膜坏死脱落而致。术后 10～20 天发生出血系吻合口缝线处感染，黏膜下脓肿腐蚀血管所致。若出血发生在术后 24 小时以内，多属术中止血不确切。正常情况下，一般术后 24 小时内出血不超过 300ml。如出血量大，24 小时后仍不停止，则为术后出血。术后 10 天已进流食，突然发生呕吐，禁食后好转，钡餐检查见吻合口及输出段有较长狭窄呈漏斗状，提示发生了输出袢梗阻，因术后粘连、大网膜水肿、炎症肿块压迫形成，或是结肠后胃空肠吻合，将横结肠系膜裂口固定在小肠侧，引起缩窄或压迫所致。可先行非手术治疗，如无效，应手术解除病因，输血不需要。胃大部切除术后，胃容量减少，摄入量不足；胃酸减少，壁细胞生成的内因子不足；胰液、胆汁不能很好混合发挥作用；胃排空与小肠蠕动加快影响吸收等等，可发生各种营养性并发症，包括 A、C、D 项。低血糖综合征不属于营养性并发症。

103.［答案］C 104.［答案］B

［考点］结肠癌的诊断及治疗

［解析］60 岁男性患者，右腹隐痛，进行性消瘦、乏力、贫血半年，右中腹部可触及肿块，肠鸣音活跃，说明肠腔部分阻塞，肿块位于右侧结肠，结肠癌可能性大。血清 CEA 检查约 60％的结肠癌患者高于正常，特异性不高；X 线钡餐检查、B 超和 CT 都有诊断价值，B 超和 CT 还可了解腹部有无肿大淋巴结、肝内有无转移等，但毕竟只是影像学检查。可明确诊断的是纤维结肠镜检查，除可直接看到肿瘤，还可取活组织做病理检查，达到确诊。如果需要进行手术，应行右半结肠切除术。除一般术前准备外，肠道准备十分重要，通过术前肠道准备使结肠排空，尽量减少肠道内细菌数量，减少术后感染。

105.［答案］C 106.［答案］B

107.［答案］B

［考点］急性化脓性胆囊炎

［解析］急性胆囊炎可由胆囊结石引起，右上腹或剑突下发作性疼痛，阵发性加剧。进食油腻食物后，伴恶心、呕吐、发热。体检右上腹压痛，Murphy 征阳性。因此该患者首先考虑的诊断是急性化脓性胆囊炎。急性胆囊炎最重要的治疗方法是行胆囊切除术。若有继发性腹膜炎，最常见的致病菌是大肠埃希菌。

108.［答案］B　109.［答案］D

110.［答案］C

［考点］急性化脓性骨髓炎

［解析］临床怀疑为急性化脓性骨髓炎的依据为：①急骤的高热和毒血症表现；②长骨干骺端剧烈疼痛和该部位的深压痛；③白细胞计数和中性粒细胞增高；本例具备①和③，故体格检查发现的有力证据应是B项。为进一步确诊，最有价值的辅助检查是局部分层穿刺，在压痛最明显处刺入，边抽吸边深入，以免将单纯软组织脓肿的细菌带入骨内。抽出混浊或血性液，应做涂片检查和细菌培养，涂片中发现多数脓细胞和细菌即可明确诊断。X线平片起病14天内往往无异常发现，不能作为早期诊断根据。CT检查可早期发现骨膜下脓肿，对细小的骨脓肿难以发现，且价格昂贵。核素骨显像发病48小时后即可有阳性结果，但只能定位，不能定性。确诊后应及早行手术治疗，钻孔或开窗引流脓液，缓解毒血症，阻止急性骨髓炎转变为慢性骨髓炎。

111.［答案］A

［考点］医德规范

［解析］医德规范是医务人员的医德意识和医德行为的具体标准。医德规范是社会对医务人员的基本要求，是医德原则的具体体现和补充。在医疗活动中，医德规范发挥着把医德理想变成医德实践的中间环节的作用，所以医德规范在医疗道德规范体系中占有重要地位，是协调各种关系的行为准则。由此可见，医德规范不是调节医务人员人际关系的出发点和根本准则，医学伦理学的四个基本原则才是调节医务人员人际关系的出发点和根本准则，故本题选A。

112.［答案］C

［考点］尊重原则及其应用

［解析］尊重原则包括尊重患者生命、人格、隐私权、自主权及处理好相关一些特殊问题。本例中，医生既要尊重患者的隐私权和自主权，但绝不意味着放弃或减轻自己的道德责任，对患者患有对他人、社会有危害的疾病而又有不合理的做法和要求时，医方做主既是合理，也是必需的。

113.［答案］B

［考点］医患关系的性质

［解析］医师和患者在医学知识上存在着信息不对称的现象。在诊疗中，基于对医师的信任，患者向医师叙述身体、心灵、家庭等私人问题，将健康托付给医师。医师则运用自己的专业知识和技能，努力维护患者的最佳利益，在患者的支持和配合下，尽最大的能力医治疾病，减少痛苦。信任在先，托付在后，这种医患关系的性质成为一种信托关系。

114.［答案］B

［考点］《执业医师法》

［解析］未经患者或者家属同意，对患者进行实验性临床医疗的，《执业医师法》规定由县级以上人民政府卫生行政部门给予警告或者责令暂停6个月以上1年以下执业活动；情节严重的，吊销其医师执业证书。

115.［答案］A

［考点］医疗事故的判定、医疗事故的例外情况

［解析］参见《医疗事故处理条例》第三十三条：有下列情形之一的，不属于医疗事故：……（二）在医疗活动中由于患者病情异常或者患者体质特殊而发生医疗意外的；（三）在现有医学科学技术条件下，发生无法预料或者不能防范的不良后果的；（四）无过错输血感染造成不良后果的。

二、B型题

116.［答案］A　117.［答案］B

［考点］动作电位的产生机制

［解析］动作电位的产生是由于细胞膜对Na^+通透性增大，出现很强的内向电流，从而引起膜的快速去极化。细胞发生动作电位后，随着膜去极化程度的增加，K^+将受到越来越强的外向驱动力，若此时膜对K^+

通透性增大，将出现很强的外向电流，从而引起膜的快速复极化。

118.［答案］A　119.［答案］D

［考点］动脉血压的调节

［解析］动脉血压的短期调节包括神经调节和体液调节两个部分，其中神经调节是最为重要的。在所有参与血压调节的神经反射中压力感受性反射最为重要。动脉血压的长期调节主要是由肾调节血容量实现的。

120.［答案］B　121.［答案］B

［考点］氧化磷酸化及影响氧化磷酸化的因素，信息分子和受体

［解析］甲状腺素能诱导细胞膜上 Na^+，K^+-ATP 酶的生成，使 ATP 加速分解为 ADP 和 Pi，同时放能；而 ADP 的增多又促进氧化磷酸化。已知通过细胞内受体发挥作用的激素有类固醇激素（糖皮质激素、盐皮质激素、雄激素、雌激素、孕激素）、1,25-$(OH)_2D_3$ 和甲状腺素。细胞内受体又分为核内受体和胞浆内受体。甲状腺素进入靶细胞后，能与细胞内的核受体结合，甲状腺素-受体复合物可与 DNA 上的甲状腺素反应元件结合，调节许多基因表达。

122.［答案］D　123.［答案］A

［考点］嘌呤、嘧啶核苷酸抗代谢物的作用及其机制

［解析］IMP 先转变成 XMP（黄嘌呤核苷酸）后，再与谷氨酰胺反应获得氨基转变成鸟嘌呤核苷酸（GMP），而氮杂丝氨酸的结构与谷氨酰胺相似，因此对催化反应的酶起竞争性抑制作用，从而干扰 IMP 转变生成 GMP。dUMP 需在 TMP 合酶催化下经甲基化转变成 dTMP，反应中由 N^5，N^{10}-甲烯四氢叶酸作为甲基供体。而甲氨蝶呤是叶酸类似物，能竞争性抑制二氢叶酸还原酶，使叶酸不能还原为二氢叶酸及四氢叶酸，四氢叶酸是一碳单位的载体，从而一碳单位不能被携带，则上述反应中甲基得不到供应，反应不能正常进行。

124.［答案］B　125.［答案］C

［考点］腺癌的分类

［解析］根据腺癌的分化程度，可以分为高分化、中分化、低分化腺癌，黏液癌，印戒细胞癌，实性癌，硬癌和髓样癌等亚型。当腺癌不形成腺腔，而形成实性条索、团块时，称为未分化腺癌。未分化腺癌中，癌组织的实质和间质大致相等，称为实性癌。实质少，间质丰富，质地硬，称为硬癌。癌细胞丰富，间质少，伴淋巴细胞浸润者，质地软如脑髓，称为髓样癌。

126.［答案］A　127.［答案］D

［考点］高血压的病理改变

［解析］良性高血压的基本病变是细动脉玻璃样变性；恶性高血压的基本病变是细动脉纤维素样坏死。

128.［答案］D　129.［答案］C

［考点］心律失常的治疗

［解析］这是一组治疗心律失常的药物。急性心肌梗死并发室性心动过速宜选择利多卡因。急性前壁心肌梗死并发加速性室性自主律即缓慢型室速，宜选择阿托品。

130.［答案］A　131.［答案］C

［考点］COPD 和 ARDS 早期动脉血气分析结果

［解析］COPD 是以持续气流受限为特征的可以预防和治疗的疾病。其气流受限多呈进行性发展，与气道和肺组织对香烟烟雾等有害气体或有害颗粒的异常慢性炎症反应有关。重症 COPD 患者出现严重的通气功能障碍，大量 CO_2 储留，所以动脉血气分析结果 $PaCO_2$ 明显升高，出现呼吸性酸中毒；ARDS 是指由各种肺内、外致病因素导致的急性弥漫性肺损伤和进而发展的急性呼吸衰竭，ARDS 早期，由于过度通气而使大量 CO_2 排出，$PaCO_2$ 明显下降，血 pH 高于正常，出现呼吸性碱中毒。

132.［答案］A　133.［答案］B

［考点］急腹症的鉴别

［解析］急性肠系膜淋巴结炎多见于儿

童，常先有上呼吸道感染史，右下腹可有压痛，但不固定，体位改变时发炎的淋巴结随之移动，压痛也随之改变，因此147题正确答案是A。胃十二指肠溃疡穿孔可表现为B项。患者多有溃疡病史，穿孔时突发上腹部剧烈疼痛，穿孔后内容物可顺右结肠旁沟流至右下腹部，出现转移性右下腹痛，含消化液的内容物的强烈刺激迅速引起腹膜炎，出现腹膜刺激征，腹肌紧张呈板样强直，称板状腹。急性阑尾炎有转移性右下腹痛，出现化脓、坏疽等炎症加重时可出现腹膜炎和腹膜刺激征，较局限，无板状腹。

134.［答案］C　135.［答案］D

［考点］腰椎间盘突出的定位

［解析］腰椎间盘突出好发于腰4～5和腰5～骶1间盘，前者累及腰5神经根，后者累及骶1神经根。腰5神经根受累可出现踝及趾背伸力弱，小腿前外侧和足内侧皮肤感觉改变；骶1神经根受累可出现踝及趾跖屈力弱，外踝附近和足外侧皮肤感觉改变。

三、X型题

136.［答案］ACD

［考点］骨骼肌收缩机制

［解析］当骨骼肌细胞胞质中的Ca^{2+}浓度升高时，Ca^{2+}通过与肌钙蛋白结合发生位移，暴露出肌动蛋白上的横桥结合位点，横桥立即与肌动蛋白结合。

137.［答案］ABC

［考点］血小板与止血

［解析］生理止血过程包括三部分功能活动：首先是小血管受损后立即收缩（持续时间短）。其次，更重要的是血管内膜损伤可激活凝血系统，血小板黏附于内膜下组织，并聚集成团成为松软血栓堵塞伤口。接着，在局部又迅速出现血凝块，与血小板一起构成牢固的止血栓，有效地制止了出血。血管壁修复、伤口愈合不属于生理止血过程。

138.［答案］ACD

［考点］H^+对呼吸的调节

［解析］中枢化学感受器对H^+的敏感性较外周化学感受器高，但是H^+通过血脑-屏障的速度较慢，限制了它对中枢化学感受器的作用，所以B错误。其他选项均正确。

139.［答案］CD

［考点］小肠的分节运动

［解析］小肠分节运动不是纵行肌的运动，而是环行肌的活动。它是在小肠被食糜充盈时引起的肠管一定间隔距离的环行肌的同时收缩（将小肠分成许多邻接的小节段）；随后，原来收缩部位的肌肉舒张和舒张部位的肌肉收缩。如此反复进行，使小肠内的食糜不断地被分割，又不断地混合。分节运动的主要作用是使食糜与消化液充分混合和使食糜与肠壁密切接触，有利于食糜的消化和营养成分的吸收（C正确）；由于挤压和放松肠壁，也有利于肠壁内血液和淋巴液的回流（D正确）。消化道平滑肌的收缩活动是由慢波（基本电节律）去极化达动作电位后产生的，十二指肠的慢波节律（12次/分）较终末回肠（8～9次/分）的快，因而小肠上部的分节运动频率不会较下部低。

140.［答案］CD

［考点］自主神经系统的结构与功能

［解析］一根交感神经节前纤维往往与多个节后神经元发生突触联系，而与副交感神经节前纤维发生突触联系的节后神经元相对较少，因此，副交感神经兴奋的影响比交感神经局限，但副交感神经的节前纤维也少于节后纤维，故自主神经系统的节后纤维数目远大于节前纤维。副交感神经兴奋时可促进胰岛素的分泌。延髓是生命中枢但不是最重要的整合中枢。

141.［答案］ABC

［考点］胎盘的内分泌功能

［解析］胎盘是妊娠期间重要的内分泌器官，可分泌大量的蛋白质激素、肽类激素和类固醇激素，调节母体与胎儿的代谢活动。如，胎盘绒毛组织的合体滋养层细胞可分泌人绒毛膜促性腺激素，它是一种糖蛋白

激素。胎盘还可以分泌人绒毛膜生长素、绒毛膜促甲状腺激素、ACTH、TRH、GnRH及内啡肽等。胎盘也能分泌大量孕激素和雌激素。因此A、B、C正确，而促卵泡素是由腺垂体分泌的，故D不正确。

142.［答案］AB

［考点］蛋白质的理化性质

［解析］在某些理化因素作用下，使蛋白质空间构象被破坏，导致其若干理化性质改变，生物学活性丧失，此现象称蛋白质变性。蛋白质变性后其溶解度降低，黏度增加。由于空间结构被破坏变得松散，使蛋白酶易与蛋白质接近起反应，故易被蛋白酶水解。另外使原本位于内部的、水溶性相对较低的芳香族氨基酸（色氨酸、酪氨酸、苯丙氨酸）暴露，色氨酸、酪氨酸含共轭双键，对波长为280nm紫外光有较强吸收，故变性后对280nm紫外光吸收增强。

143.［答案］ACD

［考点］酶的调节

［解析］同工酶是指催化相同化学反应，但酶蛋白的分子结构、理化性质及免疫学性质不同的一组酶。同工酶是由不同基因编码的多肽链，或由同一基因转录生成的不同mRNA所翻译的不同多肽链组成的蛋白质。K_m值是酶的特性常数之一，对同一底物，各同工酶有不同的K_m值。

144.［答案］ABD

［考点］甲硫氨酸、苯丙氨酸与酪氨酸代谢

［解析］酪氨酸在神经组织及肾上腺髓质经酪氨酸羟化酶催化生成多巴，继续脱羧、再羟化生成去甲肾上腺素，后者从SAM获得甲基后转变为肾上腺素。酪氨酸在酪氨酸转氨酶催化下生成对羟苯丙酮酸，后者继续转变经尿黑酸等中间产物后生成延胡索酸和乙酰乙酸。延胡索酸经糖异生途径可转变为葡萄糖。苯丙氨酸属于营养必需氨基酸，体内不能合成，必须由食物供给，苯丙氨酸经苯丙氨酸羟化酶催化可生成酪氨酸，但酪氨酸不能转变为苯丙氨酸。

145.［答案］BC

［考点］嘌呤、嘧啶核苷酸合成原料、主要合成过程和分解产物

［解析］GMP为鸟嘌呤核苷酸，IMP为次黄嘌呤核苷酸，CMP为胞嘧啶核苷酸，UMP为尿嘧啶核苷酸。尿酸是嘌呤分解的终产物。各种嘌呤核苷酸（GMP、IMP）先在核苷酸酶作用下水解成核苷和无机磷酸，核苷再经核苷磷酸化酶催化分解为嘌呤（G、I）和磷酸核糖。G（鸟嘌呤）、I（次黄嘌呤）经黄嘌呤氧化酶催化先转变成黄嘌呤，然后继续经黄嘌呤氧化酶催化生成尿酸。故本题应选BC。

146.［答案］ABCD

［考点］DNA复制及复制的酶

［解析］在多核苷酸链中，核苷酸彼此间借3′,5′磷酸二酯键相连。引物酶催化短片段RNA引物生成，即催化（核糖）核苷酸彼此间借3′,5′磷酸二酯键相连。DNA聚合酶催化脱氧核苷酸之间聚合，促使引物或延长中的新链与游离的dNTP间脱去焦磷酸，并形成3′,5′磷酸二酯键相连。DNA连接酶连接DNA链3′-OH末端和另一DNA 5′-P末端，使两者生成3′,5′磷酸二酯键，从而把复制中相邻的不连续的两条单链连成完整的链。拓扑异构酶对DNA分子的作用是既能水解，又能连接3′,5′磷酸二酯键，将处于超螺旋状态的DNA分子某一部位切断、整理后再连接。

147.［答案］ABD

［考点］原核和真核基因表达调控

［解析］绝大多数真核基因调控机制几乎普遍涉及编码基因两侧的DNA序列——顺式作用元件，它是指可影响自身基因表达活性的DNA序列。按功能特性真核基因顺式作用元件分为启动子、增强子及沉默子。操纵子是原核基因表达调控的模式，操纵子包含结构基因、操纵序列、启动序列及其他调节位点等。

148.［答案］BC

［考点］肥大

［解析］不伴有细胞增生的肥大有运动员骨骼肌生理性肥大和高血压病性心肌病理性肥大。伴有细胞增生的肥大有妊娠子宫生理性肥大和哺乳期乳腺生理性肥大。

149.［答案］AB

［考点］肿瘤的病因学

［解析］前列腺癌的发生与雄激素水平高有关；乳腺癌的发生与雌激素水平高有关。

150.［答案］ABD

［考点］自身免疫性疾病，系统性红斑狼疮

［解析］系统性红斑狼疮是一种自身免疫性疾病，患者出现多种自身抗体，以抗核抗体为主，伴有全身系统性损害，累及皮肤、关节、肾、肝、脾、心脏等。狼疮性肾炎内可见苏木素小体，脾小动脉出现洋葱皮样改变，心脏发生无菌性心内膜炎。

151.［答案］ACD

［考点］假小叶的特点

［解析］假小叶形成是肝硬化的病理特征。假小叶内可见中央静脉缺如，或有两个以上中央静脉，肝细胞排列紊乱，有不同程度的坏死或脂肪变性，假小叶内出现汇管区。

152.［答案］ABD

［考点］慢性粒细胞白血病

［解析］慢性粒细胞白血病的特点是周围血象和骨髓象中白细胞大量增多，增多的主要是较成熟的中、晚幼和杆状核粒细胞，原始粒细胞少见。

153.［答案］BCD

［考点］子宫平滑肌肿瘤

［解析］子宫平滑肌瘤是女性生殖系统最常见的良性肿瘤，极少恶变。

154.［答案］ABCD

［考点］心力衰竭的诱因

［解析］题中任何一种因素均可诱发心力衰竭发生或加重，它们是：感染，输液过快或过量超过心脏承受能力；心律失常如快速心房颤动、室性心动过速可使心搏出量下降；洋地黄量不足或过量如洋地黄中毒可使心肌收缩力下降。

155.［答案］AC

［考点］结核性胸膜炎的病因和发病机制

［解析］肺结核病灶靠近胸膜或局部进展扩大，直接蔓延到胸膜可引起结核性胸膜炎；也可以由结核病灶破溃到血管，引起全身血行播散，常可并发结核性脑膜炎，此时结核性胸膜炎即为全身血行播散性肺结核的一部分。一般不会通过沿淋巴管逆流或经支气管引起。

156.［答案］ABCD

［考点］消化性溃疡的发病机制

［解析］十二指肠溃疡胃酸分泌增多的主要原因是壁细胞总数增加、壁细胞对促胃液素过分敏感、迷走神经张力亢进、促胰液素分泌减少。

157.［答案］ABCD

［考点］血尿素氮增高的原因

［解析］血尿素氮增高的原因很多，严重失水、上消化道大出血、肾衰竭和体内高分解状态均可出现血尿素氮增高。

158.［答案］ABCD

［考点］中性粒细胞碱性磷酸酶的意义和几种血液系统疾病的鉴别

［解析］外周血中性粒细胞碱性磷酸酶检测对几种血液系统疾病的鉴别有重要意义。再生障碍性贫血时，外周血白细胞分类中淋巴细胞相对值增高，中性粒细胞碱性磷酸酶升高，随病情缓解可降至正常；慢性粒细胞白血病中性粒细胞碱性磷酸酶反应明显降低，而发生急变时，中性粒细胞碱性磷酸酶反应可升高；急性淋巴细胞白血病中性粒细胞碱性磷酸酶反应明显升高；类白血病反应多见于严重感染和恶性肿瘤，外周血白细胞可明显升高，同时中性粒细胞碱性磷酸酶

明显升高，依此可作为与慢性粒细胞白血病的鉴别依据。

159.［答案］BD

［考点］单纯性肥胖与库欣综合征的鉴别

［解析］多数单纯性肥胖患者可有尿17-羟皮质类固醇升高，但均可被小剂量地塞米松抑制试验抑制，且血浆皮质醇昼夜节律正常；皮质醇增多症即Cushing综合征患者尿17-羟皮质类固醇高于正常，且不能被小剂量地塞米松抑制试验抑制，血浆皮质醇昼夜节律异常。因此，选项B和D提示的小剂量地塞米松抑制试验和血浆皮质醇昼夜节律测定可作为区分单纯性肥胖和皮质醇增多症的依据。

160.［答案］ABD

［考点］癌痛三阶梯治疗方案

［解析］为了改善癌症患者的生存质量，在对癌痛的治疗方面，世界卫生组织提出癌症三阶梯止痛治疗方案，其基本原则中A、B、D项的叙述均是正确的。唯有C项痛时给药是错误的，应当是定时给药。

161.［答案］ACD

［考点］小儿急性阑尾炎的特点

［解析］小儿大网膜发育不全，故阑尾炎时右下腹体征不明显。小儿急性阑尾炎病情发展快且较重，穿孔率高，达30%，并发症和死亡率较高，治疗宜早期手术。

162.［答案］ABC

［考点］急腹症

［解析］绞窄性肠梗阻系指梗阻并伴有肠壁血运障碍或坏死，肠道内细菌和毒素渗入腹腔内引起严重的腹膜感染和中毒，再加上梗阻所致的水电解质紊乱、血容量减少、酸碱失衡，可引起严重休克。急性化脓性梗阻性胆管炎是急性胆管炎的严重阶段，胆道梗阻及细菌感染是本病的基础。胆道梗阻使胆道内压力增大，出现“胆血反流”，细菌和感染胆汁进入血循环，引起全身化脓性感染，大量的细菌毒素引起全身炎症反应，出现严重休克。本病的典型临床表现Reynolds五联征即Charcot三联征（腹痛、寒战高热、黄疸）、神经中枢系统受抑制表现和休克。脾破裂出血量大可引起失血性休克。急性化脓性阑尾炎是阑尾炎病程发展中的一个阶段。此时阑尾肿胀明显，管壁各层有小脓肿形成，阑尾腔内积脓，浆膜高度充血，有纤维素性或脓性渗出物附着，周围腹腔内有稀薄脓液，形成局限性腹膜炎。临床表现较重，但不伴有休克。

163.［答案］BCD

［考点］泌尿、男生殖系统感染的外科治疗

［解析］急性肾盂肾炎不需要手术治疗。肾积脓应施行脓肾造瘘术，如患肾功能丧失，而对侧肾功能正常，可做患肾切除术。肾周围炎如有脓肿形成，应做穿刺或切开引流。肾皮质多发性脓肿若肾痈形成或并发肾周围脓肿，需施行切开引流术。

164.［答案］ABCD

［考点］骨折脱位

［解析］造成创伤性骨折脱位的外力有：直接暴力，外力直接作用使受伤部位发生骨折，局部软组织均有不同程度的损伤；间接暴力，暴力通过传导、杠杆、旋转和肌收缩使肢体远处发生骨折脱位；积累性劳损可造成疲劳骨折。手掌撑地的间接暴力向上传导，依患者上肢与地面和躯干的角度不同，可引起上肢各骨的不同骨折和肩关节前脱位、肘关节后脱位。备选项列出的骨折均可发生。锁骨骨折多因肩部着地的间接暴力引起，手或肘着地也可引起。

165.［答案］ABC

［考点］骨软骨肉瘤的临床表现

［解析］骨软骨肉瘤属良性肿瘤，多发生于青少年，随人体发育增大，当骨骺线闭合后即停止生长。